免疫血液学方法

Judd's Methods in Immunohematology

第4版

人民卫生出版社
·北 京·

AABB
4550 Montgomery Avenue
Suite 700, North Tower
Bethesda, Maryland 20814-3304

ISBN NO. 978-1-56395-435-1

国际亚太血型与基因组学协会　组织翻译

免疫血液学方法

Judd's Methods in Immunohematology

第4版

原　著　Susan T. Johnson　W. John Judd
　　　　Jill R. Storry

主　译　高宏军　赵桐茂

副主译　陈　静　王海燕　许丽影
　　　　唐长玖　谢作听

人民卫生出版社

·北　京·

图书在版编目(CIP)数据

免疫血液学方法 /(美)苏珊·约翰逊(Susan T. Johnson),(美)W. 约翰·贾德(W. John Judd),(瑞典)吉尔·R. 斯托里(Jill R. Storry)原著；高宏军，赵桐茂主译.
北京：人民卫生出版社，2024. 7(2024. 12重印).
ISBN 978-7-117-36565-9

Ⅰ. R446. 61

中国国家版本馆 CIP 数据核字第 2024KU4116 号

免疫血液学方法

Mianyi Xueyexue Fangfa

主　　译：高宏军　赵桐茂
出版发行：人民卫生出版社（中继线 010-59780011）
地　　址：北京市朝阳区潘家园南里 19 号
邮　　编：100021
E - mail：pmph @ pmph.com
购书热线：010-59787592　010-59787584　010-65264830
印　　刷：北京盛通数码印刷有限公司
经　　销：新华书店
开　　本：787 × 1092　1/16　　印张：35
字　　数：852 千字
版　　次：2024 年 7 月第 1 版
印　　次：2024 年 12 月第 2 次印刷
标准书号：ISBN 978-7-117-36565-9
定　　价：158.00 元
打击盗版举报电话：010-59787491　E-mail：WQ @ pmph.com
质量问题联系电话：010-59787234　E-mail：zhiliang @ pmph.com
数字融合服务电话：4001118166　E-mail：zengzhi @ pmph.com

译者名单

（以姓氏汉语拼音为序）

安海莲　延边大学附属医院
敖正才　成都市第五人民医院（成都中医药大学附属第五人民医院）
卞茂红　安徽医科大学第一附属医院
蔡晓红　上海交通大学医学院附属瑞金医院
曹荣祎　哈尔滨医科大学附属第一医院
常洪劲　济宁医学院附属医院
陈　凤　内蒙古自治区人民医院
陈　静　河北医科大学第三医院
陈善昌　贺州市人民医院
崔　颖　西安交通大学第一附属医院
邓之奎　淮安市第一人民医院
冯宇娇　中国医学科学院肿瘤医院山西医院（山西省肿瘤医院）
甘　佳　北京协和医院
高宏军　江阴市力博医药生物技术研究所
高灵宝　南京医科大学附属泰州人民医院
耿　微　济宁市中心血站
耿文艳　广州医科大学附属第三医院
顾海慧　海军军医大学第一附属医院（上海长海医院）
郭永灿　西南医科大学附属中医医院
何成涛　南京红十字血液中心
贺坤华　曲靖市第一人民医院
贺雪花　山西白求恩医院（山西医学科学院）
胡俊华　北京医院
黄玉杰　天津市泰达医院
浑守永　山东第一医科大学附属省立医院
简晓毅　中山市博爱医院
靳艳华　哈尔滨市第一医院
孔凡生　济宁市中心血站
李淑萍　首都医科大学附属北京同仁医院
李喜莹　中国医学科学院肿瘤医院
李小飞　首都医科大学附属北京友谊医院
李晓娟　兰州大学第二医院
李行勇　汕头市中心医院
刘燕明　北京医院
栾建凤　中国人民解放军东部战区总医院
吕　飘　南方医科大学南方医院
吕定丰　宁波大学附属第一医院
吕赛平　江西省肿瘤医院
马　娜　云南省肿瘤医院（昆明医科大学第三附属医院）
马曙轩　首都医科大学附属北京儿童医院
莫柱宁　广西壮族自治区人民医院（广西医学科学院）
乔　姝　内蒙古科技大学包头医学院第一附属医院
冉　茜　陆军军医大学第二附属医院
邵树军　郑州大学附属肿瘤医院（河南省肿瘤医院）
邵智利　河北省儿童医院
石海燕　淄博市第一医院（山东第二医科大学附属医院）
孙　兵　中国人民解放军63680部队医院
唐长玖　江西省人民医院（南昌医学院第一附属医院）
汪　辉　哈尔滨医科大学附属第二医院
王　静　上海交通大学医学院附属上海儿童医学中心
王　珂　江阴市中医骨伤医院
王　鹏　北京大学第一医院

王大光　航空总医院
王海宝　中国人民解放军总医院海南医院
王海燕　青岛大学附属医院
王晓宁　吉林大学第一医院
王勇军　中南大学湘雅二医院
吴　江　上海交通大学医学院附属仁济医院
吴　涛　中国人民解放军总医院第七医学中心
夏肖萍　浙江大学医学院附属第四医院
肖九长　赣州市人民医院
肖燕妮　陆军军医大学第二附属医院
谢作听　温州医科大学附属第一医院
徐　朴　武汉大学人民医院（湖北省人民医院）
许丽影　吉林市中心医院
许志远　北京市红十字血液中心
燕备战　河南省人民医院
杨　斌　中山大学附属第五医院
杨　舸　自贡市妇幼保健院
曾　选　江西省妇幼保健院
张　婵　云南省第一人民医院
张　军　蚌埠医科大学第一附属医院
张　敏　东南大学附属中大医院
张　娜　济宁市中心血站
张　琦　复旦大学附属华山医院
张　群　天津市人民医院
张维莉　贵阳市第二人民医院
张云宁　江苏省泰兴市人民医院
章白苓　南昌大学第二附属医院
赵　丽　山东大学齐鲁医院
赵桐茂　江阴市力博医药生物技术研究所
周　蓉　复旦大学附属中山医院
周小玉　江苏省人民医院（南京医科大学第一附属医院）
周运恒　上海市静安区闸北中心医院
朱培元　南京市中医院

作者名单

Susan T. Johnson, MSTM, MT(ASCP)SBB[CM]
Director of Clinical Education and the SBB Program
Versiti
Director of the Transfusion Medicine Program
Marquette University
Milwaukee, Wisconsin

W. John Judd, FIBMS, MIBiol
Emeritus Professor of Immunohematology
University of Michigan
Ann Arbor, Michigan

Jill R. Storry, PhD, FBBTS
Technical Director of Blood Group Serology
Skåne Department of Clinical Immunology and Transfusion Medicine
Associate Professor of Experimental Transfusion Medicine
Department of Laboratory Medicine
Section for Haematology and Transfusion Medicine
Lund University
Lund, Sweden

AABB出版委员会

中文版序言

临床医学技术的发展，促进了输血医学科技化进程，使输血医学在安全输血、免疫细胞治疗、组织器官移植及血液相关疾病的治疗、诊断、预防和康复中发挥着不可替代的重要作用。

为了使广大输血医学工作者了解国际输血医学技术的发展，国际亚太血型与基因组学协会（International Association of Asia-Pacific Blood Types and Genomics，IAABG）秉承协会参与制定专家共识和行业标准、出版学术刊物和书籍的办会任务，出版输血医学系列丛书。2020 年，IAABG 组织出版了专著《血型基因检测与质量控制》。2021 年，引进国际对口学术专著，翻译出版美国血库协会（American Association of Blood Banks，AABB）的相关书籍。2022 年翻译了《免疫血液学分子检测标准》。现在展现给大家的是美国 AABB 出版的《免疫血液学方法（第 4 版）》（*Judd's Methods in Immunohematology*，4th Edition）。

本书系统地介绍了免疫血液学的各种实验技术和检测方法，而且兼顾了新的研究方法。本书立足于经典的免疫血液学理论，紧跟医学技术的飞速发展，服务于临床输血和诊断。本书既有作者丰富的临床检验经验，也反映了当前临床免疫血液学最新研究成果，适用于各级医院检验科或输血科医师、检验人员及科研工作者阅读参考。

宫济武

国际亚太血型与基因组学协会常务副会长

2023 年 10 月 18 日

译者前言

1900年ABO血型的发现，不仅使输血成为一种安全的医疗救治手段，而且诞生了专门研究人类血型的免疫血液学这门学科。血型匹配是安全输血的第一要素，所以说只要有输血就有血型问题。ABO和所有其他血型都是使用免疫血液学方法所鉴定，至今已经发现45个血型系统，380多个血型抗原。虽然在20世纪末，随着整个生物医学领域进入基因组时代，允许在分子水平上预测血型的基因型，但是血型的定义和鉴定，仍然以免疫血液学方法作为“金标准”。

2021年，美国血库协会将AABB全称更改为Association for the Advancement of Blood & Biotherapies（血液与生物治疗促进会），以履行更广泛的使命。2021年末，国际亚太血型与基因组学协会开始以丛书形式翻译出版AABB出版物，以便国内读者借鉴国际输血医学领域的知识和经验。在AABB出版委员会的全力支持下，丛书的第一部《免疫血液学分子检测标准》已于2023年初由人民卫生出版社出版发行。本书为丛书的第二部，中文译本书名定为《免疫血液学方法（第4版）》，原版书名为*Judd's Methods in Immunohematology*（4th Edition）。

十年磨一剑，*Judd's Methods in Immunohematology*这把剑磨了35年。从1988年的第1版问世以来，已经改版4次。1994年出第2版；2008年，第3版；2022年为第4版。篇幅从最初的288页增长到500页，然后到667页，再到如今的719页（英文原版页数）。

《免疫血液学方法（第4版）》有15章，其内容包括同种和自身抗体的检测、高频率抗体检测、孕妇产前抗体检测、抗体特异性鉴定、酶处理红细胞、试剂红细胞、吸附放散技术，药物诱导性溶血，以及细胞分离技术和ABO疑难血型鉴定等技术。对每项技术都有操作程序、结果判断、试剂配制、注意事项、避免假阴性和假阳性结果的技术要点等描述，涵盖几乎全部免疫血液学方法。内容也随着免疫血液学的发展得以更新，不仅全面系统，而且还愈加翔实丰富。原著作者对技术背景的描述，涉及免疫诊断基本原理的方方面面，娓娓道来，让读者在免疫血液学的世界里遨游，沉浸其中，忘记了周围的一切。

翻译出版这部专著，对于中国输血领域读者也许有特殊的意义。中国的免疫血液学研究起步较晚，尚无免疫血液学方法学专著。虽然近年来中国学者在ABO和Rh等血型基因位点上检测出数以百计的新等位基因，但是在目前被正式命名的红细胞血型抗原中，没有一个血型是在中国人群中发现的。率先发现中国人血型已经成为中国学者面对的一个挑战，此刻出版这本国际知名的免疫血液学方法学方面的专著，对于发现中国人血型、填补国家空白将有所助益。

原著介绍免疫血液学方法非常全面，采用独特的描述方式，便于读者理解和实验室操作。在翻译中，我们力求本地化，使译文符合国人的语言习惯。鉴于时间仓促，知识和能力有限，本译稿难免有疏漏之处，还望广大读者批评指正。

宝剑锋从磨砺出，译者本着求真务实的精神，从静谧的午夜，到东方的一缕晨曦，精雕细琢，孜孜不倦。终于在金秋十月，译稿完成。就让我们共同启封，一起领略免疫血液学的风采！

高宏军　赵桐茂

2023 年 10 月 18 日

原著献词

Judd's Methods in Immunohematology 第 4 版是献给其同名作者 W. John Judd 教授的，他在本版即将出版的前一天悄然去世。John 于 1988 年出版了 *Methods in Immunohematology* 的第 1 版，这是免疫血液学参比实验室中使用的方法和技术的汇编，并在同事之间共享。他在 1994 年出版的第 2 版中进一步完善了这本书，并认识到标准操作程序在实验室中的重要性，将这些方法转化为更正式的格式。John 邀请我们共同撰写 2008 年出版的第 3 版。启用新书名 *Judd's Methods in Immunohematology* 后，我们 3 人将原来的方法重新格式化，包括信息映射、流程创建和程序文档。我们秉持着他的精神继续更新、改进和修订新版的内容。

在我们两人长达 30 多年的友谊中，我们有幸从个人和专业两方面了解了 John。他是一个慷慨而有爱心的人，全心致力于免疫血液学领域并分享他的知识。他是世界各地许多实验室科学家和病理学住院医师的良师益友。John 是一位杰出而有条理的科学家，早在医学技术人员梦想的学术生涯之前，他就开辟了通往被任命为密歇根大学免疫血液学教授的道路。他无惧挑战输血前检测的现状，他和他的同事们参与了几项具有里程碑意义的研究，这些研究简化了常规检测。我们会记住他在各种会议上的热情拥抱和长时间的热烈讨论，他在研究性免疫血液学家邀请大会（Invitational Congress of Investigative Immunohematologists，ICII）上是最受欢迎的，通常手里拿着精心挑选的波旁威士忌。

我们会想念他的。

Susan T. Johnson 和 Jill R. Storry

2021 年 12 月 2 日

原 著 前 言

自本书第 3 版出版以来，已经过去了 14 年。根据临床和实验室标准协会的指南，我们保留了最新版本的 SOP 格式，并在适当情况下更新（并更正）了程序。

这个新版本包含数十个程序和过程文档，以及指导用户正确管理患者、献血者和样品的流程图。我们引入了一个基本的分子生物学部分，虽然非常清楚有商业试剂盒可用，但允许好奇的医学实验室科学家尝试这些方法。整个文本也可以提供电子版，以便纳入机构的标准操作程序。与以前一样，我们保留了旧版的大部分程序，尽管由于安全问题（例如使用有机溶剂的洗脱技术），许多程序不再执行。通过保留大多数临床实验室人员可能认为过时的程序，我们希望确保它们不会被丢失给后代；事实上，它们可能对研究者有用。我们还很乐意重新审视旧的参考资料以检查其准确性，并希望提供文章库；但是，由于版权问题，这是不可能的。

与往常一样，全球有许多同事通过反馈好的主意和进行精彩的讨论为本版作出了贡献，我们感谢大家与我们分享。我们要特别感谢 Jennifer Herring，BS，SBB（ASCP）CM，CHT（ABHI），她在 SBB 研究的过程中，利用 SBB 项目的实践经验，帮助完全重写了凝集素的制备方法。Jenn 的努力和决心得到了 AABB 未来领袖 SBB 奖学金的认可，这是她应得的。

最后，我们感谢 AABB 出版社的工作人员及其尊敬的自由职业同事 Jay Pennington，在管理本书出版方面的耐心、正直和纯粹的辛勤工作。一如既往，我们很高兴与他们合作。Jay 对细节的关注和理解本书中一些最具技术挑战性程序的能力，应该使他配得上一个荣誉 SBB！

虽然我们亲爱的同事和合著者 W. John Judd 在这一版中并不那么活跃，但他当然是这本书的精髓所在，他的存在贯穿始终！

祝您阅读愉快。

Susan T. Johnson，MSTM，MT（ASCP）SBB^{CM}

Jill R. Storry，PhD，FBBTS

2021 年 12 月

原著出版说明

我们已尽最大努力确保文档中所提供信息的准确性。但是，作者和 AABB 出版社都不能对使用所附程序可能导致的错误承担责任。使用本书的每个实验室，都有责任在首次尝试每种方法时使用已知样品验证它。一旦确定该方法产生预期结果，应在每次后续使用中纳入适当的控制措施。

如上所述，本文中引用的参考文献是用作给定程序基础的参考文献。它们可能并不总是方法的原始引用，并且给出的方法可能与引用的过程不同。

在这个版本中，我们区分了红细胞（red cell）和血液红细胞（red blood cell，RBC）这两个术语。RBC 是通过从沉淀或离心全血中去除大部分血浆而浓缩的红细胞成分的正确名称。因此，除特指血液成分外，术语“红细胞”贯穿始终。

在提到特定时间或温度时，或在提到 RBC 悬浮液的特定浓度时，与所述数字的一些差异是可以接受的，并且从实际角度来看是必要的。下面按主题给出了可接受的差异。

温度

- 4℃：+2～+8℃。
- 室温（RT）：20～25℃。
- 所有其他温度：±1℃。

孵育时间

在许多情况下，孵育时间有点武断。当程序需要使用特定的孵育时间（如红细胞的酶处理）时，应尽一切努力遵守该孵育时间。在其他情况下，以下内容可作为与规定时间可接受偏差的指南：

- <10 分钟：±1 分钟。
- 10～20 分钟：±2 分钟。
- 20～60 分钟：±5 分钟。
- >60 分钟：±10 分钟。

细胞悬液

已尽一切努力给出血清学检测中使用的红细胞悬液的范围；与规定的范围相差 ±1% 是可以接受的。对于压积红细胞，血细胞比容应为 90%。以下体积的生理盐水或 PBS 添加到 0.1mL 压积红细胞中后得到用于血清学检测的细胞悬液百分比为：

- 10mL = 1%。
- 5mL = 2%。

- 3.3mL = 3%。
- 2.5mL = 4%。
- 2mL = 5%。

离心时间和离心力

由于并非所有实验室都使用相同的设备，因此大多数方法都没有规定离心所需的具体时间和所需的重力加速度（*g*）。因此，每个实验室必须根据现有设备确定每个功能的值。在这些方法中，使用了短语“血凝试验的离心”，它相当于在 1 000 × *g* 下离心 15 秒。对于洗涤红细胞，需要进行相当于在 1 000 × *g* 下 1 分钟的离心。在其他情况下，离心用于压积红细胞或去除颗粒物；这需要进行相当于在 1 000 × *g* 下 5 分钟的离心。

注意：免疫血液学实验室中常用的设备（如巴斯德移液器、血清学离心机）和材料已被省略，以节省篇幅。出于同样的原因，附录 A 中给出了试剂配方和储存参数，而不是在涉及其使用的每种方法中都给出。

作 者 简 介

Susan T. Johnson, MSTM, MT(ASCP)SBB^{CM}，Versiti 临床教育总监和血库项目专家，威斯康星州密尔沃基马凯特大学输血医学项目主任。在从事教育工作之前，她在免疫血液学参考实验室热情地工作了 25 年，她对自身免疫性溶血性贫血，特别是药物诱导的免疫性溶血性贫血产生了特别的兴趣。她喜欢指导学生，帮助他们开展研究项目，并教授血型血清学。

Johnson 女士在威斯康星大学麦迪逊分校（University of Wisconsin-Madison）获得了医学实验室科学（前身为医学技术）的本科学位，她还在篮球队女子一部打球。她于 1982 年参加了美国红十字会血液服务 - 巴杰地区（威斯康星州麦迪逊）的血库技术专家计划，并于 2001 年在马凯特大学（威斯康星州密尔沃基）获得输血医学硕士学位。

她在输血医学和免疫血液学领域撰写了许多出版物，包括 *Judd's Methods in Immunohematology*，案例研究系列 *Antibody Identification: Art or Science?* 和 *Investigating Positive DAT Results: A Case Study Approach* 和 *Blood Banker Favorites: A Collection of the Best Recipes for Blood Sample Preparation*。她最近有幸成为 *AABB Technical Manual* 第 20 版的副主编。她是免疫血液学主题的国内和国际知名讲师。

Johnson 女士自 1983 年以来一直积极参与 AABB 的各种活动。她曾是 AABB 董事会成员，目前担任出版物委员会主席和专业参与计划大使。Johnson 女士获得了 AABB 的 Sally Frank 奖、AABB 总统教育贡献奖、医学实验室科学家冠军奖和 SBB 认证，以及 John Elliott 纪念奖。她也是 ASCP 认证委员会理事会的前任主席，也是国际输血协会免疫血液学工作组的成员。

Johnson 女士很荣幸并感谢有机会参加本版 *Judd's Methods in Immunohematology* 的编写工作。非常高兴与合著者和朋友 Jill R. Storry 合作，将第 4 版出版出来。

W. John Judd, FIBMS, MIBiol，在英国接受培训，并于 1974 年来到位于安娜堡的密歇根大学病理学系，担任血库参比实验室主任，该实验室是该国为数不多的获得 AABB 认证的输血服务参比实验室之一。他还是该大学的免疫血液学名誉教授。

他在全球范围内为凝集素的研究和血库检测实践流程简化作出了重大贡献，在美国、欧洲、日本、澳大利亚和沙特阿拉伯举办了 250 多场讲座。他还在教科书中撰写了许多科学文章和章节，以及 AABB 的 *Guidelines for Prenatal and Perinatal Immunohematology*，当然还有 *Judd's Methods in Immunohematology*。

他在 1989 年至 1993 年担任 AABB 董事会的积极成员，也是密歇根血库协会（MABB）的积极成员。他曾获得 AABB 的 Ivor Dunsford 和 John Elliot 奖，并于 1985/1986 年担任 MABB 总裁。他主持了 AABB 出版监督委员会，该委员会在建立 AABB 出版计划方面发挥了重要作用。

Jill R. Storry, PhD, FBBTS，在瑞典隆德办公，是斯科讷地区临床免疫学和输血医学系血型血清学部门的技术总监，以及隆德大学实验室医学系实验输血医学副教授。自 1979 年在索尔兹伯里（现为哈拉雷）和津巴布韦地区血液中心开始工作以来，她的职业生涯经历了一些迂回的过程。1983 年，她在英国布里斯托尔国家血液服务局工作期间，完成了医学实验室技术培训，于 1985 年获得生物医学科学研究所奖学金（FIBMS），并于 1990 年获得应用免疫学硕士学位。

Storry 博士于 1990 年移居美国，获得"1 年经验"，加入位于马里兰州罗克维尔的美国红十字会国家血型血清学参考实验室。3 年后，她加入了纽约血液中心的免疫血液学实验室，直到 2003 年，同时于 2000 年从西英格兰大学获得博士学位。

她曾在多个 AABB 委员会任职，目前在 ISBT 红细胞免疫遗传学和血型术语工作组以及稀有供者工作组任职。她是 BBTS Margaret Kenwright 和 Race and Sanger 奖以及 AABB Sally Frank 奖的获得者。她也是 NBF 名人堂的成员。她受邀在许多国家和国际会议上发言，撰写了 110 多篇科学文章和书籍章节。

Storry 博士对与血型有关的一切都很感兴趣，自从她感受到在高中度假期间进行的第一次抗球蛋白检测的魔力以来，她一直痴迷于血清学。她希望下一代血库人员能够像她一样从血型血清学中获得尽可能多的快乐，她希望这一版的 *Judd's Methods in Immunohematology* 将继续激励免疫血液学家"更进一步"。

目　录

图、表和章附录

图

表

章附录

第 1 章　常规试管法

输血服务实验室采用的常规 ABO 定型、RhD 分型和抗体检测的策略和程序无疑因机构而异。本章包含的特定程序并不表明它们是首选或唯一使用的程序。事实上，对于抗体检测，有些可以使用第 2 章中描述的聚乙二醇（polyethylene glycol，PEG）技术，而不是已经提供的低离子强度盐水（low-ionic-strength saline，LISS）添加剂方法，或自动柱凝集或固相方法。其他人使用三试剂红细胞样品（不是两种）和 / 或自身红细胞。这些决定和其他选择，例如使用多特异性抗人球蛋白（antihuman globulin，AHG）而不是抗 -IgG，或采用立即离心交叉配血，都在输血服务主管的权限范围内。

本章概述的技术是作者所在机构使用的常规手册（试管）程序的通用版本。它们之所以被包括在内，是因为这些或类似研究获得的结果促使许多随后描述的检测得以进行。还涉及血清学反应的分级和评分，这是良好血清学实践的基础，以及确保此类分级的一致性，和识别用于抗球蛋白试验的红细胞洗涤不足的方法。后者是执行本书所述程序的工作人员正在进行的能力评估的一部分。

当使用商业制备的试剂进行这些研究时，必须遵循制造商的说明。有关输血前检测要求的更多信息，感兴趣的读者请参考以下来源。

商业柱凝集技术的使用，在整个输血医学实验室和血液中心都很普遍。通常这些卡片预先填充了血型和表型鉴定试剂，作者建议始终遵循制造商的说明。

推 荐 阅 读

Code of federal regulations. Title 21 CFR Parts 606 and 660. Washington, DC: US Government Publishing Office, 2021 (revised annually).

Cohn CS, Delaney M, Johnson ST, Katz LM, eds. Technical manual. 20th ed. Bethesda, MD: AABB, 2020 (or current edition).

Gammon RR, ed. Standards for blood banks and transfusion services. 32nd ed. Bethesda, MD: AABB, 2020 (or current edition).

Judd WJ. Modern approaches to pretransfusion testing. Immunohematology 1999;15:41-52.

1-A. ABO 定型和 RhD 分型

用途	提供人血 ABO 定型和 RhD 分型的说明： ● 输血前检测 ● 围产期检测
背景信息	ABO 血型通过红细胞上是否存在 A 抗原和 / 或 B 抗原以及血清中是否存在抗 -A 和 / 或抗 -B 来确定。 RhD 阳性和 RhD 阴性表型由红细胞上是否存在 D 抗原决定。 成人红细胞上的 A 和 / 或 B 抗原与血清 / 血浆中的 A 和 B 抗体之间存在相互关系；例如，如果红细胞上不存在 A 抗原，则血清 / 血浆中预计存在抗 -A。
操作策略	来自 6 个月以下婴儿的样品通常不含有预期的抗 -A 或抗 -B；因此，只需要做红细胞 ABO 定型。 对于患者样品的 RhD 分型，仅需要使用抗 -D 进行直接检测。 当对 RhD 阴性母亲的新生儿［以确定母亲使用 Rh 免疫球蛋白（Rh immune globulin，RhIG）的候选资格］或同种异体捐赠者进行 RhD 分型时，RhD 分型方法必须能够检测 D 抗原的弱表达。参见程序 1-D。 当在常规检测中发生凝集时，预计反应强度≥2+；观察到较弱的反应需要进一步研究才能得出有效的结论。当遇到弱或不一致的反应时，请参阅第 13 章和程序 1-D。 必须先获得抗 -A 或抗 -B 的阴性检测结果，然后才能对红细胞的 RhD 状态做出有效的结论。如果没有这种阴性结果，则使用抗 -D 与惰性 RhD 对照试剂［例如 6% 牛血清白蛋白的磷酸缓冲液（6% BSA-PBS）］做平行重复检测。 根据 AABB 的《血库和输血服务标准》，对于异体输血，需要进行 2 次 ABO 血型鉴定：一次是对当前样品进行鉴定，另一次是历史鉴定，或者是一次对当前在不同时间采集的新样品进行第 2 次测定。如果使用电子识别系统，或经过验证可降低患者错误识别风险系统收集的同一样品，则允许重新检测该样品。在可行的情况下，当前样品上的两次定型应由不同的实验室专业人员使用不同制造商的试剂进行。 必须对所有无历史记录的患者进行第 2 次 RhD 分型，其中包含惰性 RhD 对照试剂，并遵循与 ABO 定型相同的指导原则。在可行的情况下，当前样品上的两次 RhD 分型，应由不同的实验室专业人员使用不同制造商的试剂进行。
局限性	不想要的阳性反应： ● 自身或同种抗体 ● 受污染的试剂或样品 其他反应性： ● A_2 或 A_2B 个体中的抗 -A1

续表

	● 被动抗体 ● 试剂成分的抗体 ● 获得性 B 现象 ● B(A)现象 **注意**:T 和 Tn 多凝集不应导致与当前可用的单克隆定型试剂的定型差异。 不想要的阴性反应: ● 遗漏试剂或待测样品。 ● 受污染或无活性的试剂 ● 受污染的样品(例如,卵巢囊肿破裂引起的过量可溶性血型物质) ● 抗 -A 和 / 或抗 -B 前带现象 缺少反应性: ● A 或 B 的亚型 ● 白血病 ● 次要细胞群(如移植、遗传嵌合体) ● 非 ABO 系统特异性红细胞和血浆输注 ● 新生儿样品 ● 免疫应答受损
样品要求	血液凝块或 EDTA 抗凝血作为血清 / 血浆和红细胞的来源。 **注意**:如果用于输血前检测,并且患者已接受红细胞输血或在过去 3 个月内已妊娠,或者如果病史不确定或不可用,则必须在计划输血的 3 天内获取样品。 **注意**:试剂制造商的产品广告中的措辞,可能会对用于 ABO 定型和 RhD 分型的样品的年龄和类型施进一步限制。
设备 / 材料	抗 -A 和抗 -B:目前仅在美国有单克隆产品。 抗 -D:低蛋白、单克隆 IgM 抗 -D 与多克隆或单克隆 IgG 抗 -D 混合。 红细胞:试剂红细胞 A_1(三供者池)和 B(三供者池)的 3%～5% 悬液;所有供者应为 RhD 阴性。
质量控制	每天对于每批使用的试剂需要证明: ● 抗 -A 与 A_1 型试剂红细胞凝集(4+,12 分),但不凝集 B 型试剂红细胞。 ● 抗 -B 与 B 型试剂红细胞凝集(4+,12 分),但不凝集 A_1 型试剂红细胞。 ● 抗 -D 与 RhD 阳性红细胞(程序 1-B 中的 O 型,R_1R_1 红细胞)凝集(3+～4+,10～12 分),但不凝集 RhD 阴性红细胞(A_1 型或 B 型试剂红细胞)。 或者,每天记录所有患者样品的反应,与之前记录的血型相同,并且解决所有与先前结果的差异以及红细胞和血清 / 血浆 ABO 血型之间的不一致。

译者注:抗原和抗体按 ISBT 的符号记录,如 A1 表示抗原,抗 -A1 表示抗体;而 A_1 表示表型。

注意：在得出 ABO 血型结论之前，必须解决红细胞和血清 / 血浆结果之间的不一致。请参阅第 13 章。

程序　使用以下步骤执行该程序：

步骤	操作
1.	将 1 滴抗 -A 试剂置入贴有适当标签的 10mm 或 12mm×75mm 试管中。同时设置抗 -B 和抗 -D 试管。
2.	用巴斯德移液器从测试样品中取出约 0.4mL 血清 / 血浆，取 2～3 滴置入 2 个贴有适当标签的 10mm 或 12mm×75mm 试管中。
3.	在生理盐水中制备 3%～5% 的测试红细胞悬液，并在每个含有抗血清的试管中加入 1 滴。轻轻混匀。
4.	向 1 支待检测血清 / 血浆试管中加入 1 滴 A_1 红细胞；另一管加入 1 滴 B 红细胞。
5.	轻轻混合每根试管中的内容物： ● 离心。 ● 肉眼检查红细胞是否有凝集和溶血。 ● 对结果分级和记录。
6.	对检测的解释如下：

如果红细胞发生反应……			**血清发生反应……**		**那么血型是……**
抗 -A	**抗 -B**	**抗 -D**	**A_1 红细胞**	**B 红细胞**	
0	0	≥2+	≥2+/H	≥2+/H	O RhD+
0	0	0	≥2+/H	≥2+/H	O RhD−
≥2+	0	≥2+	0	≥2+/H	A RhD+
≥2+	0	0	0	≥2+/H	A RhD−
0	≥2+	≥2+	≥2+/H	0	B RhD+
0	≥2+	0	≥2+/H	0	B RhD−
≥2+	≥2+	≥2+	0	0	无结论
≥2+	≥2+	0	0	0	AB RhD−

如果……	**那么……**
无结论	使用阴性对照试剂重复试验。
观察到混合视野或不同的反应	参见程序 13-A。

注意：如果观察到不一致的反应，并且在解决之前需要输血，则只能发放 O 型红细胞。如果样品来自捐赠者，则必须在放行前解决不一致。

参 考 文 献

Code of federal regulations. Title 21 CFR Parts 606 and 660. Washington, DC: US Government Publishing Office, 2020 (revised annually).

Cohn CS, Delaney M, Johnson ST, Katz LM, eds. Technical manual. 20th ed. Bethesda, MD: AABB, 2020 (or current edition).

Gammon RR, ed. Standards for blood banks and transfusion services. 32nd ed. Bethesda, MD: AABB, 2020 (or current edition).

生效日期：

批准人：	印刷体姓名	签字	日期
实验室管理			
医学总监			
质量官			

1-B. 意外抗体检测：LISS 添加剂程序

用途	提供检测意外抗体的说明： ● 输血前检测。 ● 围产期检测。
背景信息	针对红细胞抗原的抗体，可能造成红细胞的直接凝集，或补体介导的裂解，或者它们可能用 IgG 和 / 或 C3 包被红细胞。 红细胞 / 血清混合物离心后，可观察到直接凝集和 / 或裂解。 在低离子环境中，抗体包被可以加速，因此使用低离子盐水溶液（LISS）。 在 LISS 存在下，红细胞与血清 / 血浆在 37℃一起孵育，然后洗涤去除未与红细胞结合的球蛋白。使用抗人球蛋白（AHG）进行检测，AHG 凝集表明红细胞被球蛋白所包被。 **注意**：在进行常规输血前和产前检测时，不需要检测 C3 包被抗体。
操作策略	只需要两个试剂红细胞样品（R_1R_1 和 R_2R_2）；然而，许多试剂包括第 3 个红细胞样品（rr）。 一个红细胞样品应为 Jk（a+b−）。 两者都不应携带强表达的 Bg 抗原。 不要在显微镜下观察检测结果，因为可能会发生不想要的阳性反应。
局限性	不想要的阳性反应： ● 过度离心。 ● 使用显微镜观察结果。 ● 试剂污染或无活性。 ● 样品不当。 ● 对试剂成分的抗体。 不想要的阴性反应： ● 红细胞未充分洗涤。 ● 检测被中断。 ● 使用错误的试剂。 ● AHG 试剂活性丧失。 ● 未将 AHG 添加到检测系统中。 ● 细胞悬液浓度太高或太低。 ● 漏加红细胞或患者的血清或血浆。
样品要求	EDTA 抗凝全血作为血浆和红细胞的来源。如果需要检测补体结合抗体，应使用血清。 **注意**：如果用于输血前检测，并且患者已接受红细胞输注或在过去 3 个月内已妊娠，或者如果病史不确定或不可用，则必须在计划输血的 3 天内获取样品。

续表

设备 / 材料	6% 牛血清白蛋白的磷酸缓冲液（6% BSA-PBS）。 AHG：抗 -IgG；不必是重链特异性的。 IgG 包被的红细胞。 LISS 添加剂（市售）。 红细胞：表型 O、R_1R_1 和 R_2R_2 红细胞的 3%～5% 悬液。 **注意：**根据美国《联邦法规》（Code of Federal Regulations，CFR）的定义，用于输血前检测意外抗体的红细胞必须携带以下抗原：D、C、c、E、e、K、k、Fy^a、Fy^b、Jk^a、Jk^b、Le^a、Le^b、M、N、S、s 和 P1。 弱（2+）反应性抗体（如稀释的人 IgG 抗 -D 抗体）。
质量控制	每天对使用中的每批试剂，证明弱反应性抗体与试剂 R_1R_1 和 R_2R_2 红细胞有适当反应。 每天对使用中的每批试剂，证明 6% BSA-PBS 不与试剂 R_1R_1 和 R_2R_2 红细胞反应。 用 IgG 包被的红细胞确认所有阴性反应（见下面的步骤 8）。

程序 使用以下步骤执行该程序：

<table>
<tr><th>步骤</th><th colspan="2">操作</th></tr>
<tr><td>1.</td><td colspan="2">对于每个待测样品，将 2 滴血清 / 血浆加入 2 个贴有适当标签的试管中。</td></tr>
<tr><td>2.</td><td colspan="2">在 2 个试管中加入 2 滴 LISS 添加剂。</td></tr>
<tr><td>3.</td><td colspan="2">将 1 滴 R_1R_1 红细胞加入 1 个试管中，并将 1 滴 R_2R_2 细胞加入另一个试管中。</td></tr>
<tr><td>4.</td><td colspan="2">混合并在 37℃下孵育 15 分钟：
● 离心。
● 轻摇细胞扣。
● 肉眼检查是否有凝集。
● 对结果分级和记录。</td></tr>
<tr><td>5.</td><td colspan="2">每个试管用生理盐水洗涤 3～4 次，并完全倾倒最终洗涤上清液。</td></tr>
<tr><td>6.</td><td colspan="2">在干的细胞扣上，加入 2 滴抗 -IgG：
● 混合并离心。
● 轻摇细胞扣。
● 肉眼检查是否有凝集。
● 对结果分级和记录。</td></tr>
<tr><td rowspan="4">7.</td><td colspan="2">对反应的解释如下：</td></tr>
<tr><td>如果凝集是……</td><td>那么……</td></tr>
<tr><td>存在于步骤 4 和 / 或步骤 6</td><td>检测结果为阳性：
● 将样品进行抗体鉴定研究。
● 见第 8 章。</td></tr>
<tr><td>第 4 步和第 6 步都不存在</td><td>继续执行第 8 步。</td></tr>
</table>

续表

8.	将 1 滴 IgG 包被的红细胞添加到所有具有阴性抗球蛋白结果的试管中： ● 轻轻混匀。 ● 离心。 ● 肉眼检查是否有凝集。 ● 对结果分级和记录。	
9.	如下分析 IgG 包被红细胞的反应：	
	如果凝集是……	**那么……**
	存在	检测已完成。
	不存在	检测无效： ● 重复步骤 1～8。 ● 考虑细胞洗涤机的问题或 AHG 无活性。

参 考 文 献

Code of federal regulations. Title 21 CFR Parts 606 and 660. Washington, DC: US Government Publishing Office, 2020 (revised annually).

Cohn CS, Delaney M, Johnson ST, Katz LM, eds. Technical manual. 20th ed. Bethesda, MD: AABB, 2020 (or current edition).

Gammon RR, ed. Standards for blood banks and transfusion services. 32nd ed. Bethesda, MD: AABB, 2020 (or current edition).

Löw B, Messeter L. Antiglobulin tests in low-ionic strength salt solutions for rapid antibody screening and crossmatching. Vox Sang 1974;26:53-61.

生效日期：

批准人：	**印刷体姓名**	**签字**	**日期**
实验室管理			
医学总监			
质量官			

1-C. LISS 抗球蛋白交叉配血

用途	提供抗球蛋白交叉配血的说明： 当存在具有临床意义的意外抗体时进行输血前检测。
背景信息	程序 1-B 中检测到患者具有临床意义显著的意外抗体，需要做抗球蛋白交叉配血。
操作策略	选择用于抗球蛋白交叉配血的单位应不含与患者血清中已知存在（当前或根据病史）的临床意义显著抗体相对应的抗原。然而，对于具有针对 M、Le^a、Le^b 和 P1 抗原的抗体的患者，无须选择抗原阴性单位。另见程序 8-E。 不要在显微镜下观察检测结果，因为可能会发生不想要的阳性反应。
局限性	不想要的阳性反应： ● 过度离心 ● 显微镜观察检测结果 ● 败血症患者或细菌污染的标本 ● 样品不当 ● 对试剂成分的抗体 ● 供者红细胞直接抗球蛋白试验（DAT，direct antiglobulin test）结果阳性 ● 供者红细胞的多凝聚 不想要的阴性反应： ● 红细胞未充分洗涤 ● 检测中断 ● 使用错误的试剂 ● 抗人球蛋白（AHG）试剂活性丧失 ● 未将 AHG 添加到检测系统中 ● 细胞悬液浓度太高或太低 ● 漏加红细胞或患者的血清或血浆
样品要求	EDTA 抗凝全血作为血浆和红细胞的来源。如果需要检测补体结合抗体，要求使用血清。 **注意**：如果用于输血前检测，并且患者已接受红细胞输注或在过去 3 个月内已妊娠，或者如果病史不确定或不可用，则必须在计划输血的 3 天内获取样品。
设备 / 材料	AHG：抗 -IgG；不必是重链特异性的。 供者红细胞：3%～5% 生理盐水悬液（洗涤或未洗涤）；显示缺乏与患者血清中已知存在的临床显著性抗体（目前或根据病史）相对应的抗原。 IgG 包被的红细胞。 低离子盐溶液（LISS）添加剂（市售）。
质量控制	确认 IgG 包被的红细胞的所有阴性反应（见下面的步骤 8）。

程序 使用以下步骤执行该程序：

<table>
<tr><th>步骤</th><th>操作</th></tr>
<tr><td>1.</td><td>对于每个要检测的单元，将 2 滴血清 / 血浆加入适当标记的试管中。</td></tr>
<tr><td>2.</td><td>在每个试管中加入 2 滴 LISS 添加剂。</td></tr>
<tr><td>3.</td><td>将 1 滴 3%～5% 的红细胞加入适当标记的试管中。</td></tr>
<tr><td>4.</td><td>混合并在 37℃下孵育 15 分钟：
● 离心。
● 轻摇细胞扣。
● 肉眼检查是否有凝集。
● 对结果分级和记录。</td></tr>
<tr><td>5.</td><td>每个试管用生理盐水洗涤 3～4 次，并完全倾倒最终洗涤上清液。</td></tr>
<tr><td>6.</td><td>在干的细胞扣上，加入 2 滴抗 -IgG：
● 混合并离心。
● 轻摇细胞扣。
● 肉眼检查是否有凝集。
● 对结果分级和记录。
注意：在步骤 4 或步骤 6 中产生阳性反应的样品是不相容的，未经医学主任批准，不应放行输血。可能需要对不相容的原因进行调查。</td></tr>
<tr><td>7.</td><td>将 1 滴 IgG 包被的红细胞加入所有具有阴性抗球蛋白结果的试管中：
● 轻轻混匀。
● 离心。
● 肉眼检查是否有凝集。
● 对结果分级和记录。</td></tr>
<tr><td>8.</td><td>如下分析 IgG 包被红细胞的反应：
<table>
<tr><th>如果凝集……</th><th>那么……</th></tr>
<tr><td>存在</td><td>检测已完成。</td></tr>
<tr><td>不存在</td><td>检测无效：
● 重复步骤 1～8。
● 考虑细胞洗涤机的问题或 AHG 无活性。</td></tr>
</table>
</td></tr>
</table>

参 考 文 献

Code of federal regulations. Title 21 CFR Parts 606 and 660. Washington, DC: US Government Publishing Office, 2020 (revised annually).

Cohn CS, Delaney M, Johnson ST, Katz LM, eds. Technical manual. 20th ed. Bethesda, MD: AABB, 2020 (or current edition).

Gammon RR, ed. Standards for blood banks and transfusion services. 32nd ed. Bethesda, MD: AABB, 2020 (or current edition).

Löw B, Messeter L. Antiglobulin tests in low-ionic strength salt solutions for rapid antibody screening and crossmatching. Vox Sang 1974;26:53-61.

生效日期：

批准人：	印刷体姓名	签字	日期
实验室管理			
医学总监			
质量官			

1-D. 弱 D 检测程序

用途	提供检测表面上 RhD 阴性（通过直接检测）红细胞 D 抗原弱表达的说明： ● 表面上为 RhD 阴性供血者血液。 ● RhD 阴性妇女的表面上 RhD 阴性婴儿，以确定母亲使用 Rh 免疫球蛋白（RhIG）的候选资格。 ● RhD 阴性结果与患者之前记录的 RhD 表型不一致。 ● 第二次抗 -D 的 RhD 阴性结果与第二份抗 -D 不一致。
背景信息	弱 D 表型源于编码 D 抗原的 *RHD* 基因跨膜和胞内部分区域的错义突变。 弱 D 表型： ● 插入红细胞膜的 D 抗原少于正常数量。 ● 如果暴露于正常 RhD 阳性红细胞，通常不会产生抗 -D。 ● 理想情况下，用高亲和力的 IgM 单克隆抗 -D 应鉴定为 RhD 阳性。 此外，在 *DCe/Ce* 基因型中，当 *RHCe* 基因与 *RHD* 基因位于相反的染色体上时（反式效应），D 抗原的表达可能较弱。 部分 D 表型源于编码红细胞膜外 D 抗原部分的 *RHD* 区域的杂交基因和错义突变，在抗 -D 的直接检测中可能反应弱或根本不反应。 部分 D 表型的个体： ● 可能产生对 D 缺失部分的抗体。 ● 如果接受输血，应接受 RhD 阴性红细胞。 ● 如果妊娠，则是使用 RhIG 的候选者。 弱 D 表型和部分 D 表型均可诱发 RhD 阴性受体产生抗 -D。
操作策略	使用 RhD 惰性试剂平行检测。 在检测血液凝块样品时，不要使用多特异性抗人球蛋白（AHG），因为红细胞的 C3 包被层可能会导致不想要的阳性检测结果。 不要在显微镜下观察检测结果，因为可能会发生不想要的阳性反应。 患者是潜在输血受者，在抗 -D 直接检测中反应较弱（≤2+），其样品可能不需要进行弱 D 检测。 患者是孕妇，在直接检测中对抗 -D 反应较弱（≤2+）（血清学弱 D 表型），该患者的样品可能需要进行弱 D 检测。建议进行 *RHD* 基因分型，因为某些弱 D 型可以安全地称为 RhD 阳性。 表面上 RhD 阴性供者，其红细胞在弱 D 试验中产生弱或疑似反应，必须视为 RhD 阳性，并进行 *RHD* 基因分型加以确认。 如果新生儿的红细胞在弱 D 检测中表现出微弱或可疑的反应，则就母亲 RhIG 候选资格而言，必须将其视为 RhD 阳性。

续表

局限性	不想要的阳性反应： ● 直接抗球蛋白试验（DAT）阳性。 ● 受污染的试剂或样品。 ● 使用错误的试剂。 不想要的阴性反应： ● 漏加试剂或测试样品。 ● 受污染或无活性的试剂。 ● 使用错误的试剂。 添加 AHG 前未充分洗涤红细胞。
样品要求	血液凝块或 EDTA 抗凝血作为红细胞来源。 **注意：**试剂制造商的产品广告中的措辞，可能会对用于 ABO 定型和 RhD 分型的样品的年龄和类型施加进一步的限制。
设备 / 材料	用多克隆或单克隆 IgG 抗 -D 配制的低蛋白抗 -D 试剂，与单克隆 IgM 抗 -D 混合。或者，使用多克隆 IgG 抗 -D 配制的高蛋白试剂。 制造商提供的蛋白质含量接近抗 -D 的惰性 RhD 对照试剂。对于低蛋白抗 -D，6% 牛血清白蛋白（6% BSA-PBS）可用作阴性对照试剂。 AHG：抗 -IgG；不必是重链特异性的。 IgG 包被的红细胞。
质量控制	用 IgG 包被的红细胞确认所有阴性反应（见下面的步骤 10）。

程序　使用以下步骤执行该程序：

步骤	操作
1.	根据制造商的说明，将抗 -D 加入贴有适当标签的 10mm 或 12mm×75mm 试管中。
2.	同样地，加入 RhD 对照试剂。
3.	使用生理盐水中制备 3%～5% 的测试红细胞悬液，并在每个含有抗血清的试管中加入 1 滴；轻轻混合。
4.	根据制造商的说明在 37℃下孵育： ● 离心。 ● 轻摇细胞扣。 ● 肉眼检查是否有凝集。 ● 对结果分级和记录。

续表

5. 对检测的解释如下：

如果与抗 -D 的反应是…	与对照的反应是……	样品来自……	那么 RhD 类型是……
≥2+	阴性	任何人	阳性
<2+	阴性	受者或产前患者	阴性，除非已用 *RHD* 基因分型证明为其他情况
阳性	阴性	捐赠者或 RhD 阴性妇女的婴儿	阳性
阳性或者阴性	阳性	任何人	无结论

另见表 1-D-1。

6. 用生理盐水洗涤红细胞 3～4 次。

7. 根据制造商的说明添加抗 -IgG：

- 离心。
- 轻摇细胞扣。
- 肉眼检查是否有凝集。
- 对结果分级和记录。

8. 将供者和 RhD 阴性妇女的婴儿的弱 D 检测解释如下：

如果与抗 -D 的反应是…	与对照的反应是……	那么 RhD 类型是……
阳性	阴性	阳性
阳性	阳性	无法得出结论： ● 如果是供者红细胞，则废弃。 ● 如果为 RhD− 妇女的婴儿，则用酸处理的红细胞重复检测（程序 4-P）。
阴性	阴性	阴性

另见表 1-D-1。

9. 将 1 滴 IgG 包被的红细胞加入所有抗球蛋白结果阴性的试管中：

- 轻轻混匀。
- 离心。
- 肉眼检查是否有凝集。
- 对结果分级和记录。

10. 如下分析 IgG 包被红细胞的反应：

如果凝集……	那么……
存在	检测已完成。
不存在	检测无效： ● 重复步骤 1～10。 ● 考虑细胞洗涤机的问题或 AHG 无活性。

参 考 文 献

Code of federal regulations. Title 21 CFR Parts 606 and 660. Washington, DC: US Government Publishing Office, 2020 (revised annually).

Cohn CS, Delaney M, Johnson ST, Katz LM, eds. Technical manual. 20th ed. Bethesda, MD: AABB, 2020 (or current edition).

Flegel WA, Denomme GA, Queenan JT, et al. It's time to phase out "serologic weak D phenotype" and resolve D types with *RHD* genotyping including weak D type 4. Transfusion 2020;60(4):855-9.

Gammon RR, ed. Standards for blood banks and transfusion services. 32nd ed. Bethesda, MD: AABB, 2020 (or current edition).

生效日期：

批准人：	印刷体姓名	签字	日期
实验室管理			
医学总监			
质量官			

表 1-D-1. 抗 -D 直接和间接试验的解释建议

	直接试验			弱 D 检测	
使用抗 -D 的结果	≥2+*	<2+†	0	阳性*	阴性
输血候选者	RhD+	RhD−	RhD−	未注明	
产前患者	RhD+	RhD−	RhD−	未注明	
RhD 阴性妇女的新生儿‡	RhD+	弱 D 检测		RhD+	RhD−
捐赠者	RhD+	弱 D 检测		RhD+	RhD−

* 当自身凝集对照试验无反应时。

† 建议采用 *RHD* 基因分型来确定弱 RhD 与部分 RhD。如果已做 *RHD* 基因分型，则根据预测的 RhD 表型输血。

‡ 检测以确定母亲是否需要 RhIG 治疗。

1-E. 立即离心交叉配血

用途	提供执行立即离心（immediate-spin，IS）交叉配血的说明： ● 当受者目前或根据病史无意外抗体时，检测供者和受者之间的 ABO 不相容性。
背景信息	高效价的 IgG 抗 -A 和 / 或抗 -B 可能将 C1（人补体第一组分）固定在红细胞上，这可能在空间上阻碍凝集。通过使用 EDTA 抗凝血浆进行 IS 交叉配血，或将供者红细胞悬浮在 EDTA- 盐水中，可以防止这种现象引起的不想要的阴性反应。EDTA 螯合钙离子（Ca^{++}），这对 C1 分子的完整性至关重要。
操作策略	IS 交叉配血必须仅限于来自无意外抗体的患者的样品。 不要在显微镜下观察检测结果，因为可能会发生不想要的阳性反应。
局限性	不想要的阳性反应： ● 自身或同种抗体。 ● 样品污染。 ● 多凝集 ● 聚羧基依赖性抗体。 ● 被动抗体。 不想要的阴性反应： ● 漏加红细胞或测试样品。 ● 样品污染。 ● 弱反应性抗 -A 和 / 或抗 -B。 ● 新生儿样品。 ● 供者红细胞上的弱表达 A 和 / 或 B 抗原。
样品要求	血液凝块或 EDTA 抗凝全血作为血清或血浆的来源。 **注意：**如果用于输血前检测，并且患者已接受红细胞输血或在过去 3 个月内已妊娠，或者如果病史不确定或不可用，则必须在计划输血的 3 天内获取样品。
设备 / 材料	如果使用 EDTA 抗凝血浆进行 IS 交叉配血，则使用生理盐水。如果使用血清进行 IS 交叉配对，则使用 EDTA- 盐水。 A_1 和 B 试剂红细胞。 ABO 相容的供者红细胞。
质量控制	与 IS 交叉配血同时进行血清 / 血浆 ABO 定型检测。

程序 使用以下步骤执行该程序：

<table>
<tr><th>步骤</th><th colspan="6">操作</th></tr>
<tr><td rowspan="3">1.</td><td colspan="3">如果使用：</td><td colspan="3">那么……</td></tr>
<tr><td colspan="3">血清</td><td colspan="3">在适当标记的试管中制备测试红细胞（每个供者样品；A_1 和 B 对照品）的 3%～5% EDTA- 盐水悬液。</td></tr>
<tr><td colspan="3">血浆</td><td colspan="3">在适当标记的试管中制备测试红细胞（每个供者样品；A_1 和 B 对照品）的 3%～5% 生理盐水悬液。</td></tr>
<tr><td>2.</td><td colspan="6">在适当标记的 10mm 或 12mm×75mm 试管中，加入 2～3 滴血清或血浆，以及 1 滴适当的红细胞悬液。</td></tr>
<tr><td>3.</td><td colspan="6">轻轻混合每根试管中的内容物：
● 离心。
● 轻摇细胞扣。
● 肉眼检查是否有凝集。
● 对结果分级和记录。</td></tr>
<tr><td rowspan="6">4.</td><td colspan="6">将 IS 交叉配血的结果解释如下：</td></tr>
<tr><td colspan="2">如果供者红细胞是……</td><td colspan="2">对照是……</td><td colspan="2">那么……</td></tr>
<tr><td colspan="2">不反应</td><td colspan="2">符合患者的 ABO 血型</td><td colspan="2">检测有效：
● 发放血液用于输血。</td></tr>
<tr><td colspan="2">反应</td><td colspan="2">符合患者的 ABO 血型</td><td colspan="2">疑似冷反应性自身或同种抗体：
通过程序 1-C，或用实验室内检测抗体的常规方法进行交叉配血。</td></tr>
<tr><td colspan="2">不反应</td><td colspan="2">不符合患者的 ABO 血型</td><td colspan="2">检测无效：
● 确认患者和供者的红细胞 ABO 血型。
● 如果 ABO 相容，血液可考虑发放。</td></tr>
<tr><td colspan="2">反应</td><td colspan="2">不符合患者的 ABO 血型</td><td colspan="2">不放行该单位：
● 发放 O 型红细胞。
● 调查问题。</td></tr>
</table>

参 考 文 献

Code of federal regulations. Title 21 CFR Parts 606 and 660. Washington, DC: US Government Publishing Office, 2020 (revised annually).

Cohn CS, Delaney M, Johnson ST, Katz LM, eds. Technical manual. 20th ed. Bethesda, MD: AABB, 2020 (or current edition).

Gammon RR, ed. Standards for blood banks and transfusion services. 32nd ed. Bethesda, MD: AABB, 2020 (or current edition).

Judd WJ, Steiner EA, O'Donnell DB, Oberman HA. Discrepancies in ABO typing due to prozone: How safe is the immediate-spin crossmatch? Transfusion 1988;28:334-8.

生效日期：

批准人：	印刷体姓名	签字	日期
实验室管理			
医学总监			
质量官			

1-F. 血清学反应分级和评分

用途	提供血清学反应分级和评分的说明： 所有血凝试验均在试管中进行。
背景信息	实验室专业人员可以对血清反应分级进行标准化，以实现检测结果的一致性和可重复性。 也可以将数值（评分）分配给观察到的反应以定量抗原表达。 此外，要求某些反应（例如，程序 1-A 中抗 -A、抗 -B 和抗 -D 的检测结果）在检测被认为是阳性之前具有一定的等级（强度），是被推荐的质量控制措施。
操作策略	不要使用 +++、++、+ 或 − 标记，因为这些标记很容易被更改。 不要在显微镜下观察检测结果，因为可能会发生不想要的阳性反应。
局限性	不想要的阳性反应： ● 检测过度离心。 不想要的阴性反应： ● 检测中振动过于剧烈。
样品要求	离心血凝试验，在 10 或 12mm×75mm 试管中进行。
设备 / 材料	带照明的凹面镜。 白色背景。
质量控制	请参阅个别方法。

程序　使用以下步骤执行该程序：

步骤	操作
1.	从离心机头中取出一根试管，并在白色背景下检查上清液是否溶血。 **注意：**必须检查离心后红细胞扣周围的血清是否有溶血。如果预先检测的血清未溶血并且未在检测中添加溶血剂，则溶血必须被视为抗原抗体反应的阳性迹象。
2.	记录溶血程度（如果存在）。
3.	将试管牢牢握在拇指和示指之间，对着有照明的凹面镜。
4.	调整试管，使红细胞扣最靠近镜子。
5.	轻摇细胞扣。
6.	观察红细胞离开细胞扣的方式。 **注意：**应记录凝集的特征。 应记录松散、“串状”、混合视野或折光凝集物，因为它们为调查异常提供了有价值的线索。
7.	如果观察到混合视野，记录 MF（mixed field）并给凝集评级。

续表

8.	对反应的解释如下：	
	如果凝集和 / 或溶血…	**那么……**
	观察到	根据表 1-F-1 对反应进行分级和评分。
	未观察到	检测结果为阴性；反应等级和分数均为 0（零）。

参 考 文 献

Cohn CS, Delaney M, Johnson ST, Katz LM, eds. Technical manual. 20th ed. Bethesda, MD: AABB, 2020 (or current edition).

Marsh WL. Scoring of hemagglutination reactions. Transfusion 1972;12:352-3.

生效日期：

批准人：	**印刷体姓名**	**签字**	**日期**
实验室管理			
医学总监			
质量官			

表 1-F-1. 血清学反应分级

等级	分数	外观
4+	12	完全凝集：无未凝集的红细胞
$3+^{s}$	11	3+～4+
3+	10	强烈反应：少量脱落的凝集红细胞；无未凝集的红细胞
$2+^{s}$	9	2+～3+
2+	8	中度反应：在较小的凝集物中有大凝集块；很少有未凝集的红细胞
$1+^{s}$	6	1+～2+
1+	5	弱反应：多达 20 个红细胞的许多凝集物，具有一些较小的凝集物和未凝集的红细胞
w	3	颗粒反应：散落的小凝集物和许多未凝集的红细胞
±	2	微量反应：3～4 个红细胞的小凝集物和许多未凝集的红细胞
0	0	无反应
MF		混合视野：中等大小的凝集物和未凝集的红细胞
CH		完全溶血：几乎看不到或没有完整的红细胞
H		中度溶血：存在一些完整的红细胞
SH		轻度溶血：存在许多完整的红细胞

1-G. 实验室内能力测试：IAT 判读和分级程序

用途	提供在常规抗球蛋白检测中演示问题的说明： ● 细胞洗涤机故障。 ● 实验室专业人员之间反应分级的标准化。 实验室专业能力证明文件和再培训。
背景信息	建议使用此程序来识别抗球蛋白检测中的两个潜在错误来源： ● 用抗人球蛋白（AHG）检测前洗涤红细胞。 ● 血凝反应分级。 其他潜在变量作为错误来源被消除，从而允许识别故障的自动细胞洗涤机和需要再培训的技术人员。
操作策略	所有细胞洗涤机必须每年进行此项检测。 所有常规进行抗球蛋白检测的人员应每年参加此项检测。
局限性	不想要的阳性反应： ● 过度离心。 ● 显微镜检查测试结果。 ● 标本的细菌污染。 ● 样品不当。 ● 对试剂成分的抗体。 ● 供者红细胞直接抗球蛋白试验（DAT）结果阳性。 ● 供者红细胞的多凝集。 不想要的阴性反应： ● 红细胞未充分洗涤。 ● 检测中断。 ● 使用错误的试剂。 ● AHG 试剂活性丧失。 ● 未将 AHG 加入检测系统中。 ● 细胞悬液浓度太高或太低。 ● 漏加红细胞或患者的血清或血浆。
样品要求	抗 -D：血浆用柠檬酸 - 柠檬酸盐 - 葡萄糖（acid-citrate-dextrose，ACD）或 EDTA 抗凝，效价 32～64，来自同种异体免疫患者（如产前患者）；4～5mL。分装成 0.2mL 等分试样，置于 −20℃以下储存。 来自 ACD- 抗凝全血的 O、R_1r 型红细胞。用阿氏液（Alsever Solution）稀释至 50% 浓度。 正常血浆，无意外抗体，对上述红细胞的抗球蛋白检测无反应。

续表

设备/材料	带有一次性吸头的移液器，用于移取 50～100μL 液体。 带刻度的移液管和量筒。 实验室膜：Parafilm 塑料膜。 IgG 包被的红细胞。 AHG：抗 -IgG；不必是重链特异性的。
质量控制	用 IgG 包被的红细胞确认所有阴性反应（见下面的步骤 11）。

红细胞制备程序 使用以下步骤制备 IgG 包被的红细胞：

步骤	操作
1.	通过程序 10-D 使用正常血浆作为抗 -D 稀释剂，对 2% R_1r 红细胞进行滴定抗 -D，一式两份。 确定可靠地产生 1+ 反应的最高抗 -D 稀释度。 **注意**：要制备 2% 红细胞悬液，将 0.1mL 50% 红细胞与 2.4mL 阿氏液混合。
2.	使用 100μL 未稀释的抗 -D 和正常血浆，制备抗 -D 储备稀释液，使其反应强度为 1+；混合均匀。 **注意**：如果步骤 1 的效价为 32，则使用 3.1mL 血浆；如果效价为 64，则使用 6.3mL 血浆等。
3.	在 13 或 16mm×100mm 试管中，将 0.1mL 50% R_1r 红细胞与 2.4mL 抗 -D 储备稀释液混合。
4.	同样，将 50μL 50% R_1r 红细胞与 1.2mL 正常血浆混合。
5.	用 Parafilm 覆盖试管，在 37℃下孵育 1 小时；在此期间定期轻轻倒置试管。
6.	混合均匀，将 0.1mL 抗 -D 中的红细胞分配到 9 个适当标记的 10 或 12mm×75mm 试管中。
7.	同样，将 0.1mL 正常血浆中的红细胞分配到 3 个适当标记的 10 或 12mm×75mm 试管中。
8.	每个试管用生理盐水洗涤 3～4 次，并完全倾倒最终洗涤上清液。
9.	在干的细胞扣上，加入 2 滴抗 -IgG： ● 混合并离心。 ● 轻摇细胞扣。 ● 肉眼检查是否有凝集。 ● 对结果分级和记录。
10.	将 1 滴 IgG 包被的红细胞加到所有抗球蛋白结果阴性的试管中： ● 轻轻混匀。 ● 离心。 ● 肉眼检查是否有凝集。 ● 对结果分级和记录。

续表

11.	IgG 包被红细胞的反应分析如下：		
	如果凝集和 / 或溶血…	**那么……**	
	存在	检测已完成。 ● 按下述步骤操作。	
	不存在	检测无效： ● 重复步骤 2～12。 ● 考虑细胞洗涤机的问题或 AHG 无活性。	
12.	将分数值（使用表 1-F-1 所示的分级系统）分配给步骤 10 中获得的每个反应。		
13.	将所有 9 项抗 -D 检测的分数相加，并将总和除以 9。		
14.	对数据分析如下：		
	如果在抗 -D 试管中…	**在正常血浆的试管中……**	**那么……**
	所有检测都有反应，平均得分为 5～8 分	均不反应	抗 -D 稀释正确： ● 进行能力测试。
	所有检测都有反应，但分数不是 5～8	均不反应	抗 -D 稀释不正确： ● 调整稀释度并重复步骤 1～14。
	有些检测反应，分数为 5～8 分	均不反应	重复步骤 2～14： ● 考虑细胞洗涤机问题。

管理检测的程序　使用以下步骤进行能力测试：

步骤	操作
1.	对于每个实验室待评估的专业或自动细胞洗涤机，使用上述稀释倍数批量制备至少 2mL 2% 抗 -D 包被的 R_1r 红细胞悬液。根据所需的体积，在单管或玻璃容器（例如锥形烧瓶）中制备此悬液。
2.	同样，为要进行的每项单独研究准备至少 0.8mL 2% 未包被的 R_1r 红细胞悬液。
3.	用 Parafilm 覆盖试管 / 烧瓶，在 37℃下孵育 1 小时。在此期间，定期轻轻混合悬液。
4.	将每份悬液混合均匀，并将 0.1mL 包被的红细胞分配到 9 个代码标记的 10 或 12mm×75mm 试管中。
5.	同样，将 0.1mL 未包被的红细胞分配到 3 个代码标记的 10 或 12mm×75mm 试管中。 **注意：**保留包被和未包被的红细胞的管号记录。在评估几位技术人员时，改变含有包被和未包被的红细胞的试管的数量。
6.	将试管交给参加洗涤和 AHG 检测能力测试的实验室专业人员。
7.	向实验室专业人员提供一份记录观察结果表格；该表应记录专业人员姓名和所使用的自动细胞洗涤机的识别号。

执行检测的程序 使用以下步骤进行能力测试：

<table>
<tr><th>步骤</th><th>操作</th></tr>
<tr><td>1.</td><td>每个试管用生理盐水洗涤 3～4 次，并完全倾倒最终洗涤上清液。</td></tr>
<tr><td>2.</td><td>在干的细胞扣上，加入 2 滴抗 -IgG：
● 混合并离心。
● 轻摇细胞扣。
● 肉眼检查是否有凝集。
● 对结果分级和记录。</td></tr>
<tr><td>3.</td><td>将 1 滴 IgG 包被的红细胞添加到所有抗球蛋白结果阴性的试管中：
● 轻轻混匀。
● 离心。
● 肉眼检查是否有凝集。
● 对结果分级和记录。</td></tr>
<tr><td>4.</td><td>如下分析 IgG 包被红细胞的反应：
<table>
<tr><th>如果凝集是……</th><th>那么……</th></tr>
<tr><td>存在</td><td>检测已完成。</td></tr>
<tr><td>不存在</td><td>检测无效：
● 重复步骤 1～4。
● 考虑细胞洗涤机的问题或 AHG 无活性。</td></tr>
</table></td></tr>
<tr><td>5.</td><td>将工作表返回给检测管理员。</td></tr>
</table>

检测结果评估程序 使用以下步骤评估每个参与者的能力测试结果：

<table>
<tr><th>步骤</th><th>操作</th></tr>
<tr><td>1.</td><td>确认含有 R_1r 红细胞和正常血清（未包被红细胞）的 3 个试管的分数之和为 0。</td></tr>
<tr><td>2.</td><td>确认含有 R_1r 红细胞和稀释抗 -D（包被的红细胞）的所有 9 个试管均具有反应性。</td></tr>
<tr><td>3.</td><td>确认所有反应性检测具有均匀反应性（评分 =±2）。</td></tr>
<tr><td>4.</td><td>请按以下说明操作：
<table>
<tr><th>如果上述要求是……</th><th>那么……</th></tr>
<tr><td>满足</td><td>累加分级反应的分数并除以 9。</td></tr>
<tr><td>未满足</td><td>让实验室专业人员重复检测：
● 如果问题仍然存在，请重新培训实验室专业人员。</td></tr>
</table></td></tr>
<tr><td>5.</td><td>将反应性试管的平均分数与所有参与者的平均分数进行比较。</td></tr>
</table>

续表

6.	按以下方式评估个人绩效：	
	如果平均分数为……	**那么……**
	在平均值的 ±2 以内	测试已通过。
	大于平均值的 ±2	让实验室专业人员重复检测： 如果问题仍然存在，请重新培训实验室专业人员。

参 考 文 献

Voak D, Downie DM, Moore BP, et al. Replicate tests for the detection and correction of errors in antiglobulin (AHG) tests: Optimum conditions and quality control. Haematologia 1988;21:3-16.

生效日期：

批准人：	印刷体姓名	签字	日期
实验室管理			
医学总监			
质量官			

第2章 抗 体 检 测

本章专门讨论检测红细胞抗原抗体的试管法。除程序 2-C 和 2-F 外，所述的抗球蛋白法可代替程序 1-C，用于输血前和产前检测中的抗体检测或用于交叉配型。此外，该方法旨在进行抗体鉴定研究（见第 8 章）。它们可以被改编并用于检测具有人类红细胞血型多态性抗体的红细胞；例如，罕见血型抗原且无许可证的抗血清。第 6 章给出了使用毛细管、凝胶和固相或微孔板的替代程序。

推 荐 阅 读

Code of federal regulations. Title 21 CFR Parts 606 and 660. Washington, DC: US Government Publishing Office, 2020 (revised annually).

Cohn CS, Delaney M, Johnson ST, Katz LM, eds. Technical manual. 20th ed. Bethesda, MD: AABB, 2020 (or current edition).

Gammon RR, ed. Standards for blood banks and transfusion services. 32nd ed. Bethesda, MD: AABB, 2020 (or current edition).

2-A. 白蛋白添加 / 分层检测

用途	提供使用牛血清白蛋白（BSA）作为增强介质的说明，用于： ● 检测或鉴定血清或血浆中的意外抗体。
背景信息	针对红细胞抗原的 IgG 抗体可以在体外包被红细胞，但不能凝集它们。包被的红细胞可以通过添加 BSA 来凝集，这提高了反应环境的介电常数，并降低了悬液中红细胞之间存在的 Zeta 电位（负电荷）。这种电荷减少了细胞间距离，使得 IgG 分子有可能横跨相邻的红细胞。大分子，如 BSA，也可能破坏和分散结合到红细胞膜上的水分子，从而通过减少结合水引起的空间位阻来增加红细胞的可凝集性。 与普遍看法相反，通常在美国使用的 BSA（参见程序 2-B）不会增强抗原抗体反应的第二阶段。相反，观察到的任何增强可能是由于使用低离子强度 BSA 溶液引起的抗体摄取增加。相比之下，该技术具有通过直接凝集检测 IgG 抗体的能力，包括通常仅通过抗球蛋白程序检测的针对 RH、JK、KEL 和 FY 抗原的 IgG 抗体。
操作策略	在步骤 5 中特别推荐进行显微镜检查。 本程序不应是输血前 / 产前检查的唯一方法。 在进行抗体检测试验时不需要自身对照，但在首次使用该方法进行抗体鉴定研究时应进行自身对照。
局限性	不想要的阳性反应： ● 对试剂成分的抗体。 ● 受污染的试剂或样品。 ● 牛血清白蛋白储存不当。 ● 未正确制备 BSA 血清。 ● 检测的过度离心。 ● 使用错误的试剂或样品。 不想要的阴性反应： ● 漏加血清 / 血浆、牛血清白蛋白或试剂红细胞。 ● 细胞悬液浓度太高或太低。 ● 使用了错误的试剂或样品。
样品要求	血液凝块作为血清来源。 来自血液凝块或抗凝血的自身红细胞：洗涤 3 次，并用生理盐水稀释至 2% 的悬液（作为抗体鉴定研究中的自身对照；抗体检测不需要）。 如果用于输血前检测，样品应为程序 1-A 中要求的样品。

续表

设备/材料	红细胞：表型O型红细胞样品的2%悬液，加上自身红细胞。 BSA血清：30%牛血清白蛋白（BSA），20mL；已知无意外抗体的AB型血清，10mL。冷藏保存。 显微镜：×10倍。 试管：6mm×50mm玻璃培养管。
质量控制	如果仅使用此技术来筛查样品中的意外抗体，请参阅程序1-B的质量控制方案。 在抗体鉴定研究中，观察到的反应应与抗体检测试验中获得的反应一致（例如，如果鉴定出抗-E，则用于抗体检测的R_2R_2样品应为反应性样品）。

程序 使用以下步骤执行该程序：

步骤	操作
1.	对于每个待测红细胞样品，将1滴待测血清与1滴红细胞在6mm×50mm试管中混合。
2.	在37℃下孵育90分钟。
3.	轻轻地将1滴BSA血清滴入试管，使其覆盖在红细胞上层。
4.	在37℃下孵育15～30分钟。
5.	使用巴斯德玻璃移液器，将红细胞扣涂抹在载玻片上，并对红细胞进行显微镜检查。 **注意**：用于将红细胞涂抹到玻璃载玻片上的巴斯德移液管的末端，必须水平且没有锯齿；否则就不可能在不干扰凝集物的情况下移动红细胞。出于同样的原因，移液管的内部孔径不应太窄，但外部尺寸必须与试管的内部尺寸兼容。
6.	对反应的解释如下： **如果凝集或溶血……** → **那么……** 存在 → 反应是阳性的。 不存在 → 反应是阴性的。

生效日期：

批准人：	**印刷体姓名**	**签字**	**日期**
实验室管理			
医学总监			
质量官			

2-B. 白蛋白抗球蛋白检测

用途	提供使用牛血清白蛋白（BSA）作为以下介质的说明： ● 检测或鉴定血清或血浆中的意外抗体。
背景信息	针对红细胞抗原的抗体，可能导致红细胞的直接凝集或裂解，或者可能用球蛋白（例如 IgG、C3）包被红细胞。在低离子环境中可以加速抗体包被，因此使用 BSA。 将该程序包括在内，以便免疫血液学参比实验室可以评估在 BSA 检测中报告含有意外抗体的样品，尽管此类检测目前在美国很少进行。以前曾错误地认为该程序会有增强 RH 和其他 IgG 抗体反应的效果。虽然 BSA 在此过程中不会增强抗体反应性，但增强效应可能是由于与使用渗透压低于生理盐水的 BSA 相关的抗体摄取增加。程序 2-A 以增强血凝作用的方式使用 BSA。红细胞 / 血清混合物离心后可观察到直接凝集，这是 IgM 抗体的特征效应。 一些抗体可导致红细胞裂解，特别是 C3 结合的抗 -A、抗 -B、抗 -Le^a 和抗 -P1。 在 37℃的 LISS 存在下，与血清 / 血浆一起孵育的红细胞被洗涤以去除未结合的球蛋白，并用抗人球蛋白（AHG）进行检测。通过 AHG 凝集表明红细胞包被了球蛋白。
操作策略	不要在显微镜下观察检测结果，因为可能会发生不想要的阳性反应。 在进行抗体检测试验时不需要自身对照，但在首次使用该方法进行抗体鉴定研究时应进行自身对照。
局限性	不想要的阳性反应： ● 对试剂成分的抗体。 ● 受污染的试剂或样品。 ● 牛血清白蛋白储存不当。 ● 检测的过度离心。 ● 使用了错误的试剂或样品。 不想要的阴性反应： ● 受污染或无活性的试剂。 ● 受污染或无活性的样品。 ● 未添加有效的 AHG。 ● 未能洗涤去除未结合红细胞的球蛋白。 ● 检测中断。 ● 漏加血清 / 血浆、牛血清白蛋白或试剂红细胞。 ● 细胞悬液浓度太高或太低。 ● 试验离心不足。 ● 使用了错误的试剂或样品。

续表

样品要求	EDTA 抗凝全血作为血浆和红细胞的来源。如果需要检测补体结合抗体，应使用血清。 **注意：**如果用于输血前检测，并且患者已接受红细胞输血或在过去 3 个月内已妊娠，或者如果病史不确定或不可用，则必须在计划输血的 3 天内获取样品。
设备 / 材料	AHG：多特异性或抗 -IgG；不必是重链特异性的。 22% 或 30% 牛血清白蛋白（BSA）。 IgG 包被的红细胞。 红细胞：表型 O 型红细胞样品的 3%～5% 悬液，加上自身红细胞（在抗体鉴定研究中用作自身对照；抗体检测或交叉配血不需要）。
质量控制	如果仅使用此技术来筛查样品中的意外抗体，请参阅程序 1-B 的质量控制方案。 在抗体鉴定研究中，观察到的反应应与抗体检测试验中获得的反应一致（例如，如果鉴定出抗 -E，则用于抗体检测的 R_2R_2 样品应为反应性样品）。 一般来说，观察到的反应应与使用其他程序时获得的反应结果一致。 用 IgG 包被的红细胞确认所有阴性反应。

程序 使用以下步骤执行该程序：

<table>
<tr><th>步骤</th><th colspan="2">操作</th></tr>
<tr><td>1.</td><td colspan="2">对于每个待测的红细胞样品，将 3 滴测试血清、2 滴牛血清白蛋白和 1 滴红细胞混合在适当标记的 10mm 或 12mm×75mm 试管中。</td></tr>
<tr><td>2.</td><td colspan="2">混合并在 37℃下孵育 30 分钟：
● 离心。
● 轻摇细胞扣。
● 肉眼检查是否有凝集和溶血。
● 对结果分级和记录。</td></tr>
<tr><td rowspan="4">3.</td><td colspan="2">对反应的解释如下：</td></tr>
<tr><td>如果凝集或溶血……</td><td>那么……</td></tr>
<tr><td>存在</td><td>反应是阳性的。</td></tr>
<tr><td>不存在</td><td>反应是阴性的。</td></tr>
<tr><td>4.</td><td colspan="2">每个试管用普通生理盐水洗涤 3～4 次，并完全倾倒最终洗涤上清液。</td></tr>
<tr><td>5.</td><td colspan="2">在干的细胞扣上，加入 2 滴抗 -IgG：
● 混合并离心。
● 轻摇细胞扣。
● 肉眼检查是否有凝集。
● 对结果分级和记录。</td></tr>
</table>

续表

<table>
<tr><td>6.</td><td colspan="2">对反应的解释如下：</td></tr>
<tr><td></td><td>如果凝集或溶血……</td><td>那么……</td></tr>
<tr><td></td><td>存在</td><td>反应是阳性的。</td></tr>
<tr><td></td><td>不存在</td><td>反应是阴性的。</td></tr>
<tr><td></td><td colspan="2">注意：在抗体检测试验中，在步骤 3 或步骤 6 中产生阳性反应的样品应进行抗体鉴定研究。</td></tr>
<tr><td>7.</td><td colspan="2">将 1 滴 IgG 包被的红细胞加到所有抗球蛋白结果阴性的试管中：
● 混合并离心。
● 轻摇细胞扣。
● 肉眼检查是否有凝集。
● 对结果分级和记录。</td></tr>
<tr><td>8.</td><td colspan="2">如下分析 IgG 包被红细胞的反应：</td></tr>
<tr><td></td><td>如果凝集……</td><td>那么……</td></tr>
<tr><td></td><td>存在</td><td>检测已完成。</td></tr>
<tr><td></td><td>不存在</td><td>测试无效：
● 重复步骤 1～8。
● 考虑细胞洗涤机的问题或 AHG 无活性。</td></tr>
</table>

参 考 文 献

Cohn CS, Delaney M, Johnson ST, Katz LM, eds. Technical manual. 20th ed. Bethesda, MD: AABB, 2020 (or current edition).

生效日期：

批准人：	**印刷体姓名**	**签字**	**日期**
实验室管理			
医学总监			
质量官			

2-C. 酶 IAT 检测

用途	提供使用酶处理红细胞作为增强方法的说明： ● 检测或鉴定血清或血浆中的意外抗体。
背景信息	针对红细胞抗原的抗体可能导致红细胞的直接凝集或裂解，或者可能用球蛋白（例如 IgG、C3）包被红细胞。当用蛋白水解酶预处理红细胞时，这种反应通常会增强。此外，一些通常包被但不凝集红细胞的 IgG 抗体可能导致蛋白酶处理红细胞的直接凝集。 蛋白水解酶（例如无花果蛋白酶）切割红细胞外部的糖蛋白（例如糖蛋白 A），它们携带包括唾液酸 *N*- 乙酰神经氨酸（N-acetylneuraminic acid，NeuAc）的碳水化合物。这些 NeuAc 残基含有羧基，可赋予红细胞负电荷。糖蛋白的去除（以及因此的 NeuAc 的去除）导致细胞表面电荷的减少，使得 IgG 分子可以横跨细胞间距离并导致红细胞的直接凝集。也去除了与红细胞膜碳水化合物结合的水分子，从而通过减少结合水引起的空间位阻来增加红细胞的可凝集性。 红细胞 / 血清混合物离心后的直接凝集，可见于蛋白酶处理的红细胞和 IgG 抗体，特别是 RH 抗体。 为了检测包被抗体，在 37℃下与血清 / 血浆孵育的酶处理红细胞，通过洗涤去除未结合的球蛋白并用抗人球蛋白（AHG）进行检测。AHG 凝集表明红细胞包被了球蛋白。 一些血清含有直接凝集酶处理红细胞的泛凝集素。这些泛凝集素通常是非 C3 结合的 IgM 蛋白，在添加 AHG 之前的洗涤阶段与红细胞分离。它们与体内红细胞的破坏无关，也与含有温反应性自身抗体的血清中见到的酶促凝集素不同。如果酶处理的自身红细胞，与酶处理的纯合子红细胞的方式反应相同，且随后进行的抗球蛋白试验无反应，则可以忽略这种泛凝集素的反应性。 酶处理的红细胞的溶血，通常是抗体特异性的指征，如抗 Le^a、抗 -Le^b、抗 -Jk^a、抗 -Jk^b、抗 -P1 或抗 -Vel。一些温或冷反应性自身抗体，也可以使酶处理红细胞溶血。 可以被蛋白水解酶变性的血型抗原包括 Fy^a、Fy^b、M、N、S、s、Xg^a、Ch、Rg、JMH、En^a、Pr、In^a 和 In^b。一些抗 -U、抗 -Ge 和抗 -Yt^a 以及针对 KN（Knops）抗原的抗体，也可能与蛋白酶处理的红细胞发生弱反应或根本不反应。
操作策略	本程序不应用于输血前或产前检测中意外抗体的常规检测。推荐用于抗体鉴定，特别是含有多种抗体特异性的血清，因为一些血型抗原通过这种处理而变性，而另一些血型抗原的反应性则增强。

续表

	应注意不要过度解读酶处理红细胞的检测，特别是在抗球蛋白阶段。悬浮时，经酶处理的红细胞可能呈现颗粒状外观，不应与弱凝集混淆。不要在显微镜下观察检测结果，因为可能会发生不想要的阳性反应。 必须评估拟用于酶处理红细胞试验的抗球蛋白试剂，是否适合此类技术使用。 不提倡在室温或 4℃下使用经酶处理的红细胞进行常规检测，因为几乎所有血清都会由于酶依赖性泛凝集素或酶增强的冷反应性凝集素（如抗 -I 或 -HI）的存在而发生反应。 在使用经酶处理的红细胞进行抗体鉴定试验时，无须常规进行酶的自身对照。如果所有酶检测结果均为阳性，并且未经处理的红细胞的直接抗球蛋白试验（DAT）为阴性，则提示需要自身对照。
局限性	不想要的阳性反应： ● 对试剂成分的抗体。 ● 受污染的试剂或样品。 ● 测试的显微镜检查。 ● 检测的过度离心。 ● 使用了错误的试剂或样品。 不想要的阴性反应： ● 受污染或无活性的试剂。 ● 受污染或无活性的样品。 ● 未添加有效的 AHG。 ● 未能洗涤去除未结合红细胞的球蛋白。 ● 未正确制备或无活性的酶溶液。 ● 检测中断。 ● 漏加血清 / 血浆和 / 或酶处理的红细胞。 ● 细胞悬液浓度太高或太低。 ● 试验离心不足。 ● 使用了错误的试剂或样品。
样品要求	血液凝块作为血清来源。血浆可用于检测 / 鉴定非 C3 结合抗体。 在调查输血前检测期间遇到的抗体鉴定检测结果阳性时，样品应为程序 1-A 中要求的样品。
设备 / 材料	使用血清检测补体结合抗体时，使用多特异性 AHG。使用血浆检测时，使用抗 -IgG。 酶处理的红细胞：表型 O 型红细胞样品的 3%～5% 悬液，加上蛋白水解酶（例如木瓜蛋白酶或无花果蛋白酶）处理的自身红细胞（如果需要）。请参阅第 3 章。 IgG 包被的红细胞。

续表

质量控制	观察到的反应应与鉴定出的抗体的特异性一致（例如，IgG 型 RH 抗体应与酶处理的红细胞产生增强反应；通过该程序抗 -Fy^a 应无反应）。 如果酶活力有问题，则应针对酶处理和未处理的红细胞，检测由酶处理的红细胞增强的弱反应性抗体（例如，RH），和针对可被酶破坏的抗原的抗体（例如，抗 -Fy^a）。 用 IgG 包被的红细胞确认所有阴性反应。

程序　使用以下步骤执行该程序：

<table>
<tr><th>步骤</th><th>操作</th></tr>
<tr><td>1.</td><td>对于每个经酶处理待测的红细胞样品，将 2 到 3 滴测试血清和 1 滴红细胞混合在适当标记的 10mm 或 12mm×75mm 试管中。</td></tr>
<tr><td>2.</td><td>混合并在 37℃下孵育 30～60 分钟：
● 不要离心。
● 轻摇细胞扣。
● 肉眼检查红细胞。
● 对结果分级和记录。</td></tr>
<tr><td>3.</td><td>对反应的解释如下：<table><tr><th>如果凝集或溶血……</th><th>那么……</th></tr><tr><td>存在</td><td>反应是阳性的。</td></tr><tr><td>不存在</td><td>反应是阴性的。</td></tr></table></td></tr>
<tr><td>4.</td><td>用生理盐水洗涤每个试管 3～4 次，并完全倾倒最终洗涤上清液。</td></tr>
<tr><td>5.</td><td>在干的细胞扣上，加入 2 滴 AHG：
● 混合并离心。
● 轻摇细胞扣。
● 肉眼检查是否有凝集。
● 对结果分级和记录。</td></tr>
<tr><td>6.</td><td>对反应的解释如下：<table><tr><th>如果凝集……</th><th>那么……</th></tr><tr><td>存在</td><td>反应是阳性的。</td></tr><tr><td>不存在</td><td>反应是阴性的。</td></tr></table></td></tr>
<tr><td>7.</td><td>将 1 滴 IgG 包被的红细胞加到所有抗球蛋白结果阴性的试管中：
● 混合并离心。
● 轻摇细胞扣。
● 肉眼检查是否有凝集。
● 对结果分级和记录。</td></tr>
</table>

续表

8.	如下分析 IgG 包被红细胞的反应：	
	如果凝集……	**那么……**
	存在	检测已完成。
	不存在	测试无效： ● 重复步骤 1～8。 ● 考虑细胞洗涤机的问题或 AHG 无活性。

参考文献

Cohn CS, Delaney M, Johnson ST, Katz LM, eds. Technical manual. 20th ed. Bethesda, MD: AABB, 2020 (or current edition).

Rolih S, Albietz C, eds. Enzymes, inhibitions, and adsorptions. Washington, DC: AABB, 1981.

生效日期：

批准人：	印刷体姓名	签字	日期
实验室管理			
医学总监			
质量官			

2-D. LIP IAT 检测

用途	提供使用低离子聚凝胺程序（low-ionic Polybrene procedure，LIP 程序）作为增强方法的说明： ● 检测或鉴定血清或血浆中的意外抗体。
背景信息	阳离子聚合物如聚凝胺引起正常红细胞的聚集，这些红细胞可以用柠檬酸钠分散。然而，柠檬酸钠不会分散聚凝胺诱导的包被了抗体的红细胞的聚集。在 LIP 程序中，首先在低离子条件下将红细胞与血清一起孵育，以促进抗体的摄取。聚凝胺诱导红细胞聚集；如果红细胞被抗体包被，免疫球蛋白分子在相邻红细胞之间形成桥接，这些桥接在添加柠檬酸钠后持续存在。
操作策略	在检测血液凝块样品时，不要使用多特异性抗人球蛋白（AHG），因为红细胞的 C3 包被层可能会导致不想要的阳性检测结果。 不要在显微镜下观察检测结果，因为可能会发生不想要的阳性反应。 在进行抗体检测试验时不需要自身对照，但在首次使用该方法进行抗体鉴定研究时应进行自身对照。
局限性	不想要的阳性反应： ● 对试剂成分的抗体。 ● 受污染的试剂或样品。 ● 试剂储存不当。 ● 试剂制备不正确。 ● 测试的显微镜检查。 ● 检测的过度离心。 ● 使用了错误的试剂或样品。 不想要的阴性反应： ● 受污染或无活性的试剂。 ● 受污染或无活性的样品。 ● 未添加有效的 AHG。 ● 未能洗涤去除未和红细胞结合的球蛋白。 ● 试剂制备不正确。 ● 检测中断。 ● 漏加血清 / 血浆、LIP 溶液或试剂红细胞。 ● 细胞悬液浓度太高或太低。 ● 使用错误的试剂。
样品要求	血液凝块或 EDTA 抗凝血作为血清或血浆的来源。不要使用肝素抗凝的样品（聚凝胺是肝素拮抗剂）。 来自血液凝块或 EDTA 抗凝血的自身红细胞：使用前用生理盐水洗涤 3 次。

续表

	注意：在进行抗体检测试验时不需要自身对照；但在首次使用该方法进行抗体鉴定研究时，应进行自身对照。 如果用于输血前检测，样品应为程序 1-A 中要求的样品。
设备 / 材料	AHG：抗 -IgG；不必是重链特异性的。 对照抗 -D 血清：市售改良试管法抗 -D 试剂的 1∶10 000 稀释液（AB 血清中）。 **注意：**这样在低离子强度生理盐水（LISS）抗球蛋白试验中，RhD 阳性红细胞将产生阴性结果（见下一个程序）。 AB 型血清。 IgG 包被的红细胞。 LIM［低离子介质（low-ionic medium）］。 聚凝胺工作液。 聚凝胺中和液。 红细胞：纯合子 O 型红细胞样品的 3%～5% 悬液，加上自身红细胞（在抗体鉴定研究中用作自身对照；抗体检测或交叉配血不需要）。
质量控制	如果仅使用此技术来筛查样品中的意外抗体，请参阅程序 1-B 的质量控制方案。 每次执行此程序时，要做阳性和阴性对照试验（请参阅下面步骤 1 的注意事项）。 观察到的反应应与抗体检测试验一致（例如，如果鉴定出抗 -E，则用于抗体检测的 R_2R_2 样品应为反应性样品）。 一般来说，观察到的反应应与使用其他方法获得的反应结果一致。 使用 IgG 包被的红细胞来确认所有阴性反应。

程序　使用以下步骤执行该程序：

步骤	操作
1.	在适当标记的 10mm 或 12mm×75mm 试管中，使用生理盐水洗涤 1 滴每种红细胞样品。 **注意：**包括 2 个含有 RhD 阳性红细胞的试管作为对照。
2.	通过轻轻倾倒上清液并轻摇试管内容物，重新制备 1% 的红细胞悬液。在试管中留下 1 滴 1% 的红细胞。
3.	将 0.1mL 测试血清和 1mL 低离子介质添加到适当的试管中。混合并在室温下孵育 1 分钟。
4.	同样，使用 RhD 阳性红细胞分别和稀释的抗 -D 以及 AB 血清，建立阳性和阴性对照。混合并在室温下孵育 1 分钟。

续表

5.	在每个试管中加入0.1mL聚凝胺工作液并混合。
6.	以1 000 × *g* 离心10秒（或等效处理）并倾倒上清液。 **注意**：不要重新悬浮红细胞。
7.	加入0.1mL聚凝胺中和液。
8.	轻摇试管（以45°角轻摇试管架10秒钟），观察是否有持续的凝集。对结果分级和记录。 **注意**：添加中和试剂后检查凝集的持续性时，将试验与阴性对照样品进行比较。
9.	对反应的解释如下： <table><tr><th>如果凝集……</th><th>那么……</th></tr><tr><td>存在</td><td>反应是阳性的。</td></tr><tr><td>不存在</td><td>反应是阴性的。</td></tr></table>
10.	用生理盐水洗涤红细胞3～4次，并完全倾倒最终洗涤上清液。
11.	在干的细胞扣上，加入2滴AHG： ● 混合并离心。 ● 轻摇细胞扣。 ● 肉眼检查是否有凝集。 ● 对结果分级和记录。
12.	对反应的解释如下： <table><tr><th>如果凝集……</th><th>那么……</th></tr><tr><td>存在</td><td>反应是阳性的。</td></tr><tr><td>不存在</td><td>反应是阴性的。</td></tr></table>**注意**：在步骤9或步骤12中产生阳性反应的样品，应进行抗体鉴定研究。
13.	将1滴IgG包被的红细胞加到所有抗球蛋白结果阴性的试管中： ● 混合并离心。 ● 轻摇细胞扣。 ● 肉眼检查是否有凝集。 ● 对结果分级和记录。
14.	如下分析IgG包被红细胞的反应： <table><tr><th>如果凝集……</th><th>那么……</th></tr><tr><td>存在</td><td>检测已完成。</td></tr><tr><td>不存在</td><td>测试无效： ● 重复步骤1～14。 ● 考虑细胞洗涤机的问题或AHG无活性。</td></tr></table>

参 考 文 献

Lalezari P, Jiang AF. The manual Polybrene test: A simple and rapid procedure for detection of red cell antibodies. Transfusion 1980;20:206-11.

生效日期：

批准人：	印刷体姓名	签字	日期
实验室管理			
医学总监			
质量官			

2-E. LISS洗涤IAT检测

用途	提供使用低离子强度生理盐水（LISS）洗涤液的说明： ● 检测或鉴定血清或血浆中的意外抗体。 ● 作为第1章中LISS添加剂程序（1-B）的替代方案。
背景信息	针对红细胞抗原的抗体，可能导致红细胞的直接凝集或补体介导的裂解，或者可能用IgG和/或C3包被红细胞。 红细胞/血清混合物离心后，可观察到直接凝集和/或裂解。 在低离子环境中可以加速抗体包被；因此使用LISS。 在LISS的存在下红细胞与血清/血浆一起在37℃孵育，然后洗涤红细胞以去除未结合的球蛋白，并用抗人球蛋白（AHG）进行检测。AHG凝集表明红细胞包被了球蛋白。 **注意：**在进行常规输血前和产前检测时，不需要检测C3包被抗体。
操作策略	不要在显微镜下观察检测结果，因为可能会发生不想要的阳性反应。 在做抗体检测试验时不需要自身对照，但在首次使用该方法做抗体鉴定研究时，应该做自身对照。
局限性	不想要的阳性反应： ● 对试剂成分的抗体。 ● 受污染的试剂或样品。 ● 试剂储存不当。 ● 试剂制备不正确。 ● 测试的显微镜检查。 ● 检测的过度离心。 ● 使用了错误的试剂或样品。 不想要的阴性反应： ● 受污染或无活性的试剂。 ● 受污染或无活性的样品。 ● 未将AHG添加到检测系统中。 ● 未添加等体积的血清和LISS液悬浮红细胞。 ● 未充分洗涤红细胞。 ● 检测中断。 ● AHG试剂活性丧失。 ● 漏加红细胞或患者的血清或血浆。 ● 细胞悬液浓度太高或太低。 ● 试验离心不足。 ● 使用了错误的试剂或样品。

续表

样品要求	EDTA 抗凝全血作为血浆和红细胞的来源。如果需要检测补体结合抗体，应使用血清。 **注意：**如果用于输血前检测，并且患者已接受红细胞输血或在过去 3 个月内已妊娠，或者如果病史不确定或不可用，则必须在计划输血的 3 天内获取样品。
设备 / 材料	AHG：多特异性或抗 -IgG。 滤纸或纸巾。 红细胞：表型 O 型红细胞的 3%～5% 悬液。 IgG 包被的红细胞。 LISS 洗涤液。
质量控制	如果仅使用此技术来筛查样品中的意外抗体，请参阅程序 1-B 的质量控制方案。 在抗体鉴定研究中，观察到的反应应与抗体检测试验中获得的反应一致（例如，如果鉴定出抗 -E，则用于抗体检测的 R_2R_2 样品应为反应性样品）。 一般来说，观察到的反应应与使用其他程序时获得的反应结果一致。 使用 IgG 包被的红细胞确认所有的阴性反应。

程序　使用以下步骤执行该程序：

<table>
<tr><th>步骤</th><th colspan="2">操作</th></tr>
<tr><td>1.</td><td colspan="2">在适当标记的 10mm 或 12mm×75mm 试管中，使用 LISS 洗涤 1 滴要测试的每种红细胞样品。完全倾倒上清液，并用滤纸或纸巾吸去倒置管末端的液体。</td></tr>
<tr><td>2.</td><td colspan="2">在每个红细胞样品中加入 2 滴 LISS 和 2 滴测试血清。
注意：使用孔径均匀的巴斯德移液器，移取血清和 LISS 悬浮红细胞，以确保加入等体积的血清 / 血浆和试剂红细胞。</td></tr>
<tr><td>3.</td><td colspan="2">混合并在 37℃下孵育 15 分钟：
● 离心。
● 轻摇细胞扣。
● 肉眼检查是否有凝集和溶血。
● 对结果分级和记录。</td></tr>
<tr><td rowspan="4">4.</td><td colspan="2">对反应的解释如下：</td></tr>
<tr><td>如果凝集或溶血……</td><td>那么……</td></tr>
<tr><td>存在</td><td>反应是阳性的。</td></tr>
<tr><td>不存在</td><td>反应是阴性的。</td></tr>
<tr><td>5.</td><td colspan="2">每个试管用生理盐水洗涤 3～4 次，并完全倾倒最终洗涤上清液。</td></tr>
</table>

续表

<table>
<tr><td>6.</td><td>在干的细胞扣上，加入2滴AHG：
● 混合并离心。
● 轻摇细胞扣。
● 肉眼检查是否有凝集。
● 对结果分级和记录。</td></tr>
<tr><td>7.</td><td>对反应的解释如下：<table><tr><th>如果凝集……</th><th>那么……</th></tr><tr><td>存在</td><td>反应是阳性的。</td></tr><tr><td>不存在</td><td>反应是阴性的。</td></tr></table>注意：在抗体检测试验中，在步骤4和/或步骤7中产生阳性反应的样品应进行抗体鉴定研究。</td></tr>
<tr><td>8.</td><td>将1滴IgG包被的红细胞加到所有抗球蛋白结果阴性的试管中：
● 混合并离心。
● 轻摇细胞扣。
● 肉眼检查是否有凝集。
● 对结果分级和记录。</td></tr>
<tr><td>9.</td><td>如下分析IgG包被红细胞的反应：<table><tr><th>如果凝集……</th><th>那么……</th></tr><tr><td>存在</td><td>检测已完成。</td></tr><tr><td>不存在</td><td>测试无效：
● 重复步骤1～9。
● 考虑细胞洗涤机的问题或AHG无活性。</td></tr></table></td></tr>
</table>

参考文献

Löw B, Messeter L. Antiglobulin tests in low-ionic strength salt solutions for rapid antibody screening and crossmatching. Vox Sang 1974;26:53-61.

生效日期：

批准人：	印刷体姓名	签字	日期
实验室管理			
医学总监			
质量官			

2-F. LISS 无花果蛋白酶 IAT 检测

用途	提供使用酶处理红细胞和低离子强度生理盐水（LISS）作为增强方法的说明，用于： ● 识别血清或血浆中的意外抗体，特别是 JK（KIDD）系统抗体，仅单独使用 LISS 或无花果蛋白酶不会产生明确的反应。
背景信息	JK 抗体的增强很可能是由于 LISS 诱导的抗体摄取增加，以及蛋白酶处理红细胞的补体结合特性和凝集性增加的综合作用（参见本章其他地方的适当程序）。 针对红细胞抗原的抗体可能导致红细胞的直接凝集或裂解，或者可能用球蛋白（例如 IgG、C3）包被红细胞。当用蛋白水解酶预处理红细胞时，这种反应通常会增强。此外，一些通常包被但不凝集红细胞的 IgG 抗体可能导致蛋白酶处理红细胞的直接凝集。 蛋白水解酶（例如无花果蛋白酶）切割红细胞外部的糖蛋白（例如糖蛋白 A），它们携带包括唾液酸 *N-* 乙酰神经氨酸（NeuAc）的碳水化合物。这些 NeuAc 残基含有羧基，可赋予红细胞负电荷。糖蛋白的去除（以及因此的 NeuAc 的去除）导致细胞表面电荷的减少，使得 IgG 分子可以横跨细胞间距离并导致红细胞的直接凝集。还去除了与红细胞膜碳水化合物结合的水分子，从而通过减少结合水引起的空间位阻来增加红细胞的可凝集性。 红细胞 / 血清混合物离心后的直接凝集，可见于蛋白酶处理的红细胞和 IgG 抗体，特别是 RH 抗体。其他抗体，特别是 C3 结合抗 -A、抗 -B、抗 -Le^a 和抗 -P1，可能导致蛋白酶处理的红细胞直接裂解。 为了检测包被抗体，洗涤在 37℃下与血清 / 血浆孵育的酶处理红细胞，以去除未结合的球蛋白，并用抗人球蛋白（AHG）进行检测。AHG 凝集表明红细胞包被了球蛋白。 一些血清含有直接凝集酶处理红细胞的泛凝集素。这些泛凝集素通常是非 C3 结合的 IgM 蛋白，在添加 AHG 之前的洗涤阶段与红细胞分离。它们与体内红细胞的破坏无关，也与含有温反应性自身抗体的血清中见到的酶促凝集素不同。如果酶处理的自身红细胞和酶处理的纯合子红细胞以相同的方式反应，并且随后进行的抗球蛋白试验无反应性，则可忽略这种泛凝集素的反应。 酶处理红细胞的溶血通常是抗体特异性的指征，如抗 -Le^a、抗 -Le^b、抗 -Jk^a、抗 -Jk^b、抗 -P1 或抗 -Vel。一些温或冷反应性自身抗体的例子也可以使酶处理红细胞溶血。 可以被蛋白水解酶变性的血型抗原包括 Fy^a、Fy^b、M、N、S、s、Xg^a、Ch、Rg、JMH、En^a、Pr、In^a 和 In^b。抗 -U、抗 -Ge 和抗 -Yt^a 以及一些针对 KN（Knops）抗原的抗体，也可能与蛋白酶处理的红细胞发生弱反应或根本不反应。

续表

操作策略	本程序不能用于输血前或产前检测中意外抗体的常规检测。建议仅用于抗体鉴定目的。 该程序增强了酶依赖性泛凝集素和冷反应性自身抗体的反应性；它们的存在会掩盖同种抗体的反应性。在怀疑有抗 -Jk^a 或 -Jk^b 的情况下，事先用无花果蛋白酶处理的 Jk（a−）或 Jk（b−）红细胞（如适用）吸附血清，将有助于同种抗体的识别。 应注意不要过度解读酶处理红细胞的试验。经酶处理的红细胞悬液可能呈现颗粒状外观，不应与弱凝集混淆。 不要在显微镜下观察检测结果，因为可能会发生不想要的阳性反应。 不提倡在室温或 4℃下使用酶处理红细胞做常规检测，因为几乎所有血清都会由于酶依赖性泛凝集素或酶增强的冷反应性凝集素（如抗 -I 或抗 -HI）的存在而发生反应。 在做抗体检测试验时不需要自身对照，但在首次使用该方法做抗体鉴定研究时，应该做自身对照。
局限性	不想要的阳性反应： ● 对试剂成分的抗体。 ● 受污染的试剂或样品。 ● 试剂储存不当。 ● 试剂制备不正确。 ● 显微镜检查测试结果。 ● 检测的过度离心。 ● 使用了错误的试剂或样品。 ● 使用酶过度处理的红细胞。 不想要的阴性反应： ● 受污染或无活性的试剂。 ● 受污染或无活性的样品。 ● 未将 AHG 添加到检测系统中。 ● 未能添加等体积的血清和 LISS 液悬浮红细胞。 ● 未充分洗涤红细胞。 ● 无活性的酶溶液或用酶对红细胞的处理不充分。 ● 检测中断。 ● AHG 试剂活性丧失。 ● 漏加红细胞或患者的血清或血浆。 ● 细胞悬液浓度太高或太低。 ● 试验离心不足。 ● 使用了错误的试剂或样品。

续表

样品要求	血液凝块作为血清来源。由于该程序用于增强 C3 结合抗 -Jk^a 或抗 -Jk^b，因此应采集新鲜血清。 来自血液凝块或抗凝血的自身红细胞：用蛋白水解酶与试剂红细胞同样处理。 **注意：**首次使用此程序时应做自身对照检测。 在输血前抗体鉴定试验阳性结果时，样品应为程序 1-A 中要求的样品。
设备 / 材料	AHG：多特异性或抗 -IgG。 酶处理的红细胞：表型鉴定的 O 型红细胞样品的 3%～5% 悬液，加上无花果蛋白酶处理（见第 3 章）的自身红细胞（如果需要）。 滤纸或纸巾。 LISS 洗涤液。
质量控制	反应强度应等于或强于单独使用 LISS（程序 2-E），或单独使用无花果蛋白酶 / 木瓜蛋白酶（程序 2-C）时的反应。 如果对酶的活性有疑问，请考虑试验抗 -Fy^a 和 RH 抗体与酶处理和未处理的红细胞。 使用商品酶溶液时，应遵循制造商的说明做适当的质量控制。 用 IgG 包被的红细胞确认所有的阴性反应。

程序 使用以下步骤执行该程序：

<table>
<tr><th>步骤</th><th colspan="2">操作</th></tr>
<tr><td>1.</td><td colspan="2">在适当标记的 10mm 或 12mm×75mm 试管中，用 LISS 洗涤 1 滴每种无花果蛋白酶处理的红细胞样品。完全倾倒上清液，并用滤纸或纸巾吸去倒置管末端的液体。</td></tr>
<tr><td>2.</td><td colspan="2">在每个待测的酶处理红细胞样品中，加入 2 滴 LISS 和 2 滴测试血清。
注意：使用孔径均匀的巴斯德移液器分配血清和 LISS 悬浮红细胞，以确保加入等体积的血清 / 血浆和试剂红细胞。</td></tr>
<tr><td>3.</td><td colspan="2">混合并在 37℃下孵育 30～60 分钟：
● 离心。
● 轻摇细胞扣。
● 肉眼检查是否有凝集和溶血。
● 对结果分级和记录。</td></tr>
<tr><td rowspan="4">4.</td><td colspan="2">对反应的解释如下：</td></tr>
<tr><td>如果凝集或溶血……</td><td>那么……</td></tr>
<tr><td>存在</td><td>反应是阳性的。</td></tr>
<tr><td>不存在</td><td>反应是阴性的。</td></tr>
</table>

续表

5.	每个试管用生理盐水洗涤3～4次，并完全倾倒最终洗涤上清液。	
6.	在干的细胞扣上，加入2滴多特异性AHG： ● 混合并离心。 ● 轻摇细胞扣。 ● 肉眼检查是否有凝集。 ● 对结果分级和记录。	
7.	对反应的解释如下：	
	如果凝集……	**那么……**
	存在	反应是阳性的。
	不存在	反应是阴性的。
8.	将1滴IgG包被的红细胞加到所有抗球蛋白结果阴性的试管中： ● 混合并离心。 ● 轻摇细胞扣。 ● 肉眼检查是否有凝集。 ● 对结果分级和记录。	
9.	如下分析IgG包被红细胞的反应：	
	如果凝集……	**那么……**
	存在	检测已完成。
	不存在	测试无效： ● 重复步骤1～6。 ● 考虑细胞洗涤机的问题或AHG无活性。

参 考 文 献

Nance S, Gonzalez B, Postoway N, et al. Clinical significance of a primarily complement-dependent anti-Jk^a in a patient who received Jk(a+) red cells (abstract). Transfusion 1985;25:482.

生效日期：

批准人：	印刷体姓名	签字	日期
实验室管理			
医学总监			
质量官			

2-G. 聚乙二醇 IAT 检测

用途	提供使用聚乙二醇（polyethylene glycol，PEG）作为增强介质的说明： ● 检测或鉴定血清或血浆中的意外抗体。 **注意：**还建议使用以下程序替代低离子强度生理盐水（LISS）进行常规抗体检测 / 鉴定。此外，当遇到微弱反应时，它可以用作其他程序的补充。
背景信息	PEG 增强抗原抗体相互作用的机制尚不完全清楚。它可能会将水分子从红细胞膜上拉开。其作用是允许改善抗体敏化和凝集。 加入 PEG 时，血清 / 血浆蛋白会沉淀，使测试混合物呈现混浊外观。 抗 -IgG 是使用 PEG 时首选的抗人球蛋白（AHG）试剂。不建议使用多特异性 AHG，以避免由于补体结合冷自身抗体或同种抗体引起的不想要的阳性反应。 在来自 IgG 单克隆免疫球蛋白病患者的血清或血浆中添加 PEG，可能使红细胞上 IgG 沉积。这可能导致无法用 IgG 包被的红细胞验证抗球蛋白试验阴性结果。使用血浆样品时纤维蛋白原 -IgG 复合物沉积到红细胞上，也可能导致无法验证此类阴性结果。在这种情况下，可能需要额外的洗涤（例如，6～8 次洗涤而不是 3～4 次）来验证阴性结果。如果额外的洗涤不能解决问题，则应选择替代方法进行抗体检测 / 鉴定。 已知 PEG 可增强自身抗体反应性。所有红细胞包括自身对照，都将是反应性的。
操作策略	37℃孵育后不要离心。红细胞不会轻易重新悬浮。 由于自身抗体结合增加，不建议在使用 PEG 时进行镜检。 在进行抗体检测试验时不需要自身对照，但在首次使用该方法做抗体鉴定研究时，应做自身对照。
局限性	不想要的阳性反应： ● 对试剂成分的抗体。 ● 受污染的试剂或样品。 ● 测试的显微镜检查。 ● 检测的过度离心。 ● 使用了错误的试剂或样品。 不想要的阴性反应： ● 受污染或无活性的试剂。 ● 受污染或无活性的样品。 ● 未添加有效的 AHG。 ● 未能洗涤去除不与红细胞结合的球蛋白。 ● 使用血浆时，纤维蛋白原 -IgG 在红细胞上的沉积。 ● 检测中断。

续表

	• 漏加血清 / 血浆，PEG 或试剂红细胞。 • 细胞悬液浓度太高或太低。 • 试验离心不足。 • 使用了错误的试剂或样品。
样品要求	EDTA 抗凝全血作为血浆和红细胞的来源。 **注意：**如果用于输血前检测，并且患者已接受红细胞输血或在过去 3 个月内已妊娠，或者如果病史不确定或不可用，则必须在计划输血的 3 天内获取样品。
设备 / 材料	红细胞：表型 O 型红细胞样品的 3%～5% 悬液，加上自身红细胞（在抗体鉴定研究中用作自身对照；抗体检测或交叉配血不需要）。 AHG：抗 -IgG。 IgG 包被的红细胞。 PEG：20% wt/vol（重量 / 体积）。
质量控制	如果仅使用此技术来筛查样品中的意外抗体，请参阅程序 1-B 的质量控制方案。 观察到的反应应与抗体检测试验中获得的反应一致（例如，如果鉴定出抗 -E，则用抗体检测的 R_2R_2 样品应为反应性样品）。 一般来说，观察到的反应应与使用其他程序时获得的反应结果一致。 使用 IgG 包被的红细胞确认所有阴性反应。

程序 使用以下步骤执行该程序：

步骤	操作	
1.	在适当标记的 10mm 或 12mm×75mm 试管中，对于每个待测的红细胞样品，混合 2 滴测试血清、4 滴 PEG 和 1 滴红细胞。	
2.	在 37℃下孵育 15～30 分钟。	
3.	不要离心。每个试管用生理盐水洗涤 3～4 次，并完全倾倒最终洗涤上清液。	
4.	在干的细胞扣上，加入 2 滴 AHG： • 混合并离心。 • 轻摇细胞扣。 • 肉眼检查是否有凝集。 • 对结果分级和记录。	
5.	对反应的解释如下：	
	如果凝集或溶血……	**那么……**
	存在	反应是阳性的。
	不存在	反应是阴性的。
	注意：在抗体检测试验中，在步骤 5 中产生阳性反应的样品应进行抗体鉴定研究。	

续表

<table>
<tr><td rowspan="5">6.</td><td colspan="2">将 1 滴 IgG 包被的红细胞加到所有抗球蛋白结果阴性的试管中：
● 轻轻混匀。
● 离心。
● 肉眼检查是否有凝集。
● 对结果分级和记录。</td></tr>
<tr><td colspan="2"></td></tr>
</table>

7.	如下分析 IgG 包被红细胞的反应：	
	如果凝集……	**那么……**
	存在	检测已完成。
	不存在	测试无效： ● 重复步骤 1～7。 ● 考虑细胞洗涤机的问题或 AHG 无活性。

参 考 文 献

Nance S, Garratty G. Polyethylene glycol: A new potentiator of red blood cell antigen-antibody reactions. Am J Pathol 1987;87:633-5.

Cohn CS, Delaney M, Johnson ST, Katz LM, eds. Technical manual. 20th ed. Bethesda, MD: AABB, 2020 (or current edition).

生效日期：

批准人：	**印刷体姓名**	**签字**	**日期**
实验室管理			
医学总监			
质量官			

2-H. 直接凝集法检测冷反应性抗体

用途	提供冷反应抗体鉴定说明： ● IgM 同种抗体（例如抗 -M、抗 -Le^a、抗 -P1）。 ● IgM 自身抗体（例如抗 -I）。
背景信息	针对红细胞抗原的 IgM 抗体引起红细胞的直接凝集。通常，此类抗体在低温下具有最佳反应性。红细胞 / 血清混合物离心后可观察到直接凝集和 / 或裂解。如果在离心前在室温或低于室温下孵育血清 / 细胞混合物，则可增强凝集。 鉴于许多冷反应性自身抗体具有抗 -I、抗 -HI 和抗 -i 特异性，在试验中包含脐带血或成人 I 阴性红细胞可能有所帮助。
操作策略	离心过程中不要让 4℃的试验升温。如果没有可放置离心机的冷藏室，请在观察前将离心管放回冰箱 5 分钟。 冰箱温度适用于常规 4℃的研究。 在自身凝集素和同种异体凝集素同时存在的情况下，在 12～16℃下孵育有助于阐明同种异体凝集素的特异性。 首次使用该方法进行抗体鉴定研究时，应做自身对照。
局限性	不想要的阳性反应： ● 对试剂成分的抗体。 ● 受污染的试剂或样品。 ● 显微镜检查测试结果。 ● 检测的过度离心。 ● 使用了错误的试剂或样品。 不想要的阴性反应： ● 漏加血浆、牛血清白蛋白或试剂红细胞。 ● 细胞悬液浓度太高或太低。 ● 使用了错误的试剂或样品。
样品	血液凝块或抗凝血作为血清或血浆的来源。 来自血液凝块或抗凝血的自身红细胞：使用前用生理盐水洗涤 3 次。
设备 / 材料	红细胞：表型 O 型红细胞的 3%～5% 悬液，包括 I 阴性红细胞；与自身红细胞 ABO 同型的红细胞（如果不是 O 型）；A_1 用于 A 型或 AB 型；加上自身红细胞（作为抗体鉴定研究中的自身对照）。
质量控制	观察到的反应应与抗体检测试验中获得的反应一致（例如，如果鉴定出抗 -Le^a，则用于抗体检测的 Le（a+）样品应为反应性样品）。 一般来说，观察到的反应应与使用其他程序时获得的反应一致（例如，与 IgM 抗体的反应应比程序 2-A 中获得的反应更强）。

程序 使用以下步骤进行冷反应性同种和自身抗体的检测：

<table>
<tr><th>步骤</th><th colspan="2">操作</th></tr>
<tr><td>1.</td><td colspan="2">对于每个待测红细胞样品，将 2 到 3 滴测试血清和 1 滴红细胞混合在适当标记的 10mm 或 12mm×75mm 试管中。</td></tr>
<tr><td>2.</td><td colspan="2">混合并在室温下孵育 15～30 分钟：
● 离心。
● 轻摇细胞扣。
● 肉眼检查是否有凝集和溶血。
● 对结果分级和记录。</td></tr>
<tr><td rowspan="4">3.</td><td colspan="2">对反应的解释如下：</td></tr>
<tr><td>如果凝集或溶血……</td><td>那么……</td></tr>
<tr><td>存在</td><td>反应是阳性的。</td></tr>
<tr><td>不存在</td><td>反应是阴性的。</td></tr>
<tr><td>4.</td><td colspan="2">如果观察到阳性和阴性试验结果，则查明抗体特异性。如果反应可能赋予某种血型特异性，则无需进一步检测。如果没有，请继续执行第 5 步。</td></tr>
<tr><td>5.</td><td colspan="2">混合并在 4℃下孵育 30～60 分钟：
● 离心。
注意：离心过程中不要让 4℃的试验升温。如果没有可放置离心机的冷藏室，请在观察前将离心管放回冰箱 5 分钟。
● 轻摇细胞扣。
● 肉眼检查是否有凝集和溶血。
● 对结果分级和记录。</td></tr>
<tr><td rowspan="4">6.</td><td colspan="2">对反应的解释如下：</td></tr>
<tr><td>如果凝集或溶血……</td><td>那么……</td></tr>
<tr><td>存在</td><td>反应是阳性的。</td></tr>
<tr><td>不存在</td><td>反应是阴性的。</td></tr>
<tr><td>7.</td><td colspan="2">确定抗体特异性和 / 或根据需要进行其他研究。</td></tr>
</table>

参 考 文 献

Cohn CS, Delaney M, Johnson ST, Katz LM, eds. Technical manual. 20th ed. Bethesda, MD: AABB, 2020 (or current edition).

生效日期：

批准人：	印刷体姓名	签字	日期
实验室管理			
医学总监			
质量官			

2-I. 生理盐水 IAT 检测

用途	提供以下说明： ● 在不使用增强试剂的情况下，检测或识别血清或血浆中的意外温反应性同种和自身抗体。
背景信息	针对红细胞抗原的抗体可能导致红细胞的直接凝集或裂解，或者可能用球蛋白（例如 IgG、C3）包被红细胞。 红细胞 / 血清混合物离心后可观察到直接凝集，这是 IgM 抗体的特征效应。 一些抗体可导致红细胞裂解，特别是 C3 结合的抗 -A、抗 -B、抗 -Le^a 和抗 -P1。 为了检测包被抗体，洗涤在 37℃下与血清 / 血浆孵育的红细胞，以去除未结合的球蛋白并用 AHG 测试。抗人球蛋白（AHG）凝集表明红细胞包被了球蛋白。
操作策略	在进行抗体检测试验时不需要自身对照，但在首次使用该方法做抗体鉴定研究时，应做自身对照。
局限性	不想要的阳性反应： ● 对试剂成分的抗体。 ● 受污染的试剂或样品。 ● 显微镜检查测试结果。 ● 检测的过度离心。 ● 使用了错误的试剂或样品。 不想要的阴性反应： ● 漏加血清 / 血浆、牛血清白蛋白或试剂红细胞。 ● 细胞悬液浓度太高或太低。 ● 使用了错误的试剂或样品。
样品要求	EDTA 抗凝全血作为血浆和红细胞的来源。如果需要检测补体结合抗体，应使用血清。 **注意：**如果用于输血前检测，并且患者已接受红细胞输血或在过去 3 个月内已妊娠，或者如果病史不确定或不可用，则必须在计划输血的 3 天内获取样品。
设备 / 材料	AHG：多特异性或抗 -IgG；不必是重链特异性的。 IgG 包被的红细胞。 红细胞：表型鉴定的纯合子 O 型红细胞样品的 3%～5% 悬液，加上自身红细胞（在抗体鉴定研究中用作自身对照；抗体检测或交叉配血不需要）。

续表

质量控制	如果仅使用此技术来筛查样品中的意外抗体，请参阅程序 1-B 的质量控制方案。 在抗体鉴定研究中，观察到的反应应与抗体检测试验中获得的反应一致（例如，如果鉴定出抗 -E，则用于抗体检测的 R_2R_2 样品应为反应性样品）。 一般来说，观察到的反应应与使用其他程序时获得的反应结果一致。 使用 IgG 包被的红细胞确认所有阴性反应。

程序　使用以下步骤执行该程序：

步骤	操作
1.	对于每个待测的红细胞样品，将 2 到 3 滴测试血清和 1 滴红细胞混合在适当标记的 10mm 或 12mm×75mm 试管中。
2.	混合并在 37℃下孵育 30～60 分钟： ● 离心。 ● 轻摇细胞扣。 ● 肉眼检查是否有凝集和溶血。 ● 对结果分级和记录。
3.	对反应的解释如下： **如果凝集或溶血……** → **那么……** 存在 → 反应是阳性的。 不存在 → 反应是阴性的。
4.	每个试管用生理盐水洗涤 3～4 次，并完全倾倒最终洗涤上清液。
5.	在干的细胞扣上，加入 2 滴 AHG： ● 混合并离心。 ● 轻摇细胞扣。 ● 肉眼检查是否有凝集。 ● 对结果分级和记录。
6.	对反应的解释如下： **如果凝集或溶血……** → **那么……** 存在 → 反应是阳性的。 不存在 → 反应是阴性的。 **注意：**在抗体检测试验中，在步骤 3 或步骤 6 中产生阳性反应的样品应进行抗体鉴定研究。

续表

<table>
<tr><td>7.</td><td colspan="2">将 1 滴 IgG 包被的红细胞加到所有抗球蛋白结果阴性的试管中：
● 混合并离心。
● 轻摇细胞扣。
● 肉眼检查是否有凝集。
● 对结果分级和记录。</td></tr>
<tr><td rowspan="4">8.</td><td colspan="2">如下分析 IgG 包被红细胞的反应：</td></tr>
<tr><td>如果凝集……</td><td>那么……</td></tr>
<tr><td>存在</td><td>检测已完成。</td></tr>
<tr><td>不存在</td><td>测试无效：
● 重复步骤 1～8。
● 考虑细胞洗涤机的问题或 AHG 无活性。</td></tr>
</table>

参 考 文 献

Cohn CS, Delaney M, Johnson ST, Katz LM, eds. Technical manual. 20th ed. Bethesda, MD: AABB, 2020 (or current edition).

生效日期：

批准人：	**印刷体姓名**	**签字**	**日期**
实验室管理			
医学总监			
质量官			

第3章 酶 技 术

用蛋白水解酶处理红细胞在血型血清学中是极其重要的。一些抗体的血清学反应性可能会增强，而另一些抗体的血清学反应性可能会被消除。这是由于红细胞膜蛋白对不同蛋白水解酶的敏感性。

血清学增强，至少部分是由于携带 *N*- 乙酰神经氨酸的糖蛋白（例如糖蛋白 A）的裂解，*N*- 乙酰神经氨酸是一种具有带负电荷的羧基的唾液酸，其对红细胞表面电荷有相当大的贡献。因为像电荷排斥一样，正常红细胞被隔开的距离太远，以至于 IgG 免疫球蛋白分子无法跨越。使用蛋白酶来处理主要影响抗原抗体反应的第二阶段（交联）。去除含唾液酸的糖蛋白可减少红细胞表面电荷，并可能使红细胞足够接近在一起，从而使包被抗体形成细胞间桥。其他有助于增强血凝作用的因素，包括去除红细胞膜结合的水、抗原位点的聚集和红细胞表面构象的改变。此外，反应的第一阶段（包被）可能受到结构去除的影响，否则这些结构在空间上阻碍抗体与抗原的附着。

血清学反应性的增强是反应中物理因素改变的结果。然而，在抗体鉴定中，蛋白酶处理后血清反应性的丧失，通常是抗体特异性的明确指示。由于携带血型抗原的大多数膜组分都已被详细地描述，因此不同抗原的蛋白酶敏感性通常指示它们所携带的组分。类似地，使蛋白酶处理的红细胞溶血的能力是某些补体结合抗体的特征。因此，与酶处理红细胞的反应模式为抗体鉴定提供了重要线索。此外，蛋白酶用于：①增强红细胞的吸附能力；②与巯基化合物联用以去除红细胞结合的自身抗体；③分别将红细胞结合的人补体片段 C3b 和 C4b 转化为 C3d 和 C4d；以及④裂解特定具有血型活性的红细胞膜结构。

在旧版的《免疫血液学方法》中，建议使用蚕豆凝集素来控制胰蛋白酶和 α- 胰凝乳蛋白酶处理红细胞的有效性。然而，凝集素的使用已经减少，尽管鼓励热情的免疫血液学家测试各种方法，但在随后的程序中，已建议使用试剂抗血清来控制有效的酶处理。尽管如此，当观察不寻常的 MNS 杂交体时，蚕豆凝集素可能是一种有用的试剂，第 14 章中包含了凝集素的制备方法。

最后，尽管本章中给出的方法是以制备的 3%～5% 悬液用于试管法检测，但当稀释到适当的 0.8%～1% 的悬液时，处理的红细胞对柱凝集技术非常有效。

推 荐 阅 读

Ellisor SS. Action and application of enzymes in immunohematology. In: Bell CA, ed. Seminar on antigen-antibody reactions revisited. Arlington, VA: AABB, 1982:133-74.

Pollack W, Hager HJ, Reckel R, Toren DA. A study of the forces involved in the second stage of hemagglutination. Transfusion 1965;5:158-83.

Reid ME, Lomas-Francis C. Blood group antigens and antibodies: A clinical and technical guide. New York: Star Bright Books, 2007.

Reid ME, Lomas-Francis C, Olsson ML. The blood group antigen factsbook. 3rd ed. San Diego, CA: Academic Press, 2012.

Steane EA. Red blood cell agglutination: A current perspective. In: Bell CA, ed. Seminar on antigen-antibody reactions revisited. Arlington, VA: AABB, 1982:67-98.

Voak D, Cawley JC, Emmines JP, Barker CR. The role of enzymes and albumin in hemagglutination reactions: A serological and ultrastructural study with ferritin labeled anti-D. Vox Sang 1974;27:156-70.

3-A. 用菠萝蛋白酶一步法检测抗体

用途	提供在一步法酶技术中使用菠萝蛋白酶的说明： ● 抗体检测，特别是 RH 抗体。
背景信息	在蛋白水解酶（如菠萝蛋白酶）存在时，血清和红细胞孵育会导致一些血型抗体［例如，RH 和 JK（KIDD）抗体］的凝集和 / 或溶血作用增强。 这是一种一步法技术，不需要对测试红细胞进行预处理。
操作策略	由于一些抗原通过用蛋白水解酶处理红细胞而变性，因此该方法不应用作为检测患者或献血者抗体的唯一方法。仅与未经处理的红细胞的间接抗球蛋白试验（IAT，indirect antiglobulin test）结合使用。 不要在显微镜下观察检测结果，因为可能会发生不想要的阳性反应。 不要重新冰冻已经解冻的酶溶液。
局限性	不想要的阳性反应： ● 血清 / 血浆含有针对所有菠萝蛋白酶处理的红细胞的广谱特异性抗体。 不想要的阴性反应： ● 酶无活性。 ● 使用了不正确的技术。 ● 酶制剂缓冲液的 pH 错误。 ● 测试组分被遗漏。
样品要求	血液凝块或 EDTA 抗凝血作为血清或血浆的来源。
设备 / 材料	菠萝蛋白酶：2% wt/vol。 玻璃巴斯德移液器。 红细胞：表型 O、R_1R_1 和 R_2R_2 红细胞的 3%～5% 生理盐水悬液。 已知无意外抗体的正常血清 / 血浆：10～12 个示例。 弱 RH 抗体：例如，抗 -c；效价≤16。 6mm×50mm 玻璃培养管。
质量控制	对于原料酶溶液的质量控制： ● 使用 O 型试剂红细胞，通过此程序检测正常血清。如果发生不想要的阳性反应，将酶浓度降低 0.2%。 ● 制备抗 -c 稀释液（效价≥16），并通过该方法和程序 2-I 中描述的生理盐水间接抗球蛋白试验，对 R_1r 红细胞进行检测。应获得可比较的效价。 在每次使用时，证明该方法检测到弱反应性抗体（例如，上述稀释的抗 -c）。

程序　使用以下步骤执行该程序：

步骤	操作
1.	对于每个待测血清样品，在 6mm×50mm 试管中混合 1 滴血清、1 滴红细胞和 1 滴菠萝蛋白酶。

续表

<table>
<tr><td>2.</td><td colspan="3">在 37℃下孵育 1 小时。</td></tr>
<tr><td>3.</td><td colspan="3">使用玻璃巴斯德移液器，将红细胞扣涂抹在载玻片上，并对红细胞进行显微镜检查。
注意：用于将红细胞涂抹到载玻片上的巴斯德移液管的末端，必须平整且没有锯齿；否则，就不可能在不干扰凝集物的情况下移除红细胞。出于同样的原因，移液管的内部孔径不应太窄，但外部尺寸必须与试管的内部尺寸相匹配。</td></tr>
<tr><td rowspan="4">4.</td><td colspan="3">对反应的解释如下：</td></tr>
<tr><td colspan="2">**如果凝集或溶血是……**</td><td>**那么……**</td></tr>
<tr><td colspan="2">存在</td><td>反应是阳性的。</td></tr>
<tr><td colspan="2">不存在</td><td>反应是阴性的。</td></tr>
<tr><td rowspan="5">5.</td><td colspan="3">对弱 RH 抗体的反应解释如下：</td></tr>
<tr><td>**如果处理过的红细胞是……**</td><td>**而正常的血清是……**</td><td>**那么酶……**</td></tr>
<tr><td>反应的</td><td>不反应的</td><td>使用正确。</td></tr>
<tr><td>反应的</td><td>反应的</td><td>浓度可能过高，或正常血清中存在泛凝集素。</td></tr>
<tr><td>不反应的</td><td>反应的或不反应的</td><td>不适合使用：
● 重复酶制备。
● 考虑菠萝蛋白酶的替代来源。</td></tr>
</table>

参考文献

Ellisor SS. Enzymes used in immunohematology. In: Rolih S, Albeitz C, eds. Enzymes, inhibitions, and adsorptions. Washington DC: AABB, 1981:1-37.

Nichols ME, Marsh WL. The control of enzyme solutions used in serological techniques. J Med Lab Technol 1965;22(4):206-8.

生效日期：

批准人：	**印刷体姓名**	**签字**	**日期**
实验室管理			
医学总监			
质量官			

3-B. 用 α- 胰凝乳蛋白酶处理红细胞

用途	提供 α- 胰凝乳蛋白酶处理红细胞的说明： ● MNS 相关抗体的研究。 ● 高频率抗原抗体的鉴定。
背景信息	用 α- 胰凝乳蛋白酶处理能切割蛋白质的特定氨基酸，即亮氨酸、苯丙氨酸、色氨酸和酪氨酸等氨基酸的羧基末端。在红细胞上，几种血型蛋白质对 α- 胰凝乳蛋白酶处理敏感，特别是糖蛋白 B（glycophorin B，GPB）、FY（Duffy）糖蛋白和衰变加速因子（decay accelerating factor，DAF）等（见表 9-2）。相比之下，糖蛋白 A（GPA）不受此类处理的影响。该方法适用于 MNS 相关血型抗原的研究和高频率抗原抗体的研究。
操作策略	天然存在的针对酶处理红细胞的抗体，可能会干扰使用此程序进行抗体鉴定研究的结果。通过做酶自身对照，可以确定此类抗体的存在。通过用酶处理的自身红细胞吸附抗体，或通过吸附放散纯化抗体，可以来消除此类抗体的干扰。 不要在显微镜下观察检测结果，因为可能会发生不想要的阳性反应。 不要重新冰冻已经解冻的酶溶液。
局限性	不想要的阳性反应： ● 血清 / 血浆含有针对所有 α- 胰凝乳蛋白酶处理的红细胞的广谱特异性抗体。 不想要的阴性反应： ● 酶无活性。 ● 使用了不正确的技术。 ● 酶制剂缓冲液的 pH 错误。 ● 测试组分被遗漏。
样品要求	研究中的抗体和 0.25mL 反应性压积试验红细胞，使用前用生理盐水洗涤 3 次。
设备 / 材料	α- 胰凝乳蛋白酶：5mg/mL。 Fy（a+b+）对照红细胞：0.25mL 压积红细胞用生理盐水洗涤 3 次。 100mmol/L 磷酸盐缓冲生理盐水（PBS），pH 8.0。 抗 -Fy^a。 带有一次性吸头的移液器，移取 0.25～1mL。
质量控制	用抗 -Fy^a 检测未经处理和 α- 胰凝乳蛋白酶处理的 Fy（a+b+）红细胞。 未处理的红细胞应与抗 -Fy^a 反应≥2+；处理的红细胞应无反应。

程序 使用以下步骤执行该程序：

<table>
<tr><th>步骤</th><th colspan="3">操作</th></tr>
<tr><td>1.</td><td colspan="3">将 0.25mL 试验和对照红细胞，分别与 1mL α- 胰凝乳蛋白酶混合。</td></tr>
<tr><td>2.</td><td colspan="3">在 37℃下孵育 30 分钟。</td></tr>
<tr><td>3.</td><td colspan="3">用生理盐水洗涤红细胞 3 次。</td></tr>
<tr><td>4.</td><td colspan="3">用阿氏液将 α- 胰凝乳蛋白酶处理的红细胞稀释为 3%～5% 的悬液。保存温度 4℃。</td></tr>
<tr><td>5.</td><td colspan="3">用抗 -Fy^a 测试处理和未处理的 Fy（a+b+）红细胞。</td></tr>
<tr><td rowspan="5">6.</td><td colspan="3">对反应的解释如下：</td></tr>
<tr><td>如果未处理的红细胞是……</td><td>如果处理过的红细胞是……</td><td>那么酶处理是……</td></tr>
<tr><td>反应性≥2+</td><td>不反应的</td><td>已完成。</td></tr>
<tr><td>反应性≥2+</td><td>反应性≥1+</td><td>未完成：
● 考虑无活性的酶。</td></tr>
<tr><td>不反应的</td><td>不反应的</td><td>结果未知：
● 考虑无活性的抗 -Fy^a。</td></tr>
<tr><td>7.</td><td colspan="3">如果上述对照试验如预期反应，则针对未处理和 α- 胰凝乳蛋白酶处理的红细胞测试所研究抗体（如果为凝集，则通过程序 2-H；如果为包被，则通过程序 2-C）。</td></tr>
<tr><td rowspan="4">8.</td><td colspan="3">评估处理和未处理红细胞的结果如下：</td></tr>
<tr><td>如果未处理的红细胞是……</td><td>如果处理过的红细胞是……</td><td>那么抗体具有……</td></tr>
<tr><td>反应的</td><td>不反应的</td><td>α- 胰凝乳蛋白酶敏感结构。</td></tr>
<tr><td>反应的</td><td>反应的</td><td>α- 胰凝乳蛋白酶抗性结构。</td></tr>
</table>

参 考 文 献

Daniels G. Effects of enzymes on and chemical modifications of high-frequency red cell antigens. Immunohematology 1992;8:53-7.

Judson PA, Anstee DJ. Comparative effect of trypsin and α-chymotrypsin on blood group antigens. Med Lab Sci 1977;34:1-6.

Reid ME, Lomas-Francis C, Olsson ML. The blood group antigen factsbook. 3rd ed. San Diego, CA: Academic Press, 2012.

生效日期：

批准人：	印刷体姓名	签字	日期
实验室管理			
医学总监			
质量官			

3-C. 用无花果蛋白酶一步法检测抗体

用途	提供在一步法酶技术中使用无花果蛋白酶的说明： ● 抗体检测，特别是 RH 抗体。
背景信息	在蛋白水解酶（如无花果蛋白酶）存在下，孵育血清和红细胞会导致一些血型抗体［例如，RH 和 JK（KIDD）抗体］的凝集和/或溶血作用增强。 这是一种一步法技术，不需要对测试红细胞进行预处理。
操作策略	不要在显微镜下观察检测结果，因为可能会发生不想要的阳性反应。 不要重新冰冻已经解冻的酶溶液。
局限性	不想要的阳性反应： ● 血清/血浆含有针对所有无花果蛋白酶处理的红细胞的广谱特异性抗体。 不想要的阴性反应： ● 酶无活性。 ● 使用了不正确的技术。 ● 酶制剂缓冲液的 pH 错误。 ● 测试组分被遗漏。
样品要求	血液凝块或 EDTA 抗凝血作为血清/血浆和自体红细胞的来源。
设备/材料	无花果蛋白酶：1% wt/vol。 玻璃巴斯德移液器。 已知无意外抗体的正常血清/血浆：10～12 个示例。 6mm×50mm 玻璃培养管。 弱 RH 抗体：例如，抗 -c；效价≤16。
质量控制	对于原料酶溶液的质量控制： ● 使用 O 型试剂红细胞，通过此程序检测正常血清。如果发生不想要的阳性反应，将酶浓度降低 0.1%。 ● 制备抗 -c 稀释液（效价≥16），并通过该方法和程序 2-I 中描述的生理盐水间接抗球蛋白试验对 R_1r 红细胞进行检测。应获得可比较的效价。 在每次使用时，证明该方法检测到弱反应性抗体（例如，上述稀释的抗 -c）。

程序　使用以下步骤执行该程序：

步骤	操作
1.	对于每个待测红细胞样品，在 6mm×50mm 试管中混合 1 滴测试血清、1 滴红细胞和 1 滴无花果蛋白酶。
2.	在 37℃下孵育 1 小时。

续表

<table>
<tr><td>3.</td><td>观察溶血情况，然后将红细胞扣涂抹在玻璃载玻片上，并在白色照明背景上进行肉眼检查。对结果分级和记录。
注意：用于将红细胞涂抹到载玻片上的巴斯德移液管的末端必须平整，以免干扰凝集物。</td></tr>
<tr><td>4.</td><td>对反应的解释如下：
<table>
<tr><th>如果凝集或溶血是…</th><th>那么……</th></tr>
<tr><td>存在</td><td>反应是阳性的。</td></tr>
<tr><td>不存在</td><td>反应是阴性的。</td></tr>
</table></td></tr>
<tr><td>5.</td><td>对弱 RH 抗体的反应解释如下：
<table>
<tr><th>如果处理过的红细胞是……</th><th>而正常的血清是……</th><th>那么酶……</th></tr>
<tr><td>反应的</td><td>不反应的</td><td>适用</td></tr>
<tr><td>反应的</td><td>反应的</td><td>浓度可能过高，或正常血清中存在泛凝集素。</td></tr>
<tr><td>不反应的</td><td>反应的或不反应的</td><td>不适合使用：
● 重复酶制备。
● 考虑无花果蛋白酶的替代来源。</td></tr>
</table></td></tr>
</table>

参考文献

Ellisor SS. Enzymes used in immunohematology. In: Rolih S, Albeitz C, eds. Enzymes, inhibitions, and adsorptions. Washington DC: AABB, 1981:1-37.

Marsh WL. Recent advances in laboratory serological techniques. Prog Med Lab Technol 1962;1:1-11.

生效日期：

批准人：	印刷体姓名	签字	日期
实验室管理			
医学总监			
质量官			

3-D. 用无花果蛋白酶处理红细胞

用途	提供无花果蛋白酶处理红细胞的说明： ● 抗体鉴定。
背景信息	用蛋白水解酶（如无花果蛋白酶）处理红细胞，会导致一些血型抗体［例如，分别为 RH 和 JK（KIDD）抗体］的凝集和 / 或溶血作用增强，以及与其他抗体的反应性的丧失［例如，MNS 和 FY（Duffy）抗体］。 无花果蛋白酶在特定氨基酸处裂解蛋白质，即丙氨酸、天冬氨酸、甘氨酸、亮氨酸、赖氨酸、酪氨酸和缬氨酸等氨基酸的羧基末端。无花果蛋白酶切割的血型抗原与木瓜蛋白酶相同（见表 9-2），尤其是糖蛋白 A 和 B（GPA 和 GPB），其携带大部分带负电荷的唾液酸残基。因此，无花果蛋白酶处理的效果既是特异的，对于酶的敏感性来说，又是非特异的。由于大多数唾液酸被去除，使红细胞可以足够接近而被 IgG 抗体直接凝集。抗球蛋白试验中反应性的增强，是由于物理因素改变导致抗体摄取增加。该方法适用于使用处理红细胞检测和研究意外抗体。
操作策略	天然存在的针对酶处理红细胞的抗体，可能会干扰使用此程序进行的抗体鉴定研究的结果。可以通过做酶自身对照来确定此类抗体的存在。可以使用酶处理的自身红细胞吸附抗体，或通过吸附放散纯化抗体来消除此类抗体的干扰。 不要在显微镜下观察检测结果，因为可能会发生不想要的阳性反应。 不要重新冰冻已经解冻的酶溶液。
局限性	不想要的阳性反应： ● 血清 / 血浆含有针对所有无花果蛋白酶处理的红细胞的广谱特异性抗体。 不想要的阴性反应： ● 酶无活性。 ● 使用了不正确的技术。 ● 酶制剂缓冲液的 pH 错误。 ● 测试组分被遗漏。
样品要求	待处理红细胞样品：使用前用生理盐水洗涤 0.25mL 压积红细胞 3 次。
设备 / 材料	无花果蛋白酶：1% wt/vol。 已知无意外抗体的正常血清 / 血浆：10～12 个示例。 抗 -Fy^{a}：效价≥16。 对照 Fy（a+b−）红细胞：0.25mL 压积红细胞用生理盐水洗涤 3 次。 10mmol/L 磷酸盐缓冲盐水（PBS），pH 7.3。 0.1% 聚凝胺或大豆凝集素：见第 14 章。 弱 RH 抗体：例如，抗 -c；效价≤16。 带有一次性吸头的移液器，移取 0.1～0.5mL。

续表

质量控制	1. 对于库存无花果蛋白酶溶液的质量控制： a）在 37℃下用酶处理 Fy（a+b−）红细胞 15 分钟，如下所述。如程序 2-C 所述，用经酶处理和未经处理的 Fy（a+b−）红细胞平行测试抗 -Fy^a。如果 Fy（a+b−）红细胞仍然具有反应性，则将酶孵育时间延长 1 分钟，然后重复试验。 b）在上述步骤 1a 中确定的时间内，用酶处理 O 型试剂红细胞，并通过程序 2-C 对正常血清进行测试。如果 10 份血清中≥2 份具有反应性，则将酶孵育时间缩短 1 分钟，直到 Fy^a 抗原变性，但正常血清不与程序 2-C 的无花果蛋白酶处理红细胞发生反应。 c）通过程序 2-C 制备 IgG 型 RH 抗体稀释液（滴度≤16），并针对酶处理红细胞（使用上述孵育时间）和未处理红细胞（使用具有单剂量抗原表达的红细胞）进行测试。RH 抗体的稀释液应在 37℃孵育后，能够引起酶处理（但不是未处理）红细胞的直接凝集。在抗球蛋白阶段应观察到酶处理红细胞的增强效果。 2. 在制备酶处理的红细胞后： a）用上述步骤 1c 稀释的 RH 抗体进行检测。弱 RH 抗体应引起抗原阳性酶处理红细胞的直接凝集。 b）或者，使用 0.1% 聚凝胺或大豆凝集素进行检测。经酶处理的红细胞悬浮在 0.1% 聚凝胺中时不应聚集。酶处理红细胞应与大豆凝集素凝集（3+～4+）。

程序　使用以下步骤执行该程序：

步骤	操作
1.	用 9 份 pH 7.3 PBS 稀释 1 份 1% 无花果蛋白酶溶液。 **注意：**稀释的无花果蛋白酶溶液可在室温下保存 1 小时，之后应废弃。
2.	将每个 0.1mL 的红细胞样品与 0.5mL 稀释的无花果蛋白酶溶液混合。
3.	使用步骤 1a 和 / 或 1b 中确定的时间在 37℃下孵育，并进行质量控制。
4.	用生理盐水洗涤红细胞 3 次。
5.	用生理盐水将无花果蛋白酶处理红细胞稀释成 3%～5% 的悬液，并在 4℃下保存不超过 72 小时。 **注意：**红细胞也可以在凝胶卡制造商的稀释剂中制备成 0.8% 或 1% 的悬液，用于柱凝集试验。
6.	通过间接抗球蛋白试验（如程序 2-C）进行检测。

续表

7.	对反应的解释如下：		
	如果凝集是……		**那么……**
	存在		反应是阳性的。
	不存在		反应是阴性的。
8.	对弱 RH 抗体的反应解释如下：		
	如果处理过的红细胞是……	**而正常的血清是……**	**那么酶……**
	反应的	不反应的	适用
	反应的	反应的	浓度可能过高，或正常血清中存在泛凝集素。
	不反应的	反应的或不反应的	不适合使用： • 重复酶制备。 • 考虑无花果蛋白酶的替代来源。

参 考 文 献

Ellisor SS. Enzymes used in immunohematology. In: Rolih S, Albeitz C, eds. Enzymes, inhibitions, and adsorptions. Washington DC: AABB, 1981:1-37.

Haber G, Rosenfield RE. Ficin treated red cells for hemagglutination studies. In: Anderson PH. Papers in dedication of his 60th birthday. Copenhagen: Munksgaard, 1957:45.

生效日期：

批准人：	**印刷体姓名**	**签字**	**日期**
实验室管理			
医学总监			
质量官			

3-E. 用神经氨酸酶处理红细胞（T-活化）

用途	提供红细胞唾液酸酶修饰的说明： ● 红细胞多凝集（T-活化）的研究。 ● 凝集素研究。 ● MNS 相关抗原和抗体的研究。
背景信息	神经氨酸酶切割 *N*-乙酰神经氨酸（N-acetylneuraminic acid，NeuAc），这是一种带负电荷羧基的唾液酸，对红细胞表面电荷有相当大的贡献。丰富的糖蛋白 A 和 B（GPA 和 GPB）被 NeuAc 重度糖基化，一些 MNS 抗原依赖于 NeuAc 表达。NeuAc 的去除暴露了 T 抗原，T 抗原是与 *N*-乙酰半乳糖胺（GalNAc，N-acetylgalactosamine）连接的半乳糖残基。二糖结构 Gal（β，1～3）GalNAc 是花生凝集素（arachis hypogaea）的有效抑制剂，暴露了 T 抗原的红细胞与这种凝集素反应强烈。所有正常的成年人血清都含有一种天然存在的抗 -T，它将与神经氨酸酶处理过的红细胞发生反应。
操作策略	由于血清 / 血浆含有与所有神经氨酸酶处理的红细胞反应的抗 -T，因此使用人抗体放散液来评估用神经氨酸酶处理红细胞后抗体反应性的丧失。 不要在显微镜下观察检测结果，因为可能会发生不想要的阳性反应。
局限性	不想要的阳性反应： ● 抗 -T 存在于正常血清 / 血浆中。 不想要的阴性反应： ● 酶无活性。 ● 使用了不正确的技术。 ● 酶制剂缓冲液的 pH 错误。 ● 测试组分被遗漏。
样品要求	待处理红细胞样品：使用前用生理盐水洗涤 0.25mL 红细胞 3 次。
设备 / 材料	来自霍乱弧菌的神经氨酸酶，1IU/mL。 pH 7.3 PBS。 花生（arachis hypogaea，PNA）凝集素。（请参阅第 14 章。） 带有一次性吸头的移液器，移取 0.1～0.25mL。
质量控制	使用 1∶256 稀释的花生凝集素，检测神经氨酸酶处理的红细胞和未处理的红细胞。处理后的红细胞与稀释的花生凝集素的反应强度应≥3+。未经处理的红细胞应为阴性。

程序 使用以下步骤执行该程序：

<table>
<tr><th>步骤</th><th colspan="2">操作</th></tr>
<tr><td>1.</td><td colspan="2">用 9 份 pH 7.3 PBS 稀释 1 份神经氨酸酶。</td></tr>
<tr><td>2.</td><td colspan="2">将每份 0.1mL 红细胞样品与 0.1mL 稀释的神经氨酸酶混合。</td></tr>
<tr><td>3.</td><td colspan="2">在 37℃下孵育 15～30 分钟。</td></tr>
<tr><td>4.</td><td colspan="2">用生理盐水洗涤红细胞 3 次。</td></tr>
<tr><td>5.</td><td colspan="2">用生理盐水将神经氨酸酶处理过的红细胞稀释成 3%～5% 的悬液。储存在 4℃的阿氏液中。</td></tr>
<tr><td>6.</td><td colspan="2">使用 1∶256 稀释的花生凝集素进行检测。</td></tr>
<tr><td rowspan="5">7.</td><td colspan="2">对与花生凝集素的反应解释如下：</td></tr>
<tr><td>如果凝集是……</td><td>那么……</td></tr>
<tr><td>存在，≥3+</td><td>红细胞的 T 抗原被激活：
● 根据需要使用。</td></tr>
<tr><td>存在，<3+</td><td>神经氨酸酶处理不充分：
● 重复处理，每次将孵育时间延长 1 分钟，直到与花生凝集素的反应性达到 3+。</td></tr>
<tr><td>不存在</td><td>操作失败：
● 调查原因。</td></tr>
</table>

参 考 文 献

Judd WJ, Issitt PD, Pavone BG. The Can serum: Demonstrating further polymorphism of M and N blood group antigens. Transfusion 1979;19:7-11.

生效日期：

批准人：	印刷体姓名	签字	日期
实验室管理			
医学总监			
质量官			

3-F. 用木瓜蛋白酶一步法检测抗体

用途	提供在一步法酶技术中使用木瓜蛋白酶的说明： ● 抗体检测，特别是 RH 抗体。
背景信息	在蛋白水解酶（如木瓜蛋白酶）存在下，孵育血清和红细胞会导致一些血型抗体[例如，RH 和 JK（KIDD）抗体]的凝集和/或溶血作用增强。 这是一种一步法技术，不需要对测试红细胞进行预处理。
操作策略	不要在显微镜下观察检测结果，因为可能会发生不想要的阳性反应。 不要重新冰冻已经解冻的酶溶液。
局限性	不想要的阳性反应： ● 血清/血浆含有针对所有木瓜蛋白酶处理的红细胞的广谱特异性抗体。 不想要的阴性反应： ● 酶无活性。 ● 使用了不正确的技术。 ● 酶制剂缓冲液的 pH 错误。 ● 测试组分被遗漏。
样品要求	血液凝块或 EDTA 抗凝血作为血清/血浆和自体红细胞的来源。
设备/材料	木瓜蛋白酶：1% wt/vol。 玻璃巴斯德移液器。 已知无意外抗体的正常血清/血浆：10～12 个示例。 6mm×50mm 玻璃培养管。 弱 RH 抗体：例如，抗 -c；效价≤16。
质量控制	对于原料酶溶液的质量控制： ● 使用 O 型试剂红细胞，通过此程序检测正常血清。如果发生不想要的阳性反应，将酶浓度降低 0.1%。 ● 制备抗 -c 稀释液（效价≥16），并通过该方法和程序 2-I 中描述的生理盐水间接抗球蛋白试验，对 R_1r 红细胞进行检测。应获得可比较的效价。 ● 在每次使用时，证明该方法检测到弱反应性抗体（例如，上述稀释的抗 -c）。

程序 使用以下步骤执行该程序：

步骤	操作
1.	对于每个待测红细胞样品，在 6mm×50mm 试管中混合 1 滴测试血清、1 滴红细胞和 1 滴无花果蛋白酶。
2.	在 37℃下孵育 1 小时。

续表

<table>
<tr><td>3.</td><td colspan="3">观察溶血情况，然后将红细胞扣涂抹在载玻片上，并在白色照明背景上进行肉眼检查。对结果分级和记录。
注意：用于将红细胞涂抹到载玻片上的巴斯德移液管的末端必须平整，以免干扰凝集物。</td></tr>
<tr><td rowspan="4">4.</td><td colspan="3">对反应的解释如下：</td></tr>
<tr><td colspan="2">如果凝集或溶血是…</td><td>那么……</td></tr>
<tr><td colspan="2">存在</td><td>反应是阳性的。</td></tr>
<tr><td colspan="2">不存在</td><td>反应是阴性的。</td></tr>
<tr><td rowspan="5">5.</td><td colspan="3">对弱 RH 抗体的反应解释如下：</td></tr>
<tr><td>如果处理过的红细胞是……</td><td>而正常的血清是……</td><td>那么酶……</td></tr>
<tr><td>反应的</td><td>不反应的</td><td>适用</td></tr>
<tr><td>反应的</td><td>反应的</td><td>浓度可能过高，或正常血清中存在泛凝集素。</td></tr>
<tr><td>不反应的</td><td>反应的或不反应的</td><td>不适合使用：
• 重复酶制备。
• 考虑木瓜蛋白酶的替代来源。</td></tr>
</table>

参考文献

Nance S, Gonzalez B, Postoway N, et al. Clinical significance of a primarily complement-dependent anti-Jk[a] in a patient who received Jk(a+) red cells (abstract). Transfusion 1985;25(Suppl):482.

生效日期：

批准人：	印刷体姓名	签字	日期
实验室管理			
医学总监			
质量官			

3-G. 用木瓜蛋白酶处理红细胞

用途	提供木瓜蛋白酶处理红细胞的说明： ● 抗体鉴定
背景信息	用蛋白水解酶（如木瓜蛋白酶）处理红细胞会导致一些血型抗体［例如，分别为 RH 和 JK（KIDD）抗体］的凝集和/或溶血作用增强，以及与其他抗体的反应性的丧失［例如，MNS 和 FY（Duffy）抗体］。 木瓜蛋白酶切割蛋白质的特定氨基酸，即精氨酸、赖氨酸和苯丙氨酸等氨基酸的羧基末端。红细胞上的许多血型蛋白对木瓜蛋白酶处理敏感（见表 9-2），尤其是糖蛋白 A 和 B（GPA 和 GPB），其携带大部分带负电荷的唾液酸。因此，木瓜蛋白酶处理的效果既是特异的，对于酶的敏感性来说，又是非特异的。由于大多数唾液酸被去除，使红细胞可以足够接近而被 IgG 抗体直接凝集。抗球蛋白试验中反应性的增强，是由于物理因素改变导致抗体摄取增加。该方法适用于使用处理红细胞检测和研究意外抗体。
操作策略	天然存在的针对酶处理红细胞的抗体，可能会干扰使用此程序进行的抗体鉴定研究结果。可以通过做酶自身对照来确定此类抗体的存在。使用酶处理的自身红细胞吸附抗体，或通过吸附放散纯化抗体可以消除此类抗体的干扰。 不要在显微镜下观察检测结果，因为可能会发生不想要的阳性反应。 不要重新冰冻已经解冻的酶溶液。
局限性	不想要的阳性反应： ● 血清/血浆含有针对所有木瓜蛋白酶处理的红细胞的广谱特异性抗体。 不想要的阴性反应： ● 酶无活性。 ● 使用了不正确的技术。 ● 酶制剂缓冲液的 pH 错误。 ● 测试组分被遗漏。
样品要求	待处理红细胞样品：使用前用生理盐水洗涤 0.25mL 压积红细胞 3 次。
设备/材料	木瓜蛋白酶：1% wt/vol。 已知无意外抗体的正常血清/血浆：10～12 个示例。 抗 -Fy^a：效价≥16。 对照 Fy（a+b−）红细胞：用生理盐水洗涤 0.25mL 压积的红细胞 3 次。 10mmol/L 磷酸盐缓冲盐水（PBS），pH 7.3。 0.1% 聚凝胺或大豆凝集素：见第 14 章。 弱 RH 抗体：例如，抗 -c；效价≤16。 带有一次性吸头的移液器，移取 0.1～0.25mL。

续表

质量控制	1. 对于库存木瓜蛋白酶溶液的质量控制： a）在 37℃下用酶处理 Fy（a+b−）红细胞 15 分钟，如下所述。如程序 2-C 所述，用经酶处理和未经处理的 Fy（a+b−）红细胞平行检测抗 -Fy^a。如果 Fy（a+b−）红细胞仍然具有反应性，则将酶孵育时间每次延长 1 分钟，然后重复试验。 b）在上述步骤 1a 中确定的时间内用酶处理 O 型试剂红细胞，并通过程序 2-C 对正常血清进行检测。如果 10 份血清中≥2 份具有反应性，则将酶孵育时间每次缩短 1 分钟，直到 Fy^a 抗原变性，但正常血清不与通过程序 2-C 进行的木瓜蛋白酶处理的红细胞发生反应。 c）通过程序 2-C 制备 IgG 型 RH 抗体稀释液（效价≤16），并针对酶处理红细胞（使用上述步骤 1b 中确定的孵育时间）和未处理红细胞（使用具有单剂量抗原表达的红细胞）进行检测。RH 抗体的稀释液应在 37℃孵育后引起酶处理红细胞的直接凝集（但未处理的不会）。在抗球蛋白阶段应观察到经酶处理的红细胞的增强效果。 2. 在制备酶处理的红细胞后： a）使用上述步骤 1c 中稀释的 RH 抗体进行检测。弱 RH 抗体应引起抗原阳性酶处理红细胞的直接凝集。 b）或者，使用 0.1% 聚凝胺或大豆凝集素进行检测。经酶处理的红细胞悬浮在 0.1% 聚凝胺中时不应聚集。酶处理的红细胞应与大豆凝集素凝集（3+～4+）。

程序 使用以下步骤执行该程序：

步骤	操作
1.	用 19 份 pH 7.3 PBS 稀释 1 份 1% 木瓜蛋白酶溶液。 **注意：**稀释的木瓜蛋白酶溶液可在室温下保存 1 小时，之后应废弃。
2.	将每个 0.1mL 的红细胞样品与 0.5mL 稀释的木瓜蛋白酶溶液混合。
3.	使用步骤 1a 和 / 或 1b 中确定的时间在 37℃下孵育，并进行质量控制。
4.	用生理盐水洗涤红细胞 3 次。
5.	用生理盐水将木瓜蛋白酶处理过的红细胞稀释成 3%～5% 的悬液，在 4℃下保存不超过 72 小时。 **注意：**红细胞也可以在凝胶卡制造商的稀释剂中制备成 0.8% 或 1% 的悬液，用于柱凝集试验。
6.	通过间接抗球蛋白试验（如程序 2-C）进行检测。

续表

7.	对反应的解释如下：		
	如果凝集或溶血是…	**那么……**	
	存在	反应是阳性的。	
	不存在	反应是阴性的。	
8.	对弱 RH 抗体的反应解释如下：		
	如果处理过的红细胞是……	**而正常的血清是……**	**那么酶……**
	反应的	不反应的	适用
	反应的	反应的	浓度可能过高，或正常血清中存在泛凝集素。
	不反应的	反应的或不反应的	不适合使用： ● 重复酶制备。 ● 考虑木瓜蛋白酶的替代来源。

参 考 文 献

Ellisor SS. Enzymes used in immunohematology. In: Rolih S, Albeitz C, eds. Enzymes, inhibitions, and adsorptions. Washington DC: AABB, 1981:1-37.

生效日期：

批准人：	印刷体姓名	签字	日期
实验室管理			
医学总监			
质量官			

3-H. 用链霉蛋白酶处理红细胞

用途	提供链霉蛋白酶处理红细胞的说明： ● 抗体鉴定
背景信息	用蛋白水解酶（如链霉蛋白酶）处理红细胞，会导致一些血型抗体［例如，分别为 RH 和 JK（KIDD）抗体］的凝集和 / 或溶血作用增强，以及与其他抗体的反应性的丧失［例如，MNS 和 FY（Duffy）抗体］。 链霉蛋白酶切割蛋白质羧基末端的任何疏水性氨基酸（例如精氨酸、组氨酸、赖氨酸、天冬氨酸或谷氨酸）。红细胞上的许多血型蛋白对链霉蛋白酶处理敏感（见表 9-2），尤其是糖蛋白 A 和 B（GPA 和 GPB），其携带大部分带负电荷的唾液酸。因此，链霉蛋白酶处理的效果既是特异的，对于酶的敏感性来说，又是非特异的。由于大多数唾液酸被去除，使红细胞可以足够接近而被 IgG 抗体直接凝集。抗球蛋白试验中反应性的增强，是由于物理因素改变导致抗体摄取增加。该方法适用于使用处理红细胞检测和研究意外抗体。
操作策略	天然存在的针对酶处理红细胞的抗体，可能会干扰使用此程序进行的抗体鉴定研究结果。可以通过做酶自身对照来确定此类抗体的存在。使用酶处理的自身红细胞吸附抗体，或通过吸附放散纯化抗体可以消除此类抗体的干扰。 不要在显微镜下观察检测结果，因为可能会发生不想要的阳性反应。 不要重新冰冻已经解冻的酶溶液。
局限性	不想要的阳性反应： ● 血清 / 血浆含有针对所有链霉蛋白酶处理的红细胞的广谱特异性抗体。 不想要的阴性反应： ● 酶无活性。 ● 使用了不正确的技术。 ● 酶制剂缓冲液的 pH 错误。 ● 测试组分被遗漏。
样品要求	待处理红细胞样品：使用前用生理盐水洗涤 0.25mL 压积红细胞 3 次。
设备 / 材料	链霉蛋白酶：2.5mg/mL。 已知无意外抗体的正常血清 / 血浆：10～12 个示例。 抗 -Fy^a：效价≥16。 对照 Fy（a+b−）红细胞：用生理盐水洗涤 0.25mL 压积的红细胞 3 次。 10mmol/L 磷酸盐缓冲生理盐水（PBS），pH 8.0。 0.1% 聚凝胺或大豆凝集素：见第 14 章。 弱 RH 抗体：例如，抗 -c；效价≤16。 带有一次性吸头的移液器，移取 0.25～1mL。

续表

质量控制	1. 对于链霉蛋白酶溶液的质量控制： a）在 37℃下用酶处理 Fy（a+b−）红细胞 30 分钟，如下所述。如程序 2-C 所述，用经酶处理和未经处理的 Fy（a+b−）红细胞平行检测抗 -Fy[a]。如果 Fy（a+b−）红细胞仍然具有反应性，则将酶孵育时间每次延长 1 分钟，然后重复试验。 b）在上述步骤 1a 中确定的时间内用酶处理 O 型试剂红细胞，并通过程序 2-C 对正常血清进行检测。如果 10 份血清中≥2 份具有反应性，则将酶孵育时间每次缩短 1 分钟，直到 Fy[a] 抗原变性，但正常血清不与通过程序 2-C 进行木瓜蛋白酶处理的红细胞发生反应。 c）通过程序 2-C 制备 IgG 型 RH 抗体稀释液（效价≤16），并针对酶处理红细胞（使用上述步骤 1b 中确定的孵育时间）和未处理红细胞（使用具有单剂量抗原表达的红细胞）进行检测。RH 抗体的稀释液应在 37℃孵育后引起酶处理红细胞的直接凝集（但未处理的不会）。在抗球蛋白阶段应观察到经酶处理的红细胞的增强效果。 2. 在制备酶处理的红细胞后： a）使用上述步骤 1c 中稀释的 RH 抗体进行检测。弱 RH 抗体应引起抗原阳性酶处理红细胞的直接凝集。 b）或者，使用 0.1% 聚凝胺或大豆凝集素进行检测。经酶处理的红细胞悬浮在 0.1% 聚凝胺中时不应聚集。酶处理的红细胞应与大豆凝集素凝集（3+～4+）。

程序 使用以下步骤执行该程序：

步骤	操作
1.	将每个 0.25mL 的红细胞样品与 1mL 的链霉蛋白酶混合。
2.	使用步骤 1a 和 / 或 1b 中确定的时间在 37℃下孵育，并进行质量控制。
3.	用生理盐水洗涤红细胞 3 次。
4.	用生理盐水将链霉蛋白酶处理过的红细胞稀释成 3%～5% 的悬液，并在 4℃下保存不超过 72 小时。 **注意：**红细胞也可以在凝胶卡制造商的稀释剂中制成 0.8% 或 1% 的悬液，用于柱凝集试验。
5.	通过间接抗球蛋白试验（如程序 2-C）进行检测。
6.	对反应的解释如下： <table><tr><th>如果凝集或溶血是…</th><th>那么……</th></tr><tr><td>存在</td><td>反应是阳性的。</td></tr><tr><td>不存在</td><td>反应是阴性的。</td></tr></table>

续表

7.	对弱 RH 抗体的反应解释如下：		
	如果处理过的红细胞是……	**而正常的血清是……**	**那么酶……**
	反应的	不反应的	适用
	反应的	反应的	浓度可能过高，或正常血清中存在泛凝集素。
	不反应的	反应的或不反应的	不适合使用： ● 重复酶制备。 ● 考虑链霉蛋白酶的替代来源。

参 考 文 献

Daniels G. Effect of enzymes on and chemical modifications of high-frequency red cell antigens. Immunohematology 1992;8:53-7.

Reid ME, Green CA, Hoffer J, Oyen R. Effect of pronase on high-incidence blood group antigens and the prevalence of antibodies to pronase-treated erythrocytes. Immunohematology 1996;4:139-42.

生效日期：

批准人：	印刷体姓名	签字	日期
实验室管理			
医学总监			
质量官			

3-I. 用胰蛋白酶(粗酶)处理红细胞

用途	提供胰蛋白酶处理红细胞的说明： ● 抗体检测。 ● C3d/C4d 包被的红细胞的制备。
背景信息	用蛋白水解酶（如胰蛋白酶）处理红细胞会导致一些血型抗体［例如，分别为 RH 和 JK（KIDD）抗体］的凝集和/或溶血作用增强，以及与其他抗体的反应性的丧失（例如，一些 MNS 抗体）。 胰蛋白酶切割蛋白质羧基末端的精氨酸和赖氨酸。红细胞上的许多血型蛋白对胰蛋白酶处理敏感（见表 9-2），尤其是糖蛋白 A（GPA），其携带大部分带负电荷的唾液酸。因此，胰蛋白酶处理的效果既是特异的，对于酶的敏感性来说，又是非特异的。由于大多数唾液酸被去除使红细胞可以足够接近而被 IgG 抗体直接凝集。抗球蛋白试验中反应性的增强，是由于物理因素改变导致抗体摄取增加。当与红细胞结合时，胰蛋白酶也可用于修饰补体组分。例如，处理与红细胞结合的 C3b 导致 C3b 分解为 C3c 和 C3d；C3c 被释放，使红细胞包被 C3d。胰蛋白酶引起 C4b 类似的变化。 该程序的应用包括检测和鉴定意外抗体；制备 C3d 或 C4d 包被的红细胞，用于识别抗 -Ch/-Rg 或评估抗人球蛋白（AHG）试剂。
操作策略	不要在显微镜下观察检测结果，因为可能会发生不想要的阳性反应。
局限性	不想要的阳性反应： ● 血清/血浆含有针对所有胰蛋白酶处理的红细胞的广谱特异性抗体。 不想要的阴性反应： ● 酶无活性。 ● 使用了不正确的技术。 ● 酶制剂缓冲液的 pH 错误。 ● 测试组分被遗漏。
样品要求	待处理红细胞样品：使用前用生理盐水洗涤 0.25mL 压积红细胞 3 次。 **注意：**如果要使用红细胞来帮助鉴定未知抗体，则同步处理自身红细胞以排除酶特异性自身抗体。
设备/材料	胰蛋白酶：1% wt/vol。 抗 -M：效价≥8，或市售。 M+N− 对照红细胞：用生理盐水洗涤 0.25mL 压积红细胞 3 次。 已知无意外抗体的正常血清/血浆：10～12 个示例。100mmol/L PBS，pH 7.7。 0.1% 聚凝胺或大豆凝集素：见第 14 章。 弱 RH 抗体：例如，抗 -c；效价≤16。 带有一次性吸头的移液器，移取 0.1～0.25mL。

续表

质量控制	1. 对于库存胰蛋白酶溶液的质量控制： a）在 37℃下用酶处理 M+N− 红细胞 30 分钟，如下所述。按照程序 2-H（仅在室温下）或试剂制造商说明书中所述，用酶处理和未处理的 M+N− 红细胞平行测试抗 -M。如果 M+N− 红细胞仍然具有反应性，则将酶孵育时间延长 5 分钟并重复。 b）在上述步骤 1a 中确定的时间内用酶处理 O 型试剂红细胞，并通过程序 2-C 对正常血清进行检测。如果 10 份血清中≥2 份具有反应性，则将酶孵育时间每次缩短 1 分钟，直到 M 抗原变性，但正常血清不与通过程序 2-C 进行胰蛋白酶处理的红细胞发生反应。 c）通过程序 2-C 制备 IgG 型 RH 抗体稀释液（滴度≤16），并针对酶处理红细胞（使用上述孵育时间）和未处理红细胞（使用具有单剂量抗原表达的红细胞）进行测试。RH 抗体的稀释液应在 37℃孵育后引起酶处理（但不是未处理）红细胞的直接凝集。在抗球蛋白阶段应观察到经酶处理的红细胞的增强效果。 2. 在制备酶处理的红细胞后： a）使用上述步骤 1c 中稀释的 RH 抗体进行检测。弱 RH 抗体应引起抗原阳性酶处理红细胞的直接凝集。 b）或者，使用 0.1% 聚凝胺或大豆凝集素进行检测。经酶处理的红细胞悬浮在 0.1% 聚凝胺中时不应聚集。酶处理的红细胞应与大豆凝集素凝集（2+～3+）。

程序　使用以下步骤执行该程序：

<table>
<tr><th>步骤</th><th colspan="2">操作</th></tr>
<tr><td>1.</td><td colspan="2">用 9 份 pH 7.7 PBS 稀释 1 份胰蛋白酶。</td></tr>
<tr><td>2.</td><td colspan="2">将 0.1mL 红细胞与 0.1mL 稀释胰蛋白酶混合。</td></tr>
<tr><td>3.</td><td colspan="2">使用步骤 1a 和 / 或 1b 中确定的时间在 37℃下孵育，并进行质量控制。</td></tr>
<tr><td>4.</td><td colspan="2">用生理盐水洗涤红细胞 3 次。</td></tr>
<tr><td>5.</td><td colspan="2">用生理盐水将胰蛋白酶处理过的红细胞稀释成 3%～5% 的悬液。在 4℃下存放不超过 72 小时。
注意：红细胞也可以在凝胶卡制造商的稀释剂中制成 0.8% 或 1% 的悬液，用于柱凝集试验。</td></tr>
<tr><td>6.</td><td colspan="2">通过间接抗球蛋白技术（如程序 2-C）进行测试。</td></tr>
<tr><td rowspan="4">7.</td><td colspan="2">对反应的解释如下：</td></tr>
<tr><td>如果凝集或溶血是…</td><td>那么……</td></tr>
<tr><td>存在</td><td>反应是阳性的。</td></tr>
<tr><td>不存在</td><td>反应是阴性的。</td></tr>
</table>

续表

8.	对弱RH抗体的反应解释如下：		
	如果处理过的红细胞是……	**而正常的血清是……**	**那么酶……**
	反应的	不反应的	适用
	反应的	反应的	浓度可能过高，或正常血清中存在泛凝集素。
	不反应的	反应的或不反应的	不适合使用： • 重复酶制备。 • 考虑胰蛋白酶的替代来源。

参 考 文 献

Daniels G. Effect of enzymes on and chemical modifications of high-frequency red cell antigens. Immunohematology 1992;8:53-7.

Morton JA, Pickles M. Use of trypsin in the detection of incomplete Rh antibodies. Nature 1947;159:779.

生效日期：

批准人：	印刷体姓名	签字	日期
实验室管理			
医学总监			
质量官			

3-J. 用胰蛋白酶(纯化酶)处理红细胞

用途	提供胰蛋白酶处理红细胞的说明: ● MNS 相关抗体的研究。 ● 高频率抗原抗体的鉴定。
背景信息	用蛋白水解酶(如胰蛋白酶)处理红细胞会导致一些血型抗体[例如,分别为 RH 和 JK(KIDD)抗体]的凝集和/或溶血作用增强,以及与其他抗体的反应性的丧失(例如,一些 MNS 抗体)。 胰蛋白酶切割蛋白质羧基末端的精氨酸和赖氨酸。红细胞上的许多血型蛋白对胰蛋白酶处理敏感(见表 9-2),尤其是糖蛋白 A(GPA),其携带大部分带负电荷的唾液酸。因此,胰蛋白酶处理的效果既是特异的,对于酶的敏感性来说,又是非特异的。由于大多数唾液酸被去除,使红细胞可以足够接近而被 IgG 抗体直接凝集。抗球蛋白试验中反应性的增强,是由于物理因素改变导致抗体摄取增加。
操作策略	天然存在的针对酶处理红细胞的抗体,可能会干扰使用此程序进行的抗体鉴定研究的结果。可以通过做酶自身对照来确定此类抗体的存在。使用酶处理的自身红细胞吸附抗体,或通过吸附放散纯化抗体可以消除此类抗体的干扰。 不要在显微镜下观察检测结果,因为可能会发生不想要的阳性反应。 不要重新冰冻已经解冻的酶溶液。
局限性	不想要的阳性反应: ● 血清/血浆含有针对所有胰蛋白酶处理的红细胞的广谱特异性抗体。 不想要的阴性反应: ● 酶无活性。 ● 使用了不正确的技术。 ● 酶制剂缓冲液的 pH 错误。 ● 测试组分被遗漏。
样品要求	研究中的抗体和 0.25mL 反应性压积试验红细胞,使用前用生理盐水洗涤 3 次。
设备/材料	胰蛋白酶:180 000 BAEE 单位/毫升。 100mmol/L 磷酸盐缓冲生理盐水(PBS),pH 7.7。 抗 -M:效价≥8,或市售。 M+N− 红细胞:用生理盐水洗涤 0.25mL 压积红细胞 3 次。 带有一次性吸头的移液器,移取 0.1～0.25mL。
质量控制	用抗 -M 检测未处理和胰蛋白酶处理的 M+N− 红细胞: ● 未处理的 M+N− 红细胞应为反应性(≥2+);胰蛋白酶处理的红细胞应无反应。

程序 使用以下步骤执行该程序：

<table>
<tr><th>步骤</th><th colspan="3">操作</th></tr>
<tr><td>1.</td><td colspan="3">将 0.1mL 红细胞与 0.1mL 胰蛋白酶混合。</td></tr>
<tr><td>2.</td><td colspan="3">在 37℃下孵育 30 分钟。</td></tr>
<tr><td>3.</td><td colspan="3">用生理盐水洗涤红细胞 3 次。</td></tr>
<tr><td>4.</td><td colspan="3">用生理盐水将胰蛋白酶处理过的红细胞稀释成 3%～5% 的悬液。在 4℃下存放不超过 72 小时。
注意：红细胞也可以在凝胶卡制造商的稀释剂中制成 0.8% 或 1% 的悬液，用于柱凝集试验。</td></tr>
<tr><td>5.</td><td colspan="3">通过程序 2-H 用抗 -M 测试对照样品。</td></tr>
<tr><td rowspan="5">6.</td><td colspan="3">对反应的解释如下：</td></tr>
<tr><td>**如果未处理的 M+N− 红细胞……**</td><td>**如果处理过的 M+N− 红细胞……**</td><td>**那么酶处理……**</td></tr>
<tr><td>反应性≥2+</td><td>不反应</td><td>已完成。
● 未知抗体的反应是有效的。</td></tr>
<tr><td>不反应</td><td>不反应</td><td>结果未知：
● 考虑无活性的 Anti-M 或不正确的测试方法。</td></tr>
<tr><td>反应</td><td>反应性≥1+</td><td>未完成。</td></tr>
<tr><td>7.</td><td colspan="3">如果上述对照试验如预期反应，则针对未处理和胰蛋白酶处理的红细胞测试所研究的抗体（如果为凝集，则通过程序 2-H；如果为包被，则通过程序 2-I）。</td></tr>
<tr><td rowspan="4">8.</td><td colspan="3">评估处理和未处理红细胞的结果如下：</td></tr>
<tr><td>**如果未处理的红细胞……**</td><td>**如果处理过的红细胞……**</td><td>**那么抗体具有……**</td></tr>
<tr><td>反应</td><td>不反应</td><td>胰蛋白酶敏感的结构。</td></tr>
<tr><td>反应</td><td>反应</td><td>胰蛋白酶抗性结构。</td></tr>
</table>

参 考 文 献

Daniels G. Effect of enzymes on and chemical modifications of high-frequency red cell antigens. Immunohematology 1992;8:53-7.

Morton JA, Pickles M. Use of trypsin in the detection of incomplete Rh antibodies. Nature 1947;159:779.

Pavone BG, Billman R, Bryant J, et al. An auto-anti-En^a inhibitable by MN sialoglycoprotein. Transfusion 1981;21:25-31.

生效日期：

批准人：	印刷体姓名	签字	日期
实验室管理			
医学总监			
质量官			

3-K. 用 ZZAP 处理红细胞

用途	提供 ZZAP 处理红细胞的说明： ● 直接抗球蛋白试验（DAT）阳性的患者红细胞，用于自身吸附。 ● 用于同种异体吸附的红细胞。
背景信息	ZZAP 由蛋白酶（无花果或木瓜蛋白酶）和硫醇试剂二硫苏糖醇（DTT，dithiothreitol）组成。当用于处理由于免疫球蛋白 G（IgG）（通常 >2+）导致 DAT 阳性的红细胞时，它会去除结合的 IgG。去除这种温自身抗体可释放抗原位点，并允许自身抗体与 DAT 阴性（或弱 DAT 阳性）红细胞结合。 ZZAP 处理红细胞将使硫醇敏感抗原变性，包括 KEL（Kell）、LW（Landsteiner-Wiener）、YT（Yt）和一些其他系统的抗原和酶敏感抗原（M、N、S、Fy^a、Fy^b）。 ZZAP 处理的自身红细胞可以用 ZZAP 再处理至少一次。多次 ZZAP 处理会导致溶血，通常不会产生足够数量的细胞以进行额外吸附。
操作策略	使用 ZZAP 处理的红细胞进行自身吸附，只能对最近 3 个月内未接受输血的患者进行。 如果进行同种异体吸附，可以用 DAT 阴性的同种异体供者红细胞代替患者红细胞。
局限性	不想要的阳性反应： ● 酶 /DTT 无活性。 ● 使用了不正确的技术。 ● 酶 /DTT 制剂缓冲液的 pH 错误。 ● 测试组分被遗漏。 被无花果蛋白酶或 DTT 变性的血型抗原，不会吸附自身抗体。
样品要求	来自抗凝样品的患者或供者红细胞，首选 EDTA。
设备 / 材料	1% 无花果蛋白酶，储存在 −25℃或更低温度。 0.2mol/L DTT。
质量控制	使用前，请确认用于吸附的红细胞已用 ZZAP 处理。经处理的红细胞应与大豆凝集素无反应，而经蛋白酶处理的红细胞应观察到完全凝集。红细胞与高频率 KEL 抗原的抗 -k 或其他抗体应无反应。 可以对 ZZAP 处理的患者红细胞做 DAT 试验，以确定预先 ZZAP 处理红细胞后 DAT 反应的强度是否降低。 **注意：**如果 DAT 反应性不变，则可能存在过量的自身抗体；但是，要移除足够的自身抗体以允许吸附。

程序　使用以下步骤通过 ZZAP 处理制备自身细胞。

步骤	操作
1.	离心要使用的自身或同种异体红细胞，并去除所有上清血浆。 **注意：**如果预期有多次自身吸附，则可以同时制备多管 ZZAP 处理的自身细胞。
2.	将两体积的 ZZAP 试剂添加到一体积的压积自身或同种异体红细胞中。无须先洗涤红细胞。
3.	倒置数次混合，在 37℃下孵育 30 分钟。在整个孵育过程中定时混合。
4.	离心红细胞 /ZZAP 混合物；取出并废弃 ZZAP。
5.	用大量生理盐水洗涤红细胞 4 次。
6.	第 4 次（最后一次）洗涤时，离心 10 分钟，将红细胞比容紧密。
7.	取出所有上清液盐水并废弃。 到此，自身红细胞可以用于温自身吸附程序，同种异体红细胞可以用于同种异体吸附。

参 考 文 献

Branch DR, Petz LD. A new reagent (ZZAP) having multiple applications in immunohematology. Am J Clin Pathol 1982;78:161-7.

Cohn CS, Delaney M, Johnson ST, Katz LM, eds. Technical manual. 20th ed. Bethesda, MD: AABB, 2020 (or current edition).

Enzymes, Inhibitions and Adsorptions, a Technical Workshop, AABB, 1981.

生效日期：

批准人：	印刷体姓名	签字	日期
实验室管理			
医学总监			
质量官			

第4章 放散技术

放散技术在免疫血液学中的应用，涉及从包被的红细胞中去除抗体，虽然其主要目的是通过常规血清学技术回收结合的抗体进行研究。此类研究的结果是实验室诊断的重要组成部分，包括内在的红细胞抗原的自身抗体、近期输血产生的同种抗体和药物诱导现象等引起的免疫介导的红细胞破坏。与体外吸附技术相结合，放散程序用于纯化血型抗体、检测弱表达抗原、浓缩含抗体的溶液或解决单个血清中存在的多种抗体特异性。在其他情况下，进行放散以去除包被的抗体，使红细胞在直接抗球蛋白试验中呈阴性，从而允许使用抗血清反应性通过间接抗球蛋白试验检测红细胞。

为了有效放散，必须逆转或中和红细胞抗原与包被抗体分子之间的结合力。这可以通过加热、改变 pH 或盐浓度、超声处理、使用洗涤剂或有机溶剂，或两种或多种这些方法的组合来实现。

本章中描述了用于血清学检测的回收红细胞结合抗体的几种程序。选择任何给定的常规程序通常是个人的偏好，它取决于必要的试剂和设备的可用性。根据作者的经验，热放散或超声波处理技术，最好用于放散以冷反应性（IgM）为主的抗体。为了最佳地回收温反应性同种或自身抗体，很少有程序在血清学有效性方面可与乙醚或二甲苯放散相比。然而，使用这些化学品所需的必要安全预防措施，以及独特的储存和处置要求，使它们难以（如果不是不可能的话）在当今的实验室中使用。因此，许多工作人员使用基于冷酸放散技术的商业化试剂盒。尽管如此，为了完整性和提供历史记录，也包括了使用有机溶剂的放散程序。下面给出的 South 及其同事的论文是对各种放散技术的很好的比较。

在以下过程中，出现不想要的阳性反应的潜在原因之一是 Matuhasi-Ogata 现象。最好的描述是放散液中存在一个红细胞抗原阴性的特异性抗体。已将其归因于在特异性抗体存在下 IgG 的非特异性结合。

推荐阅读

Issitt PD, Anstee DJ. Applied blood group serology. 4th ed. Durham, NC: Montgomery Scientific Publications, 1998.

Judd WJ. Antibody elution from red cells. In: Bell CA, ed. Seminar on antigen-antibody reactions revisited. Arlington, VA: AABB, 1982:175-221.

Judd WJ. Elution—dissociation of antibody from red blood cells: Theoretical and practical considerations. Transfus Med Rev 1999;13:297-310.

South SF, Rea AE, Tregellas WM. An evaluation of 11 red cell elution procedures. Transfusion 1986;26:167-70.

4-A. 放散前洗涤

用途	提供在抗体放散前洗涤抗体包被的红细胞的说明。
背景信息	为了确保在放散液中回收的抗体是来自红细胞膜，而且不是未结合的“游离”抗体，在进行放散程序之前，必须充分洗涤用于放散的红细胞样品。正常或缓冲生理盐水，或低离子强度生理盐水（LISS）均可用于在放散前洗涤红细胞。使用冰冷盐水或 LISS，可能有助于防止低亲和力抗体在洗涤过程中被解离。该方法适用于大多数放散液的制备，但可能需要一些调整，如本章其他地方描述的程序所示。
操作策略	在体外洗涤抗体包被的红细胞时，在放散前将洗涤的红细胞转移到干净的试管中。抗体可能在包被阶段与玻璃结合，在放散过程中解离，从而污染放散液。
局限性	不想要的阳性放散液： ● 洗涤不彻底。 不想要的阴性放散液： ● 洗涤过程中的抗体解离。
样品要求	任何红细胞样品均可进行放散。然而，使用来自抗凝血红细胞（例如 EDTA）是最方便的。对于诊断检测，通常 1～2mL 体积就足够了。
设备 / 材料	AHG：抗 -IgG；不必是重链特异性的。 IgG 包被的红细胞。 洗涤液[生理盐水，pH 7.3 磷酸盐缓冲盐水（PBS）或 LISS 洗涤液]。可从冰箱拿出，冷的状态使用。 真空抽吸设备：用于高效去除洗涤上清液（可选）。
质量控制	程序中包含洗涤过程的质量控制方法。

程序 使用以下步骤执行该程序：

步骤	操作
1.	使用选定的洗涤溶液洗涤红细胞 6 次，保留约 2mL 的最终洗涤上清液用于如下所述的测试，随后与放散液平行测试。
2.	在 10mm 或 12mm×75mm 试管中将 1 滴抗 -IgG 与 1 滴上清液混合。
3.	在室温下孵育 5 分钟。
4.	加入 1 滴 IgG 包被的红细胞： ● 轻轻混匀。 ● 离心。 ● 肉眼检查是否有凝集。 ● 对结果分级和记录。

续表

5.	解释结果并按以下步骤进行:	
	如果凝集是……	**那么……**
	存在	洗涤完成: ● 准备放散液。
	不存在	洗涤不充分: ● 再将红细胞洗涤 2 次,并从步骤 2 开始重复。

生效日期:

批准人:	印刷体姓名	签字	日期
实验室管理			
医学总监			
质量官			

4-B. 使用氯仿放散抗体

用途	提供使用氯仿从红细胞放散 IgG 自身抗体和同种抗体的说明： • 在自身抗体、同种抗体或药物引起的免疫性溶血的研究中。 • 结合吸附技术： ○ 确认红细胞上是否存在某种抗原。 ○ 浓缩抗体。 ○ 从含有多种同种抗体的血清中分离纯化抗体。
背景信息	有机溶剂可能通过几种机制影响抗原抗体解离，包括： • 抗体分子三级结构的改变。 • 红细胞膜脂双层破裂。 • 抗原和抗体之间吸引力的逆转。 前两种机制导致抗原和抗体之间结构互补性的丧失。
操作策略	大剂量吸入氯仿可能导致低血压、心脏和呼吸抑制以及死亡。此外，氯仿在实验室动物中具有致癌性。因此，应遵循以下安全预防措施： • 将大量有机溶剂储存在防爆冰箱或柜子中。少量（例如，120mL）可放在密闭容器中室温保存。 • 当容器只剩四分之一溶剂时，丢弃有机溶剂。一些有机溶剂在储存过程中，可能由于过氧化物的形成导致溶剂变成酸性。这可能解释从几乎空的容器中取出溶剂使用时，放散液有明显的非特异性活性。 • 在远离热源、火焰和电源插座的通风良好的区域使用有机溶剂；首选结构合理的化学通风橱。 • 将废弃氯仿储存在大型深色玻璃瓶中，并保存在化学通风橱里。根据州和联邦指南进行处置。
局限性	不想要的阳性反应： • 红细胞洗涤不完全。 • Matuhasi-Ogata 现象。 • 有机溶剂去除不完全。 不想要的阴性反应： • 有机溶剂去除不完全。 • 技术不正确。
样品要求	用于放散研究的红细胞，如程序 4-A 所述洗涤。
设备 / 材料	6% BSA-PBS。 氯仿：$CHCl_3$（试剂级）。 软木塞：尺寸 #2。

续表

	注意：使用有机溶剂制备放散液搅拌时，应使用软木塞。软木允许试管在搅拌过程中“呼吸”，从而最大限度地减少气体积聚，它可能会在移除塞子时导致内容物飞溅。 玻璃巴斯德移液器。
质量控制	将上清液从最终洗涤中保存（见程序 4-A），以便与放散液进行平行测试。 在吸附放散联合研究中，保留等分的吸附红细胞样品（未包被）用于放散液的检测。

程序 使用以下步骤执行该程序：

<table>
<tr><th>步骤</th><th colspan="3">操作</th></tr>
<tr><td>1.</td><td colspan="3">按照程序 4-A 中的说明洗涤红细胞。
注意：在最终洗涤中保存上清液，以便与放散液平行测试。</td></tr>
<tr><td>2.</td><td colspan="3">在 13mm×100mm 试管中混合 1 体积的红细胞、1 体积的 6% BSA 和 2 体积的氯仿。</td></tr>
<tr><td>3.</td><td colspan="3">塞住试管并搅拌 15 秒。颠倒混合 1 分钟。</td></tr>
<tr><td>4.</td><td colspan="3">取下塞子，将试管置于 56℃下 5 分钟。定时用搅拌棒搅拌。</td></tr>
<tr><td>5.</td><td colspan="3">离心去除颗粒物，并使用玻璃巴斯德移液器收集放散液（上层）。</td></tr>
<tr><td>6.</td><td colspan="3">使用第 2 章描述的间接抗球蛋白试验方法中的一种，针对所要求的红细胞测试放散液和最终洗涤上清液。
注意：稀释的蛋白溶液（如放散液）不稳定，应在制备后立即进行测试。如果需要储存，应使用牛血清白蛋白将蛋白质浓度调节至约 6g/dL。如此处理的放散液，在冰冻时可保留抗体活性数月。</td></tr>
<tr><td rowspan="5">7.</td><td colspan="3">解释结果并按以下步骤进行：</td></tr>
<tr><td>如果放散液是……</td><td>最后洗涤上清液是……</td><td>那么……</td></tr>
<tr><td>反应的</td><td>不反应的</td><td>放散反应有效：
● 解读结果。</td></tr>
<tr><td>不反应的</td><td>不反应的</td><td>没有放散的抗体：
● 考虑被动 ABO 抗体或药物依赖性抗体。</td></tr>
<tr><td>反应的</td><td>反应的</td><td>放散反应无效：
● 重复步骤 1～7；可能需要在放散前额外洗涤红细胞。</td></tr>
</table>

参考文献

Branch DR, Hian ALS, Petz LD. A new elution procedure using a nonflammable organic solvent (abstract). Transfusion 1980;20:635.

生效日期：

批准人：	印刷体姓名	签字	日期
实验室管理			
医学总监			
质量官			

4-C. 用氯仿/三氯乙烯放散抗体

用途	提供使用氯仿和三氯乙烯混合物，从红细胞上放散 IgG 自身抗体和同种抗体的说明： ● 在自身抗体、同种抗体或药物引起的免疫性溶血的研究中。 ● 结合吸附技术： ○ 确认红细胞上是否存在某种抗原。 ○ 浓缩抗体。 ○ 从含有多种同种抗体的血清中分离纯化抗体。
背景信息	有机溶剂可能通过几种机制影响抗原抗体解离，包括： 抗体分子三级结构的改变。 红细胞膜脂双层破裂。 抗原和抗体之间吸引力的逆转。 前两种机制导致抗原和抗体之间结构互补性的丧失。
操作策略	吸入大剂量氯仿可能会导致低血压、心脏和呼吸抑制以及死亡，而中度接触三氯乙烯会导致类似于高浓度酒精醉酒和麻醉的症状。此外，氯仿在实验室动物中具有致癌性。因此，应遵循以下安全预防措施： ● 将大量有机溶剂储存在防爆冰箱或柜子中。少量（例如，120mL）可放在密闭容器中室温保存。 ● 当容器只剩四分之一溶剂时，丢弃有机溶剂。一些有机溶剂在储存过程中，可能是由于过氧化物的形成导致溶剂变成酸性。这可能解释从几乎空的容器中取出溶剂使用时，放散液有明显的非特异性活性。 ● 在远离热源、火焰和电源插座的通风良好的区域使用有机溶剂；首选结构合理的化学通风橱。 ● 将废弃氯仿储存在大型深色玻璃瓶中，并保存在化学通风橱里。根据州和联邦指南进行处置。
局限性	不想要的阳性反应： ● 红细胞洗涤不完全。 ● Matuhasi-Ogata 现象。 ● 有机溶剂去除不完全。 不想要的阴性反应： ● 有机溶剂去除不完全。 ● 技术不正确。
样品要求	用于放散研究的红细胞，如程序 4-A 所述洗涤。
设备/材料	氯仿：$CHCl_3$（试剂级）。 三氯乙烯：C_2HCl_3（试剂级）。 软木塞：尺寸 #2。

续表

	注意：使用有机溶剂制备放散液搅拌时，应使用软木塞。软木允许试管在搅拌过程中"呼吸"，从而最大限度地减少气体积聚，它可能会在移除塞子时导致内容物飞溅。 玻璃巴斯德移液器。
质量控制	从最终洗涤中保存上清液（见程序 4-A），以便与放散液进行平行检测。 在吸附放散联合研究中，保留等分的吸附红细胞样品（未包被）用于放散液的检测。

程序　使用以下步骤执行该程序：

<table>
<tr><th>步骤</th><th colspan="3">操作</th></tr>
<tr><td>1.</td><td colspan="3">按照程序 4-A 中的说明洗涤红细胞。
注意：在最终洗涤中保存上清液，以便与放散液平行测试。</td></tr>
<tr><td>2.</td><td colspan="3">在 13mm×100mm 试管中混合 1 体积的红细胞、1 体积的生理盐水、1 体积的氯仿和 1 体积的三氯乙烯。</td></tr>
<tr><td>3.</td><td colspan="3">塞住试管并搅拌 15 秒。颠倒混合 1 分钟。</td></tr>
<tr><td>4.</td><td colspan="3">取下塞子，将试管置于 37℃下 10 分钟。定时用搅拌棒搅拌。</td></tr>
<tr><td>5.</td><td colspan="3">离心去除颗粒物，并使用玻璃巴斯德移液器收集放散液（上层）。</td></tr>
<tr><td>6.</td><td colspan="3">使用第 2 章描述的间接抗球蛋白试验方法中的一种，针对所要求的红细胞测试放散液和最终洗涤上清液
注意：稀释的蛋白溶液（如放散液）不稳定，应在制备后立即进行测试。如果需要储存，应使用牛血清白蛋白将蛋白质浓度调节至约 6g/dL。如此处理的放散液，在冰冻时可保留抗体活性数月。</td></tr>
<tr><td rowspan="5">7.</td><td colspan="3">解释结果并按以下步骤进行：</td></tr>
<tr><td>如果放散液是……</td><td>最后洗涤上清液是……</td><td>那么……</td></tr>
<tr><td>反应的</td><td>不反应的</td><td>放散反应有效：
● 解读结果。</td></tr>
<tr><td>不反应的</td><td>不反应的</td><td>没有放散的抗体：
● 考虑被动 ABO 抗体或药物依赖性抗体。</td></tr>
<tr><td>反应的</td><td>反应的</td><td>放散反应无效：
● 重复步骤 1～7；可能需要在放散前额外洗涤红细胞。</td></tr>
</table>

参 考 文 献

Massuet L, Martin C, Ribera A, et al. Antibody elution from red blood cells by chloroform and trichloroethylene. Transfusion 1982;22:359-61.

生效日期：

批准人：	印刷体姓名	签字	日期
实验室管理			
医学总监			
质量官			

4-D. 用柠檬酸放散抗体

用途	提供使用柠檬酸从红细胞上放散 IgG 自身抗体和同种抗体的说明： ● 在自身抗体、同种抗体或药物引起的免疫性溶血的研究中。 ● 结合吸附技术： ○ 确认红细胞上是否存在某种抗原。 ○ 浓缩抗体。 ○ 从含有多种同种抗体的血清中分离纯化抗体。 提供在不损害红细胞膜抗原完整性的情况下从红细胞解离 IgG 的说明： ● 将直接抗球蛋白试验（DAT）阳性红细胞变为 DAT 阴性，从而允许使用需要间接抗球蛋白试验（IAT）（例如，抗 -S、抗 -Fy^a）的抗血清进行表型分型。 ● 处理 IgG 包被的红细胞用于自身吸附。
背景信息	酸可能通过降低抗原和抗体蛋白质的 pH，使它们都质子化来影响来自包被红细胞的抗体的放散。抗原和抗体通过静电键合相互吸引的能力丧失，并且可能通过类似电荷的排斥而被迫分开。蛋白质的三级结构可能会受到影响；氢（H^+）离子被吸引到天冬氨酸和谷氨酸上的羟基（OH^-）基团，导致分子展开，抗原和抗体之间的结构互补性丧失。
操作策略	不要对用柠檬酸处理过的红细胞进行 KEL（Kell）血型系统抗原检测；通过本程序会导致这些抗原变性。
局限性	不想要的阳性反应： ● 红细胞洗涤不完全。 ● Matuhasi-Ogata 现象。 ● 在检测放散液之前未能去除颗粒物。 不想要的阴性反应： ● 未能正确调节放散液的 pH。 ● 技术不正确。
样品要求	用于放散研究的红细胞，如程序 4-A 所述洗涤。
设备 / 材料	柠檬酸放散液。 中和溶液。 石蕊试纸（pH 范围 =6～8）。 软木塞：尺寸 #2。
质量控制	从最终洗涤中保存上清液（见程序 4-A），以便与放散液进行平行检测。 在吸附放散联合研究中，保留等分的吸附红细胞样品（未包被）用于放散液的检测。

程序 使用以下步骤执行该程序：

<table>
<tr><th>步骤</th><th>操作</th></tr>
<tr><td>1.</td><td>使用前将所有试剂冷却至4℃。</td></tr>
<tr><td>2.</td><td>按照程序4-A中的说明洗涤红细胞。
注意：从最终洗涤中保存上清液，以便与放散液平行测试。</td></tr>
<tr><td>3.</td><td>将1体积的压积红细胞放入13mm×100mm试管中。</td></tr>
<tr><td>4.</td><td>加入1体积的放散液并记下时间。</td></tr>
<tr><td>5.</td><td>塞住试管，颠倒搅拌正好90秒。</td></tr>
<tr><td>6.</td><td>取下塞子，并立即以1 000×*g*的速度将试管离心45秒（或等效处理）。</td></tr>
<tr><td>7.</td><td>将上清液转移到干净的试管中，加入5～6滴中和溶液。</td></tr>
<tr><td>8.</td><td>在进行吸附或表型分型研究时，将红细胞洗涤4次，并用抗-IgG进行测试。</td></tr>
<tr><td>9.</td><td>解读反应并按以下步骤进行：
<table>
<tr><th>如果DAT是……</th><th>那么……</th></tr>
<tr><td>阴性</td><td>● 用IgG包被的红细胞确认。
● 洗涤全部处理过的红细胞样品，用于表型分析或吸附。</td></tr>
<tr><td>阳性</td><td>程序可以再重复1次。</td></tr>
</table></td></tr>
<tr><td>10.</td><td>进行放散研究时，检查上清液的pH，必要时通过添加更多中和溶液将pH调至7.0。</td></tr>
<tr><td>11.</td><td>离心去除中和后形成的沉淀并收集上清液。</td></tr>
<tr><td>12.</td><td>使用第2章中描述的间接抗球蛋白试验方法之一，针对所需的红细胞检测放散液和最终洗涤上清液。
注意：稀释的蛋白溶液（如放散液）不稳定，应在制备后立即进行测试。如果需要储存，应使用牛血清白蛋白将蛋白质浓度调节至约6g/dL。如此处理的放散液在冰冻时，可保留其抗体活性数月。</td></tr>
<tr><td>13.</td><td>解释结果并按以下步骤进行：
<table>
<tr><th>如果放散液是……</th><th>最后洗涤上清液是……</th><th>那么……</th></tr>
<tr><td>反应的</td><td>不反应的</td><td>放散反应有效：
● 解读结果。</td></tr>
<tr><td>不反应的</td><td>不反应的</td><td>没有放散的抗体：
● 考虑被动ABO抗体或药物依赖性抗体。</td></tr>
<tr><td>反应的</td><td>反应的</td><td>放散反应无效：
● 重复步骤1～7和步骤10～13；可能需要在放散前额外洗涤红细胞。</td></tr>
</table></td></tr>
</table>

参 考 文 献

Burich MA, AuBuchon JP, Anderson HJ. Antibody elution using citric acid (letter). Transfusion 1986;26:116-17.

生效日期：

批准人：	印刷体姓名	签字	日期
实验室管理			
医学总监			
质量官			

4-E. 用冷甘氨酸放散抗体

用途	提供使用冷甘氨酸溶液从红细胞上放散 IgG 自身抗体和同种抗体的说明： ● 在自身抗体、同种抗体或药物引起的免疫性溶血的研究中。 ● 结合吸附技术： ○ 确认红细胞上是否存在某种抗原。 ○ 浓缩抗体。 ○ 从含有多种同种抗体的血清中分离纯化抗体。 提供在不损害红细胞膜抗原完整性的情况下从红细胞解离 IgG 的说明： ● 将直接抗球蛋白试验（DAT）阳性红细胞变成 DAT 阴性，从而允许使用需要间接抗球蛋白试验（IAT）（例如，抗 -S、抗 -Fy^a）的抗血清进行表型分型。 ● 处理 IgG 包被的红细胞用于自身吸附。
背景信息	酸可能通过降低抗原和抗体蛋白质的 pH，使它们都质子化来影响来自包被红细胞的抗体的放散。抗原和抗体通过静电键合相互吸引的能力丧失，并且可能通过类似电荷的排斥而被迫分开。蛋白质的三级结构可能会受到影响；氢（H^+）离子被吸引到天冬氨酸和谷氨酸上的羟基（OH^-）基团，导致分子展开，抗原和抗体之间的结构互补性丧失。 甘氨酸缓冲液的低 pH 促使抗体与红细胞分离；添加磷酸盐缓冲液可使酸性放散液恢复中性。
操作策略	不要使用甘氨酸处理过的红细胞检测 KEL（Kell）血型系统抗原；通过本程序这些抗原会变性。 持续的酸性可能导致试剂红细胞溶血。加入 BSA（1 份加至 4 份放散液）可以减少这种溶血。BSA 的添加还增加了放散抗体的稳定性，允许在需要时冰冻储存。
局限性	不想要的阳性反应： ● 红细胞洗涤不完全。 ● Matuhasi-Ogata 现象。 ● 在检测放散液之前未能去除颗粒物。 不想要的阴性反应： ● 未能正确调节放散液的 pH。 ● 技术不正确。
样品要求	用于放散研究的红细胞，如程序 4-A 所述洗涤。
设备 / 材料	甘氨酸：0.1mol/L（pH 3.0；冷藏保存）。 磷酸盐缓冲液：0.8mol/L（pH 8.2；冷藏保存）。 生理盐水（冷藏保存）。

续表

	石蕊试纸（pH 范围 =6～8）。 软木塞：尺寸 #2。 冰浴。
质量控制	从最终洗涤中保存上清液（见程序 4-A），以便与放散液进行平行检测。 在吸附放散联合研究中，保留等分的吸附红细胞样品（未包被）用于放散液的检测。

程序　使用以下步骤执行该程序：

<table>
<tr><th>步骤</th><th colspan="2">操作</th></tr>
<tr><td>1.</td><td colspan="2">使用前将所有试剂冷却至 4℃。</td></tr>
<tr><td>2.</td><td colspan="2">按照程序 4-A 中的说明洗涤红细胞。
注意：从最终洗涤中保存上清液，以便与放散液平行测试。</td></tr>
<tr><td>3.</td><td colspan="2">将 1 体积的压积红细胞放入 13mm×100mm 试管中。</td></tr>
<tr><td>4.</td><td colspan="2">加入 1 体积的冷盐水和 2 体积的甘氨酸溶液。</td></tr>
<tr><td>5.</td><td colspan="2">将试管塞住，放入冰浴中 1 分钟。</td></tr>
<tr><td>6.</td><td colspan="2">取下塞子，并立即以 1 000×g 的速度将试管离心 45 秒（或等效处理）。</td></tr>
<tr><td>7.</td><td colspan="2">将上清液转移到干净的试管中，加入 5～6 滴磷酸盐缓冲液。</td></tr>
<tr><td>8.</td><td colspan="2">在进行吸附或表型分型研究时，将红细胞洗涤 4 次，并用抗 -IgG 进行测试。</td></tr>
<tr><td rowspan="4">9.</td><td colspan="2">解读反应并按以下步骤进行：</td></tr>
<tr><td>如果 DAT 是……</td><td>那么……</td></tr>
<tr><td>阴性</td><td>● 用 IgG 包被的红细胞确认。
● 洗涤全部处理过的红细胞样品，用于表型分析或吸附。</td></tr>
<tr><td>阳性</td><td>程序可以再重复 1 次。</td></tr>
<tr><td>10.</td><td colspan="2">进行放散研究时，检查上清液的 pH，必要时通过添加更多磷酸盐缓冲液将 pH 调至 7.0。</td></tr>
<tr><td>11.</td><td colspan="2">离心去除中和后形成的沉淀并收集上清液。</td></tr>
<tr><td>12.</td><td colspan="2">使用第 2 章中描述的间接抗球蛋白试验方法之一，针对所需的红细胞检测放散液和最终洗涤上清液。
注意：稀释的蛋白溶液（如放散液）不稳定，应在制备后立即进行测试。如果需要储存，应使用牛血清白蛋白将蛋白质浓度调节至约 6g/dL。如此处理的放散液在冰冻时可保留其抗体活性数月。</td></tr>
</table>

续表

<table>
<tr><td rowspan="5">13.</td><td colspan="3">解释结果并按以下步骤进行：</td></tr>
<tr><td>如果放散液是……</td><td>最后洗涤上清液是……</td><td>那么……</td></tr>
<tr><td>反应的</td><td>不反应的</td><td>放散反应有效：
● 解读结果。</td></tr>
<tr><td>不反应的</td><td>不反应的</td><td>没有放散的抗体：
● 考虑被动 ABO 抗体或药物依赖性抗体。</td></tr>
<tr><td>反应的</td><td>反应的</td><td>放散反应无效：
● 重复步骤 1～13；可能需要在放散前额外洗涤红细胞。</td></tr>
</table>

参 考 文 献

Rekvig OP, Hannestad K. Acid elution of blood group antibodies from intact erythrocytes. Vox Sang 1977;33:280-5.

生效日期：

批准人：	印刷体姓名	签字	日期
实验室管理			
医学总监			
质量官			

4-F. 从基质中放散抗体

用途	提供使用冷酸溶液从红细胞基质制备无血红蛋白放散液的说明： ● 在自身抗体、同种抗体或药物引起的免疫性溶血的研究中。 ● 结合吸附技术： ○ 确认红细胞上是否存在某种抗原。 ○ 浓缩抗体。 ○ 从含有多种同种抗体的血清中分离纯化抗体。
背景信息	酸可能通过降低抗原和抗体蛋白质的 pH，使它们都质子化来影响来自包被红细胞的抗体的放散。抗原和抗体通过静电键合相互吸引的能力丧失，并且可能通过类似电荷的排斥而被迫分开。蛋白质的三级结构可能会受到影响；氢（H^+）离子被吸引到天冬氨酸和谷氨酸上的羟基（OH^-）基团，导致分子展开，抗原和抗体之间的结构互补性丧失。 甘氨酸缓冲液的低 pH 增强了抗体与红细胞的分离；添加磷酸盐缓冲液可恢复酸性放散液的中性。
操作策略	当需要无血红蛋白放散液时（例如，在使用吸附放散联合技术制备适用于所有 ABO 类型的分型试剂时）使用此程序。 持续的酸性可能导致试剂红细胞溶血。加入 BSA（1 份加至 4 份放散液）可以减少这种溶血。BSA 的添加还增加了放散抗体的稳定性，允许在需要时冰冻储存。 **注意**：毛地黄皂苷是一种刺激性物质，如果吞咽或通过皮肤吸附，可能会导致死亡。 如果吸入，移至新鲜空气处。如呼吸困难，给予输氧。 如果接触，立即用大量水冲洗眼睛或皮肤至少 15 分钟；脱去受污染的衣服。 被污染的衣物必须清洗后方可再次穿着。
局限性	不想要的阳性反应： ● 红细胞洗涤不完全。 ● Matuhasi-Ogata 现象。 ● 在检测放散液之前未能去除颗粒物。 不想要的阴性反应： ● 未能正确调节放散液的 pH。 ● 技术不正确。
样品要求	用于放散研究的红细胞，如程序 4-A 所述洗涤。

续表

设备/材料	毛地黄皂苷：0.5% wt/vol。 甘氨酸：0.1mol/L（pH 3.0）。 磷酸盐缓冲液：0.8mol/L（pH 8.2）。 生理盐水（冷藏保存）。 石蕊试纸（pH 范围 =6～8）。 软木塞：尺寸 #6。 带有一次性吸头的移液器，移取 0.5～1mL。 10mL 带刻度移液管。
质量控制	从最终洗涤中保存上清液（见程序 4-A），以便与放散液进行平行检测。 在吸附放散联合研究中，保留等分的吸附红细胞样品（未包被）用于放散液的检测。

程序 使用以下步骤执行该程序：

步骤	操作
1.	使用前将试剂加热至 37℃，并充分混合。
2.	按照程序 4-A 中的说明洗涤红细胞。 **注意：**保留最终洗涤的上清液（见程序 4-A），以便与放散液进行平行测试。
3.	在 16mm×100mm 试管中混合 1mL 红细胞和 9mL 生理盐水。
4.	加入 0.5mL 毛地黄皂苷。塞住试管并通过倒置混合，直到溶解完成（至少 1 分钟）。
5.	取下塞子并离心试管以沉积基质。丢弃上层。
6.	将基质洗涤至呈白色（至少洗涤 5 次）。每次洗涤以 1 000×*g* 离心 2 分钟（或等效处理）。
7.	丢弃上清液，加入 2mL 甘氨酸。
8.	塞住试管，反复颠倒混合至少 1 分钟。
9.	取下塞子并离心试管以去除颗粒物。
10.	将放散液转移到干净的试管中，加入 0.2mL 磷酸盐缓冲液。
11.	再次混合并离心去除任何沉淀并收集上清液。
12.	检查上清液的 pH，必要时通过添加更多磷酸盐缓冲液将 pH 调至 7.0。
13.	使用第 2 章中描述的间接抗球蛋白试验方法之一，针对所需的红细胞检测放散液和最终洗涤上清液。 **注意：**稀释的蛋白溶液（如放散液）不稳定，应在制备后立即进行测试。如果需要储存，应使用牛血清白蛋白将蛋白质浓度调节至约 6g/dL。如此处理的放散液在冰冻时可保留其抗体活性数月。

续表

14.	解释结果并按以下步骤进行：		
	如果放散液是……	**最后洗涤上清液是……**	**那么……**
	反应的	不反应的	放散反应有效： ● 解读结果。
	不反应的	不反应的	没有放散的抗体： ● 考虑被动 ABO 抗体或药物依赖性抗体。
	反应的	反应的	放散反应无效： ● 重复步骤 1～14；可能需要在放散前额外清洗红细胞 / 基质。

参 考 文 献

Araszkiewicz P, Huff SR, Szymanski IO. Modification of acid stromal elution for complete recovery of bound antibodies. Transfusion 1983;23:72-4.

Jenkins DE, Moore WH. A rapid procedure for the preparation of high-potency auto- and alloantibody eluates. Transfusion 1977;17:110-17.

生效日期：

批准人：	印刷体姓名	签字	日期
实验室管理			
医学总监			
质量官			

4-G. 用醚放散抗体

用途	提供使用醚从红细胞上放散 IgG 自身抗体和同种抗体的说明： ● 在自身抗体、同种抗体或药物引起的免疫性溶血的研究中。 ● 结合吸附技术： ○ 确认红细胞上是否存在某种抗原。 ○ 浓缩抗体。 ○ 从含有多种同种抗体的血清中分离纯化抗体。
背景信息	有机溶剂可能通过几种机制影响抗原抗体解离，包括： ● 抗体分子三级结构的改变。 ● 红细胞膜脂双层破裂。 ● 抗原和抗体之间吸引力的逆转。 前两种机制导致抗原和抗体之间结构互补性的丧失。
操作策略	醚是一种爆炸危险品、轻度皮肤刺激物和高浓度麻醉剂。因此，应遵循以下安全预防措施： ● 将大量有机溶剂储存在防爆冰箱或柜子中。少量（例如，120mL）可放在密闭容器中室温保存。 ● 当容器只剩四分之一溶剂时，丢弃有机溶剂。一些有机溶剂在储存过程中，可能是由于过氧化物的形成导致溶剂变成酸性。这可能解释从几乎空的容器中取出溶剂使用时，放散液有明显的非特异性活性。 ● 在远离热源、火焰和电源插座的通风良好的区域使用有机溶剂；首选结构合理的化学通风橱。
局限性	不想要的阳性反应： ● 红细胞洗涤不完全。 ● Matuhasi-Ogata 现象。 ● 有机溶剂去除不完全。 不想要的阴性反应： ● 有机溶剂去除不完全。 ● 技术不正确。
样品要求	用于放散研究的红细胞，如程序 4-A 所述洗涤。
设备 / 材料	乙醚：$C_4H_{10}O$（麻醉 / 试剂级）。 软木塞：尺寸 #2。 **注意**：使用有机溶剂制备放散液搅拌时，应使用软木塞。软木允许试管在搅拌过程中“呼吸”，从而最大限度地减少气体积聚，它可能会在移除塞子时导致内容物飞溅。 玻璃巴斯德移液器。

续表

质量控制	从最终洗涤中保存上清液（见程序 4-A），以便与放散液进行平行检测。 在吸附放散联合研究中，保留等分的吸附红细胞样品（未包被）用于放散液的检测。

程序 使用以下步骤执行该程序：

步骤	操作
1.	按照程序 4-A 中的说明洗涤红细胞。 **注意：**从最终洗涤中保存上清液，以便与放散液平行测试。
2.	在 13mm×100mm 试管中混合等体积的红细胞和乙醚。
3.	塞住试管并剧烈搅拌 1～2 分钟。
4.	取下塞子，将试管置于 37℃下 15 分钟。定时用搅拌棒搅拌。
5.	离心去除颗粒物。去除上层乙醚并丢弃。
6.	用玻璃巴斯德移液器，小心地将基质层下方被血红蛋白染色的放散液转移到干净的试管中。
7.	放置在 37℃下，使用巴斯德移液器定将空气吹入放散液中，便于去除残留的乙醚。
8.	当放散液不再有乙醚气味时，离心去除颗粒物并收集上清液。
9.	使用第 2 章中描述的间接抗球蛋白试验方法之一，针对所需的红细胞检测放散液和最终洗涤上清液。 **注意：**稀释的蛋白溶液（如放散液）不稳定，应在制备后立即进行测试。如果需要储存，应使用牛血清白蛋白将蛋白质浓度调节至约 6g/dL。如此处理的放散液在冰冻时可保留其抗体活性数月。
10.	解释结果并按以下步骤进行：

如果放散液是……	**最后洗涤上清液是……**	**那么……**
反应的	不反应的	放散反应有效： ● 解读结果。
不反应的	不反应的	没有放散的抗体： ● 考虑被动 ABO 抗体或药物依赖性抗体。
反应的	反应的	放散反应无效： ● 重复步骤 1～10；可能需要在放散前额外洗涤红细胞。

参考文献

Rubin H. Antibody elution from red blood cells. J Clin Path 1963;16:70-3.

Vos G. The evaluation of specific anti-G (CD) eluates obtained by a double adsorption and elution procedure. Vox Sang 1960;5:472-8.

生效日期：

批准人：	印刷体姓名	签字	日期
实验室管理			
医学总监			
质量官			

4-H. 冻融法放散抗体（Lui 法）

用途	提供放散 ABO 抗体的说明： ● 调查 ABO 胎儿和新生儿溶血病（hemolytic disease of the fetus and newborn，HDFN）。 ● 检测红细胞上的弱 A 和 B 抗原（结合吸附放散程序和多克隆抗体）。 ● 检测含血浆的组分或造血祖细胞受体中非 ABO 血型特异性的被动抗 -A 和 / 或抗 -B。
背景信息	当红细胞冻结时，细胞外冰晶形成，从周围吸收纯水，导致细胞外液的渗透压增加，然后吸引细胞内水分子。红细胞收缩，然后溶血。红细胞膜被破坏，导致抗原和抗体之间的结构互补性丧失。
操作策略	在研究 ABO HDFN 时，放散研究很少提供有用的附加信息。ABO HDFN 的诊断可以通过临床观察和证明母亲血浆与婴儿红细胞之间的 ABO 不相容性来进行。 在吸附放散联合程序中应使用多克隆抗 -A 和 / 或抗 -B，因为单克隆抗体可能会遇到不想要的阴性结果。有关选择高效价抗 -A 和抗 -B，请参阅程序 13-M。
局限性	不想要的阳性反应： ● 红细胞洗涤不完全。 ● Matuhasi-Ogata 现象。 ● 在检测放散液之前未能去除颗粒物。 不想要的阴性反应： ● 技术不正确。
样品要求	用于放散研究的红细胞，如程序 4-A 所述洗涤。
设备 / 材料	软木塞：尺寸 #2 或封口膜（Parafilm）。 −20℃或以下的冰箱。 配有温水的自来水龙头。 带有一次性吸头的移液器，移取 0.5mL。
质量控制	从最终洗涤中保存上清液（见程序 4-A），以便与放散液进行平行检测。 在吸附放散联合研究中，保留等分的吸附红细胞样品（未包被）用于放散液的检测。

程序 使用以下步骤执行该程序：

步骤	操作
1.	按照程序 4-A 中的说明洗涤红细胞。 **注意：**从最终洗涤中保存上清液，以便与放散液平行测试。

续表

2.	在13mm×100mm玻璃试管中将0.5mL红细胞与3滴等渗盐水混合。		
3.	用塞子塞住试管或用封口膜密封，然后旋转使红细胞涂覆玻璃表面。		
4.	在−20℃下放置10分钟。 **注意**：红细胞可以冷冻过夜。		
5.	在温热的自来水中快速解冻红细胞。		
6.	取下塞子或封口膜并离心试管，以去除颗粒物；然后收集上清液。		
7.	通过第2章中描述的直接凝集和/或间接抗球蛋白试验方法之一，针对所需的红细胞测试放散液和最终洗涤上清液。		
8.	解释结果并按以下步骤进行：		
	如果放散液是……	**最后洗涤上清液是……**	**那么……**
	反应的	不反应的	放散反应有效： ● 解读结果。
	不反应的	不反应的	没有放散的抗体。
	反应的	反应的	放散反应无效： ● 重复步骤1～8；可能需要在放散前额外洗涤红细胞。

参考文献

Feng CS, Kirkley KC, Eicher CA, de Jongh DS. The Lui elution technique: A simple and efficient procedure for eluting ABO antibodies. Transfusion 1985;25:433-4.

生效日期：

批准人：	**印刷体姓名**	**签字**	**日期**
实验室管理			
医学总监			
质量官			

4-I. 冻融法放散抗体（Wiener 法）

用途	提供使用有机溶剂结合冻融程序进行抗体放散的说明： ● 调查 ABO 胎儿和新生儿溶血病（HDFN）。 ● 检测红细胞上的弱 A 和 B 抗原（结合吸附放散程序和多克隆抗体）。 ● 检测含血浆组分或骨髓受体中非 ABO 型特异性的被动抗 -A 和 / 或抗 -B。
背景信息	该程序使用有机溶剂以及冰冻和解冻作用来分离抗原抗体复合物。有机溶剂可能通过几种机制影响抗原抗体解离，包括：①抗体分子三级结构的改变；②红细胞膜脂双层的破坏；③抗原和抗体之间吸引力的逆转。前两种机制导致抗原和抗体之间结构互补性的丧失。当红细胞冻结时，细胞外冰晶形成，从周围吸收纯水，导致细胞外液的渗透压增加，然后吸引细胞内水分子。红细胞收缩，然后溶血。红细胞膜被破坏，导致抗原和抗体之间的结构互补性丧失。
操作策略	因此，应遵循以下安全预防措施： ● 将大量有机溶剂储存在防爆冰箱或柜子中。少量（例如，120mL）可放在密闭容器中室温保存。 ● 当容器只剩四分之一溶剂时，丢弃有机溶剂。一些有机溶剂在储存过程中，可能是由于过氧化物的形成导致溶剂变成酸性。这可能解释从几乎空的容器中取出溶剂使用时，放散液有明显的非特异性活性。 ● 在远离热源、火焰和电源插座的通风良好的区域使用有机溶剂；首选结构合理的化学通风橱。 ● 将废弃乙醇储存在大型深色玻璃瓶中，并放在化学通风橱里。根据州和联邦指南进行处置。 在研究 ABO HDFN 时，放散研究很少提供有用的附加信息。ABO HDFN 的诊断可以通过临床观察和证明母亲血浆与婴儿红细胞之间的 ABO 不相容性来进行。 在吸附放散联合程序中应使用多克隆抗 -A 和 / 或抗 -B，因为单克隆抗体可能会遇到不想要的阴性结果。有关选择高效价抗 -A 和抗 -B，请参阅程序 13-M。
局限性	不想要的阳性反应： ● 红细胞洗涤不完全。 ● Matuhasi-Ogata 现象。 ● 在检测放散液之前未能去除颗粒物。 不想要的阴性反应： ● 技术不正确。
样品要求	用于放散研究的红细胞，如程序 4-A 所述洗涤。

续表

设备 / 材料	软木塞：尺寸 #2。 **注意：**使用有机溶剂制备放散液搅拌时，应使用软木塞。软木允许试管在搅拌过程中“呼吸”，从而最大限度地减少气体积聚，它可能会在移除塞子时导致内容物飞溅。 玻璃巴斯德移液器。 −20℃和−70℃的冰箱。 配有温水的自来水龙头。 6% BSA-PBS。 50% 乙醇：C_2H_5OH，1 份；蒸馏水，1 份。 带有一次性吸头的移液器，移取 0.5～1mL。 10mL 带刻度移液管。 **注意：**使用前将防爆冰箱冷冻室中的乙醇混合物冷却至−6℃。
质量控制	从最终洗涤中保存上清液（见程序 4-A），以便与放散液进行平行检测。 在吸附放散联合研究中，保留等分的吸附红细胞样品（未包被）用于放散液的检测。

程序 使用以下步骤执行该程序：

步骤	操作
1.	按照程序 4-A 中的说明洗涤红细胞。 **注意：**从最终洗涤中保存上清液，以便与放散液平行测试。
2.	将 1mL 洗涤的红细胞转移到塞住的 16mm×100mm 试管中，在−70℃下放置 10 分钟。
3.	在温热的自来水中快速解冻红细胞。
4.	加入 10mL 冷乙醇。用软木塞塞住试管，颠倒混合均匀，将试管置于−20℃下 1 小时。
5.	离心去除颗粒物并丢弃上清液。
6.	用涂抹棒打碎红细胞基质，用蒸馏水洗涤 1 次。离心去除颗粒物并完全丢弃上清液。
7.	加入 1mL 6% BSA-PBS 并混合均匀，使用涂抹棒打碎基质。
8.	在 37℃下孵育 1 小时。
9.	离心去除颗粒物并收集上清液。
10.	使用第 2 章中描述的直接凝集和 / 或间接抗球蛋白试验方法之一，针对所需的红细胞测试放散液和最终洗涤上清液。

续表

11.	解释结果并按以下步骤进行：		
	如果放散液是……	**最后洗涤上清液是……**	**那么……**
	反应的	不反应的	放散反应有效： ● 解读结果。
	不反应的	不反应的	没有放散的抗体。
	反应的	反应的	放散反应无效： ● 重复步骤 1～11；可能需要在放散前额外洗涤红细胞。

参 考 文 献

Wiener W. Eluting red-cell antibodies: A procedure and its application. Br J Haematol 1957;3:276.

生效日期：

批准人：	**印刷体姓名**	**签字**	**日期**
实验室管理			
医学总监			
质量官			

4-J. 热放散抗体

用途	提供使用热放散的说明： ● 调查 ABO 胎儿和新生儿溶血病（HDFN）。 ● 检测红细胞上的弱 A 和 B 抗原（结合吸附放散程序和多克隆抗体）。
背景信息	形成抗体 - 抗原复合物的放热反应可由以下公式表示： **Ag+Ab ⇋［AgAb］+ 卡路里** 因此，温度的升高导致平衡向左移动或抗体 - 抗原复合物［AgAb］解离。
操作策略	在研究 ABO HDFN 时，放散研究很少提供有用的附加信息。ABO HDFN 的诊断可以通过临床观察和证明母亲血浆与婴儿红细胞之间的 ABO 不相容性来进行。 在吸附放散联合程序中应使用多克隆抗 -A 和 / 或抗 -B，因为单克隆抗体可能会遇到不想要的阴性结果。有关选择高效价抗 -A 和抗 -B，请参阅程序 13-M。
局限性	不想要的阳性反应： ● 红细胞洗涤不完全。 ● Matuhasi-Ogata 现象。 不想要的阴性反应： ● 技术不正确。
样品要求	用于放散研究的红细胞，如程序 4-A 所述洗涤。
设备 / 材料	6% BSA-PBS 涂抹棒 56℃的水浴
质量控制	从最终洗涤中保存上清液（见程序 4-A），以便与放散液进行平行检测。 在吸附放散联合研究中，保留等分的吸附红细胞样品（未包被）用于放散液的检测。

程序　使用以下步骤执行该程序：

步骤	操作
1.	按照程序 4-A 中的说明洗涤红细胞。 **注意：**为了最佳地回收冷反应性抗体，应将红细胞在冰冷的生理盐水中洗涤，以防止结合的抗体在放散前解离。 从最终洗涤中保存上清液，以便与放散液进行平行检测。
2.	将等体积的 6% BSA-PBS 和红细胞混合。
3.	在 56℃下孵育 10 分钟，用涂抹棒定期搅拌。

续表

4.	使用加热的离心机（如果有）离心去除颗粒物，并收集上清液。		
5.	使用第 2 章中描述的直接凝集和 / 或间接抗球蛋白试验方法之一，针对所需的红细胞测试放散液和最终洗涤上清液。		
6.	解释结果并按以下步骤进行：		
	如果放散液是……	**最后洗涤上清液是……**	**那么……**
	反应的	不反应的	放散反应有效： ● 解读结果。
	不反应的	不反应的	没有放散的抗体。
	反应的	反应的	放散反应无效： ● 重复步骤 1～6；可能需要在放散前额外洗涤红细胞。

参考文献

Landsteiner K, Miller CP. Serological studies on the blood of primates. 2. The blood groups in anthropoid apes. J Exp Med 1925;42:853-62.

Judd WJ. Elution: Dissociation of antibody from red blood cells: Theoretical and practical considerations. Transfus Med Rev 1999;13:297–310.

生效日期：

批准人：	印刷体姓名	签字	日期
实验室管理			
医学总监			
质量官			

4-K. 用二氯甲烷放散抗体

用途	提供使用二氯甲烷从红细胞上放散 IgG 自身抗体和同种抗体的说明： ● 在自身抗体、同种抗体或药物引起的免疫性溶血的研究中。 ● 结合吸附技术： ○ 确认红细胞上是否存在某种抗原。 ○ 浓缩抗体。 ○ 从含有多种同种抗体的血清中分离纯化抗体。
背景信息	有机溶剂可能通过几种机制影响抗原抗体解离，包括： ● 抗体分子三级结构的改变。 ● 红细胞膜脂双层破裂。 ● 抗原和抗体之间吸引力的逆转。 前两种机制导致抗原和抗体之间结构互补性的丧失。
操作策略	高浓度的二氯甲烷是一种麻醉剂。因此，应遵循以下安全预防措施： ● 将大量有机溶剂储存在防爆冰箱或柜子中。少量（例如，120mL）可放在密闭容器中室温保存。 ● 当容器只剩四分之一溶剂时，丢弃有机溶剂。一些有机溶剂在储存过程中，可能是由于过氧化物的形成导致溶剂变成酸性。这可能解释从几乎空的容器中取出溶剂使用时，放散液有明显的非特异性活性。 ● 在远离热源、火焰和电源插座的通风良好的区域使用有机溶剂；首选结构合理的化学通风橱。 ● 让有机溶剂能在大型深色玻璃容器中蒸发，并保存在化学通风橱里。根据州和联邦指南进行处置。
局限性	不想要的阳性反应： ● 红细胞洗涤不完全。 ● Matuhasi-Ogata 现象。 ● 有机溶剂去除不完全。 不想要的阴性反应： ● 有机溶剂去除不完全。 ● 技术不正确。
样品要求	用于放散研究的红细胞，如程序 4-A 所述洗涤。
设备 / 材料	22% 或 30% 牛血清白蛋白（BSA）。 二氯甲烷（dichloromethane）：CH_2Cl_2。 软木塞：尺寸 #2。 **注意：**使用有机溶剂制备散液搅拌时，应使用软木塞。软木允许试管在搅拌过程中“呼吸”，从而最大限度地减少气体积聚，它可能会在移除塞子时导致内容物飞溅。 玻璃巴斯德移液器。

续表

质量控制	从最终洗涤中保存上清液(见程序 4-A),以便与放散液进行平行检测。 在吸附放散联合研究中,保留等分的吸附红细胞样品(未包被)用于放散液的检测。

程序 使用以下步骤执行该程序:

<table>
<tr><th>步骤</th><th colspan="3">操作</th></tr>
<tr><td>1.</td><td colspan="3">按照程序 4-A 中的说明洗涤红细胞。
注意:从最终洗涤中保存上清液,以便与放散液平行测试。</td></tr>
<tr><td>2.</td><td colspan="3">混合 1mL 红细胞、1mL 生理盐水和 2mL 二氯甲烷。</td></tr>
<tr><td>3.</td><td colspan="3">塞住试管,轻轻搅拌 1 分钟混合。</td></tr>
<tr><td>4.</td><td colspan="3">取下塞子,并以 1 000×g 的速度将试管离心 10 分钟(或等效处理)。</td></tr>
<tr><td>5.</td><td colspan="3">用巴斯德玻璃移液器去除下层的二氯甲烷并丢弃。</td></tr>
<tr><td>6.</td><td colspan="3">将试管置于 56℃下 10 分钟,并用涂抹棒定期搅拌。</td></tr>
<tr><td>7.</td><td colspan="3">以 1 000×g 离心 10 分钟(或等效处理)并收集上清液。</td></tr>
<tr><td>8.</td><td colspan="3">使用第 2 章中描述的直接凝集和 / 或间接抗球蛋白试验方法之一,针对所需的红细胞测试放散液和最终洗涤上清液。</td></tr>
<tr><td rowspan="5">9.</td><td colspan="3">解释结果并按以下步骤进行:</td></tr>
<tr><td>如果放散液是……</td><td>最后洗涤上清液是……</td><td>那么……</td></tr>
<tr><td>反应的</td><td>不反应的</td><td>放散反应有效:
● 解读结果。</td></tr>
<tr><td>不反应的</td><td>不反应的</td><td>没有放散的抗体:
● 考虑被动 ABO 抗体或药物依赖性抗体。</td></tr>
<tr><td>反应的</td><td>反应的</td><td>放散反应无效:
● 重复步骤 1～9;可能需要在放散前额外洗涤红细胞。</td></tr>
</table>

参 考 文 献

Ellisor SS, Papenfus L, Sugasawara E, Azzi R. Dichloromethane (DCM) elution procedure (abstract). Transfusion 1982;22:409.

生效日期：

批准人：	印刷体姓名	签字	日期
实验室管理			
医学总监			
质量官			

4-L. 用微波放散抗体

用途	提供一种使用微波进行抗体放散的方法： ● 调查 ABO 胎儿和新生儿溶血病（HDFN）。 ● 检测红细胞上的弱 A 和 B 抗原（结合吸附放散程序和多克隆抗体）。
背景信息	形成抗体 - 抗原复合物的放热反应可由以下公式表示： **Ag+Ab ⇋［AgAb］+ 卡路里** 因此，温度的升高导致平衡向左移动或抗体 - 抗原复合物［AgAb］解离。
操作策略	确保恒定的最终输出温度、红细胞悬液的准确性和放散前的冷却是至关重要的。 在研究 ABO HDFN 时，放散研究很少提供有用的附加信息。ABO HDFN 的诊断可以通过临床观察和证明母亲血浆与婴儿红细胞之间的 ABO 不相容性来进行。 在吸附放散联合程序中应使用多克隆抗 -A 和 / 或抗 -B，因为单克隆抗体可能会遇到不想要的阴性结果。有关选择高效价抗 -A 和抗 -B，请参阅程序 13-M。
局限性	不想要的阳性反应： ● 红细胞洗涤不完全。 ● Matuhasi-Ogata 现象。 不想要的阴性反应： ● 技术不正确。
样品要求	用于放散研究的红细胞，如程序 4-A 所述洗涤。
设备 / 材料	渐变锥形离心管：10～15mL 容量。12mm×75mm 聚丙烯管。 微波炉使用 2 450MHz 微波炉（任何传统微波炉）。使用前如下校准： ● 将塑料试管架放入微波炉中并标记其位置。试管架总是放在该位置。 ● 用生理盐水制备精确 50% 的红细胞悬液。将 2mL 等分分配到 12mm×75mm 聚丙烯管中。将试管放入正在融化的冰中 5 分钟。 ● 使用恒定的功率设置并改变时间，以测试试管架内的不同位置。取下试管以测量最终输出温度。 **注意：**样品必须单独微波加热。 ● 标记这些试管位置，并记录最终输出温度在 56℃和 62℃之间的时间设置。在进行微波放散时使用这些位置。
质量控制	从最终洗涤中保存上清液（见程序 4-A），以便与放散液进行平行检测。 在吸附放散联合研究中，保留等分的吸附红细胞样品（未包被）用于放散液的检测。

程序 使用以下步骤执行该程序：

步骤	操作		
1.	按照程序 4-A 中的说明洗涤红细胞。 **注意：**从最终洗涤中保存上清液，以便与放散液平行测试。		
2.	将 1mL 红细胞置于 10～15mL 渐变锥形离心管中。将生理盐水注入试管并以 1 000×*g*（或等效处理）离心 10 分钟。		
3.	去除上清液并加入足够的生理盐水以产生 50% 的红细胞悬液。		
4.	将 2mL 50% 红细胞放入 12mm×75mm 的聚丙烯管中，放入正在融化的冰中 5 分钟。		
5.	将聚丙烯管放置在预定的试管架位置，并使用既定的时间和功率设置暴露于微波中。		
6.	离心去除颗粒物并收集上清液。		
7.	使用第 2 章中描述的直接凝集和 / 或间接抗球蛋白试验方法之一，针对所需的红细胞测试放散液和最终洗涤上清液。		
8.	解释结果并按以下步骤进行：		
	如果放散液是……	**最后洗涤上清液是……**	**那么……**
	反应的	不反应的	放散反应有效： ● 解读结果。
	不反应的	不反应的	没有放散的抗体。
	反应的	反应的	放散反应无效： ● 重复步骤 1～8；可能需要在放散前额外洗涤红细胞。

参 考 文 献

Meier TJ, Wilkinson SL, Utz G. Elution of antibody from sensitized red blood cells using a conventional microwave oven (abstract). Transfusion 1983;23:411.

生效日期：

批准人：	印刷体姓名	签字	日期
实验室管理			
医学总监			
质量官			

4-M. 放散来自胎盘组织的抗体

用途	提供一种从胎盘组织中回收抗体的方法。 ● 制备大量用于表型分型的抗体。
背景信息	胎盘是大量的免疫球蛋白的来源。从同种免疫妊娠中获得的胎盘，可用于制备大量无血红蛋白的、用于表型分型的特异性抗体。 酸可能通过降低抗原和抗体蛋白质的 pH，使它们都质子化影响来自包被红细胞的抗体的放散。抗原和抗体通过静电键合相互吸引的能力丧失，并且可能通过类似电荷的排斥而被迫分开。蛋白质的三级结构可能会受到影响；氢（H^+）离子被吸引到天冬氨酸和谷氨酸上的羟基（OH^-）基团，导致分子展开，抗原和抗体之间的结构互补性丧失。
操作策略	持续的酸性可能会导致试剂红细胞溶血；添加 BSA（1 份加至 4 份放散液）可能会减少这种溶血。BSA 的添加还增加了放散抗体的稳定性，允许在需要时冰冻储存。 **注意**：毛地黄皂苷是一种刺激性物质，如果吞咽或通过皮肤吸附，可能会导致死亡。 如果吸入，移至新鲜空气处。如呼吸困难，给予输氧。 如果接触，立即用大量水冲洗眼睛或皮肤至少 15 分钟；脱去受污染的衣服。 被污染的衣物必须清洗后方可再次穿着。
局限性	不想要的阳性反应： ● 在检测放散液之前未能去除颗粒物。 不想要的阴性反应： ● 未能正确调节放散液的 pH。 ● 技术不正确。
样品要求	来自同种免疫妊娠的胎盘。胎盘组织应新鲜且未经固定，但可以用生理盐水覆盖，以便运送到实验室。解剖成立方体（单面约 $2cm^2$）。
设备 / 材料	30% 牛血清白蛋白（BSA） 毛地黄皂苷：0.5% wt/vol。 甘氨酸：0.1mol/L（pH 3.0）。 磷酸盐缓冲液：0.8mol/L（pH 8.2）。 生理盐水（冷藏保存）。 石蕊试纸（pH 范围 =6～8）。 食品搅拌机。 100mL 和 1L 量筒；1L 烧瓶。 RC-3C 冷冻离心机。
质量控制	检查放散抗体的特异性和效价。所用试剂的效价应≥8。

程序 使用以下步骤执行该程序：

步骤	操作	
1.	使用前将试剂加热至37℃，并充分混合。	
2.	离心胎盘并收集上清液。 **注意：**这是可以评估其抗体活性的血清来源。	
3.	将残留组织放入搅拌机中，加入100mL毛地黄皂苷和200mL生理盐水。将组织均匀打碎成精细乳液。	
4.	离心压紧残留物（10分钟1 000×*g*或等效处理）。丢弃上层清液。	
5.	用生理盐水清洗残留物质4次。确保在每次洗涤过程中与生理盐水充分混合。	
6.	加入400mL甘氨酸，在搅拌机中搅拌1分钟。	
7.	在室温下静置10分钟，然后再次混合。	
8.	以1 000×*g*离心10分钟（或等效处理）并收集上清液。	
9.	每10mL放散液加入1mL 0.8mol/L磷酸盐缓冲液，混匀。检查pH，必要时使用1mol/L NaOH或1mol/L HCl调节至pH 7.0±0.5。	
10.	以1 000×*g*离心10分钟（或等效处理）并收集上清液。	
11.	每10mL放散液添加2mL 30%牛血清白蛋白。	
12.	使用30分钟孵育和抗-IgG，做生理盐水间接抗球蛋白试验（IAT），检测特异性和效价（滴度）。请参阅第2章和程序2-I和10-D。	
13.	请按以下说明操作：	
14.	**如果……**	**那么……**
	效价≥8且特异性得到确认	做合适的等分分装，并在−20℃以下储存，以备将来测试。
	无法确认特异性，或效价<8	放散液不适合用于表型确认，但可用于筛查目的。

参考文献

Moulds JJ, Mallory D, Zodin V. Placental eluates: An economical source of antibodies (abstract). Transfusion 1978;18:388.

生效日期：

批准人：	印刷体姓名	签字	日期
实验室管理			
医学总监			
质量官			

4-N. 使用超声放散抗体

用途	提供使用超声进行放散的说明： ● 调查 ABO 胎儿和新生儿溶血病（HDFN）。 ● 检测红细胞上的弱 A 和 B 抗原（结合吸附放散程序和多克隆抗体）。 ● 检测含血浆的组分或造血祖细胞受体中非 ABO 血型特异性的被动抗 -A 和 / 或抗 -B。
背景信息	高频声波引起流体内压力的快速变化，从而形成微小的气泡。当这些气泡长到临界尺寸时，它们会内爆，产生冲击波，施加相当大的剪切力。抗体分子从红细胞上被摇掉。
操作策略	在研究 ABO HDFN 时，放散研究很少提供有用的附加信息。ABO HDFN 的诊断可以通过临床观察和证明母亲血浆与婴儿红细胞之间的 ABO 不相容性来进行。 在吸附放散联合程序中应使用多克隆抗 -A 和 / 或抗 -B，因为单克隆抗体可能会遇到不想要的阴性结果。有关选择高效价抗 -A 和抗 -B，请参阅程序 13-M。
局限性	不想要的阳性反应： ● 红细胞洗涤不完全。 ● Matuhasi-Ogata 现象。 不想要的阴性反应： ● 技术不正确。
样品要求	用于放散研究的红细胞，如程序 4-A 所述洗涤。
设备 / 材料	6% BSA-PBS。 涂抹棒。 超声波清洗浴。 带有一次性吸头的移液器，移取 1mL。
质量控制	从最终洗涤中保存上清液（见程序 4-A），以便与放散液进行平行检测。 在吸附放散联合研究中，保留等分的吸附红细胞样品（未包被）用于放散液的检测。

程序 使用以下步骤执行该程序：

步骤	操作
1.	按照程序 4-A 中的说明洗涤红细胞。 **注意：**从最终洗涤中保存上清液，以便与放散液平行测试。
2.	将 1mL 6% BSA-PBS 和 1mL 红细胞混合。

续表

<table>
<tr><td>3.</td><td colspan="3">将试管放置在超声波浴槽的中心，保持试管在浴槽的底部。将试管保持在此位置并超声处理约 1 分钟。在此期间，用涂抹棒混合试管的内容物。</td></tr>
<tr><td>4.</td><td colspan="3">离心去除颗粒物并收集上清液。</td></tr>
<tr><td>5.</td><td colspan="3">通过第 2 章中描述的直接凝集和 / 或间接抗球蛋白试验方法之一，针对所需的红细胞测试放散液和最终洗涤上清液。</td></tr>
<tr><td rowspan="5">6.</td><td colspan="3">解释结果并按以下步骤进行：</td></tr>
<tr><td>如果放散液是……</td><td>最后洗涤上清液是……</td><td>那么……</td></tr>
<tr><td>反应的</td><td>不反应的</td><td>放散反应有效：
● 解读结果。</td></tr>
<tr><td>不反应的</td><td>不反应的</td><td>没有放散的抗体。</td></tr>
<tr><td>反应的</td><td>反应的</td><td>放散反应无效：
● 重复步骤 1～6；可能需要在放散前额外洗涤红细胞。</td></tr>
</table>

参 考 文 献

Bird GWG, Wingham J. A new procedure for elution of erythrocyte-bound antibody. Acta Haematol 1972;47:344-7.

Jimerfield CA. A rapid and simple procedure for preparing red cell eluates using ultrasound. Am J Med Technol 1977;43:187-9.

生效日期：

批准人：	**印刷体姓名**	**签字**	**日期**
实验室管理			
医学总监			
质量官			

4-O. 用二甲苯 /D- 柠檬烯放散抗体

用途	提供使用二甲苯或 D- 柠檬烯从红细胞上放散 IgG 自身抗体和同种抗体的说明： ● 在自身抗体、同种抗体或药物引起的免疫性溶血的研究中。 ● 结合吸附技术： ○ 确认红细胞上是否存在某种抗原。 ○ 浓缩抗体。 ○ 从含有多种同种抗体的血清中分离纯化抗体。
背景信息	有机溶剂可能通过几种机制影响抗原抗体解离，包括： ● 抗体分子三级结构的改变。 ● 红细胞膜脂双层破裂。 ● 抗原和抗体之间吸引力的逆转。 前两种机制导致抗原和抗体之间结构互补性的丧失。
操作策略	二甲苯具有致癌性、易燃性（但低于乙醚）和高浓度时的麻醉性。D- 柠檬烯具有皮肤刺激性，但毒性小于二甲苯。因此，应遵循以下安全预防措施： ● 将大量有机溶剂储存在防爆冰箱或柜子中。少量（例如，120mL）可放在密闭容器中室温保存。 ● 当容器只剩四分之一溶剂时，丢弃有机溶剂。一些有机溶剂在储存过程中，可能是由于过氧化物的形成导致溶剂变成酸性。这可能解释从几乎空的容器中取出溶剂使用时，放散液有明显的非特异性活性。 ● 在远离热源、火焰和电源插座的通风良好的区域使用有机溶剂；首选结构合理的化学通风橱。 ● 让有机溶剂能在大型深色玻璃容器中蒸发，并保存在化学通风橱里。根据州和联邦指南进行处置。
局限性	不想要的阳性反应： ● 红细胞洗涤不完全。 ● Matuhasi-Ogata 现象。 ● 有机溶剂去除不完全。 不想要的阴性反应： ● 有机溶剂去除不完全。 ● 技术不正确。
样品要求	用于放散研究的红细胞，如程序 4-A 所述洗涤。

续表

设备/材料	22%或30%牛血清白蛋白（BSA）。 D-柠檬烯或二甲苯：$C_{10}H_{16}$ 或 $C_6H_4(CH_3)_2$（试剂级）。 软木塞：尺寸#2。 **注意：**使用有机溶剂制备放散液搅拌时，应使用软木塞。软木允许试管在搅拌过程中“呼吸”，从而最大限度地减少气体积聚，它可能会在移除塞子时导致内容物飞溅。 玻璃巴斯德移液器。

程序 使用以下步骤执行该程序：

步骤	操作
1.	按照程序4-A中的说明洗涤红细胞。 **注意：**从最终洗涤中保存上清液，以便与放散液平行测试。
2.	混合等体积的红细胞和二甲苯或D-柠檬烯。
3.	塞住试管并搅拌1～2分钟。
4.	在56℃下孵育10分钟，用涂抹棒定期搅拌。
5.	1 000×*g* 离心10分钟（或等效处理）。通过真空抽吸去除上层二甲苯（或D-柠檬烯）和基质。用玻璃移液管收集放散液。
6.	为了最大限度地减少由于残留有机溶剂引起的溶血，在用红细胞进行测试之前，将1滴牛血清白蛋白添加到2滴放散液中。
7.	解释结果并按以下步骤进行：

如果放散液是……	最后洗涤上清液是……	那么……
反应的	不反应的	放散反应有效： ● 解读结果。
不反应的	不反应的	没有放散的抗体： ● 考虑被动ABO抗体或药物依赖性抗体。
反应的	反应的	放散反应无效： ● 重复步骤1～7；可能需要在放散前额外洗涤红细胞。

参 考 文 献

Bueno R, Garratty G, Postoway N. Elution of antibody from red blood cells using xylene, a superior procedure. Transfusion 1981;21:157-62.

Chan-Shu SA, Blair O. A new procedure of antibody elution from red blood cells. Transfusion 1979;19:182-5.

Deisting B, Douglas D, Ellisor S. D-Limonene: A xylene substitute for elution procedures (abstract). Transfusion 1986;26:549.

Garratty G, O'Neill P. Overcoming lysis of test red cells following xylene elution (letter). Transfusion 1986;26:487.

生效日期：

批准人：	印刷体姓名	签字	日期
实验室管理			
医学总监			
质量官			

4-P. 使用EDTA-甘氨酸-HCl从细胞上解离IgG

用途	提供在不损害红细胞膜抗原完整性的情况下从红细胞解离IgG的说明： ● 将直接抗球蛋白试验（DAT）阳性红细胞变成DAT阴性，从而允许使用需要间接抗球蛋白试验（IAT）（例如，抗-S、抗-Fy[a]）的抗血清进行表型分型。 ● 处理IgG包被的红细胞用于自身吸附。
背景信息	酸可能通过降低抗原和抗体蛋白质的pH，使它们都质子化来影响来自包被红细胞的抗体的放散。抗原和抗体通过静电键合相互吸引的能力丧失，并且可能通过类似电荷的排斥而被迫分开。蛋白质的三级结构可能会受到影响；氢（H^+）离子被吸引到天冬氨酸和谷氨酸上的羟基（OH^-）基团，导致分子展开，抗原和抗体之间的结构互补性丧失。
操作策略	不要使用酸处理过的红细胞做KEL（Kell）血型系统抗原检测；通过本程序这些抗原会变性。
局限性	未能解离IgG： ● 技术不正确。 ● 使用错误的试剂。 **注意**：使用此技术，大约80%的IgG包被的红细胞样品可以变成DAT阴性。
样品要求	取IgG包被的红细胞0.1mL，使用生理盐水中洗涤3次。
设备/材料	Na_2EDTA：10% wt/vol。 甘氨酸：0.1mol/L（pH 1.5）。 三（羟甲基）氨基甲烷[tris（hydroxymethyl）aminomethane，TRIS]碱：1mol/L。 带有一次性吸头的移液器，移取0.1～1mL。
质量控制	使用抗球蛋白反应性抗血清进行表型分型时： ● 取已知携带单剂量被研究抗原的红细胞等分试样，与测试样品平行处理。 ● 使用处理过的红细胞和6% BSA-PBS进行IAT对照。

程序 使用以下步骤执行该程序：

步骤	操作
1.	在16mm×100mm试管中混合0.8mL甘氨酸-HCl和0.2mL EDTA。
2.	立即加入0.1mL洗涤过的压积红细胞，混合均匀。
3.	在室温下孵育不超过2分钟。
4.	立即加入0.2mL TRIS碱。

续表

5.	用生理盐水洗涤红细胞 3 次。	
6.	在生理盐水中按 1 滴 3%～5% 的洗涤红细胞加 2 滴抗 -IgG 配制： ● 混合并离心。 ● 轻摇细胞扣。 ● 肉眼检查是否有凝集。 ● 对结果分级和记录。	
7.	**如果 DAT 是……**	**那么……**
	阴性	用 IgG 包被的红细胞确认。
	阳性	程序可以再重复 1 次。

参 考 文 献

Louie J, Jiang A, Zaroulis C. Preparation of intact antibody-free red blood cells in autoimmune hemolytic anemia (abstract). Transfusion 1986;26: 550.

生效日期：

批准人：	**印刷体姓名**	**签字**	**日期**
实验室管理			
医学总监			
质量官			

4-Q. 使用二磷酸氯喹从细胞中解离 IgG

用途	提供在不损害红细胞膜抗原完整性的情况下从红细胞解离 IgG 的说明： ● 将直接抗球蛋白试验（DAT）阳性红细胞变成 DAT 阴性，从而允许使用需要间接抗球蛋白试验（IAT）（例如，抗 -S、抗 -Fy[a]）的抗血清进行表型分型。
背景信息	二磷酸氯喹在不破坏红细胞膜抗原的情况下导致结合抗体的放散。最可能的机制涉及中和氨基酸上的带电基团，这些带电基团控制抗体分子的三级结构（即涉及分子间键合的 R 基团）。
操作策略	孵育时间在室温（RT）下不超过 2 小时，或在 37℃下不超过 30 分钟，延长孵育时间可能导致抗原变性。 不要在直接凝集试验中使用氯喹处理的红细胞，特别是 RH 表型，因为可能会发生不想要的阴性反应。
局限性	未能解离 IgG： ● 技术不正确。 ● 使用错误的试剂。 **注意**：使用技术，大约 80% 的 IgG 包被的红细胞样品可以变成 DAT 阴性。在其他情况下，IgG 的放散可以通过在 37℃下孵育来促进；然而，应以 5 分钟间隔用抗 -IgG 检测红细胞，并且在 37℃下的总孵育时间不应超过 30 分钟。
样品要求	取 IgG 包被的红细胞 0.2mL，用生理盐水中洗涤 3 次。
设备 / 材料	二磷酸氯喹（20% wt/vol）。 抗人球蛋白（AHG）：抗 -IgG。 IgG 包被的红细胞。 带有一次性吸头的移液器，移取 0.2～1mL。
质量控制	与测试样品平行处理，已知携带单剂量被研究抗原的红细胞等分试样。 使用抗球蛋白反应性抗血清进行表型分型时，采用经处理的红细胞和 6% BSA-PBS 进行 IAT 对照。

RT（室温）程序　使用以下步骤在室温执行该程序：

步骤	操作
1.	用生理盐水清洗红细胞 4 次。
2.	将 0.2mL 洗涤的红细胞和 0.8mL 二磷酸氯喹混合。
3.	在室温下孵育 30 分钟。
4.	取出少量红细胞，用生理盐水洗涤 4 次。

续表

<table>
<tr><td>5.</td><td colspan="2">在生理盐水中按 1 滴 3%～5% 的洗涤红细胞加 2 滴抗 -IgG 配制：
● 混合并离心。
● 轻摇细胞扣。
● 肉眼检查是否有凝集。
● 对结果分级和记录。</td></tr>
<tr><td rowspan="4">6.</td><td colspan="2">解读反应并按以下步骤进行：</td></tr>
<tr><td>如果 DAT 是……</td><td>那么……</td></tr>
<tr><td>阴性</td><td>● 用 IgG 包被的红细胞确认。
● 洗涤全部处理过的红细胞样品，用抗血清定型，在 IAT 中备用。</td></tr>
<tr><td>阳性</td><td>以 30 分钟的间隔重复步骤 3，最多 2 小时。</td></tr>
</table>

37℃程序　使用以下步骤在 37℃执行该程序：

<table>
<tr><th>步骤</th><th colspan="2">操作</th></tr>
<tr><td>1.</td><td colspan="2">用生理盐水清洗红细胞 4 次。</td></tr>
<tr><td>2.</td><td colspan="2">将 0.2mL 洗涤的红细胞和 0.8mL 二磷酸氯喹混合。</td></tr>
<tr><td>3.</td><td colspan="2">在 37℃下孵育 5 分钟。</td></tr>
<tr><td>4.</td><td colspan="2">取出少量红细胞，用生理盐水洗涤 4 次。</td></tr>
<tr><td>5.</td><td colspan="2">在生理盐水中按 1 滴 3%～5% 的洗涤红细胞加 2 滴抗 -IgG 配制：
● 混合并离心。
● 轻摇细胞扣。
● 肉眼检查是否有凝集。
● 对结果分级和记录。</td></tr>
<tr><td rowspan="4">6.</td><td colspan="2">解读反应并按以下步骤进行：</td></tr>
<tr><td>如果 DAT 是……</td><td>那么……</td></tr>
<tr><td>阴性</td><td>● 用 IgG 包被的红细胞确认。
● 洗涤全部处理过的红细胞样品，用抗血清定型，在 IAT 中备用。</td></tr>
<tr><td>阳性</td><td>以 5 分钟的间隔重复步骤 3，最多 30 分钟。</td></tr>
</table>

参 考 文 献

Edwards JM, Moulds JJ, Judd WJ. Chloroquine diphosphate dissociation of antigen-antibody complexes: A new technique for phenotyping red cells with a positive direct antiglobulin test. Transfusion 1982;22:59-61.

生效日期：

批准人：	印刷体姓名	签字	日期
实验室管理			
医学总监			
质量官			

第 5 章　细胞分离方法

免疫血液学中使用的红细胞分离方法通常需要：①差异凝集结合沉淀或慢速离心；或②高速差异离心。前者特别适用于研究由罕见遗传性疾病引起的红细胞镶嵌现象，例如嵌合体和双精入卵，或由造血干细胞移植人为引起的。根据两群（很少更多）红细胞之间的血型表型差异，使用凝集性抗血清分离红细胞。第 13 章介绍了基于 ABO 血型差异，分离混合细胞群体的方法，而本章包括基于其他多态性的分离方法。高速离心用于在最近接受输血的患者，从自身红细胞中分离同源红细胞。该程序使用的原理是，新形成的自身红细胞（即网织红细胞）的比重，低于输注的储存红细胞；在离心过程中，密度较低的细胞迁移到红细胞柱的顶部。收集的网织红细胞可以做直接抗球蛋白试验、表型分型或自身吸附。有关输血前检测要求的更多信息，感兴趣的读者请参考以下资料。

推 荐 阅 读

Cohn CS, Delaney M, Johnson ST, Katz LM, eds. Technical manual. 20th ed. Bethesda, MD: AABB, 2020 (or current edition).

Garratty G. Predicting the clinical significance of alloantibodies and determining the in vivo survival of transfused red cells. In: Judd WJ, Barnes A, eds. Clinical and serological aspects of transfusion reactions. Arlington VA: AABB, 1982:91-119.

Mougey R. Red cell separation techniques and their applications. In: Myers M, Reynolds A, eds. Micromethods in blood group serology. Arlington, VA: AABB, 1984:19-36.

Race R, Sanger R. Blood groups in man. 6th ed. Oxford, UK: Blackwell Scientific Publications, 1975.

Wallas CH, Tanley PC, Gorrell LP. Recovery of autologous erythrocytes in transfused patients. Transfusion 1980;20:332-6.

5-A. 通过直接离心收集自身红细胞

用途	提供使用高速微量血细胞比容离心法，在最近输血的受者中，从供者红细胞中分离自身红细胞的说明。分离的自身红细胞可用于： ● 表型分型 ● 自身吸附研究 ● 直接抗球蛋白试验
背景信息	比重低于输注红细胞的年轻自身红细胞（即网织红细胞），可通过在微血细胞比容管中简单地离心，从输注细胞群中分离出来。自身红细胞集中在离心后的微血细胞比容管的顶部。分离功效与邻苯二甲酸酯技术相当。
操作策略	使用程序 5-D 分离镰状细胞病患者的自身红细胞。 最好在输血 3 天或更长时间后采集血液样品进行分离。 在填充微血细胞比容试管时连续混合压积的红细胞。
局限性	不正确的结果： ● 试剂储存不当 ● 使用不正确的技术 ● 使用错误的试剂 ● 骨髓再生障碍性贫血 ● 使用老化样品
样品要求	全血：新鲜采集（即在过去 24 小时内，如果可能的话）并用 EDTA/ACD/CPD 抗凝；7mL（如果患者贫血，更多）。 EDTA（ethylene diamine tetraacetic acid，乙二胺四乙酸） ACD（acid-citrate-dexrose，柠檬酸 - 柠檬酸钠 - 葡萄糖） CPD（citrate-phosphate-dextrose，柠檬酸盐 - 磷酸盐 - 葡萄糖）
设备 / 材料	用于表型分型的抗血清试剂。 金属锉刀：切割微血细胞比容管。 微量红细胞比容设备。 微血细胞比容离心机。 普通（未添加肝素）玻璃、塑料或塑料涂层的微血细胞比容管。 密封胶。
质量控制	对于使用的每个抗血清，比较分离和未分离红细胞的表型检测结果（特别是 RH 和 MNS）。分离的红细胞应与血型试剂呈明确的阳性和阴性反应，未分离的红细胞应与大多数试剂呈混合视野凝集。

程序　使用以下步骤执行该程序：

步骤	操作
1.	用生理盐水洗涤红细胞 3 次。

续表

2.	最后一次洗涤后离心以压积红细胞。尽可能多地去除残留的上清液，但不要干扰白膜层。彻底混合。
3.	出于质量控制目的，保留等分的洗涤红细胞（见上文）。
4.	用 60mm 的红细胞填充最多 10 个微血细胞比容试管。 **注意：**应注意确保压积的红细胞在填充微血细胞比容试管时连续混合。
5.	用密封胶密封管的末端。
6.	将所有试管在微血细胞比容离心机中离心 15 分钟。
7.	在离心的红细胞柱顶部下方 5mm 处切割微量血细胞比容管。
8.	将切割的微量血细胞比容试管放入清洁、贴有适当标签的 10mm×75mm 或 12mm×75mm 试管中。
9.	用生理盐水填充包含切割的微血细胞比容试管的试管。
10.	离心 1 分钟。将微量血细胞比容试管和上清液生理盐水倒入废物容器中。 **注意：**红细胞将位于试管的底部。
11.	再用生理盐水清洗分离的红细胞 2～3 次。
12.	使用所需的抗血清对步骤 11 中分离的红细胞和步骤 3 中未分离的红细胞进行分型。
13.	对反应的解释如下：

如果一些分离红细胞的试验显示……	**用未分离的红细胞进行的试验显示……**	**那么……**
无或少量凝集	混合视野反应	细胞分离完成： ● 抗血清和分离红细胞的反应是有效的。
混合视野反应	混合视野反应	分离失败： ● 自上次输血 3 天后重复分离。

参考文献

Reid ME, Toy P. Simplified method for recovery of autologous red blood cells from transfused patients. Am J Clin Path 1983;79:364-6.

生效日期：

批准人：	**印刷体姓名**	**签字**	**日期**
实验室管理			
医学总监			
质量官			

5-B. 使用邻苯二甲酸酯收集自身红细胞

用途	提供使用高速微量血细胞比容离心法，在最近输血的受者中，从供者红细胞中分离自身红细胞的说明。分离的红细胞可用于： ● 表型分型。 ● 自身吸附研究。 ● 直接抗球蛋白试验
背景信息	从骨髓释放的红细胞的比重（SG，specific gravity）约为 1.078，随着红细胞变老，比重变为 1.114 左右。在最近输血的受者中，SG 最低的红细胞可能是自身网织红细胞。它们可以通过特定 SG 的水不混溶溶液（如邻苯二甲酸二丁酯和邻苯二甲酸二甲酯的混合物）离心，从输注的红细胞和患者的老年红细胞中分离出来。SG 低于酯混合物的红细胞保留在酯层上方。在某个 SG 中，因患者而异，只有自身红细胞保留在酯层上方。 在制备酯混合物时，准确性至关重要。首选按重量制备，但如果仔细做，测量体积是令人满意的。使用渐变锥形圆试管。首先在所有管子中添加一种酯，让其沉淀。由于酯是黏性的，因此在加入第二种酯之前，需要调整第一种酯的体积。
操作策略	使用程序 5-D 分离镰状细胞病患者的自身红细胞。 最好在输血 3 天或更长时间后采集血液样品进行分离。 在填充微血细胞比容试管期间连续混合压积的红细胞。
局限性	不正确的结果： ● 试剂储存不当。 ● 使用不正确的技术。 ● 使用错误的试剂。 ● 骨髓再生障碍性贫血。 ● 使用老化样品。
样品要求	全血：新鲜采集（即在过去 24 小时内，如果可能的话）并用 EDTA/ACD/CPD 抗凝；7mL（如果患者贫血，更多）。 EDTA（ethylene diamine tetraacetic acid，乙二胺四乙酸） ACD（acid-citrate-dexrose，柠檬酸 - 柠檬酸钠 - 葡萄糖） CPD（citrate-phosphate-dextrose，柠檬酸盐 - 磷酸盐 - 葡萄糖）
设备 / 材料	用于表型分型的抗血清试剂。 22% 或 30% 牛血清白蛋白（BSA）。 金属锉刀，切割微血细胞比容管。 微量红细胞比容设备。 微血细胞比容离心机。

续表

	普通（未添加肝素）玻璃、塑料或塑料涂层的微血细胞比容管。 密封胶。 邻苯二甲酸酯混合物。 注射器：2mL，带23号针头。
质量控制	比较分离和未分离红细胞的表型检测结果（特别是RH和MNS）。分离的红细胞应与血型试剂呈明确的阳性和阴性反应，未分离的红细胞应与大多数试剂呈混合视野凝集。

程序 使用以下步骤执行该程序：

步骤	操作
1.	用生理盐水洗涤红细胞3次。
2.	离心最后一次洗涤以压积红细胞。尽可能多地去除残留的上清液，但不要干扰白膜层。彻底混合。
3.	出于质量控制目的，保留等分的洗涤红细胞（见上文）。
4.	对于每种酯混合物，在微血细胞比容管中填充5mm的酯和60mm的压积红细胞。
5.	用密封胶密封管的末端。
6.	将所有试管在微血细胞比容离心机中离心10分钟。
7.	检查试管并选择对应于酯层上方含有约5mm红细胞的邻苯二甲酸酯混合物。
8.	准备大量含有压积红细胞和所选酯混合物的试管。通常，10根这样的管子就足够了。
9.	将试管在微血细胞比容离心机中离心10分钟。
10.	在酯层和压积红细胞上层的界面处切割微血细胞比容管。
11.	将含有5mm红细胞的切割微血细胞比容试管放入干净的试管中。
12.	用生理盐水填充包含切割的微血细胞比容试管的试管。
13.	离心1分钟。将微量血细胞比容试管和上清液生理盐水倒入废物容器中。 **注意：**红细胞将位于试管的底部。
14.	离心压积红细胞，加入1mL牛血清白蛋白。混合均匀。
15.	离心压积红细胞，并丢弃上清液。
16.	用生理盐水洗涤分离的红细胞3次。
17.	将红细胞重新悬浮到3%～5%的悬液中进行表型分型。继续下一步，或在微自吸附试验中使用压积红细胞。（请参阅第11章）

续表

<table>
<tr><td>18.</td><td colspan="3">使用所需的抗血清对步骤 17 中分离的红细胞和步骤 3 中未分离的红细胞进行分型。</td></tr>
<tr><td rowspan="3">19.</td><td colspan="3">对反应的解释如下：</td></tr>
<tr><td>如果一些分离红细胞的试验显示……</td><td>用未分离的红细胞进行的试验显示……</td><td>那么……</td></tr>
<tr><td>无或少量凝集</td><td>混合视野反应</td><td>细胞分离完成：
• 抗血清和分离红细胞的反应是有效的。</td></tr>
<tr><td></td><td>混合视野反应</td><td>混合视野反应</td><td>分离失败：
• 自上次输血 3 天后重复分离。</td></tr>
</table>

参 考 文 献

Wallas CH, Tanley PC, Gorrell LP. Recovery of autologous erythrocytes in transfused patients. Transfusion 1980;20:332-6.

生效日期：

批准人：	印刷体姓名	签字	日期
实验室管理			
医学总监			
质量官			

5-C. 使用 Percoll 程序进行细胞分离

用途	提供使用 Percoll 的密度梯度和高速离心，在最近输血的受者中，从供者红细胞中分离自身红细胞的说明。分离的自身红细胞可用于： ● 表型分型。 ● 自身吸附研究。 ● 直接抗球蛋白试验。
背景信息	比重低于输注红细胞的年轻自身红细胞（即网织红细胞），可通过密度梯度离心从输注细胞群中分离出来。顶层将含有自身红细胞；下层将含有年老的或输注的红细胞。
操作策略	使用程序 5-D 分离镰状细胞病患者的自身红细胞。 最好在输血 3 天或更长时间后采集血液样品进行分离。 该程序包括使用纤维素对网织红细胞群体进行最佳分离的白细胞减少步骤。 使用 15mL 聚丙烯离心管。聚苯乙烯管不能承受高速离心。
局限性	不正确的结果： ● 试剂储存不当。 ● 使用不正确的技术。 ● 使用错误的试剂。 ● 骨髓再生障碍性贫血。 ● 使用老化样品。
样品要求	全血：新鲜采集（即在过去 24 小时内，如果可能的话）并用 EDTA/ACD/CPD 抗凝；7mL（如果患者贫血，更多）。
设备 / 材料	用于表型分型的抗血清试剂。 阿氏液。 α- 纤维素。 微晶纤维素。 Percoll 分离液。 0.9% NaCl。 注射器：20mL。 15mL 聚丙烯离心管。 高速离心机：角转子离心机，可在 35 000×*g* 下离心 5mL 体积。
质量控制	比较分离和未分离红细胞的表型检测结果（特别是 RH 和 MNS）。分离的红细胞应与血型试剂呈明确的阳性和阴性反应，未分离的红细胞应与大多数试剂呈混合视野凝集。

程序 使用以下步骤执行该程序：

<table>
<tr><th>步骤</th><th colspan="3">操作</th></tr>
<tr><td>1.</td><td colspan="3">保留等分全血用于与分离的红细胞平行检测。</td></tr>
<tr><td>2.</td><td colspan="3">在注射器圆筒中装入约 2～5cm 的微晶纤维素和 α- 纤维素，重量比为 1∶1。</td></tr>
<tr><td>3.</td><td colspan="3">将针筒固定在打开的 15mL 离心管上方，并加入混合均匀的血液样品。</td></tr>
<tr><td>4.</td><td colspan="3">让全血流过。
注意：样品现在是白细胞减少的。</td></tr>
<tr><td>5.</td><td colspan="3">离心白细胞减少的血液样品以包装红细胞。</td></tr>
<tr><td>6.</td><td colspan="3">丢弃上清血浆，将 1mL 压积红细胞与 10mL Percoll 分离液混合。混合均匀。</td></tr>
<tr><td>7.</td><td colspan="3">将混合物分成两半，放入 2 个离心管中。</td></tr>
<tr><td>8.</td><td colspan="3">35 000×g 离心 5 分钟。</td></tr>
<tr><td>9.</td><td colspan="3">检查试管中是否有红细胞带。取出上层条带（网织红细胞）并放入干净的试管中。</td></tr>
<tr><td>10.</td><td colspan="3">使用前，用生理盐水清洗红细胞 4 次。</td></tr>
<tr><td>11.</td><td colspan="3">将红细胞重新悬浮到 3%～5% 的悬液中进行表型分型。继续下一步，或在微自吸附试验中使用压积红细胞。（请参阅第 11 章）</td></tr>
<tr><td>12.</td><td colspan="3">使用所需的抗血清对步骤 8 中分离的红细胞和步骤 1 中未分离的红细胞进行分型。</td></tr>
<tr><td rowspan="4">13.</td><td colspan="3">对反应的解释如下：</td></tr>
<tr><td>**如果一些分离红细胞的试验显示……**</td><td>**用未分离的红细胞进行的试验显示……**</td><td>**那么……**</td></tr>
<tr><td>无或少量凝集</td><td>混合视野反应</td><td>细胞分离完成：
• 抗血清和分离红细胞的反应是有效的。</td></tr>
<tr><td>混合视野反应</td><td>混合视野反应</td><td>分离失败：
• 自上次输血 3 天后重复分离。</td></tr>
</table>

参 考 文 献

Branch DR, Hian AI, Carlson F. Erythrocyte age-fractionation using a Percoll-Renografin density gradient: Application to autologous red cell antigen determinations in recently transfused patients. Am J Clin Pathol 1983; 80:453-8.

生效日期：

批准人：	印刷体姓名	签字	日期
实验室管理			
医学总监			
质量官			

5-D. 在血红蛋白 S 或镰状细胞病中收集自身红细胞

用途	提供最近接受输血的血红蛋白 S 或镰状细胞病患者自身红细胞与供者红细胞分离的说明，使用低渗盐水裂解输注的红细胞。分离的红细胞可用于： ● 表型分型。 ● 自身吸附研究。 ● 直接抗球蛋白试验。
背景信息	与正常供者红细胞和具有血红蛋白 S 特征的供者红细胞相比，来自血红蛋白 S 或镰状细胞病患者的红细胞对低渗盐水的裂解具有抗性。
操作策略	最好在输血 3 天或更长时间后采集血液样品进行分离。
局限性	不正确的结果： ● 试剂储存不当。 ● 使用不正确的技术。 ● 使用错误的试剂。 ● 骨髓再生障碍性贫血 ● 使用老化样品。
样品要求	来自全血的压积红细胞：新鲜采集（即在过去 24 小时内，如果可能的话）并用 EDTA/ACD/CPD 抗凝；7mL（如果患者贫血，更多）。
设备 / 材料	0.3% NaCl。 0.9% NaCl。 用于表型分型的抗血清试剂。
质量控制	比较分离和未分离红细胞的表型检测结果（特别是 RH 和 MNS）。分离的红细胞应与血型试剂呈明确的阳性和阴性反应，未分离的红细胞应与大多数试剂呈混合视野凝集。

程序 使用以下步骤执行该程序：

步骤	操作
1.	将 4～5 滴压积的红细胞放入 10mm 或 12mm × 75mm 试管中。 **注意：**用于吸附研究的较大体积可以在 16mm × 100mm 试管中处理。
2.	用 0.3% NaCl 洗涤红细胞 6 次，或直到大体溶血不再明显。每次洗涤使用 1 000×*g* 离心 1 分钟（或等效处理）。
3.	用 0.9% NaCl 洗涤红细胞 2 次，以恢复渗透压。每次洗涤使用 200×*g* 离心 2 分钟（或等效处理），以利于去除残留基质。

续表

<table>
<tr><td>4.</td><td colspan="3">将红细胞重新悬浮到 3%～5% 的悬液中进行表型分型。继续下一步，或在微自吸附试验中使用压积红细胞。（请参阅第 11 章）</td></tr>
<tr><td>5.</td><td colspan="3">使用所需的抗血清对前面步骤中分离的红细胞和未分离的红细胞进行分型。</td></tr>
<tr><td rowspan="4">6.</td><td colspan="3">对反应的解释如下：</td></tr>
<tr><td>如果一些分离红细胞的试验显示……</td><td>用未分离的红细胞进行的试验显示……</td><td>那么……</td></tr>
<tr><td>无或少量凝集</td><td>混合视野反应</td><td>细胞分离完成：
● 抗血清和分离红细胞的反应是有效的。</td></tr>
<tr><td>混合视野反应</td><td>混合视野反应</td><td>分离失败：
● 自上次输血 3 天后重复分离。</td></tr>
</table>

参 考 文 献

Brown D. A rapid method for harvesting autologous red cells from patients with hemoglobin S disease (abstract). Transfusion 1986;26:572.

生效日期：

批准人：	印刷体姓名	签字	日期
实验室管理			
医学总监			
质量官			

5-E. 用抗体分离混合细胞群体

用途	提供用血型抗血清分离混合红细胞群的说明，包括间接抗球蛋白试验（IAT）的抗血清反应： ● 对普通或人工嵌合体的研究。
背景信息	可以使用区分不同红细胞群体的抗血清来分离混合红细胞群体，如可能发生在罕见的遗传性疾病中，如嵌合体或双精入卵，或在输血或骨髓移植后可能看到的混合红细胞群体。 理想情况下，应使用强效凝集试剂[在立即离心或室温（RT）孵育时具有反应性]，尽管该技术适用于需要使用抗球蛋白反应性抗血清的情况。对于任何一种类型的抗血清，弱凝集物由一个红细胞群形成，并通过葡萄糖柱的差异沉降从其他（非凝集的）红细胞中分离出来。
局限性	不正确的结果： ● 试剂储存不当。 ● 使用不正确的技术。 ● 使用错误的试剂。 ● 骨髓再生障碍性贫血。 ● 使用老化样品。
样品要求	全血：新鲜采集（即在过去 24 小时内，如果可能的话）并用 EDTA/ACD/CPD 抗凝；7mL（如果患者贫血，更多）。 **注意：**体积将取决于下面步骤 1 所需的试管数量。
设备 / 材料	AB 型血清 **注意：**单一来源样品就足够了。 抗人球蛋白（AHG）：抗 -IgG（使用包被抗体时需要）。 培养皿。 带有一次性吸头的移液器，可输送 0.5、1.0、2.0 和 20mL。 pH 7.3 磷酸盐缓冲盐水（PBS）。 抗血清：区分测试样品中红细胞群的能强效凝集或包被的抗体。 葡萄糖：20% wt/vol，储存在 −20℃以下；正好在使用前解冻。
质量控制	比较分离和非分离红细胞的表型检测结果。“阳性”和“阴性”制剂都应与分离样品中的血型定型试剂发生明确反应，并与未分离的红细胞发生混合视野凝集反应。

程序　使用以下步骤执行该程序：

<table>
<tr><th>步骤</th><th colspan="2">操作</th></tr>
<tr><td>1.</td><td colspan="2">在 pH 7.3 PBS 中清洗红细胞 3 次。保留一个等分试样，用于与分离的红细胞平行检测。</td></tr>
<tr><td>2.</td><td colspan="2">将 0.5mL 红细胞分装到 13mm × 100mm 试管中。
注意：准备足够数量的试管，以获得每个红细胞群所需的数量。</td></tr>
<tr><td>3.</td><td colspan="2">加入过量的抗血清（例如，每个试管 2mL）。</td></tr>
<tr><td>4.</td><td colspan="2">在适合抗血清的温度下孵育 15～60 分钟，并经常轻轻混合。
注意：使用凝集性抗体时，立即进入步骤 8。</td></tr>
<tr><td>5.</td><td colspan="2">用大量生理盐水清洗红细胞 6 次，并完全去除最后的上清液。</td></tr>
<tr><td>6.</td><td colspan="2">加入 2mL 抗球蛋白血清，在 RT 下孵育 10 分钟，多次轻柔混合。</td></tr>
<tr><td>7.</td><td colspan="2">用生理盐水以 $1\ 000 \times g$（或等效处理）离心 30 秒，将红细胞洗涤 2 次。</td></tr>
<tr><td>8.</td><td colspan="2">在生理盐水中制备 20%～30% 的红细胞悬浮液，并转移到培养皿中。</td></tr>
<tr><td>9.</td><td colspan="2">轻摇红细胞 10～15 分钟。
注意：最初，大量凝集物会迅速形成；较小的凝集物应在 5～10 分钟后开始形成。确保这一点很重要。</td></tr>
<tr><td>10.</td><td colspan="2">持续轻摇培养皿，小心加入 20mL 生理盐水，将红细胞浓度降低到 2%～3%。</td></tr>
<tr><td>11.</td><td colspan="2">将此红细胞悬液轻轻涂抹在装有 20% 葡萄糖的试管上，直到红细胞层高约 1cm。</td></tr>
<tr><td>12.</td><td colspan="2">让凝集物通过重力沉降到葡萄糖介质中。</td></tr>
<tr><td>13.</td><td colspan="2">将保留在葡萄糖柱顶部生理盐水中的红细胞转移到标有“阴性”的试管中。</td></tr>
<tr><td>14.</td><td colspan="2">将葡萄糖介质中的红细胞转移到标有“阳性”的试管中。</td></tr>
<tr><td>15.</td><td colspan="2">用生理盐水清洗两个红细胞群 3 次。</td></tr>
<tr><td>16.</td><td colspan="2">在每个 1mL“阳性”红细胞中加入 1mL AB 血清。</td></tr>
<tr><td>17.</td><td colspan="2">混合并在 RT 下孵育 15～20 分钟（通过 AHG 分散凝集）。</td></tr>
<tr><td>18.</td><td colspan="2">如程序 11-A 所述，在两个红细胞群上使用抗 -IgG 做直接抗球蛋白试验（DAT）。</td></tr>
<tr><td rowspan="5">19.</td><td colspan="2">对每个细胞群的反应解释如下：</td></tr>
<tr><td>**如果 DAT 是……**</td><td>**那么……**</td></tr>
<tr><td>阴性</td><td>细胞群体适合于表型分型。</td></tr>
<tr><td>混合视野</td><td>分离不完整：
● 重复步骤 1 中的步骤。</td></tr>
<tr><td>阳性</td><td>在进一步测试之前，使用程序 4-D、4-P 或 4-Q 使红细胞呈 DAT 阴性。</td></tr>
</table>

参考文献

Renton PH, Hancock JA. A method of separating agglutinated and free erythrocytes. Vox Sang 1964;9:187-90.

生效日期：

批准人：	印刷体姓名	签字	日期
实验室管理			
医学总监			
质量官			

5-F. 单个核细胞分离程序

用途	提供从全血中分离单个核细胞的说明： ● 用于单核细胞单层试验。
背景信息	通过密度梯度离心，可以将单个核细胞（例如，单核细胞和淋巴细胞）与外周血中的无核细胞（例如，红细胞）和粒细胞分离。在离心过程中，密度低于红细胞的单核细胞不像红细胞那样容易沉积。
局限性	不正确的结果： ● 试剂储存不当。 ● 使用不正确的技术。 ● 使用错误的试剂。
样品要求	全血样品，用肝素或 EDTA 抗凝；20mL。
设备 / 材料	淋巴细胞分离液（Ficoll-Paque Plus，GE Healthcare）。 pH 7.3 磷酸盐缓冲溶液（PBS）。 无菌锥形离心管：50mL 体积。 组织培养基：洛斯维•帕克纪念研究所（Roswell Park Memorial Institute，RPMI）1640 培养基。
质量控制	按照程序 15-H 中的描述制备收集的白细胞（WBC）涂片和染色。

程序　使用以下步骤执行该程序：

步骤	操作
1.	让试剂升温至室温。
2.	将 15mL 全血放入无菌的 50mL 锥形离心管中。
3.	150× *g* 离心 10 分钟。
4.	小心取出白细胞 / 富含血小板的血浆至红细胞 10～13mm 以内，并用 35mL pH 7.3 PBS 稀释。
5.	使用无菌技术，将 12mL Ficoll-Paque Plus 放入另一根无菌的 50mL 锥形离心管中。
6.	将含有 Ficoll-Paque Plus 的试管倾斜至 30° 角，并用小孔移液管将稀释的血浆缓慢分层到 Ficoll-Paque Plus 上，使其尽可能靠近弯月面，但不接触 Ficoll-Paque Plus。
7.	慢慢地将试管垂直转动，并轻轻转移到离心机中。
8.	800×*g* 离心 15 分钟。 **注意：**轻轻加速离心机以达到所需速度。

续表

9.	去除上清液血浆和 PBS 至 WBC 层 5mL 以内。
10.	使用宽孔巴斯德移液管，小心地将白细胞层转移到干净、无菌、50mL 的离心管中。 **注意：**白细胞层应主要由单核细胞和淋巴细胞组成。
11.	用 40mL PBS 稀释白细胞。轻轻混合，以 $400\times g$ 离心 10 分钟。
12.	用 PBS 洗涤白细胞 2 次，每次离心 10 分钟，$400\times g$。 **注意：**对于每次洗涤，将 PBS 去除至 2.5mL 以内，用移液器轻轻抽吸重悬白细胞，并用 40mL PBS 稀释。轻轻混匀。
13.	将最终洗涤上清液去除至白细胞 0.25mL 以内。用移液管轻轻抽吸重悬，加入组织培养基至 5.0mL 刻度。
14.	测定白细胞浓度（通过血液学方法）。
15.	请按以下说明操作：

如果白细胞计数为…	**那么……**
3×10^6/mL～6×10^6/mL	立即在单核细胞单层试验研究中使用，如程序 15-H 所述。
>6×10^6/mL	使用前用组织培养基稀释至 3×10^6/mL～6×10^6/mL。
<3×10^6/mL	使用来自不同供者的血液重复该过程。

参 考 文 献

Garratty G. Predicting the clinical significance of alloantibodies and determining the in vivo survival of transfused red cells. In: Judd WJ, Barnes A, eds. Clinical and serological aspects of transfusion reactions. Arlington, VA: AABB, 1982:91-119.

生效日期：

批准人：	**印刷体姓名**	**签字**	**日期**
实验室管理			
医学总监			
质量官			

第6章　检测抗体的其他血清学方法

长期以来，玻璃试管法一直是血凝试验的金标准；然而，本章中描述了试管法的几种替代方案。

在过去的二十年中，在柱凝集技术中使用琼脂糖凝胶珠、玻璃珠和其他基质已被广泛商业化，有许多应用。柱凝集技术的优点是，它们需要的抗血清体积比常规试验小，并且由于凝集反应的稳定性，更易于解释，因为凝集反应在基质中保持固定。虽然应始终按照制造商的说明使用商业柱凝集试剂盒，但本章中包含了凝胶柱方法，作为内部方法使用，加上适当的对照，可与标准试管法的灵敏度相匹配，但需要的抗血清少得多。

微孔板方法也很普遍。微孔板最常见于血型和抗体检测的自动化环境中，这些微孔板适合中高通量。微孔板通常被认为是 96 个浅 U、V 或平底孔的柔性或刚性塑料矩阵结构。对于大多数血清学检测，使用 U 型底板允许通过检查红细胞流动模式，或通过检查红细胞重新悬浮后的凝集来读取检测结果。一些工作人员更喜欢在需要洗涤红细胞的情况下，使用 V 型底板做抗球蛋白试验。与常规试管法程序相比，微孔板技术提供了：①更高的灵敏度，以至于一些血清学弱 D 红细胞，在抗 -D 直接试验中明确呈阳性反应；②由于批量检测大量样品和使用少量稀释的试剂抗血清，每次检测的成本更低。

玻璃毛细管（所谓的 Chown 毛细管）中的试验，很少在实验室常规进行，但在血清来源短缺时（例如新生儿血液样品），对于有经验的人，非常适合做抗体检测 / 鉴定试验，或者由于所需的抗血清量很小，因此非常适合用于稀有试剂的表型分析。本章包括毛细管检测方法，但建议使用对照品。

除了本章中描述的基本方法外，该领域的专家还会推荐无数的修改版本。至少希望对所选择纳入的方法进行足够详细的描述，以使有兴趣应用它们的新手会发现已经提供了足够的信息。（有关血凝原理和增强抗原抗体反应的机制的讨论，另见第 2 章。）

以下阅读清单推荐给有兴趣常规应用微观方法的任何人。

推荐阅读

Chanfong SI, Hill S. Comparison of gel technology and red cell affinity column technology in antibody detection. Immunohematology 1998;14:152-4. PMID: 15377182.

Chown B, Lewis M. The slanted capillary method of rhesus blood-grouping. J Clin Pathol 1951;4:464-9. PMID: 14897925.

Knight RC, de Silva M. New technologies for red-cell serology. Blood Rev 1996;10:101-10. PMID: 8813342.

Knight R, Poole G, eds. The use of microplates in blood group serology: A review of microplate technology in the U.K. Manchester, UK: British Society of Blood Transfusion, 1987:33-41.

Lapierre Y, Rigal D, Adam J, et al. The gel test: A new way to detect red cell antigen-antibody reactions. Transfusion 1990;30:109-13. PMID: 2305438.

Parker JL, Marcoux DA, Hafleigh EB, Grumet FC. Modified microtiter tray method for blood typing. Transfusion 1978:18:417-422. PMID: 684791.

Reis KJ, Chachowski R, Cupido A, et al. Column agglutination technology: The antiglobulin test. Transfusion 1993;33:639-43. PMID: 8342229.

Scott ML. The principles and applications of solid-phase blood group serology. Transfus Med Rev 1991;5:60-72. PMID: 1802277.

Sinor LT. Advances in solid-phase red cell adherence methods and transfusion serology. Transfus Med Rev 1992;6:26-31. PMID: 1312882.

Weiland DL. Capillary tube techniques. In: Myers M, Reynolds A, eds. Micromethods in blood group serology. Arlington, VA: AABB, 1984:3-17.

6-A. 凝胶：制备缓冲凝胶柱

用途	提供制备 Sephadex 凝胶柱用于血清学检测的说明： ● 抗体检测。 ● 抗体鉴定。
背景信息	Sephadex 凝胶是一种多孔凝胶，由碱性葡聚糖与环氧氯丙烷交联并用磷酸盐缓冲盐水（PBS）或低离子强度盐水（LISS）等缓冲液水合而成。使用的凝胶珠（Sephadex G100）的分馏范围为分子量 4 000～150 000，这将允许单个红细胞自由通过，但不允许红细胞凝集物的通过。Lapierre 等人描述了在简单的惰性缓冲液中将 Sephadex 凝胶用于常规生理盐水和酶技术的情况。 另见附录 6-1。
操作策略	离心机应适当校准，以允许均匀填充凝胶悬浮液。
局限性	不想要的阳性反应： ● 凝胶填充不均匀。 ● 测试血浆中存在纤维蛋白。 ● 试剂配制不正确。 不想要的阴性反应： ● 凝胶填充不均匀。 ● 上清液缓冲液未充分倾倒。 ● 试剂量不正确。
样品要求	免疫球蛋白 M（IgM）抗 -M 和抗 -D 试剂。
设备 / 材料	6mm×50mm 试管（沉淀管）。 10×5 孔沉淀试管架。 可变体积移液器：5～50μL 和 200～1 000μL。 带摆动式转子的台式离心机。 Sephadex G100 超细粉末。 0.1% BSA-LISS。 试剂红细胞在 LISS 中稀释为 1% 的悬液。
质量控制	必须对所有柱子目视检查，以确保凝胶在使用前填充均匀。

凝胶柱制备程序　使用以下步骤制备凝胶柱：

步骤	操作
1.	将 1.75g Sephadex G100 超细粉末混合在 35mL 0.1% BSA-LISS 中，制备凝胶悬浮液。
2.	充分搅拌，以确保珠子的均匀水合和悬浮。

续表

<table>
<tr><td>3.</td><td colspan="2">将 350μL Sephadex 凝胶溶液移入 6mm×50mm 试管中。以 1 000×g 离心 60 秒，去除气泡并填充凝胶。</td></tr>
<tr><td>4.</td><td colspan="2">凝胶柱可以立即使用，也可以用封口膜覆盖，在 2～8 摄氏度直立存放最多 14 天。</td></tr>
<tr><td rowspan="5">5.</td><td colspan="2">对凝胶柱进行评估，如下所示：</td></tr>
<tr><td>如果……</td><td>那么……</td></tr>
<tr><td>凝胶柱的顶部是水平的</td><td>已准备好可使用。</td></tr>
<tr><td>柱子顶部不均匀</td><td>重新校准离心机，重新悬浮凝胶柱，然后重新离心。</td></tr>
<tr><td>凝胶柱沿着孔侧面向下“形成轨迹”</td><td>确保摆动式转子在使用中：
● 重新校准离心机，重新悬浮凝胶柱，然后重新离心。</td></tr>
</table>

质量控制程序　使用以下步骤为后续凝胶柱检测确定合适的质量控制：

步骤	操作
1.	从冰箱中取出 22 个凝胶柱，让它们升温到室温。
2.	准备将 1% BSA-PBS 中的抗 -M 和抗 -D 倍比稀释至 1/512 的稀释度。
3.	目视检查凝胶柱，确认凝胶悬浮液水平。
4.	快速“轻弹”凝胶柱，将上清缓冲液丢弃到废液容器中。
5.	标记两个 10 管系列：1、2、4、8、16、32、64、128、256、512。
6.	将 2 个试管标记为相应抗体的阴性对照。
7.	将 30μL 1% 的 M+N+ 红细胞加入一组 10 支试管中。
8.	向阴性对照试管中加入 30μL M− 红细胞。
9.	将 30μL 每种稀释液添加到适当标记的试管中。
10.	向阴性对照试管中加入 30μL 未稀释抗体。
11.	将所有试管在室温下孵育 15 分钟。
12.	用 D+ 和 D− 红细胞以及抗 -D 稀释液重复步骤 7～11。
13.	在 37℃下孵育 15 分钟。
14.	将管子以 300×*g* 离心 10 分钟。
15.	在灯箱上肉眼观察试验结果。对试验从 0（阴性）到 4+ 评级（有关代表性凝集图，请参阅附录 6-2）。

续表

16.	确定阳性对照所需的抗 -M 和抗 -D 稀释度如下：	
	如果……	**那么……**
	有一种稀释液产生 2+ 反应	阳性对照选择该稀释液。
	所有稀释液都具有强反应性	制备和测试更高的抗体稀释度。
	没有稀释液是反应的	选择一个不同的抗体示例滴定。

参 考 文 献

Lapierre Y, Rigal D, Adam J, et al. The gel test: A new way to detect red cell antigen-antibody reactions. Transfusion 1990;30:109-13.

生效日期：

批准人：	印刷体姓名	签字	日期
实验室管理			
医学总监			
质量官			

6-B. 凝胶：制备抗 -IgG 柱

用途	提供制备 Sephadex 凝胶柱用于血清学检测的说明： ● 抗体检测。 ● 抗体鉴定。
背景信息	Sephadex 凝胶是一种多孔凝胶，由碱性葡聚糖与环氧氯丙烷交联并用磷酸盐缓冲盐水（PBS）或低离子强度盐水（LISS）等缓冲液水合而成。使用的凝胶珠（Sephadex G100）的分馏范围为分子量 4 000～150 000，这将允许单个红细胞自由通过，但不允许红细胞凝集物的通过。Lapierre 等人描述了在简单的惰性缓冲液中将 Sephadex 凝胶用于常规生理盐水和酶技术的情况，但他们也证明，通过将抗 -IgG 结合到凝胶缓冲液中，可以在不加洗涤步骤的情况下做一步法间接抗球蛋白试验（IAT）。这是由于未结合的血浆免疫球蛋白 G（IgG）滞留在最顶层的凝胶珠中。 另见附录 6-1。
操作策略	离心机应适当校准，以允许均匀填充凝胶悬浮液。
局限性	不想要的阳性反应： ● 凝胶填充不均匀。 ● 测试血浆中存在纤维蛋白。 ● 试剂配制不正确。 不想要的阴性反应： ● 凝胶填充不均匀。 ● 上清液缓冲液未充分倾倒。 ● 试剂量不正确。
样品要求	IgG 抗 -Jk^a 和抗 -D 试剂。
设备 / 材料	6mm×50mm 试管（沉淀管）。 10×5 孔沉淀试管架。 可变体积移液器：5～50μL 和 200～1 000μL。 带摆动式转子的台式离心机。 Sephadex G100 超细粉末。 EDTA-LISS。 抗 -IgG，在 0.1% BSA-LISS 中稀释 1∶10。 LISS 洗涤液。 试剂红细胞在 LISS 中稀释为 1% 的悬液。
质量控制	必须对所有柱子目视检查，以确保凝胶在使用前填充均匀。

凝胶柱制备过程　使用以下步骤制备凝胶柱：

<table>
<tr><th>步骤</th><th colspan="2">操作</th></tr>
<tr><td>1.</td><td colspan="2">将 1.75g Sephadex G100 超细粉末混合到 35mL EDTA-LISS/ 抗 -IgG 中，制备凝胶悬浮液。</td></tr>
<tr><td>2.</td><td colspan="2">充分搅拌，以确保珠子的均匀水合和悬浮。</td></tr>
<tr><td>3.</td><td colspan="2">将 350μL Sephadex 凝胶溶液移入 6mm×50mm 试管中。以 1 000×g 离心 60 秒，去除气泡并压实凝胶。</td></tr>
<tr><td>4.</td><td colspan="2">凝胶柱在 2～8℃下储存最多 14 天。</td></tr>
<tr><td rowspan="5">5.</td><td colspan="2">对凝胶柱进行评估，如下所示：</td></tr>
<tr><td>如果……</td><td>那么……</td></tr>
<tr><td>凝胶柱的顶部是水平的</td><td>试管已准备好使用。</td></tr>
<tr><td>柱子顶部不均匀</td><td>重新校准离心机，重新悬浮凝胶柱，然后重新离心。</td></tr>
<tr><td>凝胶柱沿着孔侧面向下“形成轨迹”</td><td>确保摆动式转子在使用中：
● 重新校准离心机，重新悬浮凝胶柱，然后重新离心。</td></tr>
</table>

质量控制程序　使用以下步骤为后续凝胶柱检测确定合适的质量控制：

步骤	操作
1.	从冰箱中取出 22 个凝胶柱，让它们升温到室温。
2.	在 1% BSA-PSA 中制备倍比稀释的抗 -Jk^a 和抗 -D，稀释度为 1/512。
3.	目视检查凝胶柱，确认凝胶悬浮液水平。
4.	快速“轻弹”凝胶柱，将上清缓冲液丢弃到废液容器中。
5.	标记两个 10 管系列：1、2、4、8、16、32、64、128、256、512。
6.	将 2 个试管标记为相应抗体的阴性对照。
7.	将 30μL 1% 的 Jk（a+b+）红细胞加入一组 10 支试管中。
8.	将 30μL Jk（a−）红细胞加入阴性对照试管。
9.	将 30μL 每种稀释液添加到适当标记的试管中。
10.	向阴性对照试管中加入 30μL 未稀释抗体。
11.	用 D+ 和 D− 红细胞以及抗 -D 稀释液重复步骤 7～10。
12.	将所有试管在 37℃下孵育 15 分钟。
13.	以 300×*g* 离心 10 分钟。

续表

14.	在灯箱上肉眼观察试验结果。对试验从 0（阴性）到 4+ 评级（有关代表性凝集图，请参阅附录 6-2）。	
15.	确定阳性对照所需的抗 -Jk^a 和抗 -D 稀释度如下：	
	如果……	**那么……**
	有一种稀释液产生 2+ 反应	阳性对照选择该稀释液。
	所有稀释液都具有强反应性	制备和测试更高的抗体稀释度。
	没有稀释液是反应的	选择一个不同的抗体示例滴定。

参 考 文 献

Lapierre Y, Rigal D, Adam J, et al. The gel test: A new way to detect red cell antigen-antibody reactions. Transfusion 1990;30:109-13.

生效日期：

批准人:	印刷体姓名	签字	日期
实验室管理			
医学总监			
质量官			

6-C. 凝胶：使用缓冲凝胶柱检测抗体

用途	提供使用 Sephadex 凝胶做血清学检测的说明： ● 抗体检测。 ● 抗体鉴定。
背景信息	Sephadex 凝胶是一种多孔凝胶，由碱性葡聚糖与环氧氯丙烷交联并用磷酸盐缓冲盐水（PBS）或低离子强度盐水（LISS）等缓冲液水合而成。使用的凝胶珠（Sephadex G100）的分馏范围为分子量 4 000～150 000，这将允许单个红细胞自由通过，但不允许红细胞凝集物的通过。Lapierre 等人描述了在简单的惰性缓冲液中将 Sephadex 凝胶用于常规生理盐水和酶技术的情况。 另见附录 6-1。
操作策略	离心机应适当校准，以允许均匀填充凝胶悬浮液。
局限性	不想要的阳性反应： ● 凝胶填充不均匀。 ● 测试血浆中存在纤维蛋白。 ● 试剂配制不正确。 不想要的阴性反应： ● 凝胶填充不均匀。 ● 上清液缓冲液未充分倾倒。 ● 试剂量不正确。
样品要求	EDTA 抗凝血作为血浆和红细胞的来源。
设备 / 材料	缓冲凝胶柱。 10×5 孔沉淀试管架。 可变体积移液器：5～50μL。 带摆动式转子的台式离心机。 试剂红细胞在 LISS 中稀释为 1% 的悬液。
质量控制	如程序 6-A 所述，每天使用单剂量抗原阳性红细胞测试稀释的抗 -M 抗体和稀释的抗 -D 抗体。

程序　使用以下步骤执行该程序：

步骤	操作
1.	在测试前，在室温下平衡适当数量的凝胶柱。
2.	目视检查凝胶柱，确认凝胶悬浮液水平。
3.	快速“轻弹”凝胶柱，将上清缓冲液丢弃到废液容器中。

续表

4.	将 30μL 的 1% 试剂红细胞添加到标记的凝胶柱中。	
5.	将 30μL 测试血浆添加到每个凝胶柱中。	
6.	在 37℃下孵育 15 分钟。	
7.	以 300×*g* 离心 10 分钟。	
8.	在灯箱上肉眼观察试验结果。对反应的解读如下：	
	如果……	**那么试验结果是……**
	所有红细胞都沉积到试管底部	阴性
	凝胶柱顶部有一条红细胞带	强阳性
	整个凝胶中都有凝集物	阳性
	试管顶部有一条很强的带，但也有沉积的红细胞群	混合细胞凝集
	抗原阴性红细胞被凝集	无效： ● 重新校准离心机

参 考 文 献

Lapierre Y, Rigal D, Adam J, et al. The gel test: A new way to detect red cell antigen-antibody reactions. Transfusion 1990;30:109-13.

生效日期：

批准人：	印刷体姓名	签字	日期
实验室管理			
医学总监			
质量官			

6-D. 凝胶：使用抗 -IgG 柱检测抗体

用途	提供使用 Sephadex 凝胶做血清学检测的说明： ● 抗体检测。 ● 抗体鉴定。
背景信息	Sephadex 凝胶是一种多孔凝胶，由碱性葡聚糖与环氧氯丙烷交联并用磷酸盐缓冲盐水（PBS）或低离子强度盐水（LISS）等缓冲液水合而成。使用的凝胶珠（Sephadex G100）的分馏范围为分子量 4 000～150 000，这将允许单个红细胞自由通过，但不允许红细胞凝集物的通过。Lapierre 等人描述了在简单的惰性缓冲液中将 Sephadex 凝胶用于常规生理盐水和酶技术的情况，但他们也证明，通过将抗 -IgG 结合到凝胶缓冲液中，可以在不加洗涤步骤的情况下做一步法间接抗球蛋白试验（IAT）。这是由于未结合的血浆免疫球蛋白 G（IgG）滞留在最顶层的凝胶珠中。 另见附录 6-1。
操作策略	离心机应适当校准，以允许均匀填充凝胶悬浮液。
局限性	不想要的阳性反应： ● 凝胶填充不均匀。 ● 测试血浆中存在纤维蛋白。 ● 试剂配制不正确。 不想要的阴性反应： ● 凝胶填充不均匀。 ● 上清液缓冲液未充分倾倒。 ● 试剂量不正确。
样品要求	EDTA 抗凝血作为血浆和红细胞的来源。
设备 / 材料	含有抗 -IgG 的凝胶柱。 10×5 孔沉淀试管架。 可变体积移液器：5～50μL。 带摆动式转子的台式离心机。 试剂红细胞在 LISS 中稀释为 1% 的悬液。
质量控制	如程序 6-B 所述，每天使用单剂量抗原阳性红细胞测试稀释的抗 -Jk^a 抗体和稀释的抗 -D 抗体。

程序　使用以下步骤执行该程序：

步骤	操作
1.	在测试前，在室温下平衡适当数量的凝胶柱。
2.	目视检查凝胶柱，确认凝胶悬浮液水平。

续表

3.	快速“轻弹”凝胶柱，将上清缓冲液丢弃到废液容器中。	
4.	将 30μL 的 1% 试剂红细胞添加到标记的凝胶柱中。	
5.	将 30μL 测试血浆添加到每个凝胶柱中。	
6.	在 37℃下孵育 15 分钟。	
7.	以 300×*g* 离心 10 分钟。	
8.	在灯箱上肉眼观察试验结果。对反应的解读如下：	
	如果……	**那么试验结果是……**
	所有红细胞都沉积到试管底部	阴性
	凝胶柱顶部有一条红细胞带	强阳性
	整个凝胶中都有凝集物	阳性
	试管顶部有一条很强的带，但也有沉积的红细胞群	混合细胞凝集
	抗原阴性红细胞被凝集	无效： • 重新校准离心机

参 考 文 献

Lapierre Y, Rigal D, Adam J, et al. The gel test: A new way to detect red cell antigen-antibody reactions. Transfusion 1990;30:109-13.

生效日期：

批准人：	印刷体姓名	签字	日期
实验室管理			
医学总监			
质量官			

6-E. 凝胶：调整预填充的中性缓冲柱，用于小鼠 IgG 抗体

用途	提供关于调整商业中性缓冲液凝胶柱以检测鼠免疫球蛋白 G（IgG）抗体的说明，用于： ● 用鼠单克隆 IgG 抗体分析红细胞表型。
背景信息	商用凝胶柱技术，用于鉴定 IgG 抗体或分析含有抗人 IgG 红细胞的表型。虽然中性卡很容易识别针对血型抗原的鼠单克隆 IgM 抗体，但鼠单克隆 IgG 抗体通常需要将测试红细胞用木瓜蛋白酶处理才能反应。然而，木瓜蛋白酶敏感性抗原只能通过使用抗小鼠 IgG 来检测。这可以通过预试验步骤来实现，其中将预定稀释度的抗小鼠 IgG 移入凝胶卡片中，然后离心。然后根据制造商的说明进行试验。 为了确定抗小鼠 IgG 的最佳稀释度，必须首先使用已知特异性的鼠 IgG 抗体进行棋盘滴定。在此过程中，已选择鼠单克隆抗 -Lu^b（BRIC 108）作为示例。 另见附录 6-1。
操作策略	离心机应适当校准，以允许均匀填充凝胶悬浮液。
局限性	不想要的阳性反应： ● 抗小鼠 IgG 稀释不正确。 ● 抗 -Lu^b 稀释不正确。 不想要的阴性反应： ● 抗小鼠 IgG 稀释不正确。 ● 凝胶上清缓冲液干扰了孵育。 ● 试剂量不正确。 ● 抗 -Lu^b 稀释不正确。
样品要求	EDTA 抗凝血作为红细胞的来源。
设备 / 材料	中性凝胶卡［例如，NaCl、酶试验和冷凝集素卡（Biorad，目录＃ 50520）］。 亲和纯化的山羊抗小鼠 IgG［例如，AffiniPure 山羊抗小鼠 IgG（H+L）（Jackson ImmunoResearch）］。 3% v/v 牛血清白蛋白（BSA）/ 磷酸盐缓冲盐水（PBS）（见附录 A）。 可变体积移液器：5～50μL。 凝胶卡离心机。 Lu（a+b+）和 Lu（a+b−）试剂红细胞在低离子强度生理盐水（LISS）中稀释至 1% 悬浮液。 鼠单克隆抗 -Lu^b［如 BRIC 108（IBGRL，International Blood Group Reference Laboratory，国际血型参比实验室）］。
质量控制	所有抗体和试剂都应明确。Lu（a+b+）红细胞应至少与 1∶10 稀释的抗 -Lu^b 发生反应。

程序　使用以下步骤执行该程序：

步骤	操作
1.	在 3% BSA-PBS 中制备 1mL 1∶10 抗小鼠 IgG 的主稀释液。
2.	如下标记一组试管：IgG-20、IgG -40、IgG -80、IgG -160、IgG -320、IgG -640、IgG -1280。
3.	将 400μL 3% BSA-PBS 移入每个试管。
4.	使用 400μL 的 1∶10 主稀释液制备稀释液系列。在每个试管之间更换吸头。
5.	用稀释度标记 8 张中性卡中的每一张：10～1 280。
6.	从左到右标记孔：10、20、40、80、160、320。
7.	将 25μL 的 1∶10 稀释液移入标有“10”的凝胶卡的 6 个孔中。
8.	继续使用其他稀释液，直到每张卡片含有抗 -IgG。
9.	按标准离心程序对卡片进行离心。
10.	将卡片从离心机中取出。它们现在可以使用了。
11.	在 3% BSA-PBS 中制备小鼠抗 -Lu^b 的 1mL 1∶10 主稀释液。
12.	如下标记一组试管：Lu^b-20、Lu^b -40、Lu^b -80、Lu^b -160、Lu^b -320。
13.	将 400μL 3% BSA-PBS 移入每个试管。
14.	使用 400μL 的 1∶10 主稀释液制备稀释液系列。在每个试管之间更换吸头。
15.	标记另一组：−10、−20、−40、−80、−160、−320。
16.	将 50μL Lu（a+b+）红细胞移入每个孔中。
17.	将 25μL 的 Lu^b-10 稀释液吸入每张卡上标有 Lu^b-10 的凝胶卡的 8 个孔中。
18.	将 25μL 的 Lu^b-20 稀释液吸入每张卡上标有 Lu^b-20 的凝胶卡的 8 个孔中。
19.	继续使用剩余的稀释液，直到每个孔都含有稀释的抗 -Lu^b。
20.	在 37℃下孵育 15 分钟。
21.	按标准离心程序对卡片进行离心。
22.	在灯箱上肉眼观察试验结果，并将反应记录在下表中。

Lu（a+b+）红细胞	IgG-10	IgG-20	IgG-40	IgG-80	IgG-160	IgG-320	IgG-640	IgG-1280
Lu^b-10								
Lu^b-20								
Lu^b-40								
Lu^b-80								
Lu^b-160								
Lu^b-320								

续表

<table>
<tr><td>23.</td><td colspan="2">对反应的解读如下：</td></tr>
<tr><td></td><td>如果……</td><td>那么试验结果是……</td></tr>
<tr><td></td><td>所有红细胞都沉积到试管底部</td><td>阴性</td></tr>
<tr><td></td><td>凝胶柱顶部有一条红细胞带</td><td>强阳性</td></tr>
<tr><td></td><td>整个凝胶中都有凝集物</td><td>阳性</td></tr>
<tr><td>24.</td><td colspan="2">选择能与抗 -Lu^b 产生明确 3+ 反应的抗 -IgG 稀释液。</td></tr>
<tr><td>25.</td><td colspan="2">通过将 25μL 所选稀释液吸入每个孔中来制备中性卡。</td></tr>
<tr><td>26.</td><td colspan="2">按标准离心程序对卡片进行离心。</td></tr>
<tr><td>27.</td><td colspan="2">用 3 种不同稀释度的抗 -Lu^b 测试 Lu（a+b+）和 Lu（a+b−）。</td></tr>
<tr><td>28.</td><td colspan="2">在 37℃下孵育 15 分钟。</td></tr>
<tr><td>29.</td><td colspan="2">按标准离心程序对卡片进行离心。</td></tr>
<tr><td>30.</td><td colspan="2">在灯箱上肉眼观察试验结果。对反应的解读如下：</td></tr>
<tr><td></td><td>如果……</td><td>那么试验结果是……</td></tr>
<tr><td></td><td>所有红细胞都沉积到试管底部</td><td>阴性</td></tr>
<tr><td></td><td>凝胶柱顶部有一条红细胞带</td><td>强阳性</td></tr>
<tr><td></td><td>整个凝胶中都有凝集物</td><td>阳性</td></tr>
<tr><td></td><td>试管顶部有一条很强的带，但也有沉积的红细胞群</td><td>混合细胞凝集</td></tr>
<tr><td></td><td>抗原阴性红细胞被凝集</td><td>无效：
测试抗 -Lu^b 的更高稀释度</td></tr>
</table>

生效日期：

批准人：	**印刷体姓名**	**签字**	**日期**
实验室管理			
医学总监			
质量官			

6-F. 凝胶：调整预填充的抗 -IgG 柱，用于改良的 PEG-IAT

用途	提供使用聚乙二醇（PEG）作为柱凝集增强介质的说明： ● 检测或鉴定血清或血浆中的意外抗体。 **注意**：该测试仅在作者的实验室中经过验证，用于含有抗人免疫球蛋白 G（IgG）的柱凝集卡。
背景信息	PEG 增强抗原抗体相互作用的机制尚不完全清楚。它可能会将水分子从红细胞膜上拉开。其作用是允许改善抗体敏化和凝集。 加入 PEG 时，血清 / 血浆蛋白会沉淀，使测试混合物呈现混浊外观。 抗 -IgG 是使用 PEG 时首选的抗人球蛋白（AHG）试剂。不建议使用多特异性 AHG，以避免由于补体结合冷自身抗体或同种抗体引起的不期望的阳性反应。 来自 IgG 单克隆免疫球蛋白病患者的血清或血浆中添加 PEG 可能导致红细胞上 IgG 沉积。由于在将反应物添加到凝胶柱之前，该调整试验中的细胞仅洗涤一次，因此应选择替代方法检测 / 鉴定抗体。 已知 PEG 可增强自身抗体反应性。所有红细胞都将是反应性的，包括自身对照。
操作策略	37℃孵育后请勿离心。红细胞不会轻易重新悬浮。 由于自身抗体结合增加，不建议在使用 PEG 时做镜检。 在做抗体检测试验时不需要自身对照，但在首次使用该方法做抗体鉴定研究时应做自身对照。
局限性	不期望的阳性反应： ● 对试剂成分的抗体。 ● 受污染的试剂或样品。 ● 检测的过度离心。 ● 使用了错误的试剂或样品。 不想要的阴性反应： ● 受污染或无活性的试剂。 ● 受污染或无活性的样品。 ● 未能洗涤不含未结合球蛋白的红细胞。 ● 使用血浆时，纤维蛋白原 -IgG 在红细胞上的沉积。 ● 检测中断。 ● 遗漏血清 / 血浆，PEG 或试剂红细胞。 ● 细胞悬液太重或太轻。 ● 试验离心不足。 ● 使用了错误的试剂或样品。

续表

样品要求	EDTA- 抗凝全血作为血浆和红细胞的来源。 **注意：**如果用于输血前检测，并且患者已接受红细胞输血或在过去 3 个月内已妊娠，或者如果病史不确定或不可用，则必须在计划输血的 3 天内获取样品。
设备 / 材料	红细胞：表型鉴定的 O 型红细胞样品的 0.8%～1% 悬浮液，加上自身红细胞（在抗体鉴定研究中用作自身对照；抗体检测或交叉配血不需要）。 含有抗人 IgG 的柱凝集卡；例如，Coombs Anti-IgG（Bio-Rad ID-Card；Id-n°：50540）。 PEG：20% wt/vol。 已知通过加入 PEG 增强（≥2+）的弱反应性（1+）抗体（例如，稀释的抗 -Fy[a]）。
质量控制	观察到的反应应与抗体检测试验中获得的反应一致（例如，如果鉴定出抗 -E，则用于抗体检测的 R_2R_2 样品应为反应性样品）。 一般来说，观察到的反应应与使用其他程序时获得的反应结果一致。

程序

<table>
<tr><th>步骤</th><th colspan="2">操作</th></tr>
<tr><td>1.</td><td colspan="2">对于每个待测的红细胞样品，将 1 滴检测血清、4 滴 PEG 和 1 滴红细胞混合在适当标记的 10mm 或 12mm×75mm 试管中。</td></tr>
<tr><td>2.</td><td colspan="2">对于对照，将 1 滴对照抗体、2 滴 PEG 和 1 滴表达单剂量对照抗原的红细胞混合在适当标记的 10mm 或 12mm×75mm 试管中。</td></tr>
<tr><td>3.</td><td colspan="2">将所有试验在 37℃下孵育 15～30 分钟。</td></tr>
<tr><td>4.</td><td colspan="2">不要离心。用生理盐水洗涤每个试管一次，并完全倾倒最终洗涤上清液。</td></tr>
<tr><td>5.</td><td colspan="2">轻摇细胞扣，并将每个试管中的致敏红细胞移入凝胶卡中贴有适当标签的孔中。</td></tr>
<tr><td>6.</td><td colspan="2">按标准离心程序对卡片进行离心。</td></tr>
<tr><td rowspan="8">7.</td><td colspan="2">在灯箱上肉眼观察试验结果并评分，记录结果。对反应的解读如下：</td></tr>
<tr><td>如果……</td><td>那么试验结果是……</td></tr>
<tr><td>所有红细胞都沉积到试管底部</td><td>阴性。</td></tr>
<tr><td>凝胶柱顶部有一条红细胞带</td><td>强阳性。</td></tr>
<tr><td>整个凝胶中都有凝集物</td><td>阳性。</td></tr>
<tr><td>试管顶部有一条很强的带，但也有沉积的红细胞群</td><td>混合细胞凝集。</td></tr>
<tr><td>抗原阴性红细胞被凝集</td><td>无效：
重新校准离心机。</td></tr>
<tr><td colspan="2">注意：对照抗体应给出预期结果（≥2+）。如果反应较弱，请考虑重复试验。</td></tr>
</table>

参 考 文 献

Cohn CS, Delaney M, Johnson ST, Katz LM, eds. Technical manual. 20th ed. Bethesda, MD: AABB, 2020 (or current edition).

Nance S, Garratty G. Polyethylene glycol: A new potentiator of red blood cell antigen-antibody reactions. Am J Pathol 1987;87:633-5.

生效日期：

批准人：	印刷体姓名	签字	日期
实验室管理			
医学总监			
质量官			

6-G. 微孔板：ABO 定型和 RhD 分型程序

用途	提供使用微孔板对人血做 ABO 定型和 RhD 分型的说明： ● 输血前检测。 ● 围产期检测。
背景信息	ABO 血型通过红细胞上是否存在 A 和 / 或 B 抗原以及血清中是否存在抗 -A 和 / 或抗 -B 来确定。 RhD 阳性和 RhD 阴性表型由红细胞上是否存在 D 抗原决定。 在成人中，红细胞上的 A 和 / 或 B 抗原与血清 / 血浆中的 A 和 / 或 B 抗体之间存在相互关系；例如，如果红细胞上不存在 A 抗原，则血清 / 血浆中预计存在抗 -A。
操作策略	来自 6 个月以下婴儿的样品通常不含有预期的抗 -A 或抗 -B；因此，只需要做红细胞 ABO 定型。 当对 RhD 阴性母亲的新生儿[以确定 Rh 免疫球蛋白（RhIG）的母亲候选资格]或同种异体献血者做 RhD 分型时，RhD 分型方法必须能够检测 D 抗原的弱表达。参见程序 1-D。 当在常规检测中发生凝集时，预计反应强度≥2+；观察到较弱的反应需要进一步研究才能得出有效的结论。当遇到弱或不一致的反应时，请参阅第 13 章和程序 1-D。 根据 AABB 的《血库和输血服务标准》，对于同种异体输血，需要做两次 ABO 血型鉴定：一次对当前样品做鉴定，一次历史鉴定，或者一次对在不同时间采集的新当前样品做第 2 次测定。如果使用电子识别系统或经过验证以降低患者错误识别风险的系统收集同一样品，则允许重新测试该样品。在可行的情况下，当前样品上的两次定型应由不同的实验室专业人员使用不同制造商的试剂进行。 必须对所有无历史记录的患者做第 2 次 RhD 分型，其中包含惰性 RhD 对照试剂，并遵循与 ABO 定型相同的指导原则。在可行的情况下，当前样品上的两次 RhD 分型应由不同的实验室专业人员使用不同制造商的试剂进行。 **注意：**试剂制造商的产品广告中的措辞可能会对用于 ABO 定型和 RhD 分型的样品的年龄和类型进一步限制。 微孔板必须干净且无静电。 微孔板离心机必须适当校准。另见附录 6-3。
局限性	不期望的阳性反应： ● 自身或同种抗体。 ● 受污染的试剂或样品。 ● 微孔板不干净。

续表

	其他反应性： ● A_2 或 A_2B 个体中的抗 -A1。 ● 被动抗体。 ● 对试剂成分的抗体。 ● 获得性 B 现象。 ● B（A）现象。 **注意**：T 和 Tn 多凝集不应导致与当前可用的单克隆定型试剂的定型不一致。 不想要的阴性反应： ● 遗漏试剂或测试样品。 ● 受污染或无活性的试剂。 ● 受污染的样品。 缺少反应性： ● 白血病。 ● 次要细胞群（如移植、遗传嵌合体）。 ● 非 ABO 血型特异性血浆输注。 ● 新生儿样品。 ● 免疫反应受损。
样品要求	EDTA 抗凝血作为血浆和红细胞的来源。在生理盐水或 pH 7.3 磷酸盐缓冲盐水（PBS）中制备 2%～5% 悬液的红细胞。 **注意**：如果用于输血前检测，并且患者已接受红细胞输血或在过去 3 个月内已妊娠，或者如果病史不确定或不可用，则必须在计划输血的 3 天内获取样品。
设备 / 材料	抗 -A 和抗 -B。 抗 -D：低蛋白、单克隆 IgM 抗 -D 与多克隆或单克隆 IgG 抗 -D 混合。 3% 牛血清白蛋白（BSA）。 微孔板设备：柔性 U 型底微孔板。 带有微孔板转子和托架的台式离心机。 红细胞：试剂 A_1 红细胞（3 个供者）和 B 红细胞（3 个供者）在 EDTA 生理盐水中的 2%～5% 悬液。所有捐赠者应为 RhD 阴性。
质量控制	每天，对于每批使用的试剂，证明： ● 抗 -A 凝集（强阳性）A_1 型试剂红细胞，但不凝集 B 型试剂红细胞。 ● 抗 -B 凝集（强阳性）B 型试剂红细胞，但不凝集 A_1 型试剂红细胞。 ● 抗 -D 凝集（强阳性）RhD 阳性红细胞（程序 1-B 中的 O 型、R_1R_1 型红细胞），但不凝集 RhD 阴性红细胞（A_1 型或 B 型试剂红细胞）。 或者，每天记录先前测试患者的所有样品根据记录的血型发生反应，并且所有与先前结果的差异以及红细胞和血清 / 血浆 ABO 血型之间的差异都得到解决。 **注意**：在得出 ABO 血型结论之前，必须解决红细胞和血清 / 血浆结果之间的差异。请参阅第 13 章。

程序　使用以下步骤执行该程序：

<table>
<tr><th>步骤</th><th>操作</th></tr>
<tr><td>1.</td><td>对于每个待测样品，将 1 滴 25～35μL 的抗 -A、抗 -B、抗 -D 和 3% BSA-PBS 试剂分别分配到微孔板 An、Bn、Cn 和 Dn 孔中，其中 n 等于待测样品的样品型号。</td></tr>
<tr><td>2.</td><td>同样，将 1 滴试剂 A_1 型和 B 型红细胞分配到 En 和 Fn 孔中。</td></tr>
<tr><td>3.</td><td>在 A-D 行中加入 1 滴 2%～5% 的测试红细胞。</td></tr>
<tr><td>4.</td><td>将 1 滴测试血清 / 血浆添加到 E 和 F 行。</td></tr>
<tr><td>5.</td><td>轻轻敲击微孔板的侧面，混合血清和红细胞。</td></tr>
<tr><td>6.</td><td>微孔板血凝试验用离心机（见附录 6-3）。</td></tr>
<tr><td>7.</td><td>将微孔板以 45°～50° 的角度放置 3～5 分钟，并观察凝集情况。记录观察结果。</td></tr>
<tr><td>8.</td><td>对反应的解读如下：
<table>
<tr><th>如果……</th><th>那么试验结果是……</th></tr>
<tr><td>红细胞从孔的中心流向边缘</td><td>阴性</td></tr>
<tr><td>孔的中心存在一个紧密的细胞扣，但也有一些红细胞流</td><td>阳性</td></tr>
<tr><td>红细胞在孔的中心维持一个紧密的细胞扣</td><td>强阳性</td></tr>
</table></td></tr>
<tr><td>9.</td><td>对试验的解读如下：
<table>
<tr><th colspan="3">如果红细胞发生反应……</th><th colspan="3">血清发生反应……</th><th rowspan="2">那么血型是……</th></tr>
<tr><th>抗 -A</th><th>抗 -B</th><th>抗 -D</th><th>BSA</th><th>A_1 型红细胞</th><th>B 型红细胞</th></tr>
<tr><td>0</td><td>0</td><td>Pos</td><td>0</td><td>Pos</td><td>Pos</td><td>O RhD+</td></tr>
<tr><td>0</td><td>0</td><td>0</td><td>0</td><td>Pos</td><td>Pos</td><td>O RhD−</td></tr>
<tr><td>Pos</td><td>0</td><td>Pos</td><td>0</td><td>0</td><td>Pos</td><td>A RhD+</td></tr>
<tr><td>Pos</td><td>0</td><td>0</td><td>0</td><td>Pos</td><td>Pos</td><td>A RhD−</td></tr>
<tr><td>0</td><td>Pos</td><td>Pos</td><td>0</td><td>Pos</td><td>0</td><td>B RhD+</td></tr>
<tr><td>0</td><td>Pos</td><td>0</td><td>0</td><td>Pos</td><td>0</td><td>B RhD−</td></tr>
<tr><td>Pos</td><td>Pos</td><td>Pos</td><td>0</td><td>0</td><td>0</td><td>AB RhD+</td></tr>
<tr><td>Pos</td><td>Pos</td><td>0</td><td>0</td><td>0</td><td>0</td><td>AB RhD−</td></tr>
<tr><th colspan="4">如果……</th><th colspan="3">那么……</th></tr>
<tr><td colspan="4">观察到混合视野或不同的反应。</td><td colspan="3">请参阅第 13 章。</td></tr>
<tr><td colspan="7">注意：Pos= 阳性或强阳性。如果观察到不一致的反应，并且在解决之前需要输血，则只能发出 O 型红细胞。如果样品来自献血者，则必须在放行前解决差异。</td></tr>
</table></td></tr>
</table>

参 考 文 献

Code of federal regulations. Title 21 CFR Parts 606 and 660. Washington, DC: US Government Publishing Office, 2020 (revised annually). [Available at https://www.ecfr.gov/.]

Cohn CS, Delaney M, Johnson ST, Katz LM, eds. Technical manual. 20th ed. Bethesda, MD: AABB, 2020 (or current edition).

Gammon RR, ed. Standards for blood banks and transfusion services. 32nd ed. Bethesda, MD: AABB, 2020 (or current edition).

生效日期：

批准人：	印刷体姓名	签字	日期
实验室管理			
医学总监			
质量官			

6-H. 微孔板：使用 LISS 程序检测抗体

用途	为使用低离子强度盐水（LISS）的微孔板中的抗体检测和鉴定提供说明。
背景信息	针对红细胞抗原的抗体可能导致红细胞的直接凝集或裂解，或者可能用球蛋白（例如 IgG、C3）包被红细胞。红细胞 / 血清混合物离心后可观察到直接凝集和 / 或裂解。抗体包被可以在低离子环境中加速；因此使用 LISS。在 37℃的 LISS 存在下与血清 / 血浆一起孵育的红细胞被洗涤以去除未结合的球蛋白，并用抗人球蛋白（AHG）检测。通过 AHG 凝集表明红细胞包被了球蛋白。本程序适用于筛选大量血清中的意外抗体。
操作策略	微孔板必须干净且无静电。 微孔板离心机必须做适当校准。 另见附录 6-3。
局限性	不想要的阳性反应： ● 使用的试剂或红细胞不正确。 ● 微孔板不干净。 不想要的阴性反应： ● 使用的试剂或红细胞不正确。 ● 试剂被污染。
样品要求	血液凝块或抗凝血作为血清 / 血浆和红细胞的来源。 **注意：**如果用于输血前检测，并且患者已接受红细胞输血或在过去 3 个月内已妊娠，或者如果病史不确定或不可用，则必须在计划输血的 3 天内获取样品。 **注意：**试剂制造商的产品广告中的措辞可能会对用于 ABO 定型和 RhD 分型的样品的年龄和类型施加进一步的限制。
设备 / 材料	6% BSA-PBS+Tween 20。 AHG：抗 -IgG；不必是重链特异性的。 IgG 包被的红细胞：见第 7 章。 LISS 洗涤液。 微孔板设备：U 型或 V 型底微孔板。 带有微孔板转子和托架的台式离心机。 红细胞：表型鉴定的 O、R_1R_1 和 R_2R_2 红细胞，用 LISS 稀释至 0.5% 悬液；制备后 6 小时内使用。 **注意：**用于输血前检测意外抗体的红细胞每个批次必须携带以下抗原：D、C、c、E、e、K、k、Fy^a、Fy^b、Jk^a、Jk^b、Le^a、Le^b、M、N、S、s 和 P1，如《联邦法规》（CFR）和 / 或当地监管机构所定义。 弱（2+）反应性抗体（例如，稀释的 IgG 抗 -D 抗体）。

续表

质量控制	每天，对于使用中的每批试剂，证明弱反应性抗体与试剂红细胞 R_1R_1 和 R_2R_2 有适当反应。 每天，对于使用中的每批试剂，证明 6% BSA-PBS 不与试剂 R_1R_1 和 R_2R_2 红细胞反应。 用 IgG 包被的红细胞确认所有阴性反应（见下面的步骤 8～10）。

程序　使用以下步骤执行该程序：

步骤	操作	
1.	对于每个待测样品，将 1 滴（约 35μL）血清 / 血浆分配到 2 个微孔板孔中。	
2.	在每个血清样品中的 1 个孔，加入等体积 0.5% LISS 中的 R_1R_1 红细胞。同样，使用 R_2R_2 红细胞做试验。	
3.	混合并在 37℃下孵育 15～20 分钟。 **注意：**如果使用血清，请在洗涤前记录任何溶血现象。这应该被认为是一个阳性的结果。	
4.	用 6% BSA-PBS+Tween 20 洗涤液洗涤红细胞 4 次。 **注意：**每次洗涤使用 0.2mL 容量。每次离心后“弹出”上清液，通过快速将离心后的微孔板转向废物容器并用力将上清液从微孔板中弹出。立即将微孔板直立。	
5.	在每个测试孔中加入 1 滴 AHG。	
6.	混合并离心，用于微孔板血凝试验。	
7.	将微孔板以 45°～50° 的角度放置 3～5 分钟，并观察凝集情况。记录观察结果。	
	如果……	**那么……**
	红细胞在孔的中心维持一个紧密的细胞扣	检测结果为阳性
	孔的中心存在一个紧密的细胞扣，但也有一些红细胞流动	检测结果为阳性
	红细胞从孔的中心流向边缘	将 IgG 包被的红细胞添加到所有阴性测试孔： ● 再次离心并肉眼检查试验是否有混合视野凝集。
8.	在每个阴性试验中加入 1 滴 IgG 包被的红细胞。	
9.	混合并离心，用于微孔板血凝试验。	

续表

10.	如下分析 IgG 包被红细胞的反应：	
	如果……	**那么试验结果是……**
	孔的中心存在一个紧密的细胞扣，但也有一些红细胞流	阴性
	红细胞从孔的中心流向边缘	无效，必须重复

参 考 文 献

Ball M. Procedures for blood grouping, antibody screening and rare phenotype screening in microplates. In: Knight R, Poole G, eds. The use of microplates in blood group serology: A review of microplate technology in the UK. Manchester, UK: British Society of Blood Transfusion, 1987:33-41.

Code of federal regulations. Title 21 CFR Parts 606 and 660. Washington, DC: US Government Publishing Office, 2020 (revised annually). [Available at https://www.ecfr.gov/.]

Löw B, Messeter L. Antiglobulin tests in low-ionic strength salt solutions for rapid antibody screening and crossmatching. Vox Sang 1974;26:53-61. PMID: 4420622

生效日期：

批准人：	**印刷体姓名**	**签字**	**日期**
实验室管理			
医学总监			
质量官			

6-I. 微孔板：LIP 技术程序

用途	提供使用聚凝胺检测和鉴定抗体的说明。
背景信息	阳离子聚合物如聚凝胺引起正常红细胞的聚集，这些红细胞可以用柠檬酸钠分散。然而，柠檬酸钠不会分散聚凝胺诱导的抗体包被红细胞的聚集。在 LIP 程序中，首先在低离子条件下将红细胞与血清一起孵育，以促进抗体的摄取。红细胞的聚集是由聚凝胺诱导的。如果抗体包被红细胞，免疫球蛋白分子在相邻红细胞之间形成桥接，在添加柠檬酸钠后持续存在。本程序适用于供者血液样品的大规模表型分析。
操作策略	微孔板必须干净且无静电。 微孔板离心机必须适当校准。另见附录 6-3。
局限性	不想要的阳性反应： ● 使用的试剂或红细胞不正确。 ● 微孔板不干净。 ● 聚凝胺的稀释不正确。 不想要的阴性反应： ● 使用的试剂或红细胞不正确。 ● 试剂被污染。
样品要求	血液凝块抗凝血作为血清或血浆的来源。 **注意**：如果用于输血前检测，并且患者已接受红细胞输血或在过去 3 个月内已妊娠，或者如果病史不确定或不可用，则必须在计划输血的 3 天内获取样品。
设备 / 材料	带有一次性吸头的移液器，移取 25～100μL。 无意外抗体的 AB 型血清。 LIM（低离子介质，Low-ionic medium）。 微孔板设备：U 型或 V 型底微孔板。 聚凝胺工作液。 聚凝胺中和试剂。 带有微孔板转子和托架的台式离心机。 红细胞：表型鉴定的 O、R_1R_1 和 R_2R_2 红细胞，用低离子强度盐水（LISS）稀释至 0.5% 悬液；制备后 6 小时内使用。 **注意**：用于输血前检测意外抗体的红细胞每个批次必须携带以下抗原：D、C、c、E、e、K、k、Fy^a、Fy^b、Jk^a、Jk^b、Le^a、Le^b、M、N、S、s 和 P1，如《联邦法规》（CFR）和 / 或当地监管机构所定义。 弱（2+）反应性抗体（例如，稀释的 IgG 抗 -D 抗体）。
质量控制	每天，对于使用中的每批试剂，证明弱反应性抗体与试剂红细胞 R_1R_1 和 R_2R_2 有适当反应。 每天，对于使用中的每批试剂，证明 AB 型血清不与试剂红细胞 R_1R_1 和 R_2R_2 反应。

程序 使用以下步骤执行该程序：

步骤	操作	
1.	对于每个待测样品，将 25μL 抗血清和 100μL 低离子介质分配到微孔板孔中。	
2.	加入 25μL 的 1% 测试红细胞，在平板振荡器上混合 15 秒。	
3.	在室温下孵育 1 分钟。	
4.	在每个孔中加入 25μL 聚凝胺溶液并混合。	
5.	孵育 15 秒。	
6.	以 300×*g* 离心 1 分钟。	
7.	倾倒上清液，向每个孔中加入 25μL 重悬液。	
8.	用手振动平板以重新悬浮红细胞。	
9.	使用照明背景，肉眼检查红细胞的凝集情况，并记录结果。	
	如果……	**那么试验结果是……**
	红细胞均匀悬浮	阴性
	红细胞在孔的中心维持一个紧密的细胞扣	强阳性
	孔的中心存在一个紧密的细胞扣，但也有一些红细胞重新悬浮	阳性

参考文献

Malde R, Redman M. Low-ionic Polybrene technique. In: Knight RV, Poole G, eds. The use of microplates in blood group serology: A review of microplate technology in the UK. Manchester, UK: British Society of Blood Transfusion, 1987:42-3.

生效日期：

批准人：	印刷体姓名	签字	日期
实验室管理			
医学总监			
质量官			

6-J. 毛细管：盐水凝集程序

用途	提供执行毛细管法直接生理盐水凝集的说明： ● 红细胞表型分析。 ● 抗体鉴定。
背景信息	红细胞通过血清柱导致抗体分子有很多机会与其相应的抗原接触。由于抗原抗体接触的可能性增加，毛细管方法非常敏感；在毛细管技术中引起直接凝集的 IgG 抗体，只能通过使用常规试管法做间接抗球蛋白试验（IAT）来反应。毛细管方法也可用于抗体检测和鉴定，特别是在测试血清供不应求的情况下。
操作策略	逐个地装载毛细管。 在装载每种反应物时，用纸巾擦拭试管，以防止样品污染。 请勿将气泡引入管内，因为这会妨碍反应物的正确混合。 另见附录 6-4。
局限性	不想要的阳性反应： ● 血清 / 血浆含有冷反应抗体。 ● 毛细管不干净。 不想要的阴性反应： ● 引入了阻碍试剂混合的气泡。 ● 毛细管的倾斜角度太大。 ● 试剂储存不当。 ● 试剂被污染。 ● 测试组分被遗漏。
样品要求	测试红细胞，洗涤 3 次，并在磷酸盐缓冲盐水（PBS）中稀释为 25%～30% 的悬液。
设备 / 材料	毛细管：0.4mm 内径（ID）×90mm（例如，Friedrich and Dimmock，Inc.）。 对照红细胞：适用于试剂抗血清的阳性（单剂量）和阴性样品；25%～30%PBS 悬液。使用前立即搅拌。 放大镜：7～10 倍放大倍数。 试剂 / 测试抗血清：无颗粒物。 密封胶（例如，Seal Ease）。
质量控制	在每次试验中包括抗原阳性和抗原阴性的红细胞。

程序　使用以下步骤执行该程序：

步骤	操作
1.	对于每个要测试的红细胞样品，装入含有 2cm 血清的毛细管。擦去多余的血清。

续表

2.	将装载的毛细管的注入端浸入混合均匀的红细胞样品中，并允许等体积的红细胞进入试管。	
3.	将毛细管倒置，将未填充的一端固定在密封胶中，并以约 55° 的角度放置。	
4.	同样，对其他红细胞样品（包括对照品）进行测试。	
5.	在室温下孵育所有试管，直到与阳性对照红细胞的反应完成。使用放大镜观察反应。	
6.	当红细胞沉降到毛细管底部时，可以将管倒置以允许红细胞再次通过血清。	
7.	读取并记录所有其他试管中的反应结果，使用阳性和阴性对照试管中的反应进行比较。	
8.	对反应的解读如下：	
	如果凝集是……	**那么试验结果是……**
	存在	阳性
	不存在	阴性

参 考 文 献

Chown B, Lewis M. Further experience with the slanted capillary method for Rh typing of red blood cells. Can Med Assoc J 1946;55:66-9.

Chown B, Lewis M. The slanted capillary method of rhesus blood-grouping. J Clin Pathol 1951;4:464-9.

生效日期：

批准人：	印刷体姓名	签字	日期
实验室管理			
医学总监			
质量官			

6-K. 毛细管：白蛋白单层程序

用途	提供对直接牛血清白蛋白（BSA）- 增强凝集 - 单层技术做毛细管法操作的说明： ● 红细胞表型鉴定，特别是 RH 抗原。
背景信息	红细胞通过血清柱导致抗体分子有很多机会与其相应的抗原接触。由于抗原抗体接触的可能性增加，毛细管方法非常敏感，只需要使用少量抗血清试剂。在毛细管技术中引起直接凝集的 IgG 抗体只能通过使用常规试管法做间接抗球蛋白试验（IAT）来反应。BSA 的添加提供了一种增强试剂，可进一步增强毛细管测试的灵敏度。
操作策略	逐个地装载毛细管。 在装载每种反应物时，用纸巾擦拭试管，以防止样品污染。 请勿将气泡引入管内，因为这会妨碍反应物的正确混合。 另见附录 6-4。
局限性	不想要的阳性反应： ● 血清 / 血浆含有冷反应抗体。 ● 毛细管不干净。 不想要的阴性反应： ● 引入了阻碍试剂混合的气泡。 ● 毛细管的倾斜角度太大。 ● 试剂储存不当。 ● 试剂被污染。 ● 测试组分被遗漏。
样品要求	测试红细胞，洗涤 3 次，并在磷酸盐缓冲盐水（PBS）中稀释为 50% 的悬液。
设备 / 材料	30% 牛血清白蛋白（BSA） 毛细管：0.4mm 内径（ID）×90mm（例如，Friedrich and Dimmock，Inc.）。 对照红细胞：适用于试剂抗血清的阳性（单剂量）和阴性样品；洗涤 3 次并用 PBS 稀释为 50% 悬液。使用前立即搅拌。 放大镜：放大倍数为 7～10 倍。 试剂 / 测试抗血清：无颗粒物。 密封胶（例如，Seal Ease）。
质量控制	在每次试验中包括抗原阳性和抗原阴性的红细胞。

程序　使用以下步骤执行该程序：

步骤	操作
1.	在试管中混合等体积的血清和 30% BSA。

续表

2.	对于每个要测试的红细胞样品，装载 2cm 的血清到毛细管中。擦去多余的血清。
3.	将装载的毛细管的注入端（含有血清的端部）浸入混合均匀的红细胞样品中，并允许等体积的红细胞进入试管。
4.	将毛细管倒置，将未填充的一端固定在密封胶中，并以约 55° 的角度放置。
5.	按照步骤 1～4，设置其他测试红细胞样品和对照的试验。
6.	在室温下孵育所有试管，直到与阳性对照红细胞的反应完成。使用放大镜观察反应。
7.	当红细胞沉降到毛细管底部时，可以将管倒置以允许红细胞再次通过血清。
8.	读取并记录所有其他试管中的反应结果，使用阳性和阴性对照试管中的反应进行比较。

如果凝集是……	那么试验结果是……
存在	阳性
不存在	阴性

参 考 文 献

Crawford MN, Gottman FE, Rogers LC. Capillary tube testing and enhancement with 30% albumin. Vox Sang 1976;30:144-8.

生效日期：

批准人：	印刷体姓名	签字	日期
实验室管理			
医学总监			
质量官			

6-L. 毛细管：白蛋白双层程序

用途	提供对直接牛血清白蛋白（BSA）- 增强凝集 - 双层技术做毛细管法操作的说明： ● 红细胞表型鉴定，特别是 RH 抗原。
背景信息	红细胞通过血清柱导致抗体分子有很多机会与其相应的抗原接触。由于抗原抗体接触的可能性增加，毛细管方法非常敏感，只需要使用少量抗血清试剂。在毛细管技术中引起直接凝集的 IgG 抗体只能通过使用常规试管法做间接抗球蛋白试验（IAT）来反应。BSA 的添加提供了一种增强试剂，可进一步增强毛细管测试的灵敏度。
操作策略	逐个地装载毛细管。 在装载每种反应物时，用纸巾擦拭试管，以防止样品污染。 请勿将气泡引入管内，因为这会妨碍反应物的正确混合。 另见附录 6-4。
局限性	不想要的阳性反应： ● 血清 / 血浆含有冷反应抗体。 ● 毛细管不干净。 不想要的阴性反应： ● 引入了阻碍试剂混合的气泡。 ● 毛细管的倾斜角度太大。 ● 试剂储存不当。 ● 试剂被污染。 ● 测试组分被遗漏。
样品要求	测试红细胞，洗涤 3 次，并在磷酸盐缓冲盐水（PBS）中稀释为 50% 的悬液。
设备 / 材料	30% 牛血清白蛋白（BSA）。 毛细管：0.4mm 内径（ID）×90mm（例如，Friedrich and Dimmock，Inc.）。 对照红细胞：适用于试剂抗血清的阳性（单剂量）和阴性样品；洗涤 3 次并用 PBS 稀释为 50% 悬液。使用前立即搅拌。 放大镜：放大倍数为 7～10 倍。 试剂 / 测试抗血清：无颗粒物。 密封胶（例如，Seal Ease）。
质量控制	在每次试验中包括抗原阳性和抗原阴性的红细胞。

程序　使用以下步骤执行该程序：

步骤	操作
1.	对于每个要测试的红细胞样品，装入含有 2cm 血清的毛细管。擦去多余的血清。

续表

2.	让相等体积的30%牛血清白蛋白进入试管并再次擦拭试管。	
3.	将装载的毛细管的注入端（含有血清的端部）浸入混合均匀的红细胞样品中，并允许等体积的红细胞进入试管。	
4.	将毛细管倒置，将未填充的一端固定在密封胶中，并以约55°的角度放置。	
5.	按照步骤1～4，设置其他测试红细胞样品和对照的试验。	
6.	在室温下孵育所有试管，直到与阳性对照红细胞的反应完成。使用放大镜观察反应。	
7.	当红细胞沉降到毛细管底部时，可以将管倒置以允许红细胞再次通过血清。	
8.	读取并记录所有其他试管中的反应结果，使用阳性和阴性对照试管中的反应进行比较。	
	如果凝集是……	**那么试验结果是……**
	存在	阳性
	不存在	阴性

参考文献

Crawford MN, Gottman FE, Rogers LC. Capillary tube testing and enhancement with 30% albumin. Vox Sang 1976;30:144-8.

生效日期：

批准人：	印刷体姓名	签字	日期
实验室管理			
医学总监			
质量官			

6-M. 毛细管：木瓜蛋白酶一步法程序

用途	提供使用木瓜蛋白酶做蛋白酶修饰毛细管试验的说明： ● 红细胞表型分析。 ● 抗体鉴定。
背景信息	红细胞通过血清柱导致抗体分子有很多机会与其相应的抗原接触。由于抗原抗体接触的可能性增加，毛细管方法非常敏感，只需要使用少量抗血清试剂。在毛细管技术中引起直接凝集的 IgG 抗体只能通过使用常规试管法做间接抗球蛋白试验（IAT）来反应，特别是当用蛋白水解酶预处理测试红细胞时。毛细管方法也可用于抗体检测和鉴定，特别是在测试血清供不应求的情况下。
操作策略	逐个地装载毛细管。 在装载每种反应物时，用纸巾擦拭试管，以防止样品污染。 请勿将气泡引入管内，因为这会妨碍反应物的正确混合。 另见附录 6-4。
局限性	不想要的阳性反应： ● 血清 / 血浆含有冷反应抗体。 ● 毛细管不干净。 不想要的阴性反应： ● 引入了阻碍试剂混合的气泡。 ● 毛细管的倾斜角度太大。 ● 试剂储存不当。 ● 蛋白酶无活性。 ● 试剂被污染。 ● 测试组分被遗漏。
样品要求	测试红细胞，洗涤 3 次，并在磷酸盐缓冲盐水（PBS）中稀释为 25%～30% 的悬液。
设备 / 材料	毛细管：0.4mm 内径（ID）×90mm（例如，Friedrich and Dimmock，Inc.）。 对照红细胞：适用于试剂抗血清的阳性（单剂量）和阴性样品；洗涤 3 次并用 PBS 稀释为 25%～30% 悬液。使用前立即搅拌。 放大镜：放大倍数为 7～10 倍。 木瓜蛋白酶：1% wt/vol。 试剂 / 测试抗血清：无颗粒物。 密封胶（例如，Seal Ease）。
质量控制	在每次试验中包括抗原阳性和抗原阴性的红细胞。

程序 使用以下步骤执行该程序：

<table>
<tr><th>步骤</th><th colspan="2">操作</th></tr>
<tr><td>1.</td><td colspan="2">对于每个要测试的红细胞样品，装入含有 2cm 血清的毛细管。擦去多余的血清。</td></tr>
<tr><td>2.</td><td colspan="2">让等体积的 1% 木瓜蛋白酶进入试管并再次擦拭试管。</td></tr>
<tr><td>3.</td><td colspan="2">将装载的毛细管注入端浸入混合均匀的红细胞样品中，让 2cm 的红细胞进入试管。</td></tr>
<tr><td>4.</td><td colspan="2">将毛细管倒置，将未填充的一端固定在密封胶中，并以约 55° 的角度放置。</td></tr>
<tr><td>5.</td><td colspan="2">同样，对其他红细胞样品（包括对照品）重复步骤 1～4。</td></tr>
<tr><td>6.</td><td colspan="2">在室温下孵育所有试管，直到与阳性对照红细胞的反应完成。使用放大镜观察反应。</td></tr>
<tr><td>7.</td><td colspan="2">当红细胞沉降到毛细管底部时，可以将管倒置以允许红细胞再次通过血清。</td></tr>
<tr><td rowspan="4">8.</td><td colspan="2">读取并记录所有其他试管中的反应结果，使用阳性和阴性对照试管中的反应进行比较。</td></tr>
<tr><td>如果凝集是……</td><td>那么试验结果是……</td></tr>
<tr><td>存在</td><td>阳性</td></tr>
<tr><td>不存在</td><td>阴性</td></tr>
</table>

参 考 文 献

Lewis M, Kaita H, Chown B. Kell typing in the capillary tube. J Lab Clin Med 1958;52:163-8.

生效日期：

批准人：	印刷体姓名	签字	日期
实验室管理			
医学总监			
质量官			

6-N. 毛细管：无花果蛋白酶一步法程序

用途	提供使用无花果蛋白酶做蛋白酶修饰毛细管试验的说明： ● 红细胞表型分析。 ● 抗体鉴定。
背景信息	红细胞通过血清柱导致抗体分子有很多机会与其相应的抗原接触。由于抗原抗体接触的可能性增加，毛细管方法非常敏感，只需要使用少量抗血清试剂。在毛细管技术中引起直接凝集的 IgG 抗体只能通过使用常规试管法做间接抗球蛋白试验（IAT）来反应，特别是当用蛋白水解酶预处理测试红细胞时。毛细管方法也可用于抗体检测和鉴定，特别是在测试血清供不应求的情况下。
操作策略	逐个地装载毛细管。 在装载每种反应物时，用纸巾擦拭试管，以防止样品污染。 请勿将气泡引入管内，因为这会妨碍反应物的正确混合。 另见附录 6-4。
局限性	不想要的阳性反应： ● 血清 / 血浆含有冷反应抗体。 ● 毛细管不干净。 不想要的阴性反应： ● 引入了阻碍试剂混合的气泡。 ● 毛细管的倾斜角度太大。 ● 试剂储存不当。 ● 蛋白酶无活性。 ● 试剂被污染。 ● 测试组分被遗漏。
样品要求	测试红细胞，洗涤 3 次，并在磷酸盐缓冲盐水（PBS）中稀释为 50% 的悬液。
设备 / 材料	毛细管：0.4mm 内径（ID）× 90mm（例如，Friedrich and Dimmock，Inc.）。 对照红细胞：适用于试剂抗血清的阳性（单剂量）和阴性样品；50% 悬液。使用前立即搅拌。 无花果蛋白酶：4%（wt/vol）。 放大镜：放大倍数为 7～10 倍。 pH 7.3 PBS。 试剂 / 测试抗血清：无颗粒物。 密封胶（例如，Seal Ease）。
质量控制	在每次试验中包括抗原阳性和抗原阴性的红细胞。

程序 使用以下步骤执行该程序：

步骤	操作	
1.	对于每个待检测的供者样品，将 2 大滴（约 100μL）的 50% 红细胞与 1 小滴（约 25μL）的 4% 无花果蛋白酶混合。	
2.	在室温（RT）下孵育至少 10 分钟。	
3.	对于由此制备的每个经无花果蛋白酶处理的红细胞样品，装载 2cm 的血清到毛细管中。擦去多余的血清。	
4.	将装载的毛细管的注入端浸入混合均匀的无花果蛋白酶处理的红细胞样品中，并允许等体积的红细胞进入试管。	
5.	将毛细管倒置，将未填充的一端固定在密封胶中，并以约 55° 的角度放置。	
6.	同样，对其他红细胞样品（包括对照品）进行测试。	
7.	在室温下孵育所有试管，直到与阳性对照红细胞的反应完成。使用放大镜观察反应。	
8.	当红细胞沉降到毛细管底部时，可以将管倒置以允许红细胞再次通过血清。	
9.	读取并记录所有其他试管中的反应结果，使用阳性和阴性对照试管中的反应进行比较。	
	如果凝集是……	**那么试验结果是……**
	存在	阳性
	不存在	阴性

参 考 文 献

Crawford MN. Rapid testing of ficinized cells in capillary tubes (abstract). Transfusion 1978;18:598.

生效日期：

批准人：	印刷体姓名	签字	日期
实验室管理			
医学总监			
质量官			

6-O. 毛细管：预包被红细胞上的 IAT 程序

用途	提供在毛细管中做间接抗球蛋白试验（IAT）的说明： ● 红细胞表型分析。 ● 抗体鉴定。
背景信息	红细胞通过血清柱导致抗体分子有很多机会与其相应的抗原接触。由于抗原抗体接触的可能性增加，毛细管方法非常敏感，只需要使用少量抗血清试剂。该程序可用于通过间接抗球蛋白技术反应的抗血清对供者红细胞做表型分型。该程序也可用于抗体检测和鉴定，特别是在测试血清供不应求的情况下。
操作策略	逐个地装载毛细管。 在装载每种反应物时，用纸巾擦拭试管，以防止样品污染。 请勿将气泡引入管内，因为这会妨碍反应物的正确混合。 另见附录 6-4。
局限性	不想要的阳性反应： ● 血清 / 血浆含有自身抗体。 ● 毛细管不干净。 ● 抗人球蛋白（AHG）试剂含有异嗜性抗体。 不想要的阴性反应： ● 引入了阻碍试剂混合的气泡。 ● 毛细管的倾斜角度太大。 ● 包被的红细胞未充分洗涤。 ● 试剂储存不当。 ● 试剂被污染。 ● 测试组分被遗漏。
样品要求	测试红细胞，洗涤 3 次，并在 pH 7.3 磷酸盐缓冲盐水（PBS）中稀释为 50% 的悬液。
设备 / 材料	AHG：抗 -IgG。 毛细管：0.4mm 内径（ID）×90mm（例如，Friedrich and Dimmock，Inc.）。 实验室膜：Parafilm 封口膜。 放大镜：放大倍数为 7～10 倍。 对照红细胞：适用于试剂抗血清的阳性（单剂量）和阴性样品；用生理盐水洗涤 3 次。 试剂 / 测试抗血清：无颗粒物。 密封胶（例如，Seal Ease）。
质量控制	在每次试验中包括抗原阳性和抗原阴性的红细胞。

程序 使用以下步骤执行该程序：

<table>
<tr><th>步骤</th><th colspan="2">操作</th></tr>
<tr><td>1.</td><td colspan="2">对于每个红细胞样品，将 10μL 血清和 5μL 红细胞混合在适当标记的 10 或 12mm×75mm 试管中。</td></tr>
<tr><td>2.</td><td colspan="2">用封口膜（Parafilm）覆盖试管以防止蒸发，并在室温（RT）下孵育 2 小时。</td></tr>
<tr><td>3.</td><td colspan="2">用生理盐水清洗红细胞 4 次。倒出最终洗涤上清液，留下 25%～30% 的红细胞悬液。</td></tr>
<tr><td>4.</td><td colspan="2">对于每个要测试的洗涤红细胞样品，装载 2cm 的 AHG 到毛细管中。擦去多余的 AHG。</td></tr>
<tr><td>5.</td><td colspan="2">将装载的毛细管的注入端浸入混合均匀的红细胞样品中，并允许等体积的红细胞进入试管。</td></tr>
<tr><td>6.</td><td colspan="2">将毛细管倒置，将未填充的一端固定在密封胶中，并以约 45° 的角度放置。</td></tr>
<tr><td>7.</td><td colspan="2">同样，对其他红细胞样品（包括对照品）进行测试。</td></tr>
<tr><td>8.</td><td colspan="2">在室温下孵育所有试管，直到与阳性对照红细胞的反应完成。使用放大镜观察反应。</td></tr>
<tr><td>9.</td><td colspan="2">当红细胞沉降到毛细管底部时，可以将管倒置以允许红细胞再次通过血清。</td></tr>
<tr><td rowspan="4">10.</td><td colspan="2">读取并记录所有其他试管中的反应结果，使用阳性和阴性对照试管中的反应进行比较。</td></tr>
<tr><td>如果凝集是……</td><td>那么试验结果是……</td></tr>
<tr><td>存在</td><td>阳性</td></tr>
<tr><td>不存在</td><td>阴性</td></tr>
</table>

参 考 文 献

Weiland DL. Capillary tube techniques. In: Myers M, Reynolds A, eds. Micromethods in blood group serology. Arlington, VA: AABB, 1984:3-17.

生效日期：

批准人：	印刷体姓名	签字	日期
实验室管理			
医学总监			
质量官			

6-P. 毛细管：预包被 IAT 程序

用途	提供预包被红细胞执行毛细管法间接抗球蛋白试验（IAT）的说明： ● 红细胞表型分析。 ● 抗体鉴定。
背景信息	红细胞通过血清柱导致抗体分子有很多机会与其相应的抗原接触。由于抗原抗体接触的可能性增加，毛细管方法非常敏感，只需要使用少量抗血清试剂。此程序特别适用于使用通过间接抗球蛋白技术反应的抗血清对红细胞做表型分型。该程序也可用于抗体检测和鉴定，特别是在测试血清供不应求的情况下。
操作策略	逐个地装载毛细管。 在装载每种反应物时，用纸巾擦拭试管，以防止样品污染。 请勿将气泡引入管内，因为这会妨碍反应物的正确混合。 另见附录 6-4。
局限性	不想要的阳性反应： ● 血清 / 血浆含有自身抗体。 ● 毛细管不干净。 不想要的阴性反应： ● 引入了阻碍试剂混合的气泡。 ● 毛细管的倾斜角度太大。 ● 包被的红细胞未充分洗涤。 ● 试剂储存不当。 ● 试剂被污染。 ● 测试组分被遗漏。
样品要求	测试红细胞，洗涤 3 次，并在磷酸盐缓冲盐水（PBS）中稀释为 50% 的悬液。
设备 / 材料	抗人球蛋白（AHG）：抗 -IgG。 毛细管：0.4mm 内径（ID）×90mm（例如，Friedrich and Dimmock, Inc.）。 对照红细胞：适用于试剂抗血清的阳性（单剂量）和阴性样品；洗涤 3 次并用生理盐水稀释为 50% 悬液。使用前立即搅拌。 pH 7.3 PBS。 试剂 / 测试抗血清：无颗粒物。 密封胶（例如，Seal Ease）。
质量控制	在每次试验中包括抗原阳性和抗原阴性的红细胞。

程序　使用以下步骤执行该程序：

<table>
<tr><th>步骤</th><th colspan="2">操作</th></tr>
<tr><td>1.</td><td colspan="2">对于每个要测试的红细胞样品，装入含有 2cm 血清的毛细管。擦去多余的血清。</td></tr>
<tr><td>2.</td><td colspan="2">将装载的毛细管的注入端浸入混合均匀的红细胞样品中，并允许等体积的红细胞进入试管。</td></tr>
<tr><td>3.</td><td colspan="2">将毛细管倒置，将未填充的一端固定在密封胶中，并以约 60° 的角度放置。</td></tr>
<tr><td>4.</td><td colspan="2">同样，对其他红细胞样品（包括对照品）进行测试。</td></tr>
<tr><td>5.</td><td colspan="2">将所有试管在室温下孵育 15 分钟。</td></tr>
<tr><td>6.</td><td colspan="2">反转密封胶托盘，以约 60° 的角度再放置 15 分钟，使红细胞第二次通过血清。</td></tr>
<tr><td>7.</td><td colspan="2">将毛细管（未密封的末端向下）放入适当标记的 10mm 或 12mm×75mm 试管中，每个试管含有约 1mL 的 PBS。</td></tr>
<tr><td>8.</td><td colspan="2">每次洗涤以 1 000×g 离心 2 分钟（或等效处理）。</td></tr>
<tr><td>9.</td><td colspan="2">取出空的毛细管并丢弃。如果试管仍含有红细胞，请小心断开密封端并重新分离。</td></tr>
<tr><td>10.</td><td colspan="2">用生理盐水洗涤红细胞 3～4 次，并完全倾倒最终洗涤上清液。</td></tr>
<tr><td>11.</td><td colspan="2">在干的红细胞扣上，根据制造商的说明添加 AHG。</td></tr>
<tr><td>12.</td><td colspan="2">离心用于血凝试验（见第 1 章）。</td></tr>
<tr><td rowspan="4">13.</td><td colspan="2">肉眼检查红细胞。对结果分级和记录，如下所示。</td></tr>
<tr><td>如果凝集……</td><td>那么……</td></tr>
<tr><td>存在</td><td>检测结果为阳性。</td></tr>
<tr><td>阴性</td><td>继续执行第 14 步。</td></tr>
<tr><td rowspan="4">14.</td><td colspan="2">将 IgG 包被的红细胞添加到所有阴性试验中。再次离心并肉眼检查试验是否有混合视野凝集。</td></tr>
<tr><td>如果凝集……</td><td>那么试验结果是……</td></tr>
<tr><td>存在</td><td>阴性</td></tr>
<tr><td>不存在</td><td>无效：
● 重复试验。</td></tr>
</table>

参 考 文 献

Graves B. Application of the antiglobulin phase to capillary tube testing (letter). Transfusion 1981;21:373.

生效日期：

批准人：	印刷体姓名	签字	日期
实验室管理			
医学总监			
质量官			

附录 6-1. Sephadex 凝胶珠：背景信息

Sephadex 凝胶已在免疫化学中用于蛋白质的分级分离中使用多年。Sephadex 凝胶是一种多孔凝胶，由碱性葡聚糖与环氧氯丙烷交联并用磷酸盐缓冲盐水（PBS），低离子强度盐水（LISS）等缓冲液水合而成。根据蛋白质大小分离。高于排除极限的大分子不能进入凝胶孔，并留在珠子周围的溶质中。较小的分子可以自由进入凝胶。

Lapierre 等人于 1990 年首次描述了凝胶在免疫血液学中的应用。使用的凝胶珠（Sephadex G100）的分馏范围为分子量 4 000～150 000，这将允许单个红细胞自由通过，但不允许红细胞凝集物的通过。Lapierre 等人描述了在简单的惰性缓冲液中，将 Sephadex 凝胶用于常规生理盐水和酶技术的情况，但他们也证明，通过将抗 -IgG 结合到凝胶缓冲液中，可以在不加洗涤步骤的情况下做一步法间接抗球蛋白试验（IAT）。这是由于未结合的血浆免疫球蛋白 G（IgG）滞留在最顶层的凝胶珠中。由于随后该技术的商业化和塑料多柱卡的开发，凝胶“柱凝集”技术在全球得到大量血清学应用。

推 荐 阅 读

Johnstone A, Thorpe R. Immunochemistry in practice. 2nd ed. Oxford, UK: Blackwell Scientific Publications, 1987.

Lapierre Y, Rigal D, Adam J, et al. The gel test: A new way to detect red cell antigen-antibody reactions. Transfusion 1990;30:109-13. PMID: 2305438

Voak D. The status of new methods for the detection of red cell agglutination. Transfusion 1999;39:1037-40. PMID: 10532594

附录 6-2. 凝胶柱中的凝集反应

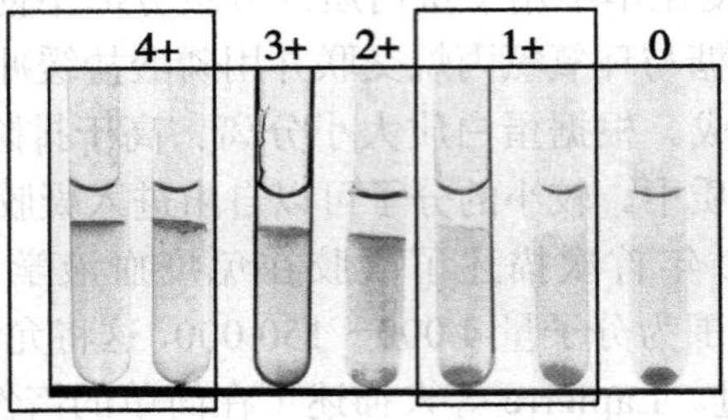

附录 6-3. 微孔板试验：一般注意事项

注意

使用微孔板做血清学检测时，需要严格注意以下细节，以获得可靠的结果：

1. 通常，使用 25～35μL 体积的试剂和红细胞。在处理大量样品时，盖上微孔板以防止干燥。

2. 应精确制备红细胞悬液。所需浓度介于 0.2% 和 1% 之间，具体取决于程序。

3. 可以对红细胞进行酶处理，以增强反应性或允许稀释抗血清试剂。然而，与任何酶程序一样，灵敏度的增加导致特异性降低（见第 3 章）。因此，当使用酶处理的红细胞时，充分对照是必不可少的。

4. 一些市售的抗血清适用于微孔板，但可能需要通过稀释来降低其他抗血清（例如，用于改良试管法的抗 -D）的黏度。同样，稀释试剂需要使用适当的对照品。

5. 血清应无颗粒物。如有必要，使用微滤设备通过 0.45μm 滤纸过滤：带盘式过滤器组件的 5mL 注射器。避免使用富含脂质的血清。

6. 必须采用标准方案，以确保准确的样品识别。制造商在微孔板上蚀刻的 A-H 字母和 1-12 数字有助于实现这一点，该系统可用作模板。

7. 微孔板应干净且无静电，可以通过以下方式之一消除：

a. 将板浸泡在蒸馏水或去离子水中。在使用前，应去除多余的洗涤液，并将板倒置在纸巾上风干。

b. 用 0.1% BSA-PBS 冲洗。在使用前，应去除多余的洗涤液，并将板倒置在纸巾上风干。

c. 将微孔板放在潮湿的纸巾上做试验。

d. 用湿布擦拭微孔板的底部。

e. 在微孔板的底部施加微小的火焰。

8. 虽然作为一次性产品销售，但微孔板可以清洗和重复使用。但是，必须采取适当的传染病预防措施。必须首先通过将倒置的微孔板轻弹到符合当地安全要求的液体废物容器中来除去残留的测试反应物。洗涤过程如下：

a. 将微孔板浸入 2.5% NaClO（漂白剂）中。

b. 浸泡在温和的家用洗涤剂中（例如，稀释的洗碗液）。

c. 用自来水冲洗 3 次。

d. 用蒸馏水冲洗 3 次。

e. 将微孔板倒置在纸巾上并风干。

f. 使用前检查微孔板。

参 考 文 献

Cohn CS, Delaney M, Johnson ST, Katz LM, eds. Technical manual. 20th ed. Bethesda, MD: AABB, 2020 (or current edition).

Knight R, Poole G, eds. The use of microplates in blood group serology: A review of microplate technology in the UK. Manchester, UK: British Society of Blood Transfusion, 1987:33-41.

离心和微孔板法

必须为每台用于微孔板检测的离心机设立所需的重力加速度（*g*）和离心时间。当 g 和时间正确时，将获得明显的红细胞扣和清澈的上清液，但不应因过度离心而损害未凝集的红细胞的流动。

柔性 U 型底微孔板：

血凝试验：700×*g*，1～5 秒。

间接抗球蛋白试验（IAT）洗涤：700×*g*，20 秒。

刚性 U 型底微孔板：

血凝试验：700×*g*，1～10 秒，或 40×*g* 45 秒。

IAT 洗涤：700×*g*，40 秒，或 40×*g* 3 分钟。

柔性 V 型底微孔板：

血凝试验：700×*g*，10 秒。

IAT 洗涤：700×*g*，20 秒。

刚性 V 型底微孔板：

对于 IAT 血凝试验（IAT 除外）：900×*g*，持续 40 秒。

IAT 血凝：900×*g*，10 秒。

对于 IAT 洗涤：180×*g*，2 分钟。

附录 6-4. 毛细管方法：一般注意事项

毛细管试验快速且易于执行。但是，应采取以下措施确保获得最佳结果：

1. 逐个装载毛细管。将几个试管一起填充似乎是有利的；然而，这种方法并不明显更快，并且比单独装载试管使用更多的试剂。

2. 避免将气泡引入管道，因为这会妨碍反应物的正确混合。

3. 在装载每种反应物时，用纸巾擦拭试管，以防止样品污染。

4. 仅使用不含颗粒物的试剂。如有必要，使用微滤设备通过 0.45μm 滤纸过滤：带盘式过滤器组件的 5mL 注射器（Acrodisc）。避免使用富含脂质的血清。

5. 如有必要，用磷酸盐缓冲盐水稀释原始的人血清，以避免由于冷反应性自凝集素引起的不想要的反应。

6. 使用洗涤后不含天然血浆的红细胞来防止纤维蛋白的形成。

7. 使用前仔细检查试管；脏的试管可能会导致虚假结果。

8. 毛细管倾斜的角度很重要；在某些程序中，角度过陡可能会导致红细胞沉积过快。

9. 对于大规模筛选项目，每批处理 10 个样品。

10. 颠倒试管，使红细胞再次通过血清通道，以增强反应。

11. 反复观察试验。一些反应几乎会立即引起注意，而其他试验可能仅表现出微妙的变化。

第 7 章　试剂红细胞（非酶处理）

本章包括制备用于抗球蛋白试验质量控制的球蛋白包被红细胞（免疫球蛋白和补体成分）的方法。它们还可用于评估抗人球蛋白（AHG）试剂的反应性，比较来自不同制造商的不同批次 AHG 试剂的效果。此类研究在 20 世纪 70 年代末和 80 年代初很受欢迎；然而当今它们很少使用，主要是因为在用于输血前抗体检测的 AHG 试剂中，对抗 -C3 需求的重要程度有所降低，并且 AHG 的可用来源比 20 年前少得多。球蛋白包被的红细胞的进一步应用，需要使用 C4 包被的红细胞来研究抗 -Ch 和抗 -Rg（参见第 9 章），它们是针对人补体第四组分 C4 上表位的抗体。

本章还包括冰冻红细胞，以便长期储存，以及随后解冻进行血清学检测的方法。这使设施能够建立稀有红细胞表型的库存，可用于解决复杂的抗体问题，例如涉及多种同种抗体和高频率抗原的抗体的问题。

在其他方法中，采用使特定血型抗原变性的化学物质修饰红细胞。被化学修饰的红细胞失去反应性，可以为鉴定抗体特异性提供有价值的线索。（参见第 9 章）

在使用抗 -CD38（达雷妥尤单抗，daratumumab）治疗的患者中，使用 0.2mol/L 二硫苏糖醇（DTT）处理红细胞已很普遍；然而，令人担忧的是，一些血型抗原，特别是 KEL（Kell）血型系统抗原，也在这种处理中被破坏。目前的文献表明，低得多的 DTT 浓度（>0.05mol/L）可用于消除与抗 -CD38 的干扰反应。

有关输血前检测要求的更多信息，感兴趣的读者请参考以下资源。

推 荐 阅 读

Chapuy CI, Aguad MD, Nicholson RT, et al. International validation of a dithiothreitol (DTT)-based method to resolve the daratumumab interference with blood compatibility testing. Transfusion 2016;56:2964-72. PMID: 27600566.

Cohn CS, Delaney M, Johnson ST, Katz LM, eds. Technical manual. 20th ed. Bethesda, MD: AABB, 2020 (or current edition).

Hosokawa M, Kashiwagi H, Nakayama K, et al. Additional validation of Osaka method (0.01 mol/L dithiothreitol) for negating the daratumumab interference. Transfusion 2019;59: 2479-80. PMID: 31268593.

Hosokawa M, Kashiwagi H, Nakayama K, et al. Distinct effects of daratumumab on indirect and direct antiglobulin tests: A new method employing 0.01 mol/L dithiothreitol for negating the daratumumab interference with preserving K antigenicity (Osaka method). Transfusion 2018;58:3003-13. PMID: 30267414.

Issitt PD, Smith TR. Evaluation of antiglobulin reagents. In: Myhre BA, ed. A seminar on performance evaluation. Washington, DC: AABB, 1976:25-73.

Izaguirre EC, Del Mar Luis-Hidalgo M, González LL, Castaño CA. New method for overcoming the interference produced by anti-CD38 monoclonal antibodies in compatibility testing. Blood Transfus 2020;18:290-4. PMID: 32530397.

Mei Z, Wool GD. Impact of novel monoclonal antibody therapeutics on blood bank pretransfusion testing. Hematol Oncol Clin North Am 2019;33:797-811. PMID: 31466605.

Wagner FF. Antibody testing in patients treated with anti-CD38: There is still room for improvement. Blood Transfus 2020;18:244-6. PMID: 32697927.

7-A. 制备 C3b/C4b 包被的红细胞

用途	提供用 C3b 和 C4b 包被红细胞的说明，用于以下情况： ● 抗 -C3 试剂阴性试验结果的质量控制。
背景信息	在低离子条件下，C3b 和 C4b 与红细胞结合，而无需事先附着抗体分子（即通过替代途径）。 **注意：**某些免疫球蛋白 G（IgG）也可能按此方法结合。
操作策略	不适用。
局限性	不想要的阳性反应： ● 供者红细胞直接抗球蛋白试验（DAT）结果阳性。 ● 试剂或包被红细胞储存不当。 ● 使用了不正确的技术。 ● 使用了错误的试剂。 不想要的阴性反应： ● 试剂或包被红细胞储存不当。 ● 使用了不正确的技术。 ● 使用了错误的试剂。
样品要求	采集 O 型全血放入柠檬酸 - 柠檬酸钠 - 葡萄糖（ACD）、柠檬酸盐 - 磷酸盐 - 葡萄糖（CPD）或柠檬酸盐 - 磷酸盐 - 葡萄糖 - 腺嘌呤 1（citrate-phosphate-dextrose-adenine 1，CPDA-1）保存液。 **注意：**在包被之前，红细胞应使用多特异性 AHG 检测为 DAT 阴性。
设备 / 材料	10% 蔗糖。 已知检测完整 C3b 的抗 -C3 试剂。 **注意：**某些单克隆抗 -C3d 无法检测到完整的 C3b。 抗 -IgG。 阿氏液。 带有一次性吸头的移液器，可移取 1mL 和 10mL。
质量控制	测试包被的红细胞与抗 -IgG 和抗 -C3 的反应。

程序　使用以下步骤执行该程序：

步骤	操作
1.	将 1mL 全血与 10mL 蔗糖混合。
2.	在 37℃下孵育 15 分钟。
3.	红细胞用生理盐水洗涤 3 次（红细胞现在包被有 C3b 和 C4b）。
4.	用阿氏液将包被的红细胞重新悬浮为 3%～5% 的悬液。

续表

<table>
<tr><td>5.</td><td colspan="6">按照制造商的说明，用抗 -IgG 和抗 -C3 测试包被的红细胞。</td></tr>
<tr><td rowspan="8">6.</td><td colspan="6">对反应的解读如下：</td></tr>
<tr><td colspan="2">如果用抗 -C3 的测试结果为……</td><td colspan="2">和 / 或用抗 -IgG 的测试结果是……</td><td colspan="2">那么……</td></tr>
<tr><td colspan="2">>2+</td><td colspan="2">阴性</td><td colspan="2">红细胞可用于：
● 冷藏储存。</td></tr>
<tr><td colspan="2">≤2+</td><td colspan="2">阳性或者阴性</td><td colspan="2">不要使用红细胞：
● 重复 C3b/C4b 包被程序。
● 考虑无活性的抗 -C3 试剂。</td></tr>
<tr><td colspan="6">或者，在验证阴性抗球蛋白试验结果时：</td></tr>
<tr><td colspan="3">如果 C3 包被的红细胞……</td><td colspan="3">那么……</td></tr>
<tr><td colspan="3">表现为混合视野反应</td><td colspan="3">阴性抗球蛋白试验结果有效。</td></tr>
<tr><td colspan="3">是非反应性的</td><td colspan="3">阴性抗球蛋白试验结果无效：
● 重复抗球蛋白试验。
● 在加入 AHG 或遇到无活性的 AHG 之前，考虑洗涤不充分。</td></tr>
</table>

参 考 文 献

Garratty G, Petz LD. Quality control of antiglobulin serum (letter). Transfusion 1975;15:397.

生效日期：

批准人：	印刷体姓名	签字	日期
实验室管理			
医学总监			
质量官			

7-B. 用食糖制备 C3b/C4b 包被的红细胞

用途	提供用 C3b 和 C4b 包被红细胞的说明，用于以下情况： ● 抗 -C3 试剂阴性试验结果的质量控制。
背景信息	在低离子条件下，C3b 和 C4b 与红细胞结合，而无需事先附着抗体分子（即通过替代途径）。 **注意：**某些免疫球蛋白 G（IgG）也可能按此方法结合。
操作策略	不适用。
局限性	不想要的阳性反应： ● 供者红细胞直接抗球蛋白试验（DAT）结果阳性。 ● 试剂或包被红细胞储存不当。 ● 使用了不正确的技术。 ● 使用了错误的试剂。 不想要的阴性反应： ● 试剂或包被红细胞储存不当。 ● 使用了不正确的技术。 ● 使用了错误的试剂。
样品要求	采集 O 型全血放入柠檬酸 - 柠檬酸钠 - 葡萄糖（ACD）、柠檬酸盐 - 磷酸盐 - 葡萄糖（CPD）或柠檬酸盐 - 磷酸盐 - 葡萄糖 - 腺嘌呤 1（CPDA-1）保存液。 **注意：**在包被之前，红细胞应使用多特异性 AHG 检测为 DAT 阴性。
设备 / 材料	10% 糖水。 已知检测完整 C3b 的抗 -C3 试剂。 **注意：**某些单克隆抗 -C3d 无法检测到完整的 C3b。 抗 -IgG。 阿氏液。 带有一次性吸头的移液器，可移取 1mL 和 10mL。
质量控制	测试包被的红细胞与抗 -IgG 和抗 -C3 的反应。

程序　使用以下步骤执行该程序：

步骤	操作
1.	将 1mL 全血与 10mL 糖水混合。
2.	在 37℃下孵育 15 分钟。
3.	红细胞用生理盐水洗涤 3 次。（红细胞现在包被有 C3b 和 C4b）
4.	用阿氏液将包被的红细胞重新悬浮为 3%～5% 的悬液。
5.	按照制造商的说明，用抗 -IgG 和抗 -C3 测试包被的红细胞。

续表

<table>
<tr><td rowspan="9">6.</td><td colspan="4">对反应的解读如下：</td></tr>
<tr><td>如果用抗 -C3 的测试结果为……</td><td colspan="2">和 / 或用抗 -IgG 的测试结果是……</td><td>那么……</td></tr>
<tr><td>>2+</td><td colspan="2">阴性</td><td>红细胞可用于：
● 冷藏储存。</td></tr>
<tr><td>≤2+</td><td colspan="2">阳性或者阴性</td><td>不要使用红细胞：
● 重复 C3b/C4b 包被程序。
● 考虑无活性的抗 -C3 试剂。</td></tr>
<tr><td colspan="4">或者，在验证阴性抗球蛋白试验结果时：</td></tr>
<tr><td colspan="2">如果 C3 包被的红细胞……</td><td colspan="2">那么……</td></tr>
<tr><td colspan="2">表现为混合视野反应</td><td colspan="2">阴性抗球蛋白试验结果有效。</td></tr>
<tr><td colspan="2">是非反应性的</td><td colspan="2">阴性抗球蛋白试验结果无效：
● 重复抗球蛋白试验。
● 在加入 AHG 或遇到无活性的 AHG 之前，考虑洗涤不充分。</td></tr>
</table>

参 考 文 献

Garratty G, Petz LD. Quality control of antiglobulin serum (letter). Transfusion 1975;15:397.

Johnson ST, Schanen MJ. Blood banker favorites: A collection of the best recipes for blood sample preparation. Bethesda, MD: AABB, 2020.

生效日期：

批准人：	**印刷体姓名**	**签字**	**日期**
实验室管理			
医学总监			
质量官			

7-C. 制备 IgM/C3b 包被的红细胞

用途	提供免疫球蛋白 M(IgM)和 C3b 包被红细胞作以下用途的说明: ● 抗人球蛋白(AHG)试剂的评估 / 标准化。 ● 抗 -C3 试剂阴性试验结果的质量控制。
背景信息	LE(Lewis)抗体通过经典途径用 C3b 包被红细胞。
操作策略	可能需要根据 LE 抗体的强度改变红细胞和血清的比例。但是,保持 0.25mL K_2EDTA 与 2mL 血清的比例。 为了评估 AHG 试剂中抗 -C3 的活性,有必要从用 C3b 包被的红细胞获得的测试结果中减去用 IgM 包被的红细胞进行的测试结果。 用山羊制备的抗 -LE 已被证明不适合在该程序中使用。使用人或兔抗 -LE 血清。 C3b 包被的红细胞可通过在 20 体积新采集的正常人血清中延长孵育(2 小时)或通过用粗胰蛋白酶处理红细胞转化为 C3d 包被的红细胞,如第 3 章所述。
局限性	不想要的阳性反应: ● 供者红细胞直接抗球蛋白试验(DAT)结果阳性。 ● 试剂或包被红细胞储存不当。 ● 使用了不正确的技术。 ● 使用了错误的试剂。 不想要的阴性反应: ● 试剂或包被红细胞储存不当。 ● 使用了不正确的技术。 ● 使用了错误的试剂。
样品要求	正在评估的抗 -C3 试剂。
设备 / 材料	阿氏液。 抗体:抗 -Le^a 或抗 -Le^{a+b};2mL。 已知检测完整 C3b 的抗 -C3 试剂。 **注意:**某些单克隆抗 -C3d 无法检测到完整的 C3b。 6% BSA-PBS。 4.45% wt/vol K_2EDTA。$2H_2O$。 人补体:新采集的正常人血清,已知无意外抗体;16mL。 红细胞:压积 O 型,Le(a+b−)红细胞,用生理盐水洗涤 3 次;2mL。 带有一次性吸头的移液器,可移取 200~500μL 和 2mL。
质量控制	用反应性的抗 -C3 和 6% BSA-PBS 进行测试。

程序　使用以下步骤执行该程序：

<table>
<tr><th>步骤</th><th colspan="3">操作</th></tr>
<tr><td>1.</td><td colspan="3">将 0.25mL EDTA 与 2mL 含抗体的血清混合。在室温下孵育 15 分钟。</td></tr>
<tr><td>2.</td><td colspan="3">向血清中加入 2mL 生理盐水，并用生理盐水制备连续倍量稀释的血清。稀释范围应为 1/2～1/256（8 管），并应制备体积为 2mL。</td></tr>
<tr><td>3.</td><td colspan="3">在每种稀释液中加入 0.2mL 洗涤过的 Le（a+b−）红细胞。</td></tr>
<tr><td>4.</td><td colspan="3">混合并在 37℃下孵育 60～90 分钟：</td></tr>
<tr><td>5.</td><td colspan="3">红细胞用生理盐水洗涤 4 次。（红细胞现在包被有 IgM）</td></tr>
<tr><td>6.</td><td colspan="3">用阿氏液将等分试样稀释至 3%～5% 的悬液，并保存备用。</td></tr>
<tr><td>7.</td><td colspan="3">洗涤抗体包被的红细胞，加入 2mL 补体。</td></tr>
<tr><td>8.</td><td colspan="3">混合并在 37℃下孵育 15～20 分钟：</td></tr>
<tr><td>9.</td><td colspan="3">红细胞用生理盐水洗涤 4 次，并用阿氏液稀释为 3%～5% 的悬液（红细胞现在包被有 C3）。不使用时冷藏保存。</td></tr>
<tr><td>10.</td><td colspan="3">使用制造商指定的 AHG 试剂测试 IgM 和 C3 包被的红细胞，也用 6% BSA-PBS 测试，技术相同。</td></tr>
<tr><td rowspan="8">11.</td><td colspan="3">对包被 C3 的红细胞的反应解释如下：</td></tr>
<tr><td>如果用抗 -C3 的测试结果为……</td><td>和 / 或使用 6% BSA-PBS 的测试结果是……</td><td>那么……</td></tr>
<tr><td>阳性</td><td>阴性</td><td>得到 1+ 反应的最高稀释度 = 抗 -C3 的效价。</td></tr>
<tr><td>在所有稀释度下包被的红细胞呈阴性</td><td>阴性</td><td>不要使用红细胞：
● 重复 C3b 包被程序。
● 考虑无活性的抗 -C3 试剂。</td></tr>
<tr><td>阳性或者阴性</td><td>阳性</td><td>红细胞不适合用作 C3 包被的红细胞：
● 需要更高的血清稀释度。</td></tr>
<tr><td colspan="3">对 IgM 包被的红细胞的反应解释如下：</td></tr>
<tr><td colspan="2">如果用 6% BSA-PBS 的测试结果为……</td><td>那么……</td></tr>
<tr><td colspan="2">阳性</td><td>得到 1+ 反应的最高稀释度 =IgM 抗 -LE 的效价。</td></tr>
</table>

参 考 文 献

Issitt PD, Smith TR. Evaluation of antiglobulin reagents. In: Myhre BA, ed. A seminar on performance evaluation. Washington, DC: AABB, 1976:25-73.

生效日期:

批准人:	印刷体姓名	签字	日期
实验室管理			
医学总监			
质量官			

7-D. 制备 C3b 包被的红细胞：Fruitstone 法

用途	提供用 C3b 包被红细胞的说明，用于以下情况： ● 抗人球蛋白（AHG）试剂的评估 / 标准化。
背景信息	在低离子条件下，补体组分 C3b 和 C4b 与红细胞结合，而无需事先附着抗体分子（即通过替代途径）。在本程序规定的严格温度和 pH 条件下，仅结合 C3b。包被 C3b 的红细胞可用于 AHG 试剂的评估。
操作策略	在检测 EDTA 溶液 pH 时使用双电极 pH 计，因为单电极 pH 计会给出 EDTA 溶液的错误 pH。
局限性	不想要的阳性反应： ● 供者红细胞直接抗球蛋白试验（DAT）结果阳性。 ● 试剂或包被红细胞储存不当。 ● 使用了不正确的技术。 ● 使用了错误的试剂。 不想要的阴性反应： ● 试剂或包被红细胞储存不当。 ● 使用了不正确的技术。 ● 使用了错误的试剂。
样品要求	新鲜采集的全血：用柠檬酸 - 柠檬酸钠 - 葡萄糖（ACD）、柠檬酸盐 - 磷酸盐 - 葡萄糖（CPD）或柠檬酸盐 - 磷酸盐 - 葡萄糖 - 腺嘌呤 1（CPDA-1）抗凝。
设备 / 材料	阿氏液，冷却至 4℃。 已知检测完整 C3b 的抗 -C3 试剂。 **注意：**某些单克隆抗 -C3d 无法检测到完整的 C3b。 6% BSA-PBS。 50mL 带刻度量筒。 带有一次性吸头的移液器，可移取 100μL 和 1.2mL。 0.63mL $MgCl_2$。 带搅拌棒的磁力搅拌器。 带双电极的 pH 计。 蔗糖增敏稀释剂。
质量控制	用抗 -C3 测试包被的红细胞。

程序　使用以下步骤执行该程序：

步骤	操作
1.	将 23.8mL 蔗糖增敏稀释剂放入适合与磁力搅拌器一起使用的容器中。
2.	将容器放在磁力搅拌器上的冰浴中。轻轻混合，直到稀释液温度降至 0～1℃。

续表

3.	在冷却的稀释液中加入 1.2mL 全血。
4.	立即加入 0.1mL $MgCl_2$。
5.	在 0℃下孵育 1 小时。
6.	用冷藏的阿氏液洗涤 4 次，并用阿氏液将其储存在冰箱中。
7.	使用制造商指定的 AHG 试剂测试 C3 包被的红细胞，也用 6% BSA-PBS 测试，技术相同。
8.	对反应的解读如下：

如果用抗 -C3 的测试结果为……	**和 / 或使用 6% BSA-PBS 的测试结果是……**	**那么……**
>2+	阴性	红细胞可用于： ● 储存在 4℃。
≤2+	阳性或者阴性	不要使用红细胞： ● 重复 C3b 包被程序。 ● 考虑无活性的抗 -C3 试剂。

参 考 文 献

Chaplin H Jr. Characterization of red blood cells strongly coated in vitro with C3 via the alternate pathway. Transfusion 1980;20:256.

Fruitstone MJ. C3b-sensitized erythrocytes (letter). Transfusion 1978;18:125.

生效日期：

批准人：	**印刷体姓名**	**签字**	**日期**
实验室管理			
医学总监			
质量官			

7-E. 制备 C4b 包被的红细胞

用途	提供用 C4b 包被红细胞的说明，用于以下情况： ● 多特异性抗人球蛋白（AHG）试剂的评估。 ● 使用 Ch/Rg 抗体的研究。
背景信息	在低离子条件下，C3b 和 C4b 与红细胞结合，而无需事先附着抗体分子（即通过替代途径）。向蔗糖中添加 EDTA 可阻止 C3b 的摄取，使红细胞仅包被 C4b。此外，包被 C4b 的红细胞可以转化为包被 C4d 的红细胞并用于鉴定抗 -Ch/Rg。（请参阅第 9 章。）
操作策略	用于评估多克隆抗 -C3 试剂。单克隆抗 -C3 不应与 C4 交叉反应。
局限性	不想要的阳性反应： ● 供者红细胞直接抗球蛋白试验（DAT）结果阳性。 ● 试剂或包被红细胞储存不当。 ● 使用了不正确的技术。 ● 使用了错误的试剂。 不想要的阴性反应： ● 试剂或包被红细胞储存不当。 ● 使用了不正确的技术。 ● 使用了错误的试剂。
样品要求	正在评估的多特异性 AHG 试剂。
设备 / 材料	柠檬酸 - 柠檬酸钠 - 葡萄糖（ACD）抗凝全血，新采集。 10% 蔗糖溶液。 100mm×16mm K_3EDTA 采血管。 6% BSA-PBS。 带有一次性吸头的移液器，可移取 1mL 和 10mL。

程序　使用以下步骤执行该程序：

步骤	操作
1	将 10mL 蔗糖溶液转移到 100mm×16mm K_3EDTA 采血管中。
2.	向 10mL 蔗糖 K_3EDTA 中加入 1mL ACD 抗凝全血。
3.	在 37℃下孵育 15～30 分钟。
4.	红细胞用生理盐水洗涤 3 次（红细胞现在包被有 C4b）。
5.	用阿氏液将包被的红细胞重新悬浮为 3%～5% 的悬液。不使用时冷藏保存。
6.	使用制造商指定的 AHG 试剂测试 C4b 包被的红细胞，也用 6% BSA-PBS 测试，技术相同。

续表

7.	对反应的解读如下：		
	如果 AHG 的测试结果为……	**和 / 或使用 6% BSA-PBS 的测试结果为……**	**那么……**
	阳性	阴性	AHG 含有抗 -C4。
	阴性	阴性	AHG 缺乏抗 -C4。
	阳性或者阴性	阳性	红细胞不适合使用： ● 重复 C4b 包被程序。

参 考 文 献

Garratty G, Petz LD. Quality control of antiglobulin serum (letter). Transfusion 1975;15:397.

生效日期：

批准人：	印刷体姓名	签字	日期
实验室管理			
医学总监			
质量官			

7-F. 制备 IgA 和 IgM 包被的红细胞

用途	提供用免疫球蛋白包被红细胞的说明，用于以下情况： ● 抗球蛋白试剂的评估。 ● 在固相分析中制备抗球蛋白包被的红细胞。
背景信息	针对红细胞抗原的纯免疫球蛋白 A（IgA）和非凝集性 IgM 抗体很少见。因此，使用针对人红细胞抗原的抗体不是制备 IgA/IgM 包被的红细胞的可行方法。此外，固相黏附分析需要包被有抗人球蛋白（AHG）的红细胞。在此程序中，使用氯化铬将免疫球蛋白偶联到红细胞。
操作策略	铬盐通常被认为具有高毒性。避免摄入和吸入灰尘。戴上手套和护目镜。 **注意：**由于此方法使用缓冲液，因此原料 $CrCl_3$ 溶液的“保存时间”和颜色并不重要，因为它在其他可靠性较低的方法中也是如此。 添加试剂的顺序是最重要的。$CrCl_3$ 的活性偶联物是一种在 pH 5.0 以上形成的复合离子。在没有蛋白质的情况下，它会沉淀，不会偶联，但会直接凝集红细胞。在没有红细胞的情况下，它会交联蛋白质。
局限性	不想要的阳性反应： ● 供者红细胞直接抗球蛋白试验（DAT）结果阳性。 ● 试剂或包被红细胞储存不当。 ● 使用了不正确的技术。 ● 使用了错误的试剂。 不想要的阴性反应： ● 试剂或包被红细胞储存不当。 ● 使用了不正确的技术。 ● 使用了错误的试剂。
样品要求	O 型洗涤红细胞，用生理盐水洗涤 6 次。 **注意：**使用采集超过 24 小时但少于 8 天的红细胞。
设备 / 材料	抗球蛋白试剂（抗 -IgA、抗 -IgG、抗 -IgM 和抗 -C3），用于质量控制目的。 氯化铬：在使用前用生理盐水按 1/40 稀释库存的 1% 溶液，得到 0.25mg/mL 的最终 $CrCl_3$ 浓度。 带有一次性吸头的移液器，可移取 25μL、50μL 和 75μL 体积。 来自人类初乳的 IgA：冻干。用生理盐水稀释至 2mg/mL，并在生理盐水中透析过夜。等分于塑料管中，储存在 −20℃以下。 人血清中的 IgM：冻干。用生理盐水稀释至 2mg/mL，并在生理盐水中透析过夜。等分于塑料管中，储存在 −20℃以下。 pH 7.0 磷酸盐缓冲盐水（PBS）。 哌嗪缓冲盐水。

续表

	塑料管：12mm×75mm，带盖。 旋转混合器。 胰蛋白酶偶联试剂。 胰蛋白酶抑制剂：2.5mg/mL。使用前用 99 份生理盐水稀释 1 份。 旋涡混合仪。
质量控制	用抗球蛋白试剂和生理盐水通过立即离心技术检测包被的红细胞，并在室温(RT)下孵育 5 分钟后进行检测(参见程序 11-C)。 为了确定免疫球蛋白(Ig)偶联是否成功，将包被的红细胞加入被测抗 -Ig 的倍比稀释液中。效价将给出偶联成功的度量。

胰蛋白酶处理程序 按以下步骤使用胰蛋白酶处理红细胞：

步骤	操作
1.	在 pH 7.0 PBS 中制备 10% 红细胞悬液，加热至 37℃保持 10 分钟。
2.	添加等体积的胰蛋白酶偶联试剂。
3.	在 37℃下孵育 30 分钟，定时颠倒混合。
4.	红细胞用生理盐水洗涤 2 次。
5.	将红细胞重新悬浮在胰蛋白酶抑制剂中。
6.	混合并在室温孵育 10 分钟。
7.	红细胞用生理盐水洗涤 3 次。
8.	完全丢弃最终洗涤上清液并保存压积的胰蛋白酶处理过的红细胞以供偶联。

偶联程序 用以下步骤将红细胞与免疫球蛋白偶联：

步骤	操作
1.	将 75μL 哌嗪缓冲盐水添加到 12mm×75mm 塑料管中。
2.	加入 25μL 胰蛋白酶处理的红细胞和 25μL 待偶联的免疫球蛋白。混合均匀。
3.	在持续的涡旋振荡混合下滴加 50μL 稀释的 $CrCl_3$ 溶液，继续混合 30 秒。
4.	将试管盖上，在室温下以约 60° 水平旋转 60 分钟。
5.	红细胞用生理盐水洗涤 3 次。
6.	用阿氏液稀释至 3%～5% 的悬液，冷藏保存。

检测程序 按以下步骤进行自发凝集试验：

<table>
<tr><th>步骤</th><th colspan="2">操作</th></tr>
<tr><td>1.</td><td colspan="2">向 1 滴 3%～5% 包被的红细胞中加入 2 滴生理盐水并混合。</td></tr>
<tr><td>2.</td><td colspan="2">离心。</td></tr>
<tr><td>3.</td><td colspan="2">肉眼检查红细胞的凝集情况；对结果进行分级和记录。</td></tr>
<tr><td rowspan="4">4.</td><td colspan="2">对反应的解读如下：</td></tr>
<tr><td>如果凝集是……</td><td>那么……</td></tr>
<tr><td>不存在</td><td>如第 11 章所述，针对抗球蛋白试剂测试免疫球蛋白包被的红细胞。</td></tr>
<tr><td>存在</td><td>发生自发凝集：
● 将 $CrCl_3$ 浓度降低 0.05mg/mL 并重复偶联程序。
● 或者，免疫球蛋白可能含有针对胰蛋白酶处理的红细胞的抗体。用胰蛋白酶处理的红细胞吸附并重复程序。</td></tr>
</table>

生效日期：

批准人：	印刷体姓名	签字	日期
实验室管理			
医学总监			
质量官			

7-G. 制备 IgG 包被的红细胞

用途	提供用免疫球蛋白 G(IgG)包被红细胞的说明，用于以下情况： ● 评估抗人球蛋白(AHG)试剂。 ● 使用抗 -IgG 验证阴性试验结果。
背景信息	当一起孵育时，IgG 抗体用 IgG 包被抗原阳性红细胞。包被的红细胞可用于 AHG 试剂的评估和 AHG 试验的质量控制。
操作策略	评估 AHG 试剂时，改变红细胞和血清的比例，以制备弱(1+)、中(2+)或强(4+)反应性红细胞，用于评估 AHG 试剂。 对于阴性抗球蛋白试验结果的质量控制，IgG 包被的红细胞在含有抗 -IgG 的试剂的试验中应至少产生 2+(8 分)反应。
局限性	不想要的阳性反应： ● 供者红细胞直接抗球蛋白试验(DAT)结果阳性。 ● 试剂或包被红细胞储存不当。 ● 使用了不正确的技术。 ● 使用了错误的试剂。 不想要的阴性反应： ● 试剂或包被红细胞储存不当。 ● 使用了不正确的技术。 ● 使用了错误的试剂。
样品要求	正在评估的抗球蛋白试剂或使用抗 -IgG 的阴性抗球蛋白试验。
设备 / 材料	阿氏液。 抗体：弱反应性 IgG 抗 -D。 **注意**：使用 10 个抗 -D 血清池制备 IgG 包被的红细胞，用作 AHG 试验中的对照红细胞。或者，可以使用改良的试管法测试抗 -D；使用前在 6% BSA-PBS 中稀释为 1/1 500 或 1/3 000。 抗 -IgG。 抗 -C3d。 K_2EDTA：4.45% wt/vol。 红细胞：O，R_1r 红细胞，用生理盐水洗涤 3 次。 带有一次性吸头的移液器，可移取 200～500μL 和 2mL。
质量控制	测试包被的红细胞与抗 -IgG 和抗 -C3d 的反应。

程序　使用以下步骤执行该程序：

步骤	操作
1.	将 0.25mL EDTA 与 2mL 抗 -D 混合。

续表

<table>
<tr><td>2.</td><td>在室温下孵育 15 分钟。</td></tr>
<tr><td>3.</td><td>加入 0.2mL 红细胞。</td></tr>
<tr><td>4.</td><td>混合并在 37℃下孵育 15～60 分钟。</td></tr>
<tr><td>5.</td><td>红细胞用生理盐水洗涤 4 次，并用阿氏液稀释为 3%～5% 的悬液。储存在 4℃。</td></tr>
<tr><td>6.</td><td>按制造商的描述测试与 AHG 试剂的反应。或者，添加到使用抗 -IgG 试剂的阴性试验中。</td></tr>
<tr><td>7.</td><td>对反应的解读如下：
<table>
<tr><th>如果用抗 -IgG 的测试结果为……</th><th>与抗 -C3d 的测试结果是……</th><th>那么……</th></tr>
<tr><td>>2+</td><td>阴性</td><td>红细胞可用于：
● 储存在 4℃。</td></tr>
<tr><td>≤2+</td><td>阳性或者阴性</td><td>不要使用红细胞：
● 重复 IgG 包被程序，步骤 1～7。
● 考虑无活性的 AHG 试剂或凝集性抗 -D 试剂。</td></tr>
</table>
或者，在验证阴性抗球蛋白试验结果时：
<table>
<tr><th>如果 IgG 包被的红细胞……</th><th>那么……</th></tr>
<tr><td>表现为混合视野反应</td><td>阴性抗球蛋白试验结果有效。</td></tr>
<tr><td>是非反应性的</td><td>阴性抗球蛋白试验结果无效：
● 重复抗球蛋白试验。
● 在加入 AHG 或遇到无活性的 AHG 之前，考虑洗涤不充分。</td></tr>
</table>
</td></tr>
</table>

参 考 文 献

Issitt PD, Smith TR. Evaluation of antiglobulin reagents. In: Myhre BA, ed. A seminar on performance evaluation. Washington, DC: AABB, 1976:25-73.

生效日期：

批准人：	印刷体姓名	签字	日期
实验室管理			
医学总监			
质量官			

7-H. 处理红细胞：AET 程序

用途	提供用 2- 氨乙基异硫脲溴化物氢溴酸盐（2-aminoethylisothiouronium bromide hydrobromide，AET）处理红细胞的说明： ● 作为抗体鉴定的辅助手段。
背景信息	AET 是一种破坏半胱氨酸残基之间形成的双键的还原剂。这些键有助于形成抗原蛋白的二级结构。在蛋白质构象背景下识别抗原的抗体不会与 AET 处理的红细胞发生反应。KEL（Kell）抗原对 AET 处理非常敏感。受还原剂如 AET 影响的其他抗原是 KN（Knops）、DO（Dombrock）、LU（Lutheran）和 YT（以前称为 Cartwright）抗原，以及 LW^a 和 JMH。 一组经 AET 处理的红细胞可用于在高频率 KEL 系统抗原（例如，抗 -k）的抗体存在下检测其他同种抗体，如抗 -Fy^a。
操作策略	AET 处理后的红细胞与阵发性夜间血红蛋白尿相似，并且易于非特异性结合补体成分。在用 AET 处理的红细胞进行抗球蛋白试验时，使用抗 -IgG（免疫球蛋白 G）试剂。
局限性	不正确的结果： ● 试剂储存不当。 ● 使用了不正确的技术。 ● 使用错误的试剂或遗漏 AET。
样品要求	测试红细胞：待处理的压积红细胞，用生理盐水洗涤 3 次；1mL。
设备 / 材料	AET：6% wt/vol。 **注意**：使用前立即准备。 抗 -k：来自商品或患者样品。 **注意**：可以使用其他 KEL 系统抗体（例如，抗 -Kp^b、抗 -Js^b）代替抗 -k。 pH 7.3 磷酸盐缓冲盐水（PBS）。 阿氏液。
质量控制	用抗 -k 测试处理和未处理的红细胞（可以使用针对由 AET 灭活的抗原的其他抗体；但是，与未经处理的红细胞的反应性应为 2～4+）。经处理的红细胞将是非反应性的，而未经处理的红细胞将是阳性的。

程序　使用以下步骤执行该程序：

步骤	操作
1.	将 1mL 红细胞与 4mL AET 混合。
2.	在 37℃下孵育 20 分钟。
3.	用 PBS 或生理盐水洗涤红细胞 3 次，并在阿氏液中冷藏至多 1 周。

参考文献

Advani H, Zamor J, Judd WJ, et al. Inactivation of Kell blood group antigens by 2-aminoethylisothiouronium bromide. Br J Haematol 1982;51:107-15.

生效日期：

批准人：	印刷体姓名	签字	日期
实验室管理			
医学总监			
质量官			

7-I. 处理红细胞：0.2M DTT 程序

用途	提供用二硫苏糖醇（DTT）处理红细胞的说明： ● 用于抗体鉴定。
背景信息	DTT 是一种破坏半胱氨酸残基之间形成的双键的还原剂。这些键有助于形成抗原蛋白的二级结构。在蛋白质构象背景下识别抗原的抗体不会与 DTT 处理的红细胞发生反应。KEL（Kell）系统抗原对 DTT 处理非常敏感，并可用低至 0.05mol/L 的 DTT 浓度变性。受 DTT 等还原剂影响的其他抗原是 KN（Knops）、DO（Dombrock）、LU（Lutheran）和 YT（以前称为 Cartwright）抗原，以及 LW[a] 和 JMH。CROM（Cromer）抗原可能被削弱，并且有抗 -Vel 不与 DTT 处理的红细胞反应的一些实例。 单克隆抗 -CD38（达雷妥尤单抗）的使用已成为多发性骨髓瘤患者的标准治疗方法。然而，由于与红细胞上低水平表达的 CD38 的交叉反应性，该药物干扰了抗体检测和鉴定。建议使用 DTT 处理的红细胞检测患者的血浆，以排除常见的抗体，但需要注意的是，上面列出的抗原，特别是 K，会被 DTT 处理破坏。
操作策略	不适用。
局限性	不正确的结果： ● 试剂储存不当。 ● 使用了不正确的技术。 ● DTT 对红细胞的处理不足。
样品要求	测试红细胞：待处理的压积红细胞，用生理盐水洗涤 3 次；1mL。
设备 / 材料	抗 -k：来自商品或患者样品。 **注意**：可以使用其他 KEL 系统抗体（例如，抗 -Kp[b]、抗 -Js[b]）代替抗 -k。 DTT：0.2mol/L。 pH 7.3 和 8.0 磷酸盐缓冲盐水（PBS）。
质量控制	用抗 -k 测试处理和未处理的红细胞（可以使用针对由 DTT 灭活的抗原的其他抗体；但是，与未经处理的红细胞的反应性应为 2 至 4+）。经处理的红细胞将是非反应性的，而未经处理的红细胞将是阳性的。

程序　使用以下步骤执行该程序：

步骤	操作
1.	将 4 体积的 0.2mol/L DTT 与 1 体积的压积红细胞混合。
2.	在 37℃下孵育 30 分钟。
3.	用 pH 7.3 PBS 洗涤红细胞 4 次。
4.	将处理过的红细胞用 PBS 重新悬浮为 3%～5% 的悬液，并用于研究中的血清的测试。

参 考 文 献

Branch DR, Muensch HA, Sy Siok Hian S, Petz LD. Disulphide bonds are a requirement for Kell and Cartwright (Yt^a) blood group antigen integrity. Br J Haematol 1983;54:573-8.

Chapuy CI, Nicholson RT, Aguad MD, et al. Resolving the daratumumab interference with blood compatibility testing. Transfusion 2015;55:1545-54.

Konigshaus GJ, Holland TI. The effect of dithiothreitol on the LW antigen. Transfusion 1984;24:536-7.

生效日期：

批准人：	印刷体姓名	签字	日期
实验室管理			
医学总监			
质量官			

7-J. 灭活 S 抗原：次氯酸钠处理

用途	提供用次氯酸钠（NaClO）处理红细胞的说明。此方法随后可用于以下用途： ● 通过显示与 NaClO 处理的红细胞失去反应性来确认抗 -S 的存在。 ● 检测含有抗 -S 的血清中是否存在伴随的同种抗体。
背景信息	S 抗原由糖蛋白 B（GPB）29 位甲硫氨酸残基的存在来定义。通过 NaClO 氧化该残基导致 S 抗原表达的丢失。
操作策略	不适用。
局限性	不正确的结果： ● 试剂储存不当。 ● 使用不正确的技术。 ● 使用了错误的试剂。
样品要求	压积红细胞：用生理盐水洗涤 3 次；1mL。
设备 / 材料	NaClO：0.001%。 未处理的 S+s− 红细胞：用生理盐水洗涤 3 次。
质量控制	处理 S+s− 红细胞并用抗 -S 进行测试。

程序　使用以下步骤执行该程序：

步骤	操作	
1.	用 4mL 稀释的 NaClO，将 0.1mL 红细胞稀释到 4% 的悬液中，然后轻轻混合。	
2.	离心压积红细胞。	
3.	使用前，红细胞用生理盐水洗涤 4 次。	
4.	用有问题的抗体阳性样品测试步骤 3 中处理的红细胞，并用抗 -S 对照。	
5.	对反应的解读如下：	
	如果……	**那么……**
	处理的 S+s− 红细胞不能与抗 -S 反应	NaClO 处理有效，试验有效。
	经处理的红细胞与抗 -S 反应	NaClO 处理无效： ● 制备新鲜的 NaClO 溶液并重复程序。

参 考 文 献

Rygiel SA, Issitt CH, Fruitstone MJ. Destruction of S antigen by Clorox (abstract). Transfusion 1983;23:410.

生效日期：

批准人：	印刷体姓名	签字	日期
实验室管理			
医学总监			
质量官			

7-K. 冰冻红细胞：甘油保存和回收

用途	提供在甘油中冰冻和解冻红细胞的说明，用于以下情况： ● 用于抗体鉴定的具有罕见表型的红细胞的长期保存。
背景信息	用甘油稀释的红细胞（以防止冰晶造成膜损伤）可以冰冻保存多年。通过在降低盐含量的溶液中洗涤，将解冻过程中的溶血降至最低。
操作策略	如果可能，在采集后 1 周内冰冻红细胞。 洗涤过程中仅使用短暂的离心进行回收。过度离心导致红细胞聚集，难以分散。 以这种方式冰冻的红细胞可能由于 C3 包被导致 DAT 阳性；如果是，则使用抗 -IgG 进行间接抗球蛋白试验（IAT）。
局限性	不正确的结果： ● 试剂储存不当。 ● 使用不正确的技术。 ● 使用了错误的试剂。
样品要求	将红细胞收集到柠檬酸 - 柠檬酸钠 - 葡萄糖（ACD）中或保存在阿氏液中。 **注意：**在可行的情况下，收集后尽快冰冻。
设备 / 材料	阿氏液。 57% 的缓冲甘油（例如，Glycerolyte 57 溶液）。 盐水或磷酸盐缓冲盐水（PBS）。 抗 -IgG：通过商业途径获得。 氯化钠，2.5% wt/vol：NaCl，25g；加蒸馏水至 1L。 氯化钠，9.0% wt/vol：NaCl，90g；加蒸馏水至 1L。 冰冻管（例如，2mL 管）。 木制涂抹棒。
质量控制	如果要通过 IAT 测试红细胞，则使用抗 -IgG 对冰冻回收的样品做直接抗球蛋白试验（DAT）。 确认冰冻回收样品的罕见表型或检测多个示例。

冰冻程序　使用以下步骤冰冻红细胞：

步骤	操作
1.	离心全血样品以压积红细胞。
2.	如果血浆中含有有价值的抗体，请取出上清液并保存以作为试剂使用。
3.	用生理盐水或 PBS 洗涤红细胞 3 次。
4.	对于每体积的压积红细胞，滴加 2 体积的 Glycerolyte 57 溶液。在此过程中，轻轻混合试管中的内容物。
5.	将最多 2mL 的红细胞分装到贴有适当标签的冰冻管中。
6.	储存在 −80～−65℃。

回收程序 使用以下步骤复苏红细胞：

<table>
<tr><th>步骤</th><th colspan="2">操作</th></tr>
<tr><td>1.</td><td colspan="2">让红细胞在室温（RT）下解冻。</td></tr>
<tr><td>2.</td><td colspan="2">通过倒置将试管混合均匀，并将红细胞转移到清洁、标记适当的 13mm×100mm 试管中。</td></tr>
<tr><td>3.</td><td colspan="2">慢慢添加（在持续搅拌下滴加）与红细胞/甘油混合物体积相同的 9.0% NaCl。</td></tr>
<tr><td>4.</td><td colspan="2">通过倒置轻轻混合，并在室温下平衡至少 5 分钟。</td></tr>
<tr><td>5.</td><td colspan="2">用 2.5% NaCl 填充试管，倒置混合均匀。</td></tr>
<tr><td>6.</td><td colspan="2">以 1 000×g（或等效处理）离心 30 秒。</td></tr>
<tr><td>7.</td><td colspan="2">再次向试管中注入 2.5% NaCl，并以 1 000×g（或等效处理）离心 30 秒。</td></tr>
<tr><td>8.</td><td colspan="2">用 PBS 或生理盐水清洗红细胞 2 次，或直到上清液不含血红蛋白。</td></tr>
<tr><td>9.</td><td colspan="2">使用抗-IgG 对回收的红细胞进行 DAT。</td></tr>
<tr><td rowspan="4">10.</td><td colspan="2">对反应的解读如下：</td></tr>
<tr><td>如果 DAT 是……</td><td>那么……</td></tr>
<tr><td>阳性</td><td>红细胞不能用于抗球蛋白试验：
• 复苏相同表型的一个不同示例。</td></tr>
<tr><td>阴性</td><td>红细胞可用于抗球蛋白试验：
• 确认回收样品的表型。
• 如果表型错误，不要使用；调查并解决问题。</td></tr>
<tr><td>11.</td><td colspan="2">在阿氏液中冷藏保存。</td></tr>
</table>

参 考 文 献

Yagnow R, Shannon S, Weiland D. Procedure for freezing and thawing of small aliquots and segments. Red Cell Free Press 1978;3:8.

生效日期：

批准人：	印刷体姓名	签字	日期
实验室管理			
医学总监			
质量官			

7-L. 冰冻红细胞：液氮保存和回收

用途	提供在液氮中冰冻和解冻红细胞的说明，用于以下情况： ● 用于抗体鉴定的具有罕见表型的红细胞的长期保存。
背景信息	蔗糖中的红细胞（以防止冰晶对膜的损伤）可以在液氮中冰冻多年。
操作策略	如果可能，在采集后 1 周内冰冻红细胞。
局限性	不正确的结果： ● 试剂储存不当。 ● 使用不正确的技术。 ● 使用了错误的试剂。
样品要求	将红细胞收集到柠檬酸 - 柠檬酸钠 - 葡萄糖（ACD）中或保存在阿氏液中。 **注意：**在可行的情况下，收集后尽快冰冻。
设备 / 材料	阿氏液。 冰冻液。 手套和钳子（用于处理冰冻样品）。 液氮。 带搅拌棒的磁力搅拌器。 针：具有 90° 钝尖的实验室移液针。 纸杯：底部有几个细孔，作为不锈钢烧杯的衬垫。 不锈钢烧杯：约 250mL 容量。 **注意：**用聚苯乙烯绝缘。 液氮的存储设备，杜瓦瓶、储罐等。 储存小瓶：带螺旋盖的塑料管。 **注意：**在盖子上（从内部）钻一个小孔（1/32 英寸），以允许液氮逸出。 聚苯乙烯泡沫容器：带盖，约 4 平方英寸。 注射器：5～20mL。 旋涡混合仪。
质量控制	如果要通过 IAT 测试红细胞，则使用抗 -IgG 对冰冻回收的样品做直接抗球蛋白试验（DAT）。 确认冰冻回收样品的罕见表型或检测多个示例。

冰冻程序　使用以下步骤冰冻红细胞：

步骤	操作
1.	离心全血样品以压积红细胞。
2.	如果血浆中含有有价值的抗体，请取出上清液并保存以作为试剂使用。

续表

3.	红细胞用生理盐水洗涤 1 次。
4.	丢弃上清液并加入等体积的冰冻溶液。在室温下平衡至少 15 分钟，但不超过 1 小时。
5.	拆下注射器；将盖子放回针座，然后倒转针筒，盖子端部向下。
6.	用洗涤过的红细胞填充针桶，将盖子牢固地固定到位。
7.	轻轻地重新插入柱塞并倒置，盖子端部向上。取下盖子，连接针头，并从针筒中排出空气。
8.	标记储存小瓶并放入泡沫塑料容器中。
9.	将纸杯放入不锈钢烧杯中。
10.	将烧杯装满液氮。 **注意：**容器冷却时，液氮会迅速沸腾。添加更多液氮，以保持内部纸杯约 ¾ 满。
11.	将磁力搅拌子放入纸杯中，逐渐打开搅拌器，直到液氮中形成涡流。
12.	将针筒（针头端向下）保持在旋转液氮上方几英寸处。 **注意：**不要靠得太近，以至于针头中的血液冻结。
13.	对柱塞施加压力，使一串小液滴从针头上振动。 **注意：**针头非常精细，如果施加的压力太大，血液可能会从针筒套管漏出。
14.	所有血液冰冻后，用钳子将纸杯从烧杯中提起，并将液氮排入烧杯。 **注意：**取下搅拌子，彻底清洁后再重复使用。
15.	弯曲纸杯以方便倒出。使用钳子或手套固定塑料储存管，将红细胞珠倒入小瓶中。拧紧盖子，并将小瓶放入泡沫塑料容器中。
16.	将小瓶竖直放入液氮储罐的指定隔间。 **注意：**小瓶应浸泡在液氮中。

回收程序　使用以下步骤复苏红细胞：

步骤	操作
1.	用钳子从储罐中取出小瓶。
2.	使用手套，通过盖子倒出多余的液氮。
3.	快速操作，拧开小瓶，并将所需数量（足以进行试验的量；例如，5～10 滴）倒入充满生理盐水、适当标记的 16mm×100mm 试管中。
4.	红细胞用生理盐水洗涤 2 次，或直到上清液不含血红蛋白。

续表

<table>
<tr><td>5.</td><td colspan="2">使用抗 -IgG 对回收的红细胞进行 DAT 试验。</td></tr>
<tr><td rowspan="4">6.</td><td colspan="2">对反应的解读如下：</td></tr>
<tr><td>如果 DAT 是……</td><td>那么……</td></tr>
<tr><td>阳性</td><td>红细胞不能用于抗球蛋白试验：
● 复苏相同表型的一个不同示例。</td></tr>
<tr><td>阴性</td><td>红细胞可用于抗球蛋白试验：
● 确认回收样品的表型。
● 如果表型错误，不要使用；调查并解决问题。</td></tr>
<tr><td>7.</td><td colspan="2">在阿氏液中冷藏保存。</td></tr>
</table>

生效日期：

批准人：	印刷体姓名	签字	日期
实验室管理			
医学总监			
质量官			

第8章 抗体鉴定

本章中概述的过程和程序提供了识别意外同种抗体的基本方法。包括解释抗体鉴定谱细胞试验结果的指南。提出了流程图和过程文档，以说明解决问题的各种方法。还包括用于同种抗体鉴定的其他特殊方法，以及为意外同种抗体患者选择输血的策略。第 9 章涉及高频率抗原抗体的研究，第 11 章涉及自身抗体样品的管理。

任何给定的抗体鉴定方法的选择，都应受到所使用的抗体检测程序的影响；最初，建议使用输血前检测首次遇到反应性的那些技术。此外，许多技术人员主张在抗体鉴定研究中使用常规增强方法。例如，与聚乙二醇（PEG）（程序 2-G；6-F）一起使用，因为 PEG 可增强几乎所有临床意义显著的特异性抗体的反应性。将 PEG 结果与使用生理盐水抗球蛋白试管试验或凝胶试验获得的结果进行比较，可以为存在的抗体类型提供线索。此外，酶技术（程序 2-C）不能检测某些抗体特异性，尽管它们增强了其他抗体的反应性。因此，酶试验的结果可以提供有关被研究抗体特异性的重要信息。正是考虑到这些要点，制定了以下方法和程序。

在所有抗体鉴定病例中，应尽合理努力对患者的红细胞进行表型鉴定。如果患者最近接受过输血，并且患者可能需要持续的输血支持，请考虑将患者的样品送去进行血型基因型分析。

推荐阅读

Cohn CS, Delaney M, Johnson ST, Katz LM, eds. Technical manual. 20th ed. Bethesda, MD: AABB, 2020 (or current edition).

Rudman SV, ed. Serologic problem solving: A systematic approach for improved practice. Bethesda, MD: AABB Press, 2005.

Lu W, Casina T, Johnson S, et al for the Transfusion Medicine Section Coordinating Committee. AABB guide to antibody identification. Bethesda, MD: AABB, 2021.

8-A. 单个或多个抗体的鉴定

用途	在检测的任何阶段当某些谱细胞试验呈阳性时，提供一个评估患者样品的过程。 （虽然每个案例都是独一无二的，但这是需要遵循的一般流程。）
背景信息	反应模式应与常规观察到的假定抗体特异性一致。例如，如果疑似特异性是抗 -M： ● 应有 M 阳性红细胞的直接凝集。 ● M 阳性（特别是 M+N−）红细胞也可能通过间接抗球蛋白技术反应。 ● 无花果蛋白酶处理的 M 阳性红细胞应为非反应性。 除了少数例外（例如，RhD 阳性的患者有抗 -D），自身红细胞应缺乏血清中似乎含有抗体的对应抗原。 解释抗体鉴定检测结果需要全面了解个体抗体特异性的血清学变化特征，包括： ● 每种抗体通常具有反应性的温度和试验条件。 ● 不同检测方法，即聚乙二醇（PEG）、低离子强度盐水（LISS）、凝胶或固相中抗体的反应性。 ● 某些抗体对经酶处理的红细胞的预期行为。 ● 特定抗体结合补体或引起溶血的能力。 ● 一些抗体显示剂量效应的倾向，即与纯合子红细胞（双剂量）的反应比与杂合子红细胞（单剂量）的反应更强烈。 见图 8-A-1 和图 8-A-2 以及附录 8-1。
操作策略	报告的结果必须与初始研究中获得的结果一致；例如，如果抗 -K 是唯一被认为存在的抗体，则只有抗体检测试验中使用的 K 阳性试剂红细胞样品才应具有反应性。 遵守机构标准操作规程（standard operating procedure，SOP）中有关鉴定同种抗体和排除同种抗体存在的标准。
局限性	不遵守这些说明可能导致无法获得正确的结果。
样品要求	不适用。
设备 / 材料	使用未处理的红细胞，和其他地方如第 2 章提到的任何抗球蛋白程序鉴定抗体的试验结果。 程序 2-C 的抗体鉴定测试结果（如果实施）。
质量控制	所有阴性抗球蛋白试管试验，均应使用免疫球蛋白 G（IgG）包被的红细胞进行确认。 为了获得统计学上有效的抗体鉴定数据，并最大限度地减少观察到的反应模式仅是偶然结果的可能性，必须检测足够数量的抗原阳性和抗原阴性的红细胞样品。参见程序 8-D。

流程 识别患者样品中的多种抗体时，请完成以下步骤：

<table>
<tr><th>步骤</th><th colspan="2">说明</th></tr>
<tr><td>1.</td><td colspan="2">使用划线排除法（程序 8-C）评估初始抗体鉴定或选定的谱细胞的结果。</td></tr>
<tr><td rowspan="5">2.</td><td colspan="2">抗原分型的结果评估如下：</td></tr>
<tr><td>当抗原分型是……</td><td>那么……</td></tr>
<tr><td>可用</td><td>考虑排除对自身红细胞上存在的抗原的抗体：
● 进入下一阶段。</td></tr>
<tr><td>不可用</td><td>进入下一阶段。</td></tr>
<tr><td colspan="2">注意：如果患者最近接受了输血，则必须谨慎解释表型分型（如果已做）。</td></tr>
<tr><td>3.</td><td colspan="2">检查每个检测阶段的反应模式。评估有关检测阶段和反应方式的可能特异性。（具体细节见表 8-A-1。）</td></tr>
<tr><td>4.</td><td colspan="2">根据实验室 SOP 选择细胞以确认抗体。</td></tr>
<tr><td>5.</td><td colspan="2">根据实验室 SOP 选择细胞以排除抗体。</td></tr>
<tr><td>6.</td><td colspan="2">使用初始抗体鉴定谱中使用的方法测试所选细胞。
注意：灵敏度最高的方法可能有助于检测弱反应性抗体。</td></tr>
<tr><td rowspan="4">7.</td><td colspan="2">按如下方式评估所选谱细胞的结果：</td></tr>
<tr><td>当……</td><td>那么……</td></tr>
<tr><td>根据 SOP 确认并排除抗体</td><td>流程已完成</td></tr>
<tr><td>抗体未根据 SOP 确认并排除</td><td>重复步骤 4～7</td></tr>
<tr><td rowspan="5">8.</td><td colspan="2">鉴定患者红细胞中与已鉴定抗体相对应的抗原的表型：</td></tr>
<tr><td>表型鉴定有……</td><td>那么……</td></tr>
<tr><td>未完成</td><td>必须进行表型鉴定</td></tr>
<tr><td>在第 2 阶段得到确认</td><td>流程已完成</td></tr>
<tr><td colspan="2">注意：如果患者最近接受了输血，则必须谨慎解释表型分型（如果已做）。</td></tr>
</table>

参 考 文 献

Van Thof LD, ed. Standards for immunohematology reference laboratories. 11th ed. Bethesda, MD: AABB, 2019 (or current edition).

生效日期：

批准人：	印刷体姓名	签字	日期
实验室管理			
医学总监			
质量官			

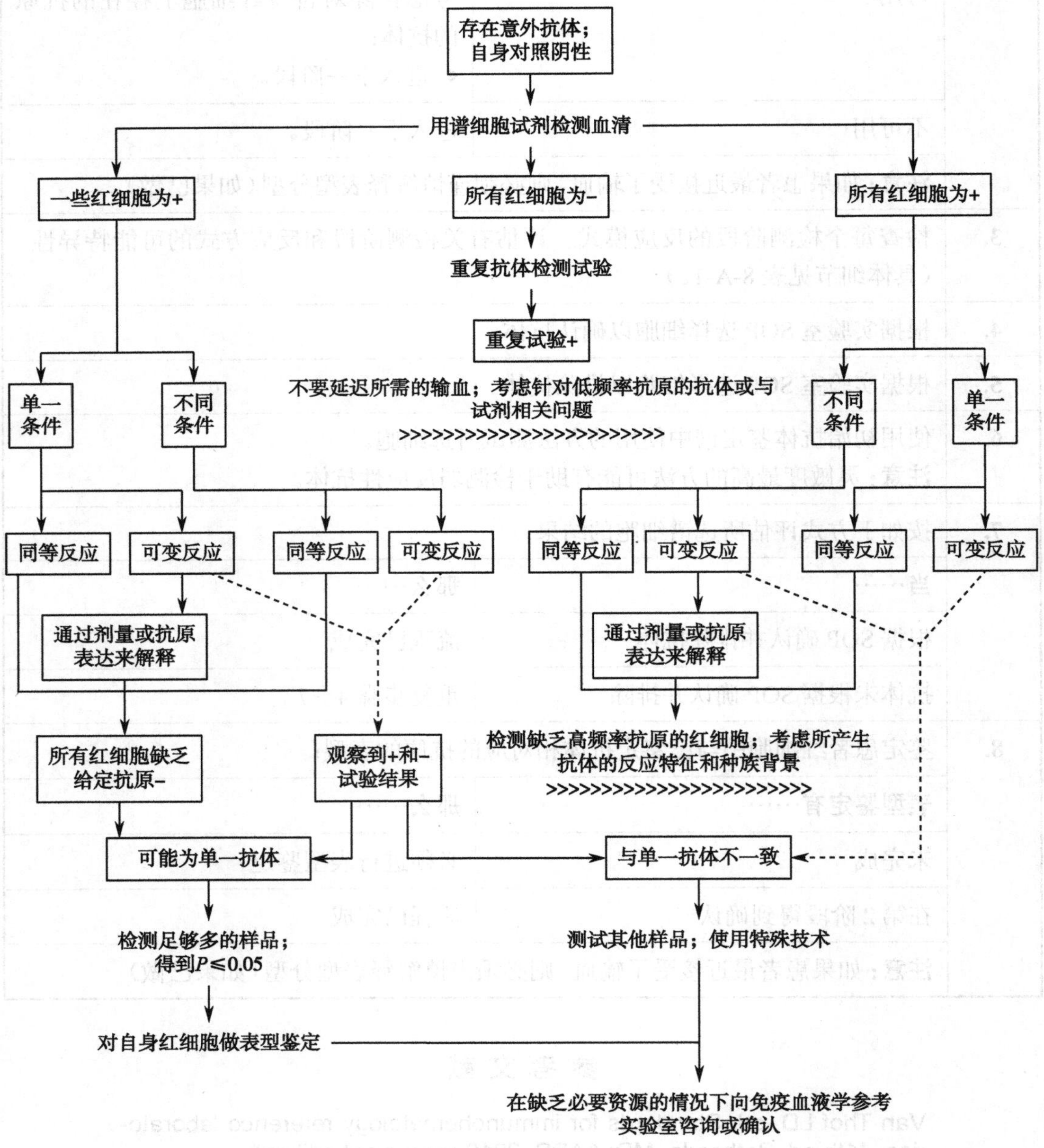

图 8-A-1. 调查意外抗体时的注意事项

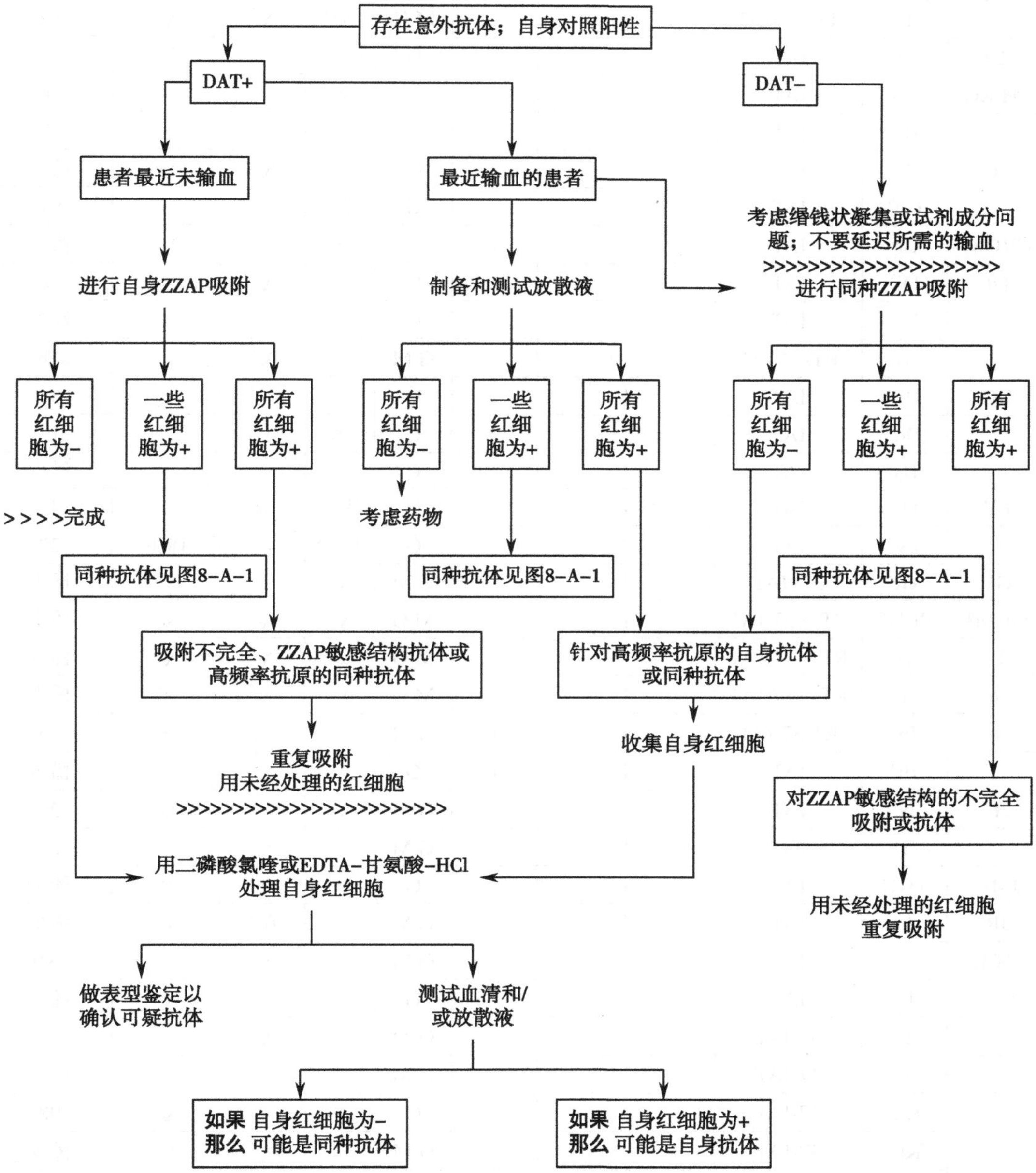

图 8-A-2. 调查自身对照阳性血液样品时的注意事项

表 8-A-1. 某些红细胞抗原同种抗体的血清学特征

系统*	抗-	实验条件†	无花果蛋白酶‡	DTT§	Ig◊	C3¶	HTR#	HDFN**	% 比例††
ABO	A	RT>37-IAT	↑		M G	√	√	√	56
	A1	RT	↑		M	√	稀少	×	64
	B	RT>37-IAT	↑		M G	√	√	√	85
AUG	At^{a}	IAT	↑		G	×	√	×	稀少
CH/RG	Ch	IAT	↓		G	×	×	×	4
	Rg	IAT	↓		G	×	×	×	2
CO	Co^{a}	IAT			G	×	√	√	稀少
	Co^{b}	IAT			G	稀少	√	√	91
CROM	Cr^{a}	IAT		↓	G	×	√	√	稀少
DI	Di^{a}	IAT			G	×	√	√	>99
	Di^{b}	IAT			G	×	√	×	稀少
	Wr^{a}	RT-37-IAT			G M	×	√	√	>99
DO	Do^{a}	IAT	↑	↓	G	×	√	×	33
	Do^{b}	IAT	↑	↓	G	×	√	×	13
	Hy	IAT	↑		G	√	√	×	稀少
FY	Fy^{a}	IAT	↓		G	稀少	√	√	33
	Fy^{b}	IAT	↓		G	稀少	√	稀少	20
GE	Ge	37<IAT	↓		G M	√	√	√	稀少
GLOB	PP1P^{k}	RT > 37-IAT	↑		M G	√	√	√	稀少
H	H	RT > 37-IAT	↑		M G	√	√	×	稀少
I	I	RT > 37-IAT	↑		M G	√	√	×	稀少
IN	In^{a}	RT-37-IAT	↓	↓	G M	×	×	×	>99
	In^{b}	IAT	↓	↓	G	×	√	×	稀少
JK	Jk^{a}	IAT	↑		G M	√	√	√	25
	Jk^{b}	IAT	↑		G M	√	√	√	25
JMH	JMH	IAT	↓		G	×	√	×	稀少
JR	Jr^{a}	IAT	↑		G M	×	稀少	稀少	稀少
KEL	Js^{a}	IAT			G M	×	√	√	>99
	Js^{b}	IAT			G	×	√	√	稀少
	K	37-IAT			G M	稀少	√	√	91
	k	37-IAT			G M	×	√	√	稀少
	Kp^{a}	37-IAT			G	×	√	√	98
	Kp^{b}	37-IAT			G M	×	√	√	稀少
KN	Kn^{a}	IAT	↓	↓	G	×	×	×	2
	McC^{a}	IAT	↓	↓	G	×	×	×	2
	Sl^{a}	IAT	↓	↓	G	×	×	×	2
	Yk^{a}	IAT	↓	↓	G	×	×	×	8
LAN	Lan	IAT	↑		G	×	稀少	稀少	稀少

表 8-A-1. 某些红细胞抗原同种抗体的血清学特征(续)

系统[*]	抗 -	实验条件[†]	无花果蛋白酶[‡]	DTT[§]	Ig[◊]	C3[¶]	HTR[#]	HDFN[**]	% 比例[††]
LE	Le^{a}	RT > 37-IAT	↑		M G	√	稀少	×	78
	Le^{b}	RT > 37-IAT	↑		M G	√	×	×	28
LU	Lu^{a}	RT-37-IAT			G A	稀少	×	稀少	92
	Lu^{b}	RT-37-IAT		↓	G A	稀少	√	稀少	稀少
LW	LW^{a}	RT > 37-IAT		↓	M G	×	√	√	3
	LW^{b}	RT > 37-IAT		↓	M G	×	√	√	97
MAM	MAM	IAT	↑		G	×	√	√	稀少
MNS	M	RT > 37-IAT	↓		M G	×	×	稀少	28
	N	RT > 37-IAT	↓		M G	×	稀少	稀少	22
	S	IAT	↓		G M	很少	√	√	45
	s	IAT	↓		G	稀少	√	√	11
	U	IAT			G	×	√	√	稀少
P1PK	P1	RT > 37-IAT	↑		M	√	稀少	×	22
RH	C	37<IAT	↑		G M	×	√	√	30
	c	37<IAT	↑		G M	×	√	√	20
	C^{w}	37<IAT	↑		G M	×	√	√	98
	D	37<IAT	↑		G M	×	√	√	15
	E	37<IAT	↑		G M	×	√	√	70
	e	37<IAT	↑		G M	×	√	√	2
	f(ce)	37<IAT	↑		G M	×		√	36
	G	37<IAT	↑		G M	×		√	15
SC	Sc1	IAT			G	√	×	×	稀少
	Sc2	IAT			G	×	×	√	99
SID	Sd^{a}	RT			M G	×	稀少	×	4
VEL	Vel	IAT	↑	↓(大部分)	G M	√	√	×	稀少
XG	Xg^{a}	RT-37-IAT	↓		G M	稀少	×	×	F 11; M 33
XK	Kx ‡‡	IAT		↑	G	×	√	n/a	稀少
YT	Yt^{a}	IAT	↓	↓	G	×	一些	×	稀少
	Yt^{b}	IAT	↓	↓	G	×		×	91
血型集合[*]	抗 -	实验条件[†]	无花果蛋白酶[‡]	DTT[§]	Ig[◊]	C3[¶]	HTR[#]	HDFN[**]	% 比例[‡‡]
COST	Cs^{a}	IAT			G	×	×	×	2

表 8-A-1 某些红细胞抗原同种抗体的血清学特征(续)

很少遇到的血型抗原抗体未包含在本表中。这包括上述血型系统中的许多抗原以及以下抗原：

1）血型系统：ABCC1、CD59、CTL2、EMM、FORS、GIL、KANNO、OK、PEL、RAPH、RHAG。

2）血型集合：ER、I。

3）ISBT 901 系列中的高频率抗原。

4）ISBT 700 系列中的低频率抗原。

*ISBT（International Society of Blood Transfusion，国际输血协会）记号。

† 最佳反应性试验条件，其中 RT= 室温；37=37℃；IAT= 间接抗球蛋白试验。

‡ 无花果蛋白酶对反应性的影响，其中 ↑ = 增强；和 ↓ = 减少。

§ 二硫苏糖醇（DTT）对反应性的影响，其中 ↓ = 减少。

◊ 免疫球蛋白类抗体。

¶ 抗体固定红细胞补体的能力。

抗体引起溶血性输血反应。

** 抗体引起胎儿和新生儿溶血性疾病。

†† 相容供者的大致百分比，主要基于欧洲人群的抗原频率。

‡‡ 抗 -Kx 由缺乏 XK 蛋白的雄性产生。

√ = 是；×= 否；n/a= 不适用。

译者注：F 11 中 F 代表女性；M 33 中 M 代表男性。

8-B. 管理有冷凝集素的样品和患者

用途	提供管理具有广泛反应性冷凝集素的样品和患者的过程。
开始之前	通过实验室数据系统、电话或申请单，获取患者的： ● 输血、移植和妊娠史。 ● 医学诊断。 ● 指示溶血的实验室数据。 ● 药物治疗史。
背景信息	见附录 8-1，抗体鉴定谱细胞初始结果的评估。
操作策略	将重大发现通知主治医生。 所有红细胞用 pH 7.3 磷酸盐缓冲盐水（PBS）洗涤 3 次，以尽量减少由红细胞稀释剂之间 pH 和渗透压差异引起的反应性变化。
样品要求	EDTA 抗凝血作为血浆和红细胞的来源。 **注意：**在 37℃下将血浆与红细胞分离。
设备 / 材料	根据与一组表型鉴定的 O 型红细胞的试验结果，表明存在与所有样品反应的直接凝集素。 **注意：**自身对照可能有反应也可能不反应。

流程　完成以下步骤，以管理具有冷反应性凝集素的患者和样品：

步骤	说明	
1.	如果患者的 ABO 血型为 A_1 或 A_1B，则通过程序 2-H 做试验，与 A_1；A_2；O，I+；O，I−（脐带）对照；木瓜蛋白酶 / 无花果蛋白酶处理；以及自身红细胞。或者通过程序 11-K 做特异性试验。对反应的解释如下：	
	当抗体……	**那么要考虑的特异性是……**
	仅 / 优先与 O 和 A_2 红细胞反应	抗 -HI。
	与除 O、I− 红细胞以外的所有样品强烈反应	同种抗 -I。
	与除 O、I− 和自身红细胞以外的所有样品发生反应	同种抗 -I。
	优先与 O、I− 红细胞反应	抗 -i。
	与自身红细胞以外的所有样品发生反应	高频率抗原的同种抗体。
	与除木瓜蛋白酶 / 无花果蛋白酶处理的红细胞以外的所有样品反应	抗 -Pr（或同种抗 -En/-Ge）。
	与木瓜蛋白酶 / 无花果蛋白酶处理的红细胞和自身红细胞以外的所有样品反应	同种抗 -En 和抗 -Ge。

续表

2.	根据抗体的特异性，按以下步骤进行：	
	当抗体为……	**那么……**
	抗 -HI	• 确认患者红细胞的 A_1 状态。 • 选择 A_1 红细胞进行输血。
	自身抗体	如果生理盐水间接抗球蛋白试验（IAT）（程序 2-I）有反应性，则进行自身吸附。
	同种抗 -I	• 检测患者红细胞的 I 和 i 抗原表达。 • 可能会发现稀有 I– 血型。
	高频率抗原的同种抗体	• 考虑抗 -Vel、抗 -P、抗 -En、抗 -IFC 和抗 -Ge。 • 可能会发现稀有血型。
3.	使用程序 2-H，按以下标准确定是否需要自身吸附：	
	当按程序 2-H 做试验时……	**那么……**
	强烈反应	进行自身吸附（程序 11-L）以排除伴随的同种抗体。
	≤1+	无须进行自身吸附；可做电子交叉配血。
4.	如果程序 2-H 的测试结果如此，且患者最近没有接受输血，请执行程序 11-L。对反应的解释如下：	
	当抗体……	**那么抗体……**
	吸附	是自身抗体： • 根据设施的标准操作规程（SOP）做交叉配血。
	未吸附	是同种抗体，或吸附不完全。
5.	如下评估与抗体特异性相关的临床数据：	
	当有证据表明……	**那么考虑……**
	肺炎支原体	同种抗 -I。
	传染性单核细胞增多症	抗 -i。
	淋巴增生性疾病	任何冷自身抗体。

续表

<table>
<tr><td rowspan="4">6.</td><td colspan="2">如下评估实验室数据：</td></tr>
<tr><td>当有……</td><td>那么……</td></tr>
<tr><td>溶血的证据</td><td>● 做直接抗球蛋白试验（程序 11-B）。
● 考虑做热振幅研究（程序 11-H）。
● 电话通知主治医生。</td></tr>
<tr><td>没有溶血的证据</td><td>在实验室报告中注明。</td></tr>
</table>

生效日期：

批准人：	印刷体姓名	签字	日期
实验室管理			
医学总监			
质量官			

8-C. 谱细胞结果评估：排除

用途	提供评估抗体鉴定谱细胞或选定细胞谱结果的程序，以： ● 允许准确鉴定意外抗体。 ● 确定排除哪些抗体。 ● 确定是否需要做额外的试验。
背景信息	如果血清与抗原阳性红细胞没有反应，该个体通常不会在血清中拥有相应的抗体。
操作策略	不需要排除低频率抗原如 Kp^a、Js^a、Lu^a、V 和 C^w 的抗体。

流程 完成以下步骤以评估结果并排除抗原：

步骤	说明		
1.	查看第一个未与血清 / 血浆反应的试剂红细胞。		
2.	在工作表的顶部或每个单独的谱细胞上，划掉该细胞上存在的抗原（见图 8-C-1 和图 8-C-2)：		
	使用……	**当细胞拥有时划掉……**	
	两条线（×）	双剂量抗原（供者具有抗原的纯合表达）。	
	一条线（/）	单剂量抗原（供者具有抗原的杂合表达）。	
3.	对谱细胞中与样品无反应的所有细胞重复此过程。		
4.	如下评估结果：		
	当……	**并且……**	**那么……**
	抗体反应性模式与未划掉的抗原阳性细胞的模式相匹配	1）常见抗体的所有其他抗原已被划掉，并且 2）符合特定实验室标准操作程序要求的排除和鉴定标准	抗体被鉴定并且过程完成。
	几种抗原没有被划掉		进入精选细胞过程（8-D)。

生效日期：

批准人：	印刷体姓名	签字	日期
实验室管理			
医学总监			
质量官			

	Rh					MNS				P	Lewis		Kell		Duffy		Kidd		生理盐水		
	D	C	E	c	e	M	N	S	s	P1	Le^a	Le^b	K	k	Fy^a	Fy^b	Jk^a	Jk^b	IS	37	IAT
1	~~+~~	~~+~~	0	0	~~+~~	+	+	+	+	0	~~+~~	0	0	~~+~~	0	~~+~~	0	~~+~~	0	0	0√
2	~~+~~	0	~~+~~	~~+~~	0	0	~~+~~	0	~~+~~	~~+~~	0	~~+~~	0	~~+~~	~~+~~	0	0	~~+~~	0	0	0√
3	0	0	0	+	+	+	0	+	0	+	0	+	+	+	+	+	+	0	0	0	2+

图 8-C-1. 在每个单独的谱细胞上划掉的抗原

	Rh					MNS				P	Lewis		Kell		Duffy		Kidd		生理盐水		
	~~D~~	~~C~~	~~E~~	~~c~~	~~e~~	M	~~N~~	S	~~s~~	~~P1~~	~~Le^a~~	~~Le^b~~	K	~~k~~	~~Fy^a~~	~~Fy^b~~	Jk^a	~~Jk^b~~	IS	37	IAT
1	+	+	0	0	+	+	+	+	+	0	+	0	0	+	0	+	0	+	0	0	0√
2	+	0	+	+	0	0	+	0	+	+	0	+	0	+	+	0	0	+	0	0	0√
3	0	0	0	+	+	+	0	+	0	+	0	+	+	+	+	+	+	0	0	0	2+

图 8-C-2. 在抗原谱表的顶部划掉的抗原

注意：这些示例仅显示 3 个谱细胞，但应评估整个抗体鉴定谱细胞组。

8-D. 精选细胞过程

用途	提供挑选具有已知表型的红细胞的过程，可用于检测、确认或排除抗体。
背景信息	重要的是要记住，来自非洲血统供者的红细胞可能不具有 S、s、Fy^a 和 Fy^b 的纯合子表达，即使表型似乎具有双剂量抗原表达。
操作策略	精选细胞的标准： ● 首先使用有效期内的谱细胞。 ● 如果实验室标准操作程序（SOP）允许，在没有符合所需要的抗原组成的最新谱细胞以确定或排除抗体的情况下，则选择最近过期的谱细胞。 ● 不要使用超过 4 个月的谱细胞。 ● 过期的红细胞不应是唯一用于排除抗体存在的红细胞。 ● 在可能的情况下，当使用时间到期的红细胞排除时，选择那些具有抗原纯合子表达的红细胞。 **注意：**在确定或排除抗 -Le^a、抗 -Le^b 或抗 -P1 或 KN（Knops）、CH/RG（Chido/Rogers）或 JMH（John Milton Hagen）抗原的抗体时，应谨慎使用已过期的谱细胞，因为这些抗原在储存过程中会减弱。 使用过期红细胞排除同种抗体的替代优选方法，是发放已知缺少与未被排除的抗体相对应的抗原的交叉配血相容的单位。例如，如果血清含有抗 -c 和抗 -Jk^a，但不能排除抗 -K，则发放 c−、Jk（a−）、K− 交叉配血相容的单位。 抗 -Kp^a、抗 -Js^a、抗 -Lu^a、抗 -V 和抗 -C^w 针对的是低频率抗原。可能无法排除这些抗体，因为谱细胞上可能没有抗原阳性红细胞。无须额外检测这些抗原阳性的红细胞，因为输血并发症的可能性很小，选择 Js（a+）、Lu（a+）、Kp（a+）、V+ 或 C^w+ 供者单位的可能性很低。
设备 / 材料	商用谱细胞（首选新鲜谱细胞，或过期谱细胞）。 抗体筛查红细胞（新鲜的优先）。 其他可用来源： ● 表型鉴定的自愿供者。 ● 脐带血样品。 ● 冰冻稀有红细胞。 ● 员工自愿供者。
质量控制	在使用时，可以检测时间到期的红细胞，以证明它们携带与需要排除的抗体相对应的抗原的充分表达。这可以在效期内和过期红细胞之间的比较研究中完成，使用稀释后产生 2+ 反应的抗体。

流程　完成以下步骤以挑选适当的红细胞：

<table>
<tr><th>步骤</th><th colspan="2">说明</th></tr>
<tr><td rowspan="4">1.</td><td colspan="2">对于每个疑似抗体，选择相应抗原阳性和其他疑似抗原阴性的红细胞，遵循实验室 SOP 进行鉴定并排除同种抗体。</td></tr>
<tr><td>当……</td><td>然后选择符合以下条件的红细胞：</td></tr>
<tr><td>怀疑抗 -D、抗 -C 和抗 -Jk^a</td><td>• D+C−；Jk（a−）
• D−C+；Jk（a−）
• D−C−；Jk（a+）</td></tr>
<tr><td colspan="2">如果以前已经鉴定出抗体，就没有必要选择对这些抗原呈阳性的红细胞。</td></tr>
<tr><td>2.</td><td colspan="2">使用以下内容创建工作表：
• 商业谱细胞抗原谱表。
• 当前供者单位。</td></tr>
<tr><td>3.</td><td colspan="2">测试选定的谱细胞。</td></tr>
<tr><td>4.</td><td colspan="2">使用划线排除法评估结果（参见程序 8-C）。</td></tr>
<tr><td rowspan="4">5.</td><td colspan="2">根据特定的实验室 SOP 验证是否符合鉴定抗体和排除同种抗体的标准：</td></tr>
<tr><td>当排除和鉴定的标准……</td><td>那么……</td></tr>
<tr><td>满足</td><td>流程已完成。</td></tr>
<tr><td>未满足</td><td>用其他选定的红细胞重复检测，直到所有具有临床意义的抗体被确认或排除。</td></tr>
</table>

生效日期：

批准人：	印刷体姓名	签字	日期
实验室管理			
医学总监			
质量官			

8-E. 选择抗原阴性的血液输血

用途	为同种抗体患者提供适当的血液选择方法。
背景信息	具有血型抗原抗体患者的血液供应取决于许多因素，例如抗体的临床重要性、血液的可用性和患者的临床状况。本程序考虑了实验室因素。
操作策略	对于意外同种抗体患者的输血管理，根据报告的临床意义、相应抗原的频率和适当分型试剂的可用性，将每种抗体置于七个类别之一。使用的类别如下： ● Ⅰ类：容易获得抗原阴性单位的潜在临床意义显著抗体。 ● Ⅱ类：临床意义可疑的同种抗体，可通过筛选可用单位，获得交叉配血相容单位。 ● Ⅲ类：KN（Knops）、CH/RG（Chido/Rodgers）和 JMH（John Milton Hagen）抗原的抗体。 ● Ⅳ类：针对低频率抗原的抗体。 ● Ⅴ类：抗白细胞相关抗原的抗体。 ● Ⅵ类：对高频率抗原具有潜在临床意义显著同种抗体。 ● Ⅶ类：潜在临床意义显著抗体，实际上不存在可靠的“试剂级”抗血清。 表 8-E-1 中给出了特异性抗体的分类标示。 当需要交叉配血时，使用检测抗体的最佳方法。
设备 / 材料	与患者同种抗体特异性相同的有效的试剂抗血清。 输血用供者红细胞：3%～5% 悬浮在生理盐水中（或如“试剂抗血清使用说明”中所示）。 抗 -IgG（免疫球蛋白 G），如试剂抗血清的“使用说明”中所要求。 根据需要包被 IgG 的红细胞：请参阅第 7 章，或从商业渠道获得。 试剂抗血清的“使用说明”中要求的其他试剂。 每种待测抗血清的单剂量抗原阳性和抗原阴性对照（分别为阳性和阴性对照）。
质量控制	本程序没有适用的具体质量控制措施。相反，对同种免疫患者输血的适当选择取决于准确的抗体鉴定、供者单位的适当血清学检测（视情况而定，抗原分型和抗球蛋白交叉配血）以及对文书所述细节的关注，以确保向正确的患者发放正确的红细胞单位。

流程　要选择用于输血的血液，请从表 8-E-1 中确定抗体类别并采取适当的措施：

当抗体为……	那么……
Ⅰ类抗体	● 无论当前抗体强度如何，均选择抗原阴性单位用于输血。单位应通过使用有效试剂检测证明为抗原阴性。 ● 根据相关抗体的“使用说明”做血清学检测。

续表

Ⅱ类抗体	● 无需使用有效试剂确认抗原阴性状态。如果交叉配血的筛选单位需要过多的患者血清，则可以使用试剂抗血清并选择抗原阴性单位做相容性测试。但是，如果在前 3 天内获得的血清样品在间接抗球蛋白试验（IAT）阶段发生反应，随后大量输血将抗体稀释至检测不到的水平，则应给予抗原阴性单位（如果有）。 ● 根据相关抗体的“使用说明”做血清学检测。
Ⅲ类抗体	● 排除潜在的临床意义显著的同种抗体。（请参阅第 9 章。） ● 如有可能，发放抗球蛋白交叉配血相容的血液。如果无法轻易找到相容的血液，则发放反应最小的单位。 **注意：** 抗 -Ch、抗 -Rg 和抗 -JMH 未被报道引起体内红细胞破坏。具有 KN 相关特异性的抗体和抗 -Cs^a、抗 -Yk^a 可能导致供者红细胞的存活时间略有缩短，但尚未明确与深度溶血性输血反应相关。
Ⅳ类抗体	● 当试剂抗血清可用时，确认交叉配型相容性血液的抗原阴性状态。 ● 根据相关抗体的“使用说明”做血清学检测。
Ⅴ类抗体	● 抗血清试剂不可用。 ● 发放抗球蛋白交叉配血相容单位。
Ⅵ类抗体	● 如果抗原阴性单位在内部可用，则在可能的情况下使用市售试剂或此抗体的另一个示例确认抗原阴性状态。至少包括一个阳性对照。 ○ 如果试剂血清不可用于抗原确认，则根据交叉配血相容性发放单位。 ● 如果内部没有抗原阴性单位，请通过稀有供者计划（例如，美国稀有供者计划或国际稀有供者小组）从其他血液中心获取血液。 ○ 在试剂允许时确认抗原阴性状态，或根据交叉配血相容性发放单位。
Ⅶ类抗体	● 如果患者的抗体仍然可检测到，则根据交叉配血相容性发放单位。 ● 如果患者的抗体不可检测，则使用任何可用的抗体示例测试单位，并至少包括一例阳性对照。 **注意：** 如果患者有长期的输血需求，请考虑将供者样品送至分子检测实验室进行抗原测定。

生效日期：

批准人：	印刷体姓名	签字	日期
实验室管理			
医学总监			
质量官			

表 8-E-1. 选择抗原阴性的血液输血：常见抗体的一些实例

抗-	类别	抗-	类别	抗-	类别
C	Ⅰ	Le^b	Ⅱ	Wr^a	Ⅳ
c	Ⅰ	Lu^a	Ⅱ	Xg^a	Ⅳ
D	Ⅰ	M	Ⅱ	Bg	Ⅴ
E	Ⅰ	N	Ⅱ	Ge	Ⅵ
e	Ⅰ	P1	Ⅱ	Hy	Ⅵ
f*	Ⅰ	Ch	Ⅲ	Js^b	Ⅵ
Fy^a	Ⅰ	Cs^a	Ⅲ	k	Ⅵ
Fy^b	Ⅰ	JMH	Ⅲ	Kp^b	Ⅵ
Jk^a	Ⅰ	Kn^a	Ⅲ	Lan	Ⅵ
Jk^b	Ⅰ	McC^a	Ⅲ	Lu^b	Ⅵ
K	Ⅰ	Rg	Ⅲ	'N'‡	Ⅵ
S	Ⅰ	Sd^a	Ⅲ	$PP1P^k$	Ⅵ
s	Ⅰ	Yk^a	Ⅲ	U	Ⅵ
A_1	Ⅱ	C^w	Ⅲ	Vel	Ⅵ
H/HI/Hi†	Ⅱ	Js^a	Ⅳ	Yt^a	Ⅵ
I/i†	Ⅱ	Kp^a	Ⅳ	Do^a	Ⅶ
Le^a	Ⅱ	V	Ⅳ	Do^b	Ⅶ

*对 c- 单位定型。

†通常为自身抗体。

‡由"N"-个体产生的抗体。考虑 N-U- 血液。

8-F. 确定概率水平

<table>
<tr><td>用途</td><td>提供一个确定抗体鉴定数据是否在统计学上有效的方法。为了尽量减少观察到的反应格局是偶然发生的可能性，必须测试足够的抗原阳性和抗原阴性的红细胞样品。</td></tr>
<tr><td>开始之前</td><td>表 8-F-1 显示了各种阳性和阴性测试结果组合概率（p）值。抗 -D 的 p 值为 0.05（通过测试 3 个 RhD 阳性样品并发现它们反应而获得，而 3 个 RhD 阴性样品是非反应性的），意味着在 20 个类似的研究中，可以偶然获得由抗 -D 以外抗体引起的一组相同反应。因此，有 19：1（95%）的概率表明反应确实是由于抗 -D 引起的。抗体不是抗 -D 的可能性为 5%，即 p=0.05。
单个试剂谱细胞可能并不总是含有足够的抗原阳性和抗原阴性样品来提供这样的 p 值。
例如，如果 10 个红细胞样品的试剂谱上唯一的 s 阴性样品是非反应性的，但所有其他 s 阳性红细胞都发生反应，则有 10% 的可能性（p=0.1）这些反应不是由抗-s 引起的。但是，如果检测到另一个 s 阴性样品并发现无反应，则确定性提高到 p 值 0.02（涉及 s 以外的抗体的可能性为 2%）。
在没有用于确定阶乘的计算器的情况下，以下内容可能有所帮助。
● 阶乘数除以自身 =1。
● 阶乘数 1！ 和 0！ 可以在解析方程式时删除。
● 计算的答案，如 4！ ×6!÷10! 可以通过将 24（4！）除以 7×8×9×10 的乘积（即大于 6 最多到 10 的数字）来获得。
● 0 到 10 的阶乘如下：
0!=1　　4!=6×4=24　　8!=5 040×8=40 320
1!=1×1=1　　5!=24×5=120　　9!=40 320×9=362 880
2!=1×2=2　　6!=120×6=720　　10!=362 880×10=3 628 800
3!=2×3=6　　7!=720×7=5 040</td></tr>
<tr><td>操作策略</td><td>0.05 的 p 值是解释被认为可接受的最高值。
由于该方法要求患者红细胞缺乏可疑抗体所针对的抗原，因此只要可行，就用适当的抗血清分析患者红细胞的表型。本策略罕见的例外情况是部分 D 抗原的 RhD 阳性患者血清 / 血浆中含有同种抗 -D。</td></tr>
<tr><td>样品要求</td><td>抗体鉴定谱的完整结果。</td></tr>
<tr><td>设备 / 材料</td><td>能够确定阶乘的计算器。</td></tr>
</table>

流程　完成这些步骤以计算概率水平：

步骤	说明
1.	按如下方式构建 2×2 表：

血清反应	抗原		合计
	存在	不存在	
阳性	A	B	A+B
阴性	C	D	C+D
合计	A+C	B+D	N

其中：

A= 抗原阳性红细胞阳性结果的数量。

B= 抗原阴性红细胞阳性结果的数量。

C= 抗原阳性红细胞阴性结果的数量。

D= 抗原阴性红细胞阴性结果的数量。

N= 测试的红细胞样品总数。

步骤	说明
2.	使用以下公式确定概率水平：

$$\frac{(A+B)! \times (C+D)! \times (A+C)! \times (B+D)!}{N! \times A! \times B! \times C! \times D!}$$

其中 != 阶乘的符号，从 1 到所涉及的数字的所有整数的乘积（请参阅“开始之前”）。

示例：对于与 3 个 S+ 红细胞样品反应但不与 3 个 S− 样品反应的血清，2×2 表为：

血清反应	抗原		合计
	S+	S−	
阳性	3	0	3
阴性	0	3	3
合计	3	3	6

计算 p 的方程是：

$$\frac{3! \times 3! \times 3! \times 3!}{6! \times 3! \times 0! \times 3! \times 0!} = \frac{3! \times 3!}{6!} = \frac{6 \times 6}{720} = 1/20\,(0.05)$$

注意：阳性和阴性结果的其他组合的 p 值见表 8-F-1。

步骤	说明
3.	对结果的解读如下：

如果 p 是……	**那么数据是……**
<0.05	具有统计学意义： ● 可以得出有效的结论。
>0.05	无统计学意义： ● 可能需要做其他测试。

参 考 文 献

Ellisor SS, Morel PA, eds. Statistics for blood bankers. Arlington, VA: AABB, 1983.

Moore BPL. Serological and immunological methods of the Canadian Red Cross Blood Transfusion Service. 8th ed. Toronto, ON: The Canadian Red Cross Society, 1980:200-2.

Morel PA. A handbook of biostatistical tests for immunohematologists. Alameda, CA: Associated Blood Bank Consultants, 1983.

Race RR, Sanger R. Blood groups in man. 6th ed. Oxford, UK: Blackwell Scientific Publications, 1975:480:1.

生效日期：

批准人：	印刷体姓名	签字	日期
实验室管理			
医学总监			
质量官			

表 8-F-1. 概率值

测试的数量	阳性数量	阴性数量	p
6	4	2	0.067
6	3	3	0.05
7	5	2	0.048
7	4	3	0.029
8	7	1	0.125
8	6	2	0.036
8	5	3	0.018
8	4	4	0.014
9	8	1	0.111
9	7	2	0.028
9	6	3	0.012
10	9	1	0.1
10	8	2	0.022
10	7	3	0.008
10	6	4	0.005
10	5	5	0.004

8-G. 酸化血清

用途	提供通过酸化血清鉴定弱的抗 -M 和抗 -Pr 样品的说明。
背景信息	除抗 -M 和抗 -Pr 外，大多数血型抗体的反应性在 pH 5.5～8.5 没有显著差异。一些抗 -M 和抗 -Pr 单独或优先在酸性 pH 约为 6.2 的直接凝集试验中发生反应。这可能与携带这些抗原的唾液酸糖蛋白上存在的带电羧基有关。
操作策略	在酸化血清试验中使用的红细胞应在试验前洗涤，使之不含防腐剂；一些红细胞稀释剂被缓冲至 pH 7.5。
局限性	未能获得正确的结果可能是由于： ● 试剂储存不当。 ● 使用了不正确的技术。 ● 添加了错误的试剂。 ● 遗漏了患者血清或盐酸（HCL）。
样品要求	测试血清：疑似含抗 -M 或抗 -Pr；1～2mL。
设备 / 材料	0.2mol/L HCl。 石蕊试纸：pH 范围为 5.5～8.0。
质量控制	用石蕊纸检查酸化血清的 pH；pH 应为 6.2 或更低。

程序 使用以下步骤执行该程序：

步骤	操作
1.	将 1 体积的 0.2mol/L HCl 与 9 体积的血清混合。
2.	如第 2 章所述，通过生理盐水凝集试验或冷抗体滴定（特异性）程序（11-K），与未经处理的血清平行测试酸化血清。

参 考 文 献

Beattie KM, Zuelzer WW. The frequency and properties of pH-dependent anti-M. Transfusion 1965;5:322-6.

生效日期：

批准人：	印刷体姓名	签字	日期
实验室管理			
医学总监			
质量官			

8-H. 使用吸附放散联合程序

用途	提供鉴定多特异性血清中存在的抗体的说明。吸附放散联合也可用于： ● 证明红细胞上的弱表达抗原，或存在于血清 / 血浆中的弱反应性抗体。 ● 帮助鉴定抗体特异性，特别是当给定样品中存在多种抗体时。 ● 通过吸附放散浓缩和纯化抗体，例如，将 O 型血清中的抗体吸附到 O 型红细胞上的高频率抗原，随后制备可用于对所有 ABO 类型红细胞分型的放散液。
背景信息	当所有其他测试未能揭示存在的抗体的特异性时，通常做吸附放散研究。抗体的吸附最好使用低血清 - 红细胞比率（例如 2∶1 或更低）来完成，而当使用高血清 - 红细胞比率（例如 5∶1 或更高）时，放散液可能产生更多的抗体。 以抗体鉴定为目的，使用大体积的血清包被较小体积的红细胞——理想情况下，使用 5∶1 比例的血清和弱反应性红细胞（如果样品有限，可以使用至少为 2∶1 的较低比例）。放散结合的抗体并测试放散液的抗体反应性。（有关放散技术的原理，请参阅第 4 章。）在一些情况下，使用低血清 - 红细胞比率（例如，2∶1）进一步吸附血清，并与放散液和未吸附血清平行测试抗体反应性。 用蛋白水解酶预处理红细胞可以增强吸附。（请参阅第 3 章和第 11 章中的自身吸附程序。）
操作策略	一般来说，应该选择反应较弱的样品，因为可以假设这只携带血清中含有抗体的一种血型决定因素。吸附红细胞的选择对于这些研究的成功至关重要。然而，这可能是基于患者表型（如果已知）的来自灵感的猜测。 为了避免在吸附过程中稀释血清，这可能导致弱同种抗体活性的丧失，重要的是在第 4 步中尽可能多地去除残留的生理盐水。这可以通过将一张致密的滤纸（例如 Whatman#1）放入压积的红细胞中，并通过毛细作用让残留的生理盐水浸润到纸中来实现。 红细胞可以用 ZZAP 处理，代替木瓜蛋白酶或无花果蛋白酶。（请参阅第 3 章。）
局限性	未能获得正确的结果可能是由于： ● 试剂储存不当。 ● 使用了不正确的技术。 ● 使用错误的试剂。
样品要求	吸附用血清或血浆：4～10mL。 吸附红细胞：4～10mL。 **注意：**保留等分未吸附的血清用于与吸附的血清平行检测。

续表

设备/材料	无花果蛋白酶或木瓜蛋白酶：1% wt/vol。 大豆（同义词：黄豆）凝集素（见第 14 章）。 放散试剂：建议使用酸放散或有机溶剂程序（见第 4 章）。
质量控制	确认用于吸附的红细胞已用蛋白水解酶处理（如果使用）。未经处理的红细胞应与大豆凝集素无反应，而经蛋白酶处理的红细胞应观察到完全凝集。 折射仪可用于测量吸附和未吸附血清的蛋白质含量。吸附过程不应将未吸附样品中的蛋白质含量降低超过总蛋白质的 20%。 为了确定在放散中检测到的抗体来源于红细胞膜，并且不代表未结合的“游离”抗体，平行测试最终洗涤上清液与放散液。 为了证明抗体受到吸附放散，用保留的吸附红细胞样品等分试样测试放散液，进行对照。

程序 使用以下步骤执行该程序：

步骤	操作
1.	使用 13mm 或 16mm×100mm 试管进行此程序。用生理盐水清洗用于吸附的红细胞 3 次。使用真空抽吸设备（如有）或巴斯德移液器在每次洗涤之间去除上清液。
2.	对于红细胞的酶处理，如果需要用于吸附，在试管中将 2 体积的红细胞与 1 体积的 1% 木瓜蛋白酶或 1% 无花果蛋白酶混合。在 37℃下培养 30 分钟，用生理盐水洗涤 3 次。
3.	将 2mL 等分红细胞（未处理或酶处理）分配到 3 个适当标记的试管中。
4.	用生理盐水填充试管并离心压积红细胞（≥1 000×g，至少 5 分钟）。尽可能多地去除上清液。
5.	为了包被红细胞以用于后续的放散液制备，将 1 体积的红细胞与 2～5 体积的血清在干净的试管中混合。
6.	在适当的温度下孵育（例如，凝集抗体为 4℃，抗球蛋白反应性抗体为 37℃）30 分钟至 2 小时。
7.	离心压积红细胞并收集血清。按照程序 4-A 中的说明清洗红细胞并制备放散液。（有关适当的放散程序，请参阅第 4 章。）
8.	通过适当的技术（例如，凝集抗体的室温或抗球蛋白反应性抗体的 37℃孵育）用抗筛细胞测试吸附的血清。

续表

9.	**如果进一步的吸附……**	**那么……**
	需要去除抗体	将步骤7的2～4体积的血清(或从未吸附的血清开始)与1体积的压积红细胞(未处理或蛋白酶处理,根据需要)混合: ● 按照步骤6进行孵育。 ● 继续执行第10步。
	不必要	继续执行第11步。
	注意:此阶段宜减小血清体积,使血清与红细胞的比例为2:1或更小。	
10.	离心压积红细胞并重复步骤9。	
11.	收集血清并保存用于检测抗体反应性。	
12.	与放散液和未吸附血清平行测试吸附血清的抗体特异性。使用检测抗体的方法,在这些研究中包括用于吸附的红细胞样品。	

参 考 文 献

Judd WJ. Elution of antibody from RBCs. In: Bell CA, ed. Seminar on antigen-antibody reactions revisited. Arlington, VA: AABB, 1982:175-221.

生效日期:

批准人:	**印刷体姓名**	**签字**	**日期**
实验室管理			
医学总监			
质量官			

8-I. 检测胰蛋白酶抗性 N_{VG} 受体

用途	提供检测糖蛋白 B（GPB）和杂合糖蛋白上胰蛋白酶抗性 N_{VG} 受体的说明。
背景信息	正常人红细胞在携带 S、s 和 U 抗原（GPB）的胰蛋白酶抗性唾液酸糖蛋白上具有 N 样决定簇。这个决定簇被称为“N”（N 带引号）。当用蚕豆凝集素（抗 -N_{VG}）检测具有正常 GPB 的未经处理的 M+N− 红细胞时，它们被鉴定为 N−。然而，在用胰蛋白酶处理相同的红细胞后，将观察到与抗 -N_{VG} 的强烈反应。通常假设胰蛋白酶敏感 MN 活性唾液酸糖蛋白（GPA）的存在，在空间上阻碍抗 -N_{VG} 和胰蛋白酶抗性 GPB 之间的反应性；胰蛋白酶对 GPA 的切割允许抗 -N_{VG} 和“N”之间的结合增强。 用胰蛋白酶处理的红细胞和抗 -N_{VG} 获得的反应，可用于评估在 GPB 的 N 末端区域是否存在正常的糖基化。不完全糖基化或缺乏 GPB（例如，S-s-U- 红细胞）可能导致阴性结果。对于来自 S^u 杂合的个体的红细胞，有产生 Henshaw 的基因复合物的情况下，He 活性的 GPB 的 N- 末端区域氨基酸附着碱不稳定四糖，导致不允许与抗 -N_{VG} 结合。
操作策略	应使用纯化的胰蛋白酶处理红细胞：胰蛋白酶的粗提物，用于将红细胞上的 C3b/C4b 转化为 C3d/C4d，用于检测抗球蛋白试剂或识别抗 -Ch 或 -Rg，不适合上述目的（见第 3 章）。
局限性	未能获得正确的结果可能是由于： ● 试剂储存不当。 ● 使用了不正确的技术。 ● DTT 对红细胞的处理不充分。 ● 使用被细菌、异物、其他试剂小瓶内容物或人血清污染的抗 -N_{VG}。 ● 试验离心不正确。
样品要求	胰蛋白酶处理的红细胞：用生理盐水稀释为 3%～5% 的悬液（见程序 3-J）。 未处理的红细胞：洗涤 3 次，并用生理盐水稀释为 3%～5% 的悬液。
设备 / 材料	胰蛋白酶处理的 M−N+S-s-U- 和 M+N−S+s+ 红细胞：用生理盐水稀释为 3%～5% 的悬液。 未处理的 M−N+S-s-U- 和 M+N−S+s+ 红细胞：洗涤 3 次，并用生理盐水稀释为 3%～5% 的悬液。 蚕豆凝集素（抗 -N_{VG}）：市售，或参见第 14 章。
质量控制	用蚕豆凝集素检测未经处理和胰蛋白酶处理的 M+N−S+s+U+ 和 M−N+S-s-U- 红细胞。 胰蛋白酶处理的 M+N−S+s+U+ 红细胞应与蚕豆凝集素反应（>2+）；未处理的红细胞应为无反应。 胰蛋白酶处理的 M−N+S-s-U- 红细胞应与蚕豆凝集素无反应；未处理的红细胞应具有强烈（3+～4+）反应性。

程序 使用以下步骤执行该程序：

<table>
<tr><th>步骤</th><th colspan="2">操作</th></tr>
<tr><td>1.</td><td colspan="2">将 1 滴胰蛋白酶处理的红细胞和 2 滴抗 -N_{VG} 凝集素混合在适当标记的 10mm 或 12mm×75mm 试管中。</td></tr>
<tr><td>2.</td><td colspan="2">同样，对未处理的红细胞测试。</td></tr>
<tr><td>3.</td><td colspan="2">在 37℃下孵育 15 分钟。</td></tr>
<tr><td>4.</td><td colspan="2">用于血凝试验的离心机。</td></tr>
<tr><td>5.</td><td colspan="2">肉眼检查红细胞的凝集情况；对结果分级和记录。</td></tr>
<tr><td rowspan="4">6.</td><td colspan="2">对反应的解读如下：</td></tr>
<tr><td>如果抗 -N_{VG} 和胰蛋白酶处理的红细胞的反应是……</td><td>那么……</td></tr>
<tr><td>阴性</td><td>红细胞缺乏正常的 GPB</td></tr>
<tr><td>阳性</td><td>红细胞具有正常的 GPB</td></tr>
</table>

参 考 文 献

Pavone BG, Billman R, Bryant J, et al. An auto-anti-En^a, inhibitable by MN sialoglycoprotein. Transfusion 1981;21:25-31.

生效日期：

批准人：	印刷体姓名	签字	日期
实验室管理			
医学总监			
质量官			

8-J. 在抑制程序中使用可溶性血型物质

用途	提供有关确认抗体特异性、识别其他（伴随的）抗体反应性或确定 ABH 分泌状态的说明。
背景信息	ABH、LE（Lewis）、I、P1 和 Sd^a 抗原以可溶性形式存在于某些体液或组织提取物中。此类可溶性抗原可用于抑制抗原抗体相互作用。表 8-J-1 总结了一些可溶性血型物质的来源和特异性。 根据供者的 ABO、LE 和分泌型状态，母乳和尿液也会有 ABH 和 LE 活性。由绦虫（*Echinococcus* spp）感染引起的包虫囊肿（hydatid cysts，HCF）中的液体含有可溶性血型特异性物质，已被证明可以中和抗体 - 抗原反应。尽管这具有历史意义，但作者不推荐 HCF 作为可溶性血型抗原的来源。
操作策略	$H/Le^a/Le^b$ 物质和禽类 P1 物质可在市场上买到；它们应根据制造商的说明使用。
局限性	未能获得正确的结果可能是由于： ● 试剂储存不当。 ● 使用不正确的技术。 ● 使用了错误的试剂。 ● 抑制剂的遗漏。
样品要求	含抑制抗体的测试血清：0.5～1.0mL。
设备 / 材料	pH 7.3 磷酸盐缓冲盐水（PBS）。 红细胞：洗涤 3 次并用生理盐水稀释为 3%～5% 的悬液；测试至少一个抗原阴性和两个抗原阳性样品。 血型物质（blood group substances，BGS）： ● 人乳。 ● 人类唾液。 ● 鸽子蛋清（市售 P1 物质）。 ● 人体尿液多次采集混合。
质量控制	对于每个被调查的可疑抗体，测试具有相同抑制特异性的已知示例（如果有的话）。 该方法包括通过添加可溶性 BGS 稀释抗体的对照。

程序 使用以下步骤执行该程序：

步骤	操作
1.	将等体积的测试血清和可溶性 BGS 混合。至少，应使用 0.2mL 体积对 3 个试剂红细胞样品进行测试。
2.	准备含有等体积血清和 pH 7.3 PBS 的对照试管。

续表

3.	在室温（RT）下孵育30分钟。		
4.	对于每个待测红细胞样品，将1滴红细胞与2～3滴血清+BGS在10mm或12mm×75mm试管中混合。		
5.	使用对照血清+PBS混合物设置类似的试验。		
6.	使用抗体优先反应的程序进行试验（例如，RT下的生理盐水凝集试验）。对于抗-Sd^a，在室温孵育并洗涤用多特异性抗人球蛋白（AHG）做抗球蛋白检测。		
7.	结果解释如下：		
	如果……	**并且……**	**那么……**
	存在凝集	对照血清+PBS混合物具有反应性	无抑制或部分抑制。
	不存在凝集	对照血清+PBS混合物具有反应性	抑制。
	注意：可溶性BGS的抑制特异性见表8-J-1。		

生效日期：

批准人：	**印刷体姓名**	**签字**	**日期**
实验室管理			
医学总监			
质量官			

表8-J-1. 血型物质的抗体抑制作用

抗-	**具有抑制作用的血型物质**
H	含有H物质的唾液，即Se、Le（a−b−）或Le（a−b+）供者
I	母乳（与病理性抗-I^F相比，更容易抑制天然抗-I^D；抑制可能不完全）
Le^a	含有Le^a物质的唾液，即来自Le（a+b−）和Le（a−b+）供者
Le^{bH}	含有H物质的唾液，即Se、Le（a−b−）或Le（a−b+）供者（H物质以及Le^b物质具有抑制作用）
Le^{bL}	含有Le^b物质的唾液
P1	鸽子蛋清或包虫囊液
Sd^a	人类或豚鼠尿液

8-K. 用 DIDS 抑制缗钱状凝集

用途	提供使用 4,4′- 二异硫代 - 二苯乙烯 -2,2′- 二磺酸（4,4′-diisothiocyanatostilbene-2,2′-disulfonic acid，DIDS）抑制缗钱状凝集的说明： ● 管理白蛋白 - 球蛋白比率反转样品。
背景信息	缗钱状凝集是一种可能模仿凝集的现象。在蛋白质含量异常的血清中可见，特别是白蛋白与球蛋白比率反转的血清。表现出缗钱状凝集的红细胞在显微镜下看起来像堆叠的硬币的聚集体。标记缗钱状凝集时，这些聚集体可能难以与抗体介导的凝集区分开来。 DIDS 通过与红细胞膜带 3 上的位点不可逆地结合来抑制缗钱状凝集。DIDS 阻断血清 / 血浆中存在的形成缗钱状凝集的大分子与带 3 上相同位点的结合。 用 DIDS 处理红细胞不会对以下血型抗原的表达产生不利影响：A，B，c，Ch，D，E，Fy^a，Fy^b，Jk^a，JMH，K，k，Le^a，Lu^b，LW^a，M，S，Wr^b，Yt^a。 在检测的抗球蛋白阶段不应观察到缗钱状凝集。
操作策略	DIDS 对水分和光敏感。在 4℃的黑暗中干燥存放。
局限性	未能获得正确的结果可能是由于： ● 试剂储存不当。 ● 使用不正确的技术。 ● 使用了错误的试剂。
样品要求	血清或血浆：1mL。
设备 / 材料	带有一次性吸头的移液器，移取 150μL。 正常血清中的 4% 葡聚糖：血清中意外抗体检测结果为阴性。 DIDS：$C_{16}H_8N_2O_6S_4Na_2$。 试剂红细胞：3%～5% 试剂红细胞悬液（例如，用于筛选血清中意外抗体的红细胞）。
质量控制	在使用当天，证明 4% 葡聚糖在正常血清中抑制缗钱状凝集形成特性。

程序 使用以下步骤执行该程序：

步骤	操作
1.	将每种试剂红细胞悬液 1 滴放入 3 个适当标记的 10mm 或 12mm×75mm 试管中，一个用于 DIDS 处理的红细胞，一个用于生理盐水对照，一个用于 4% 葡聚糖。
2.	向 DIDS 处理的红细胞管中加入 150μL DIDS（约 5～6 滴）。
3.	在第 2 根试管中加入相似体积的生理盐水。
4.	将类似体积的 4% 葡聚糖添加到第 3 根试管中。

续表

<table>
<tr><td>5.</td><td colspan="4">混合并在 37℃下孵育 10 分钟。</td></tr>
<tr><td>6.</td><td colspan="4">用生理盐水洗涤红细胞 1 次，然后倾倒上清液。</td></tr>
<tr><td>7.</td><td colspan="4">通过程序 2-H 或选自第 2 章的直接凝集法，在室温下针对正在研究的血清 / 血浆测试 1 滴 DIDS 处理的红细胞。</td></tr>
<tr><td>8.</td><td colspan="4">同时，以测试血清为对照，检测未处理和葡聚糖处理的红细胞。</td></tr>
<tr><td>9.</td><td colspan="4">在显微镜下观察是否存在缗钱状凝集。</td></tr>
<tr><td rowspan="5">10.</td><td colspan="4">对反应的解读如下：</td></tr>
<tr><td>如果红细胞 +DIDS+ 测试血清发生反应……</td><td>和红细胞 + 生理盐水 + 测试血清反应……</td><td>和红细胞 +DIDS+ 4% 葡聚糖反应……</td><td>那么解释为……</td></tr>
<tr><td>0</td><td>+</td><td>0</td><td>缗钱状凝集。</td></tr>
<tr><td>+/0</td><td>+/0</td><td>+</td><td>无效的。</td></tr>
<tr><td>+</td><td>+</td><td>0</td><td>非缗钱状凝集。</td></tr>
</table>

参考文献

Norris S, Neff T, Wilkinson S. Serologic evaluation of a rouleaux-inhibiting chemical (abstract). Transfusion 1993;33(Suppl):65S.

生效日期：

批准人：	印刷体姓名	签字	日期
实验室管理			
医学总监			
质量官			

8-L. 鉴定抗 -N_{form}

用途	提供区分抗 -N_{form} 与冷反应性“自身”抗 -N 和由 *MS^u^/MS^u^* 个体和红细胞缺乏“N”的其他 M+N− 人群产生的抗 -N 的说明。
背景信息	使用甲醛清洁的器械做肾脏透析的患者，可能会出现抗 -N（“透析”抗 -N 或抗 -N_{form}）。在使用福尔马林处理的红细胞的试验中，此类抗体可以与其他形式的抗 -N 区分。 福尔马林处理可增强抗 -N_{form} 的血清学反应性，但不会增强正常 M+N− 个体产生的冷反应性“自身”抗 -N 的反应，也不会增强 *MS^u^/MS^u^* 个体和其他红细胞缺乏“N”的 M+N− 个体中具有临床意义的抗 -N 反应。 甲醛不再用于常规清洗透析仪器，因此这种类型的抗 -N 是罕见的。
操作策略	不适用。
局限性	未能获得正确的结果可能是由于： ● 试剂储存不当。 ● 使用不正确的技术。 ● 使用了错误的试剂。
样品要求	含抗 -N 的测试血清：2mL。
设备 / 材料	抗 -N_{form} 的已知示例（如果有）。 中性缓冲福尔马林（NBF，neutral-buffered formalin）：1%。 红细胞：M+N−、M+N+ 和 M−N+ 表型；用生理盐水洗涤 3 次。 **注意**：应保存未进行福尔马林处理的这些相同红细胞的等分试样，用于对照试验。
质量控制	在可用情况下，针对处理和未处理的红细胞测试抗 -N_{form} 的已知示例。 与处理过的红细胞平行测试未处理的对照红细胞。

程序　使用以下步骤执行该程序：

步骤	操作
1.	将 0.2mL NBF 与 0.1mL 每份红细胞样品混合。
2.	在 37℃下孵育 15 分钟。
3.	用生理盐水洗涤红细胞 3 次。
4.	将经福尔马林处理的红细胞，用生理盐水重新悬浮至 3%～5% 的悬液中，并储存在 4℃。
5.	在生理盐水中制备测试血清的连续倍量稀释液。稀释范围应为 1∶2～1∶4 096（12 管），配制体积应不小于 1mL。
6.	如步骤 5 所示，制备抗 -N_{form} 的已知示例的连续倍量稀释液。

续表

7.	将每种稀释液 3 滴放入 6 个标记为 10mm 或 12mm×75mm 的试管中。	
8.	将 1 滴福尔马林处理的 M+N− 红细胞添加到每种血清稀释液的试管中。同样，针对其他 2 个福尔马林处理的红细胞样品和未处理的样品测试每种稀释度。	
9.	轻轻搅拌每个试管的内容物，并在室温下孵育 1 小时。	
10.	用于血凝试验的离心机。	
11.	肉眼检查红细胞的凝集情况；对结果分级和记录。	
12.	对反应的解读如下：	
	如果……	**那么……**
	与未处理红细胞的效价相比，福尔马林处理过的红细胞的滴定终点要高 4 管	结果提示抗 -N_{form}。
	反应性没有增加	抗 -N 不太可能是抗 -N_{form}。

参 考 文 献

Baker FJ, Silverton RE, Luckcock ED. Introduction to medical technology. 4th ed. London: Butterworths, 1966.

Judd WJ. On the recognition of N-deficient red blood cells and the selection of blood for transfusion to patients with anti-N. Immunohematology 1986;2:49-53.

生效日期：

批准人：	印刷体姓名	签字	日期
实验室管理			
医学总监			
质量官			

8-M. 通过两阶段 EDTA-IAT 检测补体固定抗体

用途	提供做两阶段 EDTA 间接抗球蛋白试验（EDTA-IAT）的说明： ● 检测储存血清中的抗 -Jk^a 和 -Jk^b（可能无法检测到）。 ● 增强可结合 C3 的其他弱反应性免疫球蛋白 G（IgG）抗体的反应性。
背景信息	对于储存血清，一些补体结合抗 -Jk（以及可能具有其他特异性的补体结合抗体，如 Le）可能无法检测到。这种反应性的丧失是由于补体组分在储存时变性（即 C3b 转化为 C3c 和 C3d）导致形成抗补体活性引起的。 为了恢复储存血清对抗体的反应性，可以添加等体积的新鲜血清。或者，以下程序（使用 EDTA 破坏储存血清的抗补体特性）可用于恢复抗体反应性。
操作策略	不适用。
局限性	不想要的阴性反应： ● 未添加血清和 / 或酶处理的红细胞。 ● 使用被细菌、异物、其他试剂小瓶内容物或人血清污染的抗 -N_{VG}。 ● 试验离心不正确。 ● 未能洗涤不含未结合球蛋白的红细胞。 ● 未添加活性抗人球蛋白（AHG）。
样品要求	测试血清：2mL。
设备 / 材料	带有一次性吸头的移液器，移取 250μL。 AHG：多特异性。 K_2EDTA：4.45% wt/vol。 人补体：新采集的正常人血清，已知缺少意外抗体；2mL。 红细胞：表型鉴定的 O 型红细胞样品的 2% 悬液，加上自身红细胞（用作自身对照）。 绵羊红细胞：可在大多数临床免疫学实验室获得，或通过商业途径获得。
质量控制	用 IgG 包被的红细胞确认所有阴性反应。（请参阅下面的步骤 9。） 证明 EDTA 溶液抑制人补体和绵羊红细胞之间的裂解。

程序 使用以下步骤执行该程序：

步骤	操作
1.	将 250μL 的 EDTA 与 2mL 的被调查血清混合。在室温下孵育 15 分钟。
2.	对于每个待测的红细胞样品，将 3 滴测试血清和 1 滴红细胞混合在适当标记的 10 或 12mm×75mm 试管中。
3.	在 37℃下孵育 30～60 分钟。
4.	用生理盐水洗涤红细胞 4 次，并完全倾倒最终洗涤上清液。

续表

<table>
<tr><td>5.</td><td colspan="2">在由此获得的干红细胞扣中，加入 3 滴人补体。</td></tr>
<tr><td>6.</td><td colspan="2">在 37℃下孵育 15～20 分钟。</td></tr>
<tr><td>7.</td><td colspan="2">用生理盐水洗涤红细胞 4 次，并完全倾倒最终洗涤上清液。</td></tr>
<tr><td>8.</td><td colspan="2">在由此获得的干红细胞按钮中，根据制造商的说明添加 AHG：
● 混合并离心，用于血凝试验。
● 肉眼检查红细胞是否有凝集和溶血。
● 对结果分级和记录。</td></tr>
<tr><td>9.</td><td colspan="2">将 1 滴 IgG 包被的红细胞添加到所有具有阴性抗球蛋白结果的试管中：
● 混合并离心。
● 轻摇细胞扣。
● 肉眼检查是否有凝集。
● 对结果分级和记录。</td></tr>
<tr><td rowspan="4">10.</td><td colspan="2">如下分析 IgG 包被红细胞的反应：</td></tr>
<tr><td>如果凝集……</td><td>那么……</td></tr>
<tr><td>存在</td><td>检测已完成。</td></tr>
<tr><td>不存在</td><td>测试无效：
● 重复步骤 1～9。
● 考虑细胞清洗器的问题或 AHG 无活性。</td></tr>
</table>

参 考 文 献

Issitt PD. Applied blood group serology. 3rd ed. Miami, FL: Montgomery Scientific Publications, 1985.

Issitt PD, Smith TR. Evaluation of antiglobulin reagents. In: Myhre BA, ed. A seminar on performance evaluation. Washington, DC: AABB, 1976:25-73.

Polley MJ, Mollison PL. The role of complement in the detection of blood group antibodies with special reference to the antiglobulin test. Transfusion 1961;1:9-22.

生效日期：

批准人：	**印刷体姓名**	**签字**	**日期**
实验室管理			
医学总监			
质量官			

附录 8-1. 评估抗体鉴定谱细胞初始结果

当……	自身对照是……	那么最有可能存在的抗体是……
一些谱细胞在任何检测阶段均呈阳性	阴性	单个抗体或多个抗体。
所有谱细胞在 IAT 中均为阳性（2 至 4+）	阴性	高频率抗原的抗体。
所有谱细胞在 IAT 中呈弱阳性（2+），反应性可变	阴性	KN 抗体、抗 -Yt^a、抗 -JMH 或抗 -Ch/Rg。
所有谱细胞均为阳性	强阳性（3+～4+）	温自身抗体。
所有谱细胞都是阳性的，或者有些阳性，有些阴性	弱阳性（2+）	多抗体，在经历迟发性输血反应的患者中。
单个筛选细胞或交叉配血单位为阳性，所有谱细胞均为阴性	阴性	针对低频率抗原的抗体。
所有谱细胞在 IS 时均为阳性（1 至 4+），在 37℃和 IAT 时为阴性或较弱	阴性或阳性	冷反应性自身抗体（抗 -I、抗 -HI）。

IAT= 间接抗球蛋白试验；IS= 立即离心。

附录 8-2. 鉴定 / 确认抗体特异性的方法

抗 -	方法	程序
Ch/Rg	用蛋白酶破坏 用 C4d 包被的红细胞增强 用 C4 包被的红细胞吸附	2-C 9-C 9-E
Do	用蛋白酶或 PEG 增强	3-D，3-G，2-G
Fy	用蛋白酶破坏	2-C
H	用 H 分泌型的唾液抑制	8-J
Bg	用氯喹处理的红细胞测试	9-D
Jk	用蛋白酶、LISS-Ficin 或 PEG 增强，或 通过两步 EDTA- 抗球蛋白试验增强	2-C，2-F，2-G 8-M
JMH	用蛋白酶和 AET 破坏	2-C，7-G
Kell	用 AET/DTT 破坏	7-G，7-H
Kn	用 AET/DTT 破坏	7-G，7-H
Le	用含有 Le^a 和 / 或 Le^b 的唾液抑制	8-J
Lu	用胰蛋白酶 / 胰凝乳蛋白酶和 AET 破坏	3-B，3-G，3-J，7-G
M	通过酸化增强 用蛋白酶破坏	8-G 2-C
McC	用 AET/DTT 破坏	7-G，7-H
N	用蛋白酶破坏 如果患者接受肾脏透析，则增强 N_{form} 如果患者为黑人，则测试“N”	2-C 8-L 8-I
P1	用可溶性 P1 物质抑制	8-J
S	用蛋白酶破坏 用 NaClO 破坏	3-D，3-G 7-I
Sd^a	用 Sd（a+）尿液抑制	8-J
Yk^a	用 AET/DTT 破坏	7-G，7-H
Yt^a	用蛋白酶削弱 / 破坏 用 AET 破坏	2-C 7-G

PEG=（polyethylene glycol，聚乙二醇）；LISS=（low-ionic-strength saline，低离子强度盐水）；AET=（2-aminoethylisothiouronium bromide，2- 氨乙基异硫脲溴化物）；DTT=（dithiothreitol，二硫苏糖醇）.

第9章　高频率抗原的抗体

本章中使用的程序旨在帮助鉴定高频率抗原的抗体（见表9-1、表9-2和图9-1）。在某些情况下，将有助于识别伴随抗体。这些程序应被视为第2章和第8章中描述的抗体鉴定程序的补充。表9-1和表9-2总结了使用修饰剂处理时许多抗体对高频率抗原的预期血清学反应。建议阅读列表中的资料来源，提供了更多信息。

一般评论

很难推荐用于鉴定针对高频率抗原抗体的单一途径。鉴定通常需要获得稀有的试剂红细胞样品和相应抗体的已知示例。这些资源在免疫血液学参比实验室中通常是可用的；然而在资源有限的常规血库实验室中，使用合乎逻辑且经过深思熟虑的方法，通常可以提供对临床有用的信息。显然，在做任何测试之前，如果患者最近接受了输血，证明自身对照为非反应性或混合视野是很重要的（见图8-A-1和图8-A-2）。当自身对照为非反应性时，通常使用“霰弹枪”方法，需要测试针对一系列罕见表型的抗体，同时使用针对高频率抗原的抗血清测试患者的红细胞。然而，这种方法是耗时的，有时是徒劳的。在做任何调查之前，建议考虑以下几点，这有助于指导调查：

1. 考虑抗体产生者的ABO表型：

a）抗-H和-HI见于A_1和A_1B个体；不常见于A_2、B和A_2B个体；不常见于O和A_2个体。它们最初可能作为高频率抗原的抗体存在，因为除非另有说明，所有O型试剂红细胞都具有H和I抗原的强表达；ABO血型相同的红细胞通常在37℃和间接抗球蛋白试验中相容。

b）罕见的O_h（孟买）表型可能表现为血清中具有非自身抗体的直接凝集素的O型。

2. 鉴定自身红细胞的以下表型：RH（C、c、D、E和e）；M、N、S和s；K；Fy^a和Fy^b；以及Jk^a和Jk^b。当存在凝集抗体时，鉴定Le^a、Le^b和P1表型也可能有帮助。这不仅可以识别患者可以产生哪些常见抗原的抗体，而且RH表型鉴定还可以识别不常见的表型（例如，R_2R_2和罕见的Rh缺失）。请记住以下几点：

a）考虑抗-e、抗-hr^B、抗-hr^S、抗-Hr_o、抗-Rh17、抗-Rh29等。

b）检测Ss和FY抗原以识别非洲血统人群，他们可以产生抗-U和其他针对高频率抗原的抗体，这些抗原在本族群个体红细胞上不存在（例如，抗-Js^b、抗-Hy、抗-At^a或抗-Cr^a）。

c）检测k如果红细胞为K+。

d）当红细胞缺乏Le^a和Le^b时，考虑抗-Le^a/Le^{bH}/H/HI。

e）如果红细胞与抗-P1无反应，并且存在非自身抗体的直接凝集素，则考虑罕见的p表型。

3. 调查抗体产生者的祖先；如果是非洲血统，请按照上述2b中的步骤进行。

4. 如第3章所述，用酶处理和化学修饰的红细胞检测血清。使用“表型匹配”红细胞（如步骤2中所确定）做这些研究。

5. 在解冻稀有红细胞做血清检测之前，使用稀有抗血清做扩展表型分析。

6. 为了节省时间和资源，考虑使用一组“null”红细胞作为特异性的初始筛选；包括表型如 Rh_{null}、K_o、Lu（a–b–）；p；和 O_h。

蛋白酶和还原剂在抗体鉴定中的使用

携带血型抗原的糖脂和糖蛋白的生化性质众所周知。这些知识可以整合到解决高频率抗原抗体调查的任何方法中。用无花果蛋白酶（或木瓜蛋白酶）或 0.2mol/L 二硫苏糖醇（DTT）等常用蛋白酶处理的红细胞，检测患者血浆等分试样，可以得到高度预测血型特异性的反应格局（见表 9-1）。在其他研究中，纯化的酶可用于选择性切割血型抗原。用某些酶处理红细胞丧失反应性，再次提供抗体特异性的线索（见第 3 章和表 9-2）。尽管乍一看，这些试剂的成本、制备和质量控制似乎很繁重，但快速解决针对高频率抗原抗体（特别是“滋扰性”抗体）调查所节省的时间，以及节省的稀有试剂红细胞和抗血清（更不用说工作人员的挫败感），使它们值得。

可溶性血型物质和蛋白质的使用

一些抗原存在于血浆和其他体液中，如唾液、乳汁和尿液，这些抗原也可用于抗体鉴定（见程序 8-J）。最近，重组可溶性血型蛋白已经商业化。这些物质在鉴定高频率抗原的抗体中非常有用，并且免疫血液学参比实验室最好将其储存起来。

临床相关性有限的疑难抗体

血清学上最难鉴定的一些抗体是临床意义最小的抗体。这些抗体包括抗 -KN（Knops）和抗 -Cs^a、抗 -Ch、抗 -Rg、抗 -Yt^a 和 -JMH。其特点是这些抗体在高度稀释时反应，但在未稀释情况下观察到的反应通常≤2+［相比之下，在间接抗球蛋白试验中，反应为 2+ 的其他未稀释同种抗体（例如抗 -D、抗 -K、抗 -Fy^a）的效价通常小于 8］。抗体还可能表现出与抗体鉴定谱细胞的可变反应性，并且通常与脐带血红细胞的反应性较差。这些抗体被认为是“滋扰性”抗体，因为它们通常需要相当长的时间来识别，但除一些抗体如抗 -Yt^a 外，很少（如果有的话）会导致红细胞的显著破坏。

KN 抗原是补体受体 1（CR1、C3b/C4b 受体）的决定簇，补体受体 1 是一种参与免疫复合物清除的糖蛋白。KN 抗原的表达因人而异。此外，血液溶血或因其他原因缺乏补体的患者可能为抗原阴性。Cs^a 抗原虽然不是 KN 系统的一部分，但显示出与这些抗原的表型关联。

Ch 和 Rg 抗原由人补体第四组分 C4 上的多态性所定义，在正常生理条件下它们沉积在红细胞上。因此，抗 -Ch 和抗 -Rg 与正常红细胞上存在的少量 C4 反应。此外，C4 的参与有助于识别抗 -Ch 和抗 -Rg，可以通过使用体外低离子条件下过量 C4 包被的红细胞，或使用来自正常 Ch+、Rg+ 个体的含有 C4 的血浆或血清做抑制试验。

滴定试验被广泛用于区分这些滋扰性抗体与具有较大潜力造成免疫性溶血的同种抗体。然而，应该注意的是，并非所有具有上述特异性的抗体都必然具有高效价，并且其他潜在更具临床意义的抗体（例如，抗 -Hy）有时可能表现出类似的特征。

类似抗高频率抗原抗体的单克隆抗体疗法

血清学上，抗 -CD38 和抗 -CD47 将作为高频率抗原的抗体出现，因为 CD38 和 CD47

存在于所有人的红细胞上，极少例外。有趣的是，在 In（Lu）表型 Lu（a−b−）红细胞中缺乏 CD38 蛋白，Rh_{null} 红细胞为 CD47 阴性。对患者做表型分析并发现他或她具有 LU（Lutheran）或 RH 抗原，将排除针对高频率抗原的抗体。患者用药史对于快速确定对所有测试红细胞产生这种阳性反应的原因至关重要。

推 荐 阅 读

Daniels G. Effect of enzymes on and chemical modifications of high-frequency red cell antigens. Immunohematology 1992;8:53-7.

Garratty G. Evaluating the clinical significance of blood group alloantibodies that are causing problems in pretransfusion testing. Vox Sang 1998;74(Suppl 2):285-90.

Giles C. Serologically difficult red cell antibodies with special reference to Chido and Rodgers blood groups. In: Mohn JK, ed; International Convocation on Immunology (5th:1976: Buffalo); State University of New York at Buffalo; Center for Immunology. Human blood groups. Basel; New York: Karger, 1977.

Reid ME, Lomas-Francis C, Olsson ML. The blood group antigen factsbook. 3rd ed. San Diego, CA: Academic Press, 2012.

Rolih SD, ed. High-titer, low avidity antibodies: Recognition and resolution. Washington, DC: AABB, 1979.

Seltsam A, Wagner F, Lambert M, et al. Recombinant blood group proteins facilitate the detection of alloantibodies to high-prevalence antigens and reveal underlying antibodies: Results of an international study. Transfusion 2014;54(7):1823-30.

Storry JR. A review: Modification of the red blood cell membrane and its application in blood group serology. Immunohematology 2000;16:101-4.

Velliquette RW, Aeschlimann J, Kirkegaard J, et al. Monoclonal anti-CD47 interference in red cell and platelet testing. Transfusion 2019;59(2):730-7.

表 9-1. 木瓜蛋白酶 / 无花果蛋白酶和硫醇试剂对高频率红细胞抗原抗体反应的影响

木瓜蛋白酶 / 无花果蛋白酶	0.2mol/L DTT/AET	可能的特异性
0	+	MNS，Ge2，FY，Xg^a，CH/RG
0	0	IN，JMH
+	+/w	CROM，KN，LU，DO，AnWj，RAPH
+/0	w/0	YT
+	0	KEL，LW，CD38
+	+	ABO，P1，RH，LE，JK，Fy3，DI，CO，Ge3，SC，Ok^a，I，P，AUG，Cs^a，Emm，Er^a，Jr^a，LAN，Sd^a，PEL，MAM，ABTI，CD47
+	+/0	VEL
+	++	XK

DTT = 二硫苏糖醇；AET = 2- 氨乙基异硫脲溴化物氢溴酸盐；0 = 抗体非反应性；+ = 抗体反应性；+/w = 一些示例反应性，其他示例反应性减弱（弱抗体可能为非反应性）；+/0= 一些示例反应性，其他示例非反应性；w/0= 一些示例反应性减弱，其他示例非反应性；++= 反应性增强。

表 9-2. 酶和化学品对抗体与高频率红细胞抗原反应的影响

抗 -	酶 / 化学品						抗 -	酶 / 化学品					
	TRY	CHY	PAP	PRO	NEU	DTT		TRY	CHY	PAP	PRO	NEU	DTT
ABTI	+	+	+	+	+	+	Kn^a	0	0	+	+	+	0
AnWj	+	+	+	+	+	+	Kp^b	+	+/w	+	+	+	0
At^a	+	+	+	+	+	+	KTIM	+	+/w	+	+	+	0
Ch	0	0	0	0	+	+	Ku	+	w	+	+	+	0
Co3	+	+	+	+	+	+	Kx	+	+	+	+	+	+
Co^a	+	+	+	+	+	+	Lan	+	+	+	+	+	+
Cr^a	+	0	+	+	+	w	Lu3	0	0	+	0	+	0
CRAM	+	0	+	+	+	w	Lu4	0	0	+	0	+	0
CROV	+	0	+	+	+	w	Lu5	0	0	+	0	+	0
Cs^a	+	+	+	+	+	+	Lu6	0	0	+	0	+	0
Di^b	+	+	+	+	+	+	Lu8	0	0	0	0	+	0
Dr^a	+	0	+	+	+	w	Lu12	0	0	+	0	+	0
Emm	+	+	+	+	+	+	Lu13	0	0	+	0	+	0
En^aFR	+	+	+	+	+	+	Lu14	0	0	+	0	+	0
En^aFS	+	+	0	0	+	+	Lu17	0	0	+	0	+	0
En^aTS	0	+	0	0	+/0	+	Lu20	0	0	+	0	+	0
Er^a	+	+	+	+	+	+	Lu21	0	0	+	0	+	0
Es^a	+	0	+	+	+	w	Lu^b	0	0	+	0	+	0
Fy3	+	+	+	+	+	+	Luke	+	+	+	+	+	+
Fy6	+	0	0	0	+	+	LW^a	+	w	+	0	+	0
Ge2	0	w	0	0	+/0	+	LW^{ab}	+	w	+	0	+	0
Ge3	0	+	+	0	+	+	MAM	+	+	+	+	+	+
Ge4	0	+	0	0	+	+	McC^a	0	0	+/0	w	+	0
GIL	+	+	+	+	+	+	MER2	0	0	+	0	+	w
GUTI	+	0	+	+	+	w	Ok^a	+	+	+	+	+	+
Gy^a	w	+	+	w	+	w	RAZ	+	+/w	+	+	+	0
H	+	+	+	+	+	+	P	+	+	+	+	+	+
Hy	+	+	+	+	+	w	PEL	+	+	+	+	+	+
I	+	+	+	+	+	+	Rg	0	0	0	0	+	+
i	+	+	+	+	+	+	Rh17	+	+	+	+	+	+
IFC	+	0	+	+	+	w	Rh29	+	+	+	+	+	+
In^b	0	0	0	0	+	0	Sc1	+	+	+	0	+	+
INFI	0	0	0	0	+	0	Sc3	+	+	+	0	+	+
INJA	0	0	0	0	+	0	SCER	+	+	+	0	+	+

续表

抗 -	酶 / 化学品						抗 -	酶 / 化学品					
	TRY	CHY	PAP	PRO	NEU	DTT		TRY	CHY	PAP	PRO	NEU	DTT
JK3	+	+	+	+	+	+	SCAN	+	+	+	0	+	+
JMH	0	0	0	+/0	+	0	SERF	+	0	+	+	+	w
Jo[a]	0	w	+	w	+	+/0	STAR	+	+	+	0	+	+
Jr[a]	+	+	+	+	+	+	Tc[a]	+	0	+	+	+	w
Js[b]	+	+/w	+	+	+	0	TOU	+	+/0	+	+	+	0
k	+	+/w	+	+	+	0	U	+	+	+	+	+	+
K11	+	+/w	+	+	+	0	UMC	+	0	+	+	+	w
K12	+	+/w	+	+	+	0	Vel	+	+	+	+	+	+
K13	+	+/w	+	+	+	0	Wes[b]	+	0	+	0	+	w
K14	+	+/w	+	+	+	0	Wr[b]	+	+	+	+	+	+
K18	+	+/w	+	+	+	0	Xg[a]	0	0	0	0	+	+
K19	+	+/w	+	+	+	0	Yk[a]	0	0	+	+	0	0
K22	+	+/w	+	+	+	0	Yt[a]	+	0	0	0	+	0
KALT	+	+/w	+	+	+	0	ZENA	+	0	+	+	+	w
CD38	0		+/0			0	CD47	+	+	+	+	+	+

TRY= 胰蛋白酶处理红细胞；CHY = 胰凝乳蛋白酶处理红细胞；PAP= 木瓜蛋白酶或无花果蛋白酶处理红细胞；PRO = 链霉蛋白酶处理红细胞；NEU = 神经氨酸酶处理红细胞；DTT= 用二硫苏糖醇或 2- 氨乙基异硫脲溴化物氢溴酸盐（AET）处理红细胞；+ = 抗体反应性；0 = 抗体无反应性；w = 反应减弱（弱抗体可能无反应性）；+/0 = 一些示例反应性，其他示例无反应性；+/w= 一些示例反应性，其他示例反应减弱。

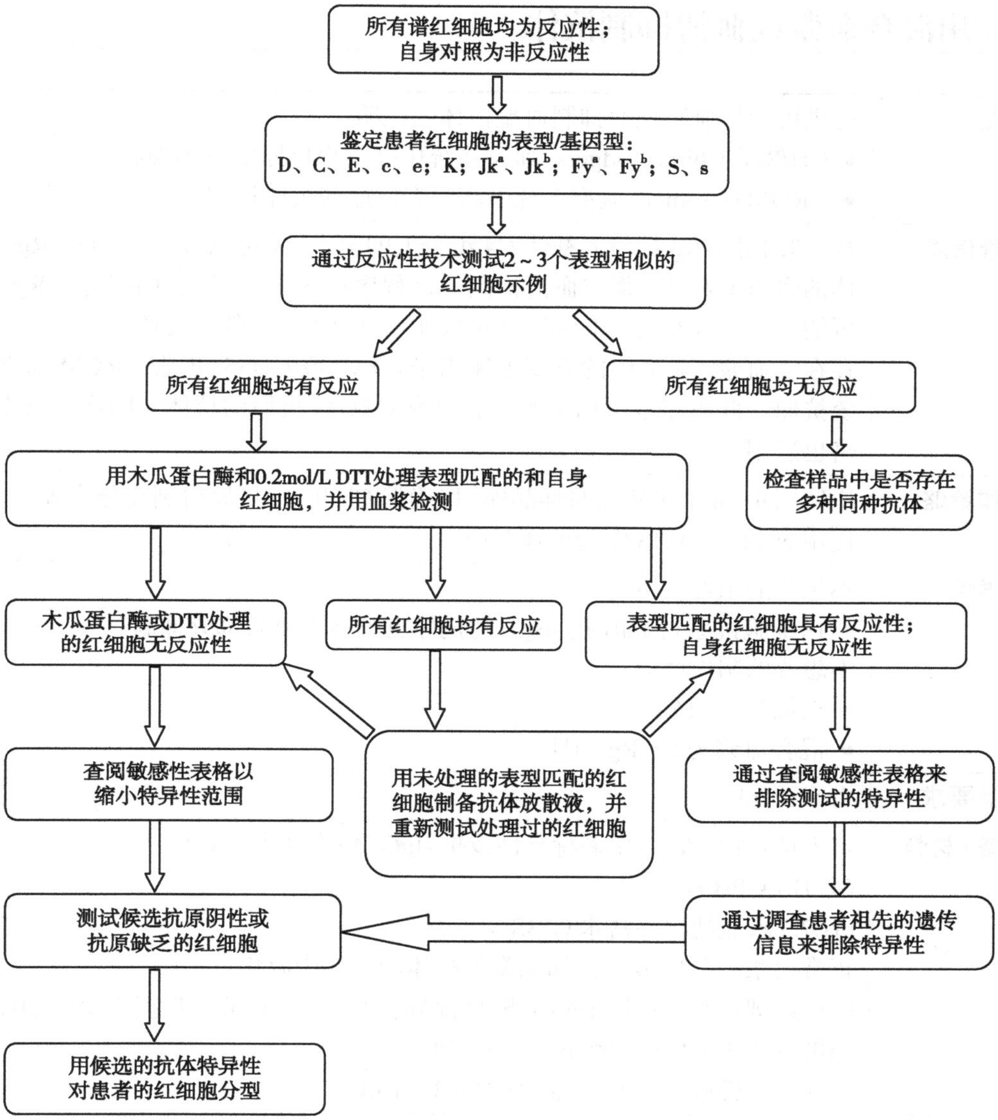

图 9-1. 高频率抗原抗体的研究（敏感性见表 9-2）

DTT= 二硫苏糖醇。

9-A. 用混合血浆或血清抑制抗体

用途	提供可溶性血浆抗原抑制血型抗体的说明： ● CH/RG（Chido/Rodgers）血型系统中高频率抗原的抗体抑制。 ● CROM（Cromer）血型系统中高频率抗原的抗体抑制。
背景信息	抗 -Ch 和抗 -Rg 针对人补体 C4 组分上的多态性，可以被来自 Ch+、Rg+ 个体的含有 C4 的血浆或血清抑制。该程序可用于鉴定抗 -Ch 和抗 -Rg，并可能允许在含有抗 -Ch 或抗 -Rg 的血清中识别其他伴随抗体。 存在于血浆 / 血清中的衰变加速因子（DAF 或 CD55）携带 CROM 血型系统抗原。此程序也可用于鉴定和研究 CROM 抗原的抗体。同样的操作策略也适用。
操作策略	应使用 4～6 个供者血浆样品库，以确保 Ch 和 Rg 抗原得到充分代表。 使用 6% BSA-PBS 作为稀释对照。
局限性	不想要的阳性反应： ● 白细胞抗原（例如，抗 -Bg^a）的抗体也可能被血浆部分抑制。 不想要的阴性反应： ● 遗漏测试组分。 ● 混合血浆为 Ch/Rg 阴性。
样品要求	血浆：1mL。
设备 / 材料	抗人球蛋白（AHG）：多特异性或抗 -IgG（免疫球蛋白 G）。 6% BSA-PBS。 pH 7.3 磷酸盐缓冲盐水（PBS）。 正常血浆：从 4～6 个已知无意外抗体的样品中收集。 O 型试剂红细胞：来自先前测试样品的 3%～5% 悬液。根据观察到的反应强度选择 3 个样品（例如，2+、1+ 和 ±）。 带有一次性吸头的移液器，移取 0.3～1mL。
质量控制	使用 6% BSA-PBS 作为阴性（稀释）对照，对患者的血浆 / 血清做平行滴定。 用 IgG 包被的红细胞确认所有阴性反应。

程序　使用以下步骤执行该程序：

步骤	操作
1.	在 pH 7.3 PBS 中制备测试血浆的系列倍量稀释液。稀释范围应为 1/1 024～1/2（10 管），每个待测红细胞样品的制备体积不应小于 0.3mL。
2.	对于每个待测试的红细胞样品，将每种稀释液 2 或 3 滴放入 2 个适当标记的 10 或 12mm×75mm 试管中。

续表

<table>
<tr><td>3.</td><td colspan="2">向 1 个试管中加入 2 或 3 滴混合血浆。
注意：添加与步骤 2 相同数量的液滴。</td></tr>
<tr><td>4.</td><td colspan="2">向另一根试管中加入 2 或 3 滴 6% BSA-PBS。
注意：添加与步骤 2 相同数量的液滴。</td></tr>
<tr><td>5.</td><td colspan="2">轻轻搅拌每个试管的内容物，并在室温下孵育至少 30 分钟。</td></tr>
<tr><td>6.</td><td colspan="2">在每根试管中加入 1 滴 3% 的红细胞。</td></tr>
<tr><td>7.</td><td colspan="2">轻轻搅拌每个试管的内容物，并在室温下孵育 1 小时。</td></tr>
<tr><td>8.</td><td colspan="2">用生理盐水洗涤红细胞 3～4 次，并完全倾倒最终洗涤上清液。</td></tr>
<tr><td>9.</td><td colspan="2">在干的红细胞扣上，根据制造商的说明添加 AHG 并离心。</td></tr>
<tr><td>10.</td><td colspan="2">检查红细胞的凝集情况；对结果分级和记录。</td></tr>
<tr><td rowspan="5">11.</td><td colspan="2">对反应的解读如下：</td></tr>
<tr><td>**如果……**</td><td>**那么……**</td></tr>
<tr><td>血浆和 6% BSA-PBS 系列的滴定终点相同（± 1 管）</td><td>未发生抑制。</td></tr>
<tr><td>血浆系列的滴定终点比 6% BSA-PBS 系列短（>2 管）</td><td>发生对患者抗体的特异性抑制。</td></tr>
<tr><td>6% BSA-PBS 系列的滴定终点比血浆系列短（>2 管）</td><td>未发生血型特异性抑制。患者的血浆可能含有其他针对辛酸酯的抗体。</td></tr>
<tr><td>12.</td><td colspan="2">将 IgG 包被的红细胞添加到所有阴性试验中。离心并肉眼检查试验是否有混合视野凝集。当用包被 IgG 的红细胞检测无反应时，重复试验。</td></tr>
</table>

参 考 文 献

Reid ME, Lomas-Francis C, Olsson ML. The blood group antigen factsbook. 3rd ed. San Diego, CA: Academic Press, 2012.

生效日期：

批准人：	印刷体姓名	签字	日期
实验室管理			
医学总监			
质量官			

9-B. 鉴定抗 -Ch/Rg：快速程序

用途	提供用 C4d 体外包被红细胞以快速检测 Ch/Rg 抗体的说明。
背景信息	抗 -Ch 和抗 -Rg 针对人补体 C4d 片段上的多态性。这些抗体通常在抗球蛋白试验中与正常红细胞上存在微量的 C4d 有弱反应。然而，它们与体外过量 C4d 包被的红细胞发生直接凝集。通过在含有 EDTA 的低离子介质中孵育 Ch+、Rg+ 血浆，来制备此类红细胞。在这些条件下，C4b 与红细胞以非免疫学方式结合。通过对包被的红细胞进行胰蛋白酶处理，结合的 C4b 转化为 C4d。
操作策略	不要再次冰冻酶溶液。
局限性	不想要的阳性反应： ● 抗人球蛋白（AHG）含有抗 -C3d。 ● 抗球蛋白试验洗涤不足。 不想要的阴性反应： ● 红细胞未充分包被 C4。 ● 酶处理无效。
样品要求	怀疑含有抗 -Ch/Rg 的血清 / 血浆：0.3mL。
设备 / 材料	抗 -Ch 或 -Rg，作为对照试剂。 AHG：抗 -IgG（免疫球蛋白 G）；不一定具有重链特异性。 红细胞：通过用蔗糖 /EDTA 孵育全血来包被 C4b（见第 7 章），随后用胰蛋白酶处理以转化为 C4d 包被的红细胞（见第 3 章），储存在 4℃的阿氏液中。包被的红细胞可以冰冻（见第 7 章）。 **注意**：从用于 C4 包被的相同供者制备胰蛋白酶处理的红细胞，但之前不要用蔗糖 /EDTA 处理这些红细胞。
质量控制	与测试样品平行检测已知的抗 -Ch 或抗 -Rg。对包被 C4d 的红细胞的直接凝集预期反应≥2+，抗 -IgG 的预期反应≥3+～4+，对胰蛋白酶处理的对照红细胞的预期反应为阴性或弱（1+）。 用 IgG 包被的红细胞确认所有阴性反应。

程序　使用以下步骤执行该程序：

步骤	操作
1.	将 2 滴测试血清与 1 滴 C4d 包被的红细胞混合。
2.	类似地，检测非 C4 包被、胰蛋白酶处理（对照）的红细胞。
3.	在室温下孵育 5 分钟。
4.	用于血凝试验的离心机。

续表

<table>
<tr><td>5.</td><td colspan="2">肉眼检查红细胞的凝集情况；对结果分级和记录。</td></tr>
<tr><td rowspan="5">6.</td><td colspan="2">对反应的解读如下：</td></tr>
<tr><td>如果凝集……</td><td>那么……</td></tr>
<tr><td>存在于 C4d 包被的红细胞，但不存在于胰蛋白酶处理的对照红细胞</td><td>检测结果为阳性</td></tr>
<tr><td>C4d 包被的和对照红细胞中均不存在</td><td>结果为阴性</td></tr>
<tr><td>同时存在于 C4d 包被和胰蛋白酶处理的红细胞中</td><td>结果是由抗胰蛋白酶或其他同种抗体引起的</td></tr>
<tr><td>7.</td><td colspan="2">用生理盐水洗涤红细胞 3～4 次，并完全倾倒最终洗涤上清液。</td></tr>
<tr><td>8.</td><td colspan="2">在干的红细胞扣上，根据制造商的说明添加抗 -IgG 并离心。</td></tr>
<tr><td>9.</td><td colspan="2">肉眼检查红细胞的凝集情况；对结果分级和记录。</td></tr>
<tr><td rowspan="5">10.</td><td colspan="2">对反应的解读如下：</td></tr>
<tr><td>如果凝集是……</td><td>那么……</td></tr>
<tr><td>存在于 C4d 包被的红细胞，但不存在于胰蛋白酶处理的对照红细胞</td><td>检测结果为阳性：</td></tr>
<tr><td>C4d 包被的和对照红细胞中均不存在</td><td>结果为阴性。</td></tr>
<tr><td>同时存在于 C4d 包被和胰蛋白酶处理的红细胞中</td><td>结果是由抗胰蛋白酶或其他同种抗体引起的。</td></tr>
<tr><td>11.</td><td colspan="2">将 IgG 包被的红细胞添加到所有阴性试验中。离心并肉眼检查试验是否有混合视野凝集。当用包被 IgG 的红细胞检测无反应时，重复试验。</td></tr>
</table>

参考文献

Judd WJ, Kraemer K, Moulds JJ. The rapid identification of Chido and Rodgers antibodies using C4d-coated red blood cells. Transfusion 1981; 21:189-92.

生效日期：

批准人：	**印刷体姓名**	**签字**	**日期**
实验室管理			
医学总监			
质量官			

9-C. 识别 HLA 决定簇的抗体

用途	提供一种使用二磷酸氯喹从红细胞中剥离残留 HLA 抗原的方法。
背景信息	二磷酸氯喹可用于从血小板和中性粒细胞上分离 HLA 抗原，而不会去除中性粒细胞和血小板特异性抗原。这同样适用于红细胞；针对 HLA-A2、抗 -A28、抗 -B7、抗 -B15、抗 -B17 和其他抗原的抗体，可能与表达相应 HLA 抗原的红细胞反应。暴露于二磷酸氯喹后，红细胞无反应，而红细胞血型抗原不受影响。尽管二磷酸氯喹从细胞上去除 HLA 决定簇的机制尚不清楚，但该程序可用于验证红细胞不相容性是否由 HLA 抗体引起，并可能有助于对含有多种特异性抗体的血清做抗体鉴定试验。
操作策略	不适用。
局限性	不想要的阳性反应： ● 处理未正确进行。 不想要的阴性反应： ● 选择抗原阴性红细胞进行处理 ● 试验中清洗不充分 ● 无意中漏加血清 / 血浆
样品要求	怀疑含有 HLA 抗原抗体的血浆 / 血清：2mL。
设备 / 材料	抗人球蛋白（AHG）：多特异性或抗 -IgG（免疫球蛋白 G）。 22% 或 30% 牛血清白蛋白（BSA）。 二磷酸氯喹（20% wt/vol）。 IgG 包被的红细胞：请参阅第 7 章，或从商业渠道获得。 用于氯喹处理的抗原阳性红细胞：0.1mL 压积，表型鉴定，纯合子 O 型红细胞样品（即用于抗体检测 / 鉴定的样品）；使用前洗涤 3 次。 未处理的对照红细胞：盐水或商品稀释剂中 3%～5% 的悬液。
质量控制	检测 HLA 抗体（如抗 -Bg）的已知示例（如可用），与正在研究的血清平行检测。 用 IgG 包被的红细胞确认所有阴性反应。

程序　使用以下步骤执行该程序：

步骤	操作
1.	在适当标记的 10mm 或 12mm×75mm 试管中，将每个 0.1mL 待处理的红细胞样品与 0.4mL 二磷酸氯喹混合。
2.	在室温下孵育 90 分钟。

续表

<table>
<tr><td>3.</td><td colspan="2">将红细胞洗涤 3 次，并用生理盐水稀释为 3%～5% 的悬液。用标签指明使用了二磷酸氯喹处理。</td></tr>
<tr><td>4.</td><td colspan="2">对于每个待测的红细胞样品，将 2～3 滴测试血清、2～3 滴牛血清白蛋白和 1 滴红细胞混合在适当标记的 10mm 或 12mm×75mm 试管中。</td></tr>
<tr><td>5.</td><td colspan="2">在 37℃下孵育 30 分钟。</td></tr>
<tr><td>6.</td><td colspan="2">用生理盐水洗涤红细胞 3～4 次，并完全倾倒最终洗涤上清液。</td></tr>
<tr><td>7.</td><td colspan="2">在干的红细胞扣上，根据制造商的说明添加 AHG 并离心。</td></tr>
<tr><td>8.</td><td colspan="2">肉眼检查红细胞的凝集情况；对结果分级和记录。</td></tr>
<tr><td rowspan="4">9.</td><td colspan="2">对反应的解读如下：</td></tr>
<tr><td>如果凝集是……</td><td>那么……</td></tr>
<tr><td>同时存在于处理和未处理的红细胞</td><td>抗体不针对 HLA 抗原。</td></tr>
<tr><td>处理过的红细胞中不存在，但未处理的对照红细胞中存在</td><td>存在 HLA 抗体。</td></tr>
<tr><td>10.</td><td colspan="2">将 IgG 包被的红细胞添加到所有阴性试验中。离心并肉眼检查试验是否有混合视野凝集。当用包被 IgG 的红细胞检测无反应时，重复试验。</td></tr>
</table>

参 考 文 献

Swanson J, Sastamoinen R. Chloroquine stripping of HLA A,B antigens from red cells (letter). Transfusion 1985;25:439-40.

生效日期：

批准人：	印刷体姓名	签字	日期
实验室管理			
医学总监			
质量官			

9-D. 使用同种异体 C4 吸附抗 -Ch/Rg

用途	提供使用来自惰性同种异体血浆 C4 包被的自身红细胞，从患者血浆中吸附抗 -Ch/Rg 的说明。
背景信息	抗 -Ch 和抗 -Rg 针对人补体的第四组分 C4。通过在低离子条件下用正常血浆孵育红细胞，可以将大量 C4 结合到红细胞上。在该程序中，同种异体 C4 用于包被来自抗 -Ch 和 -Rg 患者的自身红细胞。这些红细胞用于吸附抗 -Ch/Rg 并允许识别其他伴随的同种抗体。
操作策略	吸附研究应在血浆抗体被鉴定为抗 -Ch 或抗 -Rg 后进行。
局限性	不想要的阳性反应： ● 抗体特异性不针对 Ch/Rg 抗原。 ● 用来包被的血浆为 Ch/Rg 阴性。 ● 血浆特异性是针对包被血浆中缺乏的 Ch/Rg 抗原变异体。 ● 自身红细胞的 C4 包被不完全。 不想要的阴性反应： ● 患者的血浆在吸附过程中已被稀释。
样品要求	含抗 -Ch/Rg 的测试血清：2mL。
设备 / 材料	自身红细胞：用生理盐水洗涤 3 次；2mL。 Ch+、Rg+ 血浆：来自已知无意外抗体的抗凝［柠檬酸 - 柠檬酸钠 - 葡萄糖（ACD）、柠檬酸盐 - 磷酸盐 - 葡萄糖（CPD）或柠檬酸盐 - 磷酸盐 - 葡萄糖 - 腺嘌呤（CPDA-1）］全血。 已知的抗 -Ch 或抗 -Rg（如有）。 10% 蔗糖溶液。 100mm×16mm K_3EDTA 采血管。
质量控制	针对包被 C4 的红细胞测试已知的抗 -Ch 或抗 -Rg，以证明包被了 C4。有关详细信息，请参阅程序 9-B。 折射仪可用于测量吸附和未吸附血清的蛋白质含量。吸附过程不应将未吸附样品中的蛋白质含量降低超过总蛋白质的 20%。

程序　使用以下步骤执行该程序：

步骤	操作
1.	将 10mL 蔗糖溶液分别转移到两个 100mm×16mm K_3EDTA 采血管中。
2.	在每个试管中加入 1mL 等分洗涤的自体红细胞。
3.	向每个试管中加入 1mL Ch+Rg+ 血浆。

续表

<table>
<tr><td>4.</td><td colspan="2">混合并在 37℃下孵育 15 分钟。</td></tr>
<tr><td>5.</td><td colspan="2">用生理盐水洗涤红细胞 4 次。</td></tr>
<tr><td>6.</td><td colspan="2">将红细胞转移到 13mm×100mm 试管中，离心压积红细胞（≥1 000×g 至少 5 分钟）；弃去上清液（红细胞现在包被有 C4）。</td></tr>
<tr><td>7.</td><td colspan="2">向 1 管包被 C4 的红细胞中加入 2mL 待吸附的血清。</td></tr>
<tr><td>8.</td><td colspan="2">在 37℃下孵育 1 小时。</td></tr>
<tr><td>9.</td><td colspan="2">离心压积红细胞（≥1 000×g，至少 5 分钟）并将上清液转移到第 2 管包被 C4 的红细胞中。</td></tr>
<tr><td>10.</td><td colspan="2">在 37℃下孵育 1 小时。</td></tr>
<tr><td>11.</td><td colspan="2">离心压积红细胞，并将吸附的血清转移到干净的试管中。</td></tr>
<tr><td>12.</td><td colspan="2">通过第 2 章中描述的生理盐水间接抗球蛋白试验（IAT）检测。</td></tr>
<tr><td>13.</td><td colspan="2">肉眼检查红细胞的凝集情况；对结果分级和记录。</td></tr>
<tr><td rowspan="4">14.</td><td colspan="2">对反应的解读如下：</td></tr>
<tr><td>如果凝集是……</td><td>那么……</td></tr>
<tr><td>存在</td><td>血浆很可能含有其他同种抗体：
● 使用吸附的血浆做常规抗体鉴定（第 8 章）。</td></tr>
<tr><td>不存在</td><td>继续执行第 15 步。</td></tr>
<tr><td>15.</td><td colspan="2">将 IgG 包被的红细胞添加到所有阴性试验中。离心并肉眼检查试验是否有混合视野凝集。</td></tr>
<tr><td rowspan="4">16.</td><td colspan="2">对反应的解读如下：</td></tr>
<tr><td>如果凝集是……</td><td>那么……</td></tr>
<tr><td>存在</td><td>血浆不含其他同种抗体。</td></tr>
<tr><td>不存在</td><td>结果无效：
● 重复 IAT。</td></tr>
<tr><td colspan="3">注意：如果有已知的抗 -Ch 或抗 -Rg 可用，准备两份额外的 C4 包被的红细胞等分试样（步骤 1～6），并做平行吸附。</td></tr>
</table>

参 考 文 献

Ellisor SS, Shoemaker MM, Reid ME. Absorption of anti-Chido from serum using autologous red blood cells coated with homologous C4. Transfusion 1982;22:243-5.

生效日期：

批准人：	印刷体姓名	签字	日期
实验室管理			
医学总监			
质量官			

9-E. 使用 2mol/L 尿素筛选 / 确认 Jk(a−b−)红细胞

用途	提供使用 2mol/L 尿素筛选和鉴定 Jk（a−b−）表型红细胞的说明。
背景信息	红细胞尿素转运蛋白携带 JK（Kidd）抗原。缺乏尿素转运蛋白的红细胞具有 Jk（a−b−）表型，并且对 2mol/L 尿素的溶解具有抗性。这种表型存在于所有人群中，但在波利尼西亚血统和芬兰血统的个体中更常见。因此，在可能存在这种表型的地区，通过 2mol/L 尿素溶解试验快速筛选供者红细胞，是鉴定这些罕见供者的一种快速且廉价的方法。2mol/L 尿素溶解试验可用于确认 Jk（a−b−）表型。
操作策略	不适用。
局限性	不想要的阳性反应： ● 尿素浓度不正确。 ● 使用了水而不是尿素。 不想要的阴性反应： ● 使用了磷酸盐缓冲盐水（PBS）而不是 2mol/L 尿素。
样品要求	从抗凝血样中洗涤红细胞，在 PBS 中重新悬浮至 2%。
设备 / 材料	对照 Jk（a−b−）和 Jk（a+b+）红细胞，悬浮于 PBS 中至 2%。 2mol/L 尿素水溶液。 蒸馏水或去离子水。 设置为 540nm 的分光光度计（可选）。 带有一次性吸头的移液器，可移取 250μL 和 1mL 体积。
质量控制	该程序包括使用 Jk（a−b−）红细胞进行试验。

确认程序　使用以下步骤确认 Jk（a−b−）表型：

步骤	操作
1.	将 250μL 的对照和测试红细胞分配到 2 个适当标记的 12mm×75mm 玻璃试管中。
2.	离心压积红细胞，并倾倒上清液。
3.	在 1 个试管中加入 1mL 水；在另 1 个试管中加入 1mL 2M 尿素。
4.	将每个试管中的内容物混合，在室温（RT）下孵育 2 分钟。
5.	在 2 分钟后，离心试管以压积任何剩余的细胞。
6.	将每个上清液的等分试样转移到清洁的标记试管中进行目视分析。
7.	重新悬浮红细胞，在室温静置 15 分钟。
8.	离心并将上清液转移到清洁的标记试管中目视分析。

续表

9.	如下评估结果：	
	如果溶血是……	**那么……**
	存在于水对照中，但于 2mol/L 尿素中不存在	红细胞缺乏尿素转运蛋白。
	存在于水对照中，和 2mol/L 尿素中	红细胞具有功能性尿素转运蛋白；Jk（a–b–）表型可能是短暂的。
10.	如果需要记录溶血程度，请使用设置为 540nm 的分光光度计测量每个试管中的溶血量。	
11.	计算溶血百分比，将水对照设置为 100%。	

筛选程序　使用以下步骤筛选 Jk（a–b–）表型：

步骤	**操作**	
1.	将 250μL 的对照和测试红细胞分配到适当标记的 12mm×75mm 玻璃试管中。	
2.	离心压积红细胞，并倾倒上清液。	
3.	向每个试管中加入 1mL 2mol/L 尿素。混合均匀，在室温下静置 15 分钟。	
4.	离心压积红细胞，并目视检查试管。	
5.	对反应的解读如下：	
	如果溶血是……	**那么……**
	存在	红细胞具有功能性尿素转运蛋白。
	不存在	红细胞可能缺乏尿素转运蛋白： ● 根据本地程序用抗 -Jk^a 和抗 -Jk^b 测试红细胞。

参 考 文 献

Edwards-Moulds J, Kasschau MR. The effect of 2 molar urea on Jk(a-b-) red cells. Vox Sang 1988;55:181-5.

Edwards-Moulds J, Kasschau MR. Methods for the detection of Jk heterozygotes: Interpretations and applications. Transfusion 1988;28:545-8.

生效日期：

批准人：	**印刷体姓名**	**签字**	**日期**
实验室管理			
医学总监			
质量官			

第 10 章　产前和围产期检测

本章中描述的程序对于恰当地管理胎儿和新生儿溶血病（HDFN），以及预防妊娠期间的 RhD 同种免疫作用至关重要。包括确定潜在有害同种抗体效价的滴定试验、筛选和定量母体循环中胎儿红细胞的方法［用于确定 RhD 阴性妇女分娩 RhD 阳性婴儿时的 Rh 免疫球蛋白（RhIG）给药剂量］，以及测量羊水中胆红素的程序（用于预测 HDFN 的严重程度）。给出了妊娠不同阶段所需检测范围的指南。

有关 HDFN 血清学发现的详细讨论，请参阅本介绍结尾处的推荐阅读。

以下关于产前和围产期检测的建议，是根据 AABB 和美国妇产科医师协会（American College of Obstetricians and Gynecologists，ACOG）的参考文献编制的[1-3]。

ABO 定型和 RhD 分型

初诊

所有妇女，无论在其他地方做的检测结果如何，都应在每次妊娠期间尽早抽血做血清学检测。该检测应包括 ABO 定型和 RhD 分型，以及意外抗体血清学检测。ABO 定型和 RhD 分型无须在后续妊娠的初访中重复检测，这是常见的做法。如果该机构在不同场合获得的两个或多个样品上有一致的结果记录，并且每次入院的临床记录上都记录了患者的 RhD 状态，如果不重复检测，则已做的 ABO 定型和 RhD 分型是有效的。

当抗 -D 的直接凝集试验无反应时，初始 RhD 检测不必包括弱 D 检测。红细胞在抗 -D 的直接试验中没有反应的患者，可被视为 RhD 阴性并按此进行处理。

当检测到血清学弱 D 表型时，抗 -D 试剂在初始测试中反应性没有或弱（≤2+），但与抗人球蛋白（AHG）有中度或强凝集，或者存在与患者病史不一致的 RhD 分型结果，或使用两种不同的抗 -D 试剂，应做 *RHD* 基因分型[4]。

妊娠期间

只有 RhD 阴性的妇女应做重复抗体检测，理想情况下在妊娠 26～28 周时进行，以确定她们是否应接受 RhIG。否则，妊娠期间无须重复 ABO 定型或 RhD 分型，除非要求做输血前检查。如果检测机构在不同场合获得的两个或多个样品的结果一致，并且患者的 RhD 状态记录在当前的临床记录中，则无须在羊水穿刺术、产前 Rh 免疫球蛋白（RhIG）治疗或者流产时重复 RhD 检测。

分娩

当需要输血前检查时，有必要在分娩时重新检测 ABO 和 RhD。所有入院分娩的妇女都应该知道 RhD 类型。但是，除非有输血申请，否则当检测机构在不同场合获得的两个或多个样品上具有一致的结果时，或在当前临床记录中有患者的 RhD 状态时，无须做 RhD 检测。

意外抗体检测

初诊

在首次就诊产科医生时，所有孕妇，无论 RhD 类型如何，都应在每次妊娠期间做意外抗体检测。抗球蛋白试验应使用抗 -IgG（免疫球蛋白 G）进行，优先检测那些可能导致 HDFN 的抗体。不提倡使用酶处理的红细胞和 / 或多特异性 AHG。

妊娠期：RhD 阴性患者

在妊娠 26～28 周时，在给予 RhIG 注射之前，应从所有 RhD 阴性妇女中获取样品以检测意外抗体。在抗体检测结果出来之前，无须暂停 RhIG。

妊娠期：RhD 阳性患者

在初诊时，除非已要求做输血前检查，或有显著抗体、既往输血史或创伤性分娩史，否则应在妊娠期间对 RhD 阳性患者做一次抗体筛查。

分娩

当需要做输血前检查，以及需要母亲样品做新生儿输血前检查，或 HDFN 调查时，抗体检测是必要的。

抗体鉴定

所有门诊

如果在妊娠期间的任何时候意外抗体的检测结果为阳性，则应鉴定抗体。

RhIG 治疗后

不应假设存在于 RhD 阴性妇女中的抗体是抗 -D，即使在 RhIG 治疗后也是如此。在这种情况下，应使用有限数量的试剂谱细胞做测试，以排除其他抗体的存在。

分娩

应鉴定分娩时检测到的抗体。如果妇女在妊娠期间接受了 RhIG，则可以使用有限数量的 RhD 阴性红细胞做抗体鉴定测试，以排除抗 -D 以外的有显著临床意义的抗体。

抗体滴定

初诊

妊娠早期 RH 抗体的滴定，适合于确定是否存在可能导致 HDFN 的显著的抗体水平。对于低效价抗体，则可建立与妊娠后期检测的效价做比较的基线。只有在与产科医生讨论结果的重要性后，才应做非 RH 抗体的滴定。滴定的目的不是诊断 HDFN，而是规范使用更明确的研究，如羊水分析或大脑中动脉血流多普勒检测（middle cerebral arterial flow by Doppler，MCAD）。

滴定红细胞的最佳选择备受争议。在本章中，作者根据 AABB 科学部协调委员会编制的产前和围产期检测建议（2005），推荐携带双剂量相关抗原的细胞。然而，在许多美国之外的实验室中，使用携带单剂量靶抗原的红细胞是常见的做法，因为这更好地反映了胎儿的抗原状态。

妊娠期间

在妊娠 18 周后，以 2～4 周的间隔重复滴定 RH 抗体是恰当的，前提是这些数据用于表明需要通过其他方式（例如 MCAD 测量或脐带穿刺术）做胎儿监测。一旦应用了其他类似方法，则无须进一步滴定。只有在与产科医生讨论如何将数据用于妊娠的临床管理后，才应做非 RH 抗体的滴定。

分娩

不应滴定分娩时检测到的抗体。特别是，不鼓励滴定产前或产后的 RhIG 治疗后被动抗 -D 的做法。相反，除非另有证据，否则应假定妊娠早期未检测到的抗 -D 由 RhIG 治疗引起。对 D 主动免疫的证据最好在分娩后 6 个月，或下次妊娠的初访时做抗体检测。

RhIG 治疗

妊娠早期

在妊娠早期流产的 RhD 阴性妇女，可接受 50μg 剂量的 RhIG 治疗。这是唯一适合 50μg 剂量的情况。在妊娠前 3 个月接受侵入性手术，如绒毛膜绒毛吸取术（chorionic villus sampling，CVS）的 RhD 阴性妇女，或接近流产但仍继续妊娠的 RhD 阴性妇女，应接受 300μg 剂量的 RhIG。

产前≥13 周妊娠

所有对 D 抗原没有主动免疫证据的 RhD 阴性妇女，在妊娠 26～28 周时应接受 300μg 剂量的 RhIG。在创伤、羊膜穿刺或任何其他可能导致胎母输血综合征（fetomaternal hemorrhage，FMH）的手术（如 CVS 或脐带穿刺）后，也应给予 300μg 剂量的 RhIG，除非可以证明胎儿为 RhD 阴性。

注意：在妊娠晚期，存在过量 FMH 的可能性（即胎儿出血 >15mL 红细胞，需要使用超过单次 300μg 剂量的 RhIG 治疗）。因此，应考虑量化 FMH 程度的必要性，特别是在创伤情况下。此外，任何接受产前 RhIG 治疗的妇女，应每 12 周额外接受 300μg 剂量，直至分娩；这尤其适用于在妊娠头 3 个月接受 RhIG 治疗的妇女，和在妊娠 26～28 周时接受 RhIG 治疗但其之后妊娠期超过 12 周的妇女。

产后≥13 周妊娠

RhD 阴性的妇女应接受标准 300μg 剂量的 RhIG，优选在分娩或流产后 72 小时内，除非可以证明胎儿是 RhD 阴性或患者具有与产前 RhIG 给药无关的抗 -D。本建议适用于所有流产，无论是自然流产还是人工流产。

FMH 检测

当 RhD 阳性的婴儿或胎儿在妊娠 20 周以上分娩时，或者如果不知道婴儿 / 胎儿的 RhD 状态，而母亲是 RhD 阴性，则应检测是否有过量 FMH。不应有选择性地做 FMH 检测。理想情况下，应在 RhD 阳性婴儿分娩约 1 小时后采集母亲血液样品，以做过量 FMH 的筛查试验。推荐的筛选试验包括玫瑰花环试验和酶联抗球蛋白试验（enzyme-linked antiglobulin test，ELAT）；弱 D 试验的显微镜检查不是检测 FMH 过量的可接受方法。如果 FMH 的试验结果为阳性，则应确定出血的程度；ELAT、Kleihauer-Betke 试验或流式细胞术是可接受的定量方法。在量化出血后，需尽快应用任何适当的额外剂量的 RhIG，优选在分娩后 72 小时内。

脐带血检测

所有分娩

如果母亲血清中没有临床意义显著的意外抗体，则除了辅助诊断、协助新生儿护理或确定 RhD 阴性母亲的 RhIG 候选资格外，无须检测脐带血样品。

RhD 阴性母亲的婴儿

对于 RhD 阴性母亲所生婴儿的血液，应做 RhD 检测。通过直接或间接检测（对于弱 D），RhD 阳性婴儿的 RhD 阴性母亲是 RhIG 治疗的候选者，婴儿 RhD 状态未知的妇女也是如此。

携带临床意义显著的意外抗体的母亲

对于携带临床意义显著的意外抗体的妇女的脐带血样品，应进行 ABO 定型和 RhD 分型以及直接抗球蛋白试验（DAT）。不鼓励常规放散液的制备和检测，前提是在分娩后 72 小时内对母亲血清进行抗体鉴定确认。当母亲血液不可用时，应使用婴儿的血液做相容性检测。

黄疸婴儿

在没有可检测到的母亲同种抗体的情况下，血清学研究应侧重于建立黄疸的免疫基础。鉴别诊断包括胎母 ABO 不相容性（ABO HDFN），和低频率（父体）抗原抗体引起的 HDFN。其他考虑因素包括早产、感染和罕见的血液学异常，如遗传性球形红细胞增多症。血清学检查可以仅限于脐带血样品上的 DAT 和红细胞 ABO 定型；如果母亲在妊娠期间未接受检测，则应做意外抗体检测。无论 DAT 结果如何，当婴儿的 ABO 血型与母亲的不相容时，存在 ABO HDFN 的可能性。如果不存在 ABO 不相容性，且 DAT 因 IgG 包被而呈阳性，则针对父系红细胞，检测母亲血清 / 血浆或脐带血样品中的放散液可能会提供信息。

无细胞胎儿 DNA 检测

许多欧洲国家已经对从孕妇血浆中分离的无细胞胎儿 DNA 做 *RHD* 筛查。目的是确定 RhD 类型，以指导 RhIG 在产前（如上）和分娩时的适当给药。这种筛查策略的实施，消除了脐带血检测的需要，并且已被证明是安全的。

参 考 文 献

1. Judd WJ, for the 2003-2004 Scientific Section Coordinating Committee. Guidelines for prenatal and perinatal immunohematology. Bethesda, MD: AABB, 2005.
2. ACOG practice bulletin. Prevention of Rh D alloimmunization. Number 181, August 2017. Clinical management guidelines for obstetrician–gynecologists. Washington, DC: American College of Obstetricians and Gynecologists, 2017.
3. ACOG practice bulletin. Management of alloimmunization during pregnancy. Number 192, March 2018. Clinical management guidelines for obstetrician–gynecologists. Washington, DC: American College of Obstetricians and Gynecologists, 2018.
4. Sandler SG, Flegel WA, Westhoff CM, et al. Commentary: It's time to phase-in RHD genotyping for patients with a serologic weak D phenotype. Transfusion 2015;55(3):680-9.

推 荐 阅 读

Alshehri AA, Jackson DE. Non-invasive prenatal fetal blood group genotype and its application in the management of hemolytic disease of fetus and newborn: Systematic review and meta-analysis. Transfus Med Rev 2021;35(2):85-94.

Cohn CS, Delaney M, Johnson ST, Katz LM, eds. Technical manual. 20th ed. Bethesda, MD: AABB, 2020 (or current edition).

Flegel WA, Denomme GA, Queenan JT, et al. It's time to phase out "serologic weak D phenotype" and resolve D types with RHD genotyping including weak D type 4. Transfusion 2020;60(4):855-9.

Garratty G, ed. Hemolytic disease of the newborn. Arlington, VA: AABB, 1984.

Klein HG, Anstee DJ. Mollison's blood transfusion in clinical medicine. 12th ed. Chichester, UK: Wiley-Blackwell, 2014.

White, J, Qureshi, H, Massey, E, et al for the British Committee for Standards in Haematology. Guideline for blood grouping and red cell antibody testing in pregnancy. Transfus Med 2016;26:246-63.

Wolters Kluwer. UpToDate. Waltham, MA: UpToDate, 2021. [Available at https://www.wolterskluwer.com/en/solutions/uptodate (accessed August 4, 2021).]

10-A. 妊娠期检查

用途	提供妊娠期间的检测流程。
开始之前	通过实验室数据系统、电话或申请单获取： ● 患者输血和妊娠史。 ● 当前妊娠的胎龄。 ● 既往产前 / 输血前检查结果。
样品要求	EDTA 抗凝血或凝结的全血。
操作策略	在滴定抗 -D、抗 -c 和抗 -E 时使用 R_2R_2 红细胞；如果在滴定其他同种抗体时容易获得，则使用双剂量红细胞（不适用于抗 -C 或抗 -K）。 如果被动抗体来自 Rh 免疫球蛋白（RhIG）治疗，不要滴定抗 -D。 如果已经达到临界效价，并且正在通过非血清学手段监测胎儿和新生儿溶血病（HDFN），不要滴定。 如果存在抗 -C 和抗 -D，使用 r′r 红细胞检测的抗 -C 效价，大于或等于使用 R_2R_2 红细胞检测的抗 -D 效价，则考虑抗 -G。对于有抗 -G 而不存在抗 -D 的确凿证据，可能需要用罕见的 DⅢb 和 / 或 r^Gr 红细胞检测。在没有此类红细胞的情况下，考虑 RhIG 治疗（另见程序 10-E，通过吸附放散区分抗 -G 和抗 -C+ 抗 -D）。

流程　查看以下步骤，以确定妊娠期间所需检测的合适时间：

步骤	说明	
1.	根据以下标准做意外抗体检测：	
	当……	**那么……**
	在初访时做意外抗体检测，最好是在妊娠早期	重复试验： ● RhD 阴性妇女妊娠 26～28 周（可选）。 ● 要求做输血前检查时。
2.	根据以下标准做抗体鉴定：	
	当……	**那么……**
	意外抗体检测呈阳性	做抗体鉴定： ● 在收到用于滴定研究的样品后。 ● 要求做输血前检查时。

续表

3.	根据以下标准做抗体滴定：	
	当……	**那么……**
	鉴定出能够引起 HDFN 的抗体	做抗体滴定： ● 妊娠 18 周后定期进行。 ● 直到达到临界效价（例如 8）。 ● 直到大脑中动脉（middle cerebral artery，MCA）多普勒检测开始。

生效日期：

批准人：	**印刷体姓名**	**签字**	**日期**
实验室管理			
医学总监			
质量官			

10-B. Rh 免疫球蛋白给药

用途	在妊娠和分娩期间提供 Rh 免疫球蛋白（RhIG）给药的过程： 所有孕妇（另见图 10-B-1）。
开始之前	通过申请单或电话，以及从产前检查记录中获得： 使用抗 -D 直接测试的结果。 当前妊娠的胎龄。
样品要求	来自母亲的 EDTA 抗凝或凝结全血，优选在分娩后 1 小时收集。 脐带血标本。
操作策略	可提供 50μg 和 300μg 剂量的 RhIG。除非妊娠在早期终止，否则不要给予 50μg 剂量。在所有其他情况下，需要 300μg 剂量。 D 的弱表达可能提示部分 D 表型。除非另有规定，否则不要对弱 D 测试（见下文第 2 阶段）。 妊娠期间或妊娠头 3 个月后终止 RhIG 治疗的适应证，包括羊膜穿刺术、绒毛膜绒毛取样（CVS）、产前出血、脐带穿刺术、钝性腹部创伤、异位妊娠、胎儿死亡和自发或治疗性流产。

流程　查看以下步骤，以完成在妊娠和分娩期间确定 RhIG 候选资格的过程：

步骤	说明	
1.	根据以下标准评估产前 RhD 分型结果：	
	当……	**那么……**
	与抗 -D 的反应在初始检测中呈阴性	考虑患者 RhD 阴性，妊娠 26～28 周时给予 300μg 剂量的 RhIG。
	初始检测时与抗 -D 反应为阳性 ≤2+，或使用 2 种抗 -D 试剂检测时或与历史结果相比结果不一致	对弱 D 型做 *RHD* 基因分型。
2.	根据以下标准评估产前 *RHD* 基因分型结果：	
	当……	**那么……**
	弱 D1、2、3 或 4.1 型被确认	考虑患者 RhD 阳性。
	弱 D 型 4.0 被确认	参阅当地输血策略： ● 如果没有相反的具体策略，则考虑患者 RhD 阴性，并在妊娠 26～28 周时给予 300μg 剂量的 RhIG。 **注意：**弱 D 型 4.0 被一些人认为是 RhD 阳性。
	部分 D 被确认，或为上述或当前建议以外的弱 D 型	考虑患者 RhD 阴性，妊娠 26～28 周时给予 300μg 剂量的 RhIG。

续表

3.	分娩时，根据以下标准确定 RhIG 候选者：	
	当……	**那么……**
	根据第 1 步中的标准，母亲为 RhD 阴性，脐带血血型为 RhD 阳性 **注意：**如果在抗 -D 的直接检测中无反应，则检测脐带血红细胞中 D 的弱表达（见下文）。	• 在分娩后 72 小时内给予 300μg 剂量的 RhIG。 • 对母亲血液做玫瑰花环试验，以寻找胎母输血（FMH）超过 15mL 胎儿红细胞的证据。
4.	分娩时，根据以下标准量化 FMH：	
	当……	**那么……**
	• 仅在弱 D 试验中脐带血鉴定为 RhD 阳性 或 • 玫瑰花环试验为阳性	通过 Kleihauer-Betke 试验量化 FMH（见程序 10-H）。
5.	在分娩后 72 小时内，根据以下标准确定 RhIG 候选者：	
	当……	**那么……**
	胎儿红细胞的百分比 >0.2%	使用以下公式计算所需剂量的 RhIG： [（24×% 胎儿红细胞）÷15）]+1

参考文献

Sandler SG, Flegel WA, Westhoff CM, et al. Commentary: It's time to phase-in RHD genotyping for patients with a serologic weak D phenotype. Transfusion 2015;55(3):680-9.

Flegel WA, Denomme GA, Queenan JT, et al. It's time to phase out "serologic weak D phenotype" and resolve D types with RHD genotyping including weak D type 4. Transfusion 2020;60(4):855-9.

生效日期：

批准人：	**印刷体姓名**	**签字**	**日期**
实验室管理			
医学总监			
质量官			

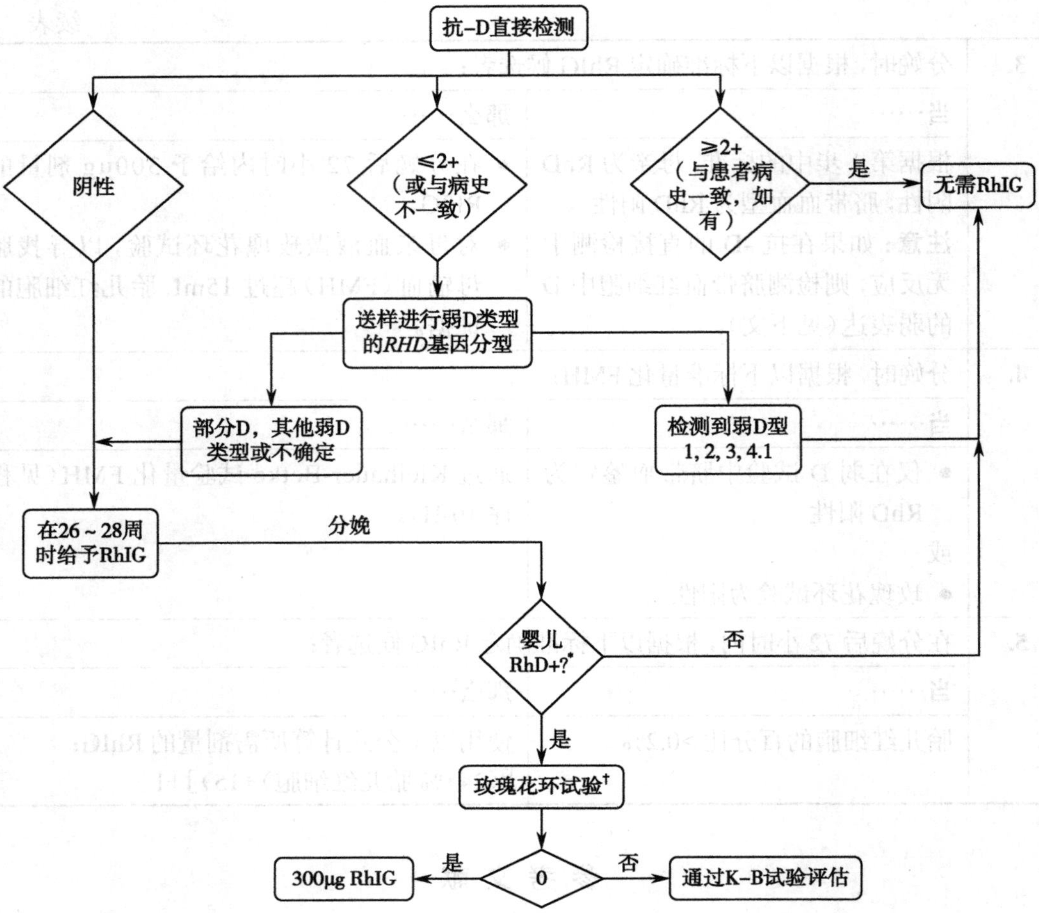

图 10-B-1. Rh 免疫球蛋白给药流程图

* 包括弱 D 检测。

† 当婴儿 RhD 表达较弱时，做 K-B 试验。

K-B 试验 =Kleihauer-Betke 试验。

10-C. 分娩时胎儿和新生儿溶血病的评估

用途	当怀疑胎儿和新生儿溶血病（HDFN）时，提供一种在分娩时检测脐带血的过程。
开始之前	通过实验室数据系统、电话或申请单获取：产前检测结果。
样品要求	来自脐带的 EDTA 抗凝全血。
操作策略	不应做脐带血样品的常规检测[ABO/RhD、直接抗球蛋白试验（DAT）和意外抗体检测]。

流程　查看以下步骤，以确定分娩时推荐的检测：

步骤	说明	
1.	根据以下标准检测脐带血样品：	
	当……	**然后做……**
	• 母亲具有能够引起 HDFN 的抗体 或 • 妊娠期间没有母亲血液检测记录	• ABO 和 RhD 血型。 • DAT。 • 意外抗体检测。
2.	根据以下标准检测脐带血样品：	
	当……	**然后做……**
	母亲在抗 -D 试验中呈 RhD 阴性，且未对 RhD 主动免疫	• 有指示时做 ABO 和 RhD 的弱 D 检测。 • DAT。
3.	根据以下标准检测脐带血样品：	
	当……	**然后做……**
	有新生儿黄疸临床证据，且母亲抗体检测阴性	• ABO 和 RhD 血型。 • DAT。 • 意外抗体检测。
4.	根据步骤 3 的测试结果，采取以下措施：	
	当……	**然后报告……**
	存在胎母 ABO 不相容性	• DAT 结果。 • 存在 ABO HDFN 的可能性。

续表

5.	根据步骤 3 的试验结果检测父亲样品：	
	当……	**然后做……**
	有新生儿黄疸临床证据，母亲抗体检测阴性，无胎母 ABO 不相容证据	• ABO 和 RhD 血型。 • 如果 ABO 血型相容，则与母亲血清/血浆进行交叉配血。 • 如果 ABO 不相容，则与来自脐带血红细胞的放散液交叉配血。
6.	根据步骤 5 的试验结果检测母亲样品：	
	当……	**那么……**
	步骤 5 针对父系红细胞的交叉配血为阳性	• 考虑鉴定抗体。 • 报告婴儿存在因低频率抗原抗体引起的 HDFN 风险。

参考文献

Judd WJ, for the 2003-2004 Scientific Section Coordinating Committee. Guidelines for prenatal and perinatal immunohematology. Bethesda, MD: AABB, 2005.

生效日期：

批准人：	印刷体姓名	签字	日期
实验室管理			
医学总监			
质量官			

10-D. 产前抗体滴定程序

用途	提供有关滴定妊娠期间遇到的潜在重要抗体的说明： ● 胎儿和新生儿溶血病的产前管理（HDFN）。
背景信息	抗体滴定是一种确定抗体浓度的半定量方法。制备连续、倍比稀释的血清并检测抗体活性。产生 1+ 反应的血浆或血清的最高稀释度的倒数称为效价（例如，对于 1/128 的稀释度，效价 =128）。 在妊娠期间，做抗体滴定以确定妇女是否具有可能导致 HDFN 的显著抗体水平。对于抗 -D，使用临界效价（8～32，取决于机构）来规范更明确研究方法的使用，例如羊水分析或通过多普勒测量大脑中动脉血流（MCAD）。
操作策略	由于 RhD HDFN 病例的临界效价已确定，只有在与产科医生讨论如何将数据用于妊娠的临床管理后，才应做非 RH 抗体的滴定。 不应滴定分娩时检测到的抗体。特别是产前或产后 Rh 免疫球蛋白（RhIG）治疗后，应停止滴定被动抗 -D。相反，除非另有证明，否则应假定妊娠早期未检测到的抗 -D 是 RhIG 治疗的结果。对 D 主动免疫的证据，最好在分娩后 6 个月或下次妊娠的初访时做抗体检测。 保留当前样品（冰冻在 −30℃以下），以便与患者的任何后续样品做比较检测。 在可行的情况下，使用双剂量红细胞作为指示细胞。 除具有明显抗 -C+D 的患者外，不要单独滴定 RH 抗体；例如，如果存在抗 -c 和抗 -E，则用 R_2R_2（DcE/DcE）红细胞检测，因为抗体可能具有抗 -cE（Rh27）成分。 当用 r'r 和 R_2R_2 红细胞滴定抗 -C+D，且用 r'r 红细胞滴定的效价大于 R_2R_2 红细胞时，可能存在抗 -G（非抗 -C+D）。将患者视为 RhIG 预防的候选者，除非可以证明存在抗 -D（例如，DⅢb 红细胞）。
局限性	错误的高效价： ● 使用显微镜观察测试结果。 ● 检测的过度离心。 ● 每次稀释未使用干净的移液管，导致尖端的携带污染。 ● 使用错误的试剂或样品，包括使用增强介质或蛋白酶处理过的红细胞。 ● 在滴定来自含有抗 -Bg 的多胎妇女的血清 / 血浆时，使用携带 Bg 抗原（HLA 抗原）强表达的红细胞。 错误的低效价： ● 遗漏血清 / 血浆。 ● 细胞悬液浓度太高或太低。 ● 使用了错误的试剂或样品。
样品要求	血清或血浆，包括先前滴定研究的冰冻样品（如有）。

续表

设备 / 材料	13mm×75mm 试管。 抗人球蛋白（AHG）：抗 -IgG；不必是重链特异性的。 带有一次性吸头的移液器，可移取 100μL 和 500μL 体积。 IgG 包被的红细胞。 指示红细胞：使用 pH 7.3 磷酸盐缓冲盐水（PBS）配制成 2% 悬液： ● R_2R_2 红细胞用于检测抗 -D、抗 -c、抗 -E 和抗 -cE。 ● 在抗 -D 存在时，r'r 红细胞用于检测抗 -C。 ● R_1R_1 红细胞用于检测抗 -C、抗 -e 和抗 -Ce。 ● 所有其他抗体的双剂量红细胞（如有）。 ● 对于低频率抗原的抗体，考虑使用父系红细胞。 pH 7.3 PBS。
质量控制	首次滴定抗体时，可由两名实验室科学家使用不同的指示红细胞进行滴定。结果必须一致，或重复检测，直到达成一致。 将当前样品与患者最近的先前样品平行检测（如果可用）。 用 IgG 包被的红细胞确认所有阴性反应。

程序　使用以下步骤执行该程序：

步骤	操作
1.	使用 0.5mL 体积，在 pH 7.3 PBS 中制备连续倍量稀释的血清。初始试管应含有未稀释的血清，倍量稀释范围应为 1/2～1/2 048（共 12 管）。
2.	将每种稀释液 0.1mL 放入贴有适当标签的 10mm 或 12mm×75mm 试管中。
3.	在每种稀释液中加入 0.1mL 红细胞。
4.	轻轻搅拌每个试管的内容物。在 37℃下孵育 1 小时。
5.	用生理盐水洗涤红细胞 4 次，并完全倾倒最终洗涤上清液。
6.	在由此获得的干红细胞扣上，根据制造商的说明添加抗 -IgG。
7.	混合并离心，用于血凝试验。
8.	肉眼检查红细胞的凝集情况；对结果分级和记录。
9.	将 1 滴 IgG 包被的红细胞添加到所有具有阴性抗球蛋白结果的试管中： ● 轻轻搅拌并离心。 ● 肉眼检查红细胞的凝集情况；对结果分级和记录。

续表

10.	对反应的解读如下：		
	如果抗体稀释液…	**阴性反应……**	**那么抗体效价是……**
	是反应的	已确认	产生 1+ 反应的最高稀释度的倒数。
	是非反应性的	已确认	0。
	是反应的或不反应的	未确认	未知；测试无效： • 重复步骤 1～9。 • 考虑细胞清洗器的问题或 AHG 无活性。

参考文献

Judd WJ, for the 2003-2004 Scientific Section Coordinating Committee. Guidelines for prenatal and perinatal immunohematology. Bethesda, MD: AABB, 2005.

生效日期：

批准人：	印刷体姓名	签字	日期
实验室管理			
医学总监			
质量官			

10-E. 通过吸附放散试验区分抗 -G 和抗 -C+ 抗 -D

用途	提供吸附放散差异化研究说明，以区分抗 -G 和抗 -C+ 抗 -D（抗 -C+D）。
背景信息	RH 血型系统中的 G 抗原由 RhD 和 RhCE 蛋白表达，携带 C 抗原。抗 -G 呈现为抗 -C+D，尽管通常血清与 r′r（D−C+）红细胞的反应比与 D+C− 红细胞的反应更强烈。这对于输血来说几乎没有临床后果，抗体也可以称为抗 -C+D，相应地给予患者血液成分。然而，在免疫的孕妇中，区分抗 -G 和抗 -D 很重要，因为只有产生抗 -G（或抗 -C+G）的妇女才应接受 Rh 免疫球蛋白（RhIG）。
操作策略	在当前妊娠期间，只需做一次吸附放散研究。一旦排除抗 -D，该妇女应被视为 RhIG 的候选人。应在随后的妊娠中做重复研究，以监测潜在的抗 -D 产生。
局限性	在吸附放散研究期间，弱抗体有被稀释的风险。 一些 RhD 阳性试剂红细胞，特别是 R_0r 红细胞，具有相对较低的 G 抗原表达，并可能产生假阴性结果。当存在弱抗体时，建议将 R_2r 表型（D+C−E+）红细胞作为 D+、C− 红细胞的替代来源。
样品要求	吸附用血清或血浆：4～10mL。 以下表型的红细胞用于吸附（2～4mL）： O，R_0r（Dce/dce）。 O，r′r（dCe/dce）。 **注意：**保留等分未吸附的血清，用于与吸附的血清平行检测。
设备 / 材料	放散试剂：建议使用酸放散或有机溶剂程序（见第 4 章）。
质量控制	为了确定在放散中检测到的抗体来源于红细胞膜，并且不代表未结合的“游离”抗体，平行测试最终洗涤上清液与放散液。 为了证明抗体受到吸附放散，用保留的吸附红细胞样品等分试样测试放散液。

程序　使用以下步骤执行该程序：

步骤	操作
1.	使用 13mm 或 16mm×100mm 试管进行此程序。用于吸附的红细胞用生理盐水洗涤 3 次。使用真空抽吸设备（如有）或巴斯德移液器在每次洗涤后吸去上清液。
2.	将 1.5～2mL 洗涤压积红细胞样品等分装到适当标记的试管中。
3.	用生理盐水填充试管并离心压积红细胞（≥1 000×g，至少 5 分钟）。尽可能多地去除上清液。

续表

<table>
<tr><td>4.</td><td colspan="3">将等体积的血清 / 血浆添加到每个等分的压积红细胞中。</td></tr>
<tr><td>5.</td><td colspan="3">在 37℃下孵育 30～60 分钟。</td></tr>
<tr><td>6.</td><td colspan="3">离心压积红细胞并收集血清 / 血浆。按照程序 4-A 中的说明洗涤红细胞，并进行放散液制备。（有关合适的放散程序，请参阅第 4 章。）</td></tr>
<tr><td>7.</td><td colspan="3">使用检测抗体的间接抗球蛋白试验（IAT）方法，与放散液和未吸附血清平行测试吸附血清的抗体特异性。</td></tr>
<tr><td rowspan="6">8.</td><td colspan="3">对吸附的血清 / 血浆反应的解释如下：</td></tr>
<tr><td>如果 R_0r 吸附血清显示……</td><td>而 r′r 吸附血清显示……</td><td>那么抗体……</td></tr>
<tr><td>抗 -C</td><td>-</td><td>抗 -C+G</td></tr>
<tr><td>抗 -C</td><td>抗 -D</td><td>抗 -C+D</td></tr>
<tr><td>-</td><td>-</td><td>抗 -G</td></tr>
<tr><td>-</td><td>抗 -D</td><td>抗 -D+G</td></tr>
<tr><td rowspan="4">9.</td><td colspan="3">对放散液反应的解读如下：</td></tr>
<tr><td>如果 R_0r 放散液显示……</td><td>而 r′r 放散液显示……</td><td>那么抗体……</td></tr>
<tr><td>抗 -D</td><td>抗 -C</td><td>抗 -C+D</td></tr>
<tr><td>抗 -“D+C”</td><td>抗 -“D+C”</td><td>未确定：继续执行第 10 步。</td></tr>
<tr><td>10.</td><td colspan="3">根据上述程序，用 r′r 红细胞吸附 R_0r 放散液，用 R_0r 红细胞吸附 r′r 放散液。</td></tr>
<tr><td>11.</td><td colspan="3">在 37℃下孵育 30～60 分钟。</td></tr>
<tr><td>12.</td><td colspan="3">吸附后，离心压积红细胞，并收集吸附后放散液。</td></tr>
<tr><td>13.</td><td colspan="3">使用检测抗体的 IAT 方法，来检测吸附后的放散液的抗体特异性。</td></tr>
<tr><td rowspan="7">14.</td><td colspan="3">对反应的解读如下：</td></tr>
<tr><td colspan="2">如果用 r′r 红细胞吸附后的 R_0r 放散液显示……</td><td>那么抗体……</td></tr>
<tr><td colspan="2">抗 -D</td><td>抗 -D+G</td></tr>
<tr><td colspan="2">无反应性</td><td>抗 -G</td></tr>
<tr><td colspan="2">如果用 r′r 红细胞吸附后的 R_0r 放散液显示……</td><td>那么抗体……</td></tr>
<tr><td colspan="2">抗 -C</td><td>抗 -C+G</td></tr>
<tr><td colspan="2">无反应性</td><td>抗 -G</td></tr>
</table>

参 考 文 献

Palfi M, Gunnarsson C. The frequency of the anti-C + anti-G in the absence of anti-D in alloimmunized pregnancies. Transfus Med 2001;11:207-10.

生效日期：

批准人：	印刷体姓名	签字	日期
实验室管理			
医学总监			
质量官			

10-F. 在母亲 RhD 阴性样品中筛查胎儿 RhD 阳性红细胞

用途	提供做玫瑰花环试验以筛查母亲 RhD 阴性血液中胎儿 RhD 阳性红细胞的说明： ● 确定是否应对分娩 RhD 阳性婴儿的 RhD 阴性妇女给予超过 300μg 剂量的 Rh 免疫球蛋白（RhIG）。
背景信息	当抗 -D 抗体与来自最近分娩 RhD 阳性婴儿的 RhD 阴性母亲的红细胞混合时，抗体与母亲样品中存在的胎儿红细胞结合。通过洗涤去除未结合的抗体，随后添加 RhD 阳性酶处理的指示红细胞，即可结合到抗 -D 包被的胎儿红细胞上，形成可以在显微镜下检测的玫瑰花环。建议使用此程序筛查 RhD 阳性婴儿的 RhD 阴性母亲，以发现胎母输血（FMH）超过 15mL 红细胞的情况（超过此量提示多于单次 300μg 剂量的 RhIG 给药）。它还可用于检测妊娠期间创伤后大于 15mL 红细胞的 FMH。
操作策略	这是一种筛选胎儿红细胞超过 15mL 的 FMH 的方法。不要使用此方法来量化 FMH。 当通过这种玫瑰花环技术做检测时，携带弱 D 表达的母亲红细胞将显示出明显的阳性结果；然而，具有血清学弱 D 表型的妇女被认为是 RhD 阴性，直到做 *RHD* 基因分型以评估弱 D1、2、3 或 4.1 型或部分 D 是否存在，并且是 RhIG 治疗的候选者。因此，对于分娩 RhD 阳性婴儿的血清学弱 D 表型的妇女，应使用非基于抗 -D 的方法（如程序 10-H）评估 FMH 是否大于 15mL 红细胞。 当婴儿的红细胞携带 D 的弱表达时，可能获得阴性结果。在这种情况下，应通过非血清学手段获得 FMH 大于 15mL 的证据，如程序 10-I。
局限性	不想要的阳性反应： ● 在添加酶处理指示红细胞之前，红细胞洗涤不足。 ● 母亲红细胞携带 D 的弱表达。 ● 婴儿红细胞携带 D 的弱表达。 不想要的阴性反应： ● 无效试剂。 ● 使用了错误的试剂或样品。 ● 指示红细胞的酶处理不足。
样品要求	母亲血样，最好在分娩 1 小时后采集。将红细胞用生理盐水洗涤 3 次，并稀释为 3% 的悬液。
设备 / 材料	抗 -D：根据程序 15-C，使用 6 个抗 -D 样品池（最低效价 =512）制备化学修饰的抗 -D。 指示红细胞：用木瓜蛋白酶或无花果蛋白酶（两步法）处理的 0.1mL R_2R_2 红细胞，如第 3 章所述；使用前稀释为 0.2% 悬液（1 滴 4%～5% 红细胞，20-25 滴生理盐水）。

续表

	显微镜载玻片和盖玻片。 RhD 阴性红细胞：0.1mL 50% O、rr 红细胞，洗涤 3 次并用生理盐水稀释为 3% 悬液（3mL）。 RhD 阳性红细胞：0.1mL 50% O、RhD 阳性红细胞，洗涤 3 次并用生理盐水稀释为 3% 悬液（3mL）。 阳性对照红细胞：RhD 阴性红细胞中的 0.6% RhD 阳性红细胞；通过将 1 滴 3% RhD 阳性红细胞与 16 滴 3% RhD 阴性红细胞混合，并用另外 9 滴 3% RhD 阴性红细胞稀释 1 滴该混合物。
质量控制	该程序包括阴性和阳性对照样品的测试。

程序　使用以下步骤执行该程序：

步骤	操作
1.	将 3 滴抗 -D 分别滴入 3 个贴有适当标签的 12mm×75mm 试管中。
2.	向 1 个试管中加入 2 滴测试红细胞；同样，设置阳性和阴性对照红细胞的试验（使用 RhD− 红细胞作为阴性对照）。
3.	轻轻搅拌每个试管中的内容物，并在 37℃下孵育 30 分钟。
4.	用生理盐水洗涤红细胞 5 次。
5.	在每个试管中加入 3 滴 0.2% 指示红细胞 R_2R_2，轻轻但彻底地混合。
6.	在 37℃下孵育 30 分钟。
7.	使用血凝试验离心机。
8.	轻轻地重新悬浮红细胞，并将一滴倒在显微镜载玻片上。小心地将盖玻片放在一滴红细胞上。
9.	让红细胞静置 15 秒钟，并用显微镜在 100 倍放大率下检查至少 10 个视野的范围。
10.	对反应的解读如下：

如果玫瑰花环……	那么……
可见（即使只有一个）	检测结果为阳性： • 定量 FMH 以确定所需剂量的 RhIG。
不可见	测试为阴性： • 给予单次 300μg 剂量的 RhIG。

参 考 文 献

Sebring ES, Polesky HF. Detection of fetal-maternal hemorrhage in Rh immune globulin candidates: A rosetting technique using enzyme treated Rh_2Rh_2 indicator erythrocytes. Transfusion 1982;22:468-71.

生效日期：

批准人：	印刷体姓名	签字	日期
实验室管理			
医学总监			
质量官			

10-G. 用酶联抗球蛋白试验定量抗 -D

用途	提供使用酶联抗球蛋白试验（ELAT）定量抗 -D 的说明： ● 监测胎儿和新生儿溶血病（HDFN）的同种免疫妊娠。 ● Rh 免疫球蛋白（RhIG）制剂的测定。
背景信息	在 ELAT 中，首先用抗体包被红细胞，然后再做间接抗球蛋白试验（IAT）。将包被的红细胞与抗 -IgG（免疫球蛋白 G）加碱性磷酸酶偶联物（IgG-AP，immunoglobulin G-alkaline phosphatase conjugate）一起孵育。通过洗涤去除未结合的抗 -IgG-AP，并添加与 AP 相互作用的底物以产生黄色，在 405nm 处测量其强度。使用恒定的红细胞浓度，产生的颜色量能关联到抗体浓度。本程序已开发用于测定以 IU/mL 为单位的抗 -D 水平。
操作策略	对于 RhIG 给药或分娩后采集的样品，或通过羊膜穿刺或多普勒研究等其他方法监测 HDFN 时，禁止使用此程序。 缓冲液中含有低浓度的牛血清白蛋白（BSA），以避免红细胞和抗体对试管的非特异性吸附。
局限性	不正确的结果： ● 试剂储存不当。 ● 使用不正确的技术，包括未能彻底洗涤不含未结合球蛋白的红细胞，以及上清液转移不当。 ● 使用了错误的试剂。 ● 遗漏测试组分。 ● 使用无活性或受污染的试剂。
样品要求	抗 -D：用 3% BSA-PBS 稀释；为每个样品制备两套 3 种不同的倍量稀释液，每种稀释液最少 1mL。 **注意：**必须根据经验确定适当的稀释范围。
设备 / 材料	0.2% BSA-LISS。 0.2% BSA-PBS。 3% BSA-PBS。 抗 -IgG 偶联物：与碱性磷酸酶结合的绵羊（ovine，sheep）抗人 IgG（抗 -IgG-AP）。 **注意：**通过滴定研究（在 3% BSA-PBS 中连续倍量稀释）确定抗 -IgG-AP 的适当稀释度，其中 RhD 阳性红细胞用 1 000 倍稀释的市售改性试管法抗 -D（高蛋白）预包被。在纸上绘制光密度（optical density，OD）值与抗 -IgG-AP 稀释度的线性图。选择一种稀释的抗 -IgG-AP，该稀释液与 RhD 阳性红细胞一起，OD 值在曲线的直线部分上，但与 RhD 阴性红细胞一起具有低 OD 值。 碳酸盐缓冲液：0.05mol/L，pH 9.8。

续表

	实验室用封口膜（例如，Parafilm）。 带有一次性吸头的移液器，可移取 0.2mL 和 0.5mL 体积。 p- 硝基酚磷酸酯（p-nitrophenol phosphate，PNP）底物：PNP，在使用前用 0.05mol/L 碳酸盐缓冲液稀释至 2mg/mL。 红细胞：抗原阳性；用 4 个样品混合而来；O 型，R_1R_1 红细胞。请在收集后 24 小时内使用。用生理盐水洗涤 3 次；然后用 0.2% BSA-LISS 洗涤 1 次后稀释为 2% 悬液。 **注意**：最后一次生理盐水洗涤后离心压积红细胞，并通过真空抽吸去除白膜层，然后继续进行 0.2% BSA-LISS 洗涤。 红细胞：抗原阴性；用 4 个样品混合而来；O 型，rr 红细胞。如上所述准备。 NaOH：1mol/L。 分光光度计，波长为 405nm，带有光学匹配的 1cm 方形石英比色皿。 标准抗 -D 稀释液：第 2 个抗 -D 免疫球蛋白国际标准 01/572，含 285IU/mL［英国，Potters Bar，国家生物标准与控制研究所（National Institute for Biological Standards and Control，NIBSC）］。在 3% BSA-PBS 中稀释，并制备两套 6 种倍量稀释液（例如，从 1/6 400 到 1/200）。 **注意**：必须根据经验确定适当的稀释范围。 试管：玻璃，12mm×75mm。准备 ELAT，方法是填充 0.2% BSA-PBS，几分钟后丢弃 0.2% BSA-PBS，然后倒置排空。
质量控制	准备抗 -D 的“内部”标准，以纳入每次测试过程。结果应在设定值的 ±10% 以内。

程序 使用以下步骤执行该程序：

步骤	操作
1.	在预包被的 12mm×75mm 玻璃试管中检测，将每种抗体稀释液 0.5mL 分配到 2 个适当标记试管。
2.	将 0.5mL 使用 0.2% BSA-LISS 配制的 2% O 型 R_1R_1 红细胞，加入每个试管中，混合均匀。
3.	同样，使用 O 型 rr 红细胞设置单次试验。
4.	将 0.5mL 红细胞在 0.5mL 3% BSA-PBS 中孵育，为 R_1R_1 和 rr 样品制备“溶血对照”试管。
5.	在 37℃下孵育 15 分钟。
6.	用 0.2% BSA-PBS 洗涤红细胞 6 次，并吸出上清液。

续表

7.	向每个试管中添加 0.2mL 抗 -IgG-AP（在工作浓度下）。
8.	用 Parafilm 覆盖试管，在 37℃下孵育 1 小时；在此期间，定时轻轻搅拌。
9.	用 0.2% BSA-PBS 洗涤红细胞 3 次，并吸出上清液。
10.	将红细胞重新悬浮在 0.5mL 0.2% BSA-PBS 中，转移到清洁、适当标记的 12mm×75mm 试管中。（请参阅设备 / 材料中的注意事项）
11.	离心压积红细胞，并吸出上清液。
12.	在红细胞扣中加入 0.2mL 0.2% BSA-PBS 和 0.2mL PNP。
13.	混合均匀，用 Parafilm 覆盖试管，在 37℃下孵育 60 分钟。
14.	移除 Parafilm 并离心压积红细胞。（请参阅设备 / 材料中的注意事项）
15.	将上清液转移到干净的试管中，加入 0.5mL 1mol/L NaOH（以停止酶反应）。
16.	使用 1cm 比色皿，在 405nm 处读取每个上清液的 OD 值。 **注意：**读数用 PNP，0.2mL；0.2% BSA-PBS，0.2mL；和 1mol/L NaOH，0.5mL 组成的空白试剂作为背景。
17.	对于国际标准抗 -D 的稀释，采用如下公式确定校正的 OD 值： ［（OD TAg+）－（OD CAg+）］－［（OD TAg−）－（OD CAg−）］ 其中 OD= 光密度；T= 测试；Ag+= 抗原阳性红细胞；C= 溶血对照；Ag−= 抗原阴性红细胞。
18.	在线性图纸上绘制每个稀释度的倒数对应的校正 OD 值。
19.	确定 3 个样品稀释度中每 1 个的校正 OD 值。如果不在标准曲线范围内，则根据需要测试较低或较高血清浓度的稀释度。
20.	将每种稀释液的 OD 值与标准曲线比较，并计算抗 -D 浓度，如以下公式所示： **未知浓度 =（A×C）÷B** 其中 A= 测试样品稀释度的倒数；B= 国际标准稀释度的倒数，其给出的校正 OD 值与测试样品稀释液相同；C= 工作标准品的浓度。
21.	使用每次稀释获得的平均浓度作为最终抗 -D 浓度。
22.	结果解释如下：

如果抗体含量……	**那么……**
≥0.7IU/mL	通过非血清学方法监测 HDFN。
≥0.7IU/mL	按照产科医生的要求继续测定抗 -D 含量。

参 考 文 献

Leikola J, Perkins HA. Enzyme-linked antiglobulin test: An accurate and simple method to quantitate red cell antibodies. Transfusion 1980;20:138-44.

Postoway N, Nance SJ, Garratty G. Variables affecting the enzyme-linked antiglobulin test when detecting and quantitating IgG red cell antibodies. Med Lab Sci 1985;42:11-19.

生效日期：

批准人：	印刷体姓名	签字	日期
实验室管理			
医学总监			
质量官			

10-H. 大量胎母输血的筛查(改良的 Kleihauer-Betke 酸放散试验)

用途	提供量化胎母输血(FMH)程度的说明: ● 确定分娩 RhD 阳性婴儿的 RhD 阴性妇女,应给予 300μg 剂量的 Rh 免疫球蛋白(RhIG)的次数。
背景信息	与成人血红蛋白(adult hemoglobin,HbA)相比,胎儿血红蛋白(fetal hemoglobin,HbF)对酸性和碱性溶液的变性具有抗性。在该程序中,从产后母亲血液样品的血涂片中放散 HbA。然后用赤藓红对涂片进行复染,以揭示未染色母亲红细胞背景中的胎儿红细胞。确定存在的胎儿红细胞的百分比,并用于计算施用的 RhIG 的量。
操作策略	该定量检测不应用于筛选目的;它可能因妊娠期间母亲合成 HbF 而产生不想要的阳性结果。 为避免红细胞变形,不要使用生理盐水制备 20% 细胞悬液。 临用前立即准备好工作缓冲液。
局限性	不正确的结果: ● 妊娠期母亲合成 HbF。 ● 柠檬酸缓冲液 pH 错误。 ● 使用错误的试剂或不正确的技术。 ● 未在使用前即刻制备缓冲液。
样品要求	母亲红细胞:20% 悬液于原生血清或血浆中。
设备 / 材料	0.1mol/L 柠檬酸。 0.5% 赤藓红 B。 80% 乙醇。 显微镜载玻片。 pH 计:带 KCl 电极。 红细胞:20% 悬浮液在原生血浆中: ● O 型脐带血。 ● 正常成人 O 型,优选男性供者。 **注意:**这也可以作为阴性对照。 ● 阳性对照红细胞:成人红细胞中加入 1% 的脐带血红细胞,置于浓度为 20% 的 ABO 相容血清或血浆中。 PH 3.3 的工作缓冲液:0.1mol/L 柠檬酸,147mL;0.2mol/L 磷酸氢二钠,53mL。 **注意:**临用前立即准备。检查 pH,必要时通过添加适当的试剂进行调整。

续表

	注意：对每批库存缓冲液，必须根据经验确定在工作缓冲液中的正确孵育时间。对照涂片中的胎儿红细胞应为深红色和折射的，边缘轮廓清晰，光滑；成人红细胞应为无色“幽灵”细胞。如果胎儿和成人红细胞之间的区别不明显，则相应调整孵育时间（缩短时间以增加胎儿红细胞的染色强度，或延长时间以减少成人红细胞的着色）。 科普林缸。 带刻度量筒：100mL 和 250mL。
质量控制	该程序包括阳性和阴性对照。

程序　使用以下步骤执行该程序：

<table>
<tr><th>步骤</th><th colspan="2">操作</th></tr>
<tr><td>1.</td><td colspan="2">将新制备的工作缓冲液放入科普林缸中，先在 56℃下（直到温度达到 35～36℃），然后在 37℃下。</td></tr>
<tr><td>2.</td><td colspan="2">将测试样品和对照样品涂成薄薄的血液涂片。风干并贴上适当的标签；然后放入载玻片架中。</td></tr>
<tr><td>3.</td><td colspan="2">将玻片浸入 80% 乙醇的培养皿中，固定 5 分钟。</td></tr>
<tr><td>4.</td><td colspan="2">将玻片转移到装有冷自来水的盘子中，然后在冷自来水中冲洗。</td></tr>
<tr><td>5.</td><td colspan="2">将玻片转移到工作缓冲液的培养皿中，在 37℃下放置 5 分钟。（请参阅设备 / 材料中的注意事项）</td></tr>
<tr><td>6.</td><td colspan="2">将玻片转移到装有冷自来水的盘子中，然后在冷自来水中冲洗。</td></tr>
<tr><td>7.</td><td colspan="2">将玻片浸入赤藓红 B 培养皿中 5 分钟。</td></tr>
<tr><td>8.</td><td colspan="2">将玻片转移到装有冷自来水的盘子中，然后在冷自来水中冲洗。</td></tr>
<tr><td>9.</td><td colspan="2">让涂片干燥，并使用 40× 显微镜物镜检查。</td></tr>
<tr><td>10.</td><td colspan="2">记录在数到 2 000 个成人红细胞“幽灵”期间观察到的胎儿红细胞数量。</td></tr>
<tr><td rowspan="4">11.</td><td colspan="2">计算 RhIG 所需剂量如下：</td></tr>
<tr><td>如果胎儿红细胞的百分比……</td><td>那么需要给药的 300μg RhIG 小瓶的数量是……</td></tr>
<tr><td>≥0.3%</td><td>[（24×% 胎儿红细胞）÷15）]+1</td></tr>
<tr><td><0.3%</td><td>1</td></tr>
</table>

参 考 文 献

Lee CL. Estimation of fetal red cells in mother (letter). N Engl J Med 1976; 295:1080.

Mollison PL. Quantitation of transplacental hemorrhage. Br J Haematol 1972;3:31-4.

Sebring ES. Fetomaternal hemorrhage, incidence, and methods of detection and quantitation. In: Garratty G, ed. Hemolytic disease of the newborn. Arlington, VA: AABB, 1984:87-117.

Shephard MK, Weatherall DJ, Swift HH. Semi-quantitative estimation of the distribution of fetal hemoglobin in red cell populations. Bull Johns Hopkins Hosp 1977;1:313-31.

生效日期：

批准人:	印刷体姓名	签字	日期
实验室管理			
医学总监			
质量官			

10-I. 用酶联抗球蛋白试验量化胎母输血

用途	提供量化胎母输血（FMH）程度的说明： ● 确定分娩 RhD 阳性婴儿的 RhD 阴性妇女，应给予 300μg 剂量的 Rh 免疫球蛋白（RhIG）的次数。
背景信息	在 ELAT 中，首先用抗体包被红细胞，然后做间接抗球蛋白试验（IAT）。将包被的红细胞与抗 -IgG（免疫球蛋白 G）加碱性磷酸酶偶联物（抗 -IgG-AP）一起孵育。通过洗涤去除未结合的抗 -IgG-AP，并添加与 AP 相互作用的底物以产生黄色，在 405nm 处测量其强度。在一定范围内，产生的颜色量与初始包被阶段存在的抗原 / 抗体浓度成正比。该技术可用于红细胞抗原和抗体的定量（参见第 15 章中讨论的程序），也可应用于次要红细胞群体的估计。本程序适用于 RhD 阴性母亲血液中 RhD 阳性胎儿红细胞的检测，作为识别需要单剂量以上 RhIG 治疗的 FMH 的定量检测。
操作策略	有些妇女在妊娠期间合成胎儿血红蛋白。当通过 Kleihauer-Betke 试验（程序 10-H）观察到异常高的胎儿红细胞计数时，可以使用这种基于抗 -D 的程序。 缓冲液中含有低浓度的牛血清白蛋白（BSA），以避免红细胞和抗体对试管的非特异性吸附。
局限性	不正确的结果： ● 试剂储存不当。 ● 使用不正确的技术，包括未能彻底洗涤不含未结合球蛋白的红细胞以及上清液转移不当。 ● 使用了错误的试剂。 ● 遗漏测试组分。 ● 使用无活性或受污染的试剂。
样品要求	红细胞：取自 EDTA、柠檬酸 - 柠檬酸钠 - 葡萄糖（ACD）、柠檬酸盐 - 磷酸盐 - 葡萄糖（CPD）- 或柠檬酸盐 - 磷酸盐 - 葡萄糖 - 腺嘌呤（CPDA1）抗凝母血样品，用生理盐水洗涤 3 次，并用 0.2% BSA-PBS 稀释为 5% 悬液；至少需要 0.4mL。 **注意：**理想情况下，在分娩后 1 小时获取样品；在分娩后 72 小时内测试和使用所需剂量的 RhIG。
设备 / 材料	0.2% BSA-PBS。 3% BSA-PBS。 抗 -D：商业制备的改良试管法抗 -D 血清（人），0.1mL；3% BSA-PBS，2.4mL。使用当天准备。 抗 -IgG 偶联物：与碱性磷酸酶（抗 -IgG-AP）结合的绵羊抗人 IgG。

续表

	注意：通过滴定研究（在 3% BSA-PBS 中连续倍量稀释）确定抗 -IgG-AP 的适当稀释度，其中 RhD 阳性红细胞用 1 000 倍稀释的市售改性试管法抗 -D（高蛋白）预包被。在纸上绘制光密度（OD）值与抗 -IgG-AP 稀释度的线性图。选择一种稀释的抗 -IgG-AP，该稀释液与 RhD 阳性红细胞一起，OD 值在曲线的直线部分上，但与 RhD 阴性红细胞一起具有低 OD 值。 碳酸盐缓冲液：0.05mol/L，pH 9.8。 带刻度的 5mL 移液器。 方格图纸。 实验室用封口膜（例如，Parafilm）。 带有一次性吸头的移液器，可移取 0.2mL 和 0.5mL 体积。 p- 硝基酚磷酸酯（p-nitrophenol phosphate，PNP）底物：PNP，在使用前用 0.05mol/L 碳酸盐缓冲液稀释至 2mg/mL。 RhD 阴性红细胞：来自 EDTA、ACD 或 CPD 抗凝样品的成人 O 型 rr 红细胞的 3 例。采血后 1 周内使用。洗涤 3 次，在 0.2% BSA-PBS 中稀释为 5% 悬液。 **注意**：制备标准曲线需要 10mL 5% RhD 阴性红细胞。 RhD 阳性脐带血红细胞：来自 EDTA-、ACD-、CPD- 抗凝脐带血样品的 O 型、R_1r 或 R_2r 红细胞。采集后 1 周内使用。洗涤 3 次，在 0.2% BSA-PBS 中稀释为 5% 悬液。 1mol/L NaOH。 分光光度计，波长为 405nm。 试验试管：玻璃，12mm×75mm。准备用于 ELAT：使用 0.2% BSA-PBS 填满，几分钟后倒掉，然后倒置排空。
质量控制	该程序包括阴性和阳性对照样品的测试。

程序 使用以下步骤执行该程序：

步骤	操作
1.	制备在 5% RhD 阴性红细胞样品中 RhD 阳性脐带血红细胞的标准曲线，如下所示： • 使用 4.9mL 5% 成人 RhD 阴性红细胞，稀释 0.1mL 5% 脐带血 RhD 阳性红细胞，在成人 RhD 阴性红细胞中产生 2% 浓度的脐带血 RhD 阳性红细胞。 • 在 RhD 阴性红细胞的 5% 悬液中，将上述混合物（使用 0.5mL 体积）进行连续倍量稀释（RhD 阴性红细胞中脐带血 RhD 阳性红细胞的比率 =1.0%、0.5%、0.25%、0.125%、0.062 5%、0.031 25% 和 0.015 6% 浓度）。 • 在 RhD 阴性红细胞中制备 1.5% 浓度的脐带血 RhD 阳性红细胞：取 1mL 2% RhD+ 脐带血红细胞，和 0.5mL 5% RhD 阴性红细胞混合。 • 为了对照，保留足够的 RhD 阴性红细胞中 2% RhD+ 脐带血红细胞，也保留 5% RhD 阴性红细胞。

续表

<table>
<tr><td>2.</td><td>对于每个待检测的脐带血红细胞悬液，将 0.2mL 稀释的抗 -D 分配到 2 个适当标记的预先润湿的试管中。</td></tr>
<tr><td>3.</td><td>将 0.1mL RhD 阴性红细胞中的 2% 脐带 RhD 阳性红细胞悬液，加入第一组 2 支试管中，混合均匀；同样（一式两份），将剩余的 0.1mL 脐带血红细胞稀释液加入适当的试管中。</td></tr>
<tr><td>4.</td><td>一式两份，用每份 0.1mL 5% RhD 阴性的对照红细胞样品和稀释的抗 -D 设置试验。</td></tr>
<tr><td>5.</td><td>同样，使用 0.1mL 测试红细胞和稀释抗 -D 设置重复试验。</td></tr>
<tr><td>6.</td><td>将所有试管在 37℃下孵育 30 分钟；在此期间，定时轻轻搅拌。</td></tr>
<tr><td>7.</td><td>用 0.2% BSA-PBS 洗涤红细胞 4 次，并吸去最后的上清液。</td></tr>
<tr><td>8.</td><td>向每个试管中添加 0.2mL 抗 -IgG-AP（在工作浓度下）。</td></tr>
<tr><td>9.</td><td>用 Parafilm 覆盖试管，在 37℃下孵育 1 小时；在此期间，定时轻轻搅拌。</td></tr>
<tr><td>10.</td><td>用 0.2% BSA-PBS 洗涤红细胞 3 次，并吸去最后的上清液。</td></tr>
<tr><td>11.</td><td>将红细胞稀释在 0.2% BSA-PBS 中，转移到清洁、适当标记的 12mm×75mm 试管中。</td></tr>
<tr><td>12.</td><td>离心压积红细胞，并吸出上清液。</td></tr>
<tr><td>13.</td><td>在红细胞扣中加入 0.2mL 0.2% BSA-PBS 和 0.2mL PNP。</td></tr>
<tr><td>14.</td><td>混合并在 37℃下孵育 60 分钟。</td></tr>
<tr><td>15.</td><td>离心压积红细胞。</td></tr>
<tr><td>16.</td><td>将上清液转移到干净的试管中，加入 0.5mL 1mol/L NaOH（以停止酶反应）。</td></tr>
<tr><td>17.</td><td>使用 1cm 比色皿，在 405nm 处读取每个上清液的 OD 值。
注意：读数用 PNP，0.2mL；0.2% BSA-PBS，0.2mL；和 1mol/L NaOH，0.5mL 组成的空白试剂作为背景。</td></tr>
<tr><td>18.</td><td>取每种胎儿红细胞稀释液的两个 OD 值的平均值，在方格图纸上绘制标准曲线。</td></tr>
<tr><td>19.</td><td>取测试样品的两个 OD 值的平均值，并从标准曲线确定测试样品中胎儿红细胞的百分比。</td></tr>
<tr><td>20.</td><td>计算 RhIG 所需剂量如下：
<table>
<tr><th>如果胎儿红细胞的百分比是…</th><th>那么需要给药的 300μg RhIG 小瓶的数量是……</th></tr>
<tr><td>≥0.3%</td><td>[（24×% 胎儿红细胞）÷15）]+1</td></tr>
<tr><td><0.3%</td><td>1</td></tr>
</table>
</td></tr>
</table>

参 考 文 献

Leikola J, Perkins HA. Enzyme-linked antiglobulin test: An accurate and simple method to quantitate red cell antibodies. Transfusion 1980;20:138-44.

Leikola J, Perkins HA. Red cell antibodies and low ionic strength: A study with enzyme-linked antiglobulin test. Transfusion 1980;20:224-8.

Postoway N, Nance SJ, Garratty G. Variables affecting the enzyme-linked antiglobulin test when detecting and quantitating IgG red cell antibodies. Med Lab Sci 1985;42:11-19.

Riley JZ, Ness PM, Taddie SJ, et al. Detection and quantitation of fetal maternal hemorrhage utilizing an enzyme-linked antiglobulin test. Transfusion 1982;22:472-4.

Wilson L, Wren MR, Issitt PD. Enzyme linked antiglobulin test: Variables affecting the test when measuring levels of red cell antigens. Med Lab Sci 1985;42:20-25.

生效日期：

批准人：	印刷体姓名	签字	日期
实验室管理			
医学总监			
质量官			

10-J. 分光光度法分析羊水

用途	提供测定 450nm 处羊水光密度变化（ΔOD_{450}）的说明： ● 监测胎儿在同种免疫妊娠中的胎儿和新生儿溶血病（HDFN）。
背景信息	450nm 处羊水的分光光度分析将揭示胆红素的存在。在 350 至 700nm（ΔOD_{450}）绘制的吸光度图中，基线之上的胆红素峰高度反映了胆红素浓度，当相对于胎龄绘制时，胆红素浓度用于预测母亲同种免疫引起的 HDFN 的严重程度并进行管理。 **注意：**本试验已被测量血液通过大脑中动脉流速的无创多普勒研究取代。
操作策略	收集羊水是一种侵入性程序，是否开展传统上由滴定研究结果控制。当抗 -D 的效价为 16 或更高时，或当效价在妊娠期间至少增加两倍时，通常提示这么做。
局限性	不想要的阳性反应： ● 被血红蛋白或颗粒物污染的羊水。 不想要的阴性反应： ● 羊水储存不当。
样品要求	羊水：最好未被血液污染；3～5mL。避光储存（暴露在光线下会导致胆红素色素丢失）。
设备 / 材料	胆红素标准品：5mg/dL。 图纸：半对数刻度。 微滤设备：5mL 注射器，带有盘式过滤器组件和 0.45μm 滤纸垫。 正常羊水：来自非同种免疫妇女的 20～30mL 混合羊水（从用于遗传分析的羊水中获得的上清液）。离心去除颗粒物，通过过滤澄清，然后分配到 2.5～3.0mL 等分试样中。冰冻保存在 −70℃。 带有光学匹配的 1cm 方形石英比色皿的分光光度计。 带刻度的 5mL 移液管。
质量控制	用 50μL 胆红素加标的正常羊水等分试样。在分光光度分析中，胆红素应在 450nm 处显示峰值，该峰值不应存在于不含胆红素的正常羊水中。

程序　使用以下步骤执行该程序：

步骤	操作
1.	离心羊水以去除颗粒物。
2.	过滤澄清上清液。
3.	将 2.5mL 蒸馏水（空白）装入 1 个比色皿。
4.	向第二个试管中注入 2.5mL 羊水（试样）。

续表

<table>
<tr><td>5.</td><td colspan="2">在 350、360、365、370、380、390、400、405、410、415、420、430、440、450、460、470、480、490、500、550、600、650 和 700nm 的波长下测量羊水的 OD 值。
注意：每次改变波长时，将空白和吸光度刻度设置为零。</td></tr>
<tr><td>6.</td><td colspan="2">根据波长绘制 OD 读数（对数刻度）图，波长单位为 nm（线性刻度）。</td></tr>
<tr><td>7.</td><td colspan="2">从 365nm 点到 550nm 点画一条直线。</td></tr>
<tr><td>8.</td><td colspan="2">确定此直线与从 450nm 点绘制的垂直线相交的吸光度值。</td></tr>
<tr><td>9.</td><td colspan="2">从羊水获得的 450nm 处的实际 OD 读数中减去此值；此图为 ΔOD_{450}。</td></tr>
<tr><td rowspan="6">10.</td><td colspan="2">结果解释如下：</td></tr>
<tr><td>如果 ΔOD_{450} 是……</td><td>那么……</td></tr>
<tr><td><0.2</td><td>● 胎儿可能为 RhD0.2%。
● 如果胎儿 RhD 阳性，2 周内不太可能发生子宫内死亡。</td></tr>
<tr><td>0.2 至 0.34</td><td>胎儿为 RhD 阳性，可能受 HDFN 影响：
● 由于 ΔOD_{450} 可能降至 0.2 以下，在 1 周内重复此程序。
● 如果妊娠 <30 周，ΔOD_{450} 迅速上升和死胎史是胎儿输血的指征。如果妊娠 >30 周，立即分娩。</td></tr>
<tr><td>0.35～0.7</td><td>胎儿 RhD 阳性，受严重影响；可能已经患有充血性心力衰竭：
● 如果妊娠 <30 周，则采用胎儿输血治疗；如果妊娠 >30 周，则立即分娩。</td></tr>
<tr><td>>0.7</td><td>胎儿患有水肿并且濒临死亡：
● 胎儿死亡即将发生。
● 必须立即分娩；预后较差。</td></tr>
<tr><td>11.</td><td colspan="2">或者，使用 Liley 程序（参见参考文献列表中的 Liley）来确定 ΔOD_{450} 和胎龄的意义。</td></tr>
</table>

参考文献

Gambino SR, Freda VJ. The measurement of amniotic fluid bilirubin by the method of Jendrassik and Grof. Am J Clin Path 1966;46:198-203.

Liley AW. Liquor amnii analysis in the management of pregnancy complicated by rhesus sensitization. Am J Obstet 1961;82:1359-70.

Nelson GH, Talledo AE. Amniotic fluid spectral analysis in the management of patients with rhesus sensitization. Am J Clin Pathol 1961;52:363-9.

生效日期：

批准人：	印刷体姓名	签字	日期
实验室管理			
医学总监			
质量官			

10-K. 处理被华通胶污染的脐带血

用途	提供检测被华通胶污染的脐带血样品的说明： ● 通过观察脐带血样品的自发聚集。
背景信息	有时脐带血样品可能被过量的华通胶污染，这些胶无法通过红细胞的常规洗涤去除。这可能导致测试细胞自发凝集，使常规血清学试验难以或不可能进行。在压积的脐带血红细胞中添加透明质酸酶会使华通胶变性，从而允许对脐带血样品进行常规检测。
操作策略	不适用。
局限性	不正确的结果： ● 试剂储存不当。 ● 使用不正确的技术。 ● 使用了错误的试剂。
样品要求	脐带血红细胞：洗涤 4 次并压积。
设备 / 材料	6% BSA-PBS。 A_1 和 B 对照红细胞：来自凝结或抗凝全血，洗涤 4 次并压积。 透明质酸酶，工作溶液：1mg/mL。
质量控制	该程序包括用 A_1 和 B 对照红细胞测试。

程序 使用以下步骤执行该程序：

步骤	操作	
1.	将 3 根 12mm×75mm 试管贴上标签：cord、A_1、B。	
2.	将 2～3 滴洗涤过的压积红细胞添加到适当的试管中。	
3.	在所有试管中加入 1 滴 1mg/mL 透明质酸酶。	
4.	混合，在室温下静置 5 分钟。	
5.	根据需要用生理盐水稀释用于血清学检测。	
6.	如第 1 章所述，使用抗 -A、抗 -B 和抗 -D 以及 6% BSA-PBS 测试。	
7.	对反应的解读如下：	
	如果处理过的红细胞……	**那么……**
	在 6% BSA-PBS 存在下聚集	ABO 定型 /RhD 分型无效。
	在 6% BSA-PBS 存在下不会聚集	解释与抗 -A、抗 -B 和抗 -D 的反应。

参 考 文 献

Killpack S. Umbilical cord blood. Lancet 1950;ii:827.

生效日期：

批准人：	印刷体姓名	签字	日期
实验室管理			
医学总监			
质量官			

第 11 章　研究含有自身抗体的样品

本章中概述的程序是用于确认疑似自身免疫疾病状态的程序，这些自身免疫疾病状态可能与免疫性溶血有关，也可能与免疫性溶血无关。它们也适用于自身抗体与同种抗体活性的区分。去除自身抗体的吸附研究很重要，因为自身抗体可能会掩盖伴随的同种抗体活性。

直接抗球蛋白试验（DAT）是用于评估免疫性溶血的血清学试验。新生儿红细胞 DAT 阳性提示胎儿和新生儿溶血病（HDFN）。成人红细胞的 DAT 阳性提示自身免疫性溶血性贫血；然而，DAT 在看似健康的人群中可能呈阳性，在医院患者中可能发现是阴性。药物、通过输注非 ABO 特异性血浆产品被动获取抗体、造血干细胞移植、单克隆抗体治疗、Rh 免疫球蛋白以及对最近输血的异体免疫反应，也可以解释 DAT 阳性。

分类

自身抗体可以根据免疫球蛋白类别、最佳热反应性和血型特异性进行分类，如下所述。

温反应性自身抗体

绝大多数温反应性自身抗体是免疫球蛋白 G（IgG）。它们可以在体内和体外将 C3 结合到红细胞。以下被描述为温反应性自身抗体，是单一抗体或是抗体混合物：

1. 具有明显抗 -D、抗 -C、抗 -c、抗 -E 或抗 -e 特异性的单纯 RH 抗体。
2. 对无法与 RH 缺失表型反应的常见 RhD 和 RhCE 决定簇的抗体。
3. 许多血型系统中非 RH 高频率抗原的抗体。例如抗 -En^a、抗 -U、抗 -Wr^b、抗 -Ge、抗 -I^T、抗 -Kp^b、抗 -K13 和抗 -LW。
4. 其他血型蛋白抗体的罕见例子，例如抗 -Jk^a/Jk^b。

冷反应性自身抗体

大多数冷反应性自身抗体是 C3 结合 IgM 蛋白，并针对 I 血型系统 / 血型集合抗原。许多是临床良性的；事实上，大多数成年人血清仅在 4℃或以下发生抗 -I 反应，在室温（RT）孵育的试验中，非病理效价可能高达 64。然而，强效抗 -I 可能导致严重的红细胞破坏，在肺炎支原体感染患者中可见。在传染性单核细胞增多症中可见抗 -i。罕见的双相溶血素，通常是具有抗 -P 特异性的 IgG 自身抗体（Donath-Landsteiner 抗体），会导致严重的红细胞破坏；它们与阵发性冷血红蛋白尿有关，这种情况更常见于三期梅毒的并发症，但现在在病毒性疾病后的幼儿中很少见。已观察到其他冷反应性自身抗体特异性，伴随或不伴随免疫介导的溶血，包括以下特异性：

1. 优先与携带正常 H 抗原含量（如抗 -HI）或 P1 抗原表达（抗 -IP1）的红细胞反应的 I/i 相关抗体。
2. 对蛋白水解酶的作用敏感的 Pr 系列抗体。Pr 抗原被蛋白水解酶破坏。
3. 抗 -Rx（以前称为抗 -SD^X）。

4. 抗 -Gd。

表 11-1 总结了其中一些抗体的血清学特征。

临床良性冷反应性自身抗体，有时被认为是临床血清学家的“克星”，因为它们在常规输血前检测中会产生各种问题。值得注意的是，它们造成红细胞凝集并在高达 37℃的温度下结合 C3。在使用多特异性（抗 -IgG+ 抗 -C3）抗人球蛋白的抗球蛋白试验中，检测到 C3 结合。这种反应性在使用低离子强度生理盐水（LISS），或聚乙二醇（PEG）试管法的测试中得到增强；这两种介质都广泛用于检测意外抗体和交叉配血。使用柱凝集试验（凝胶或微珠），或固相（红细胞吸附或蛋白 A 包被孔）的自动化平台，也可能偶尔检测到自身抗体。但是，试验方案已被修改，以避免在大多数情况下对其做检测。尽管如此，个别的例子仍然导致意外抗体阳性、交叉配血阳性或 ABO 定型结果不一致的检测结果。

重要的是，用于评估疑似免疫性溶血患者血液样品的程序，能够区分上述提到的 DAT 阳性的原因。因此，对患者的诊断、药物治疗和既往输血的详细总结是非常宝贵的。此外，重要的是要记住，血清学检查的结果不是诊断性的，也不能证明患者有免疫介导的溶血。相反，必须根据患者的临床状况和其他实验室检测结果，评估所得数据的显著性，包括血红蛋白或血细胞比容的连续测量、网织红细胞计数、胆红素、触珠蛋白和乳酸脱氢酶值（LDH-1：LDH-2）。

有关自身抗体患者的实验室和临床管理的其他信息，请参阅建议阅读中列出的资料来源。

DAT 阳性示例——一般注意事项

适当的评估

1. 对于有临床体征和溶血症状的贫血患者，确定 DAT 阳性的原因较为合适；此类研究有助于确定溶血是否具有免疫基础。其他实验室数据可能提供信息，包括网织红细胞增多、血红蛋白血症和血红蛋白尿、缺乏血红蛋白结合蛋白以及非结合血清胆红素或 LDH 同工酶水平升高（主要是 LDH-1 和一些 LDH-2）的证据。如果没有溶血的证据，则不需要进一步的研究来确定 DAT 阳性的原因。

2. 最近一次输血受者的 DAT 阳性，可能表明对最近输血的红细胞有同种异体免疫应答。然而，不需要对表现出 DAT 阳性的最近输血受者的所有血液样品做常规放散液研究，因为同种抗体活性几乎总是存在于血清中。密歇根大学的数据表明，仅通过放散观察到的有意义的数据很少。

3. 对接受某些药物（如 α- 甲基多巴、氢氯噻嗪和相关化合物）的患者 DAT 阳性样品的放散研究，不能区分病理性自身抗体形成和药物诱导的自身抗体形成。虽然很少使用处方，但是接受 α- 甲基多巴的 15%～20% 患者出现 DAT 阳性，而其中有明显的免疫性溶血的临床体征和症状的不到 1%。在这种药物诱导的 DAT 阳性患者中，监测溶血可能是合适的；然而，除非出现免疫性溶血的临床体征，否则是否需要做广泛的血清学检查是有疑问的。即便如此，只有在数据将用于影响临床和 / 或输血管理的情况下，在与主治医生合作后，才需要对这些患者的 DAT 阳性样品做研究。

4. 在接受大剂量静脉注射青霉素的患者中，约有 3% 出现 DAT 阳性。放散液与包被有药物或相关化合物的红细胞有特异性反应。同样，在青霉素诱导的 DAT 阳性患者中监测溶血可能是合适的，但在出现临床症状之前，是否需要做广泛的血清学调查是有疑问的。

推荐检测：

1. 放散研究作为输血前检测期间评估 DAT 阳性的一部分，应侧重于检测最近输血后产生的具有临床意义的同种抗体。由于在放散液中看到的最常见的特异性，针对的是 RH、KEL（Kell）或 JK（Kidd）血型系统中的抗原，由于这些抗体通常表现出剂量效应，并且在 PEG 试管法中或使用蛋白酶处理的红细胞做增强的反应检测，因此理想的红细胞谱应包括含有和不含 PEG 的未处理红细胞，并考虑检测以下 RH 表型的蛋白酶处理的红细胞：R_1R_1、R_2R_2 和 rr。在酶处理的样品中，至少应有一个是 Jk（a+b−），一个是 Jk（a−b+），另一个是 K+。

2. 与上述红细胞类似的一组红细胞，也非常适合用于评估由于温反应性自身抗体而具有 DAT 阳性的血液样品。使用选定 RH 表型的蛋白酶处理的红细胞，可提供自身抗 -RH 特异性的最佳检测，并鉴定针对由蛋白酶（无花果蛋白酶、木瓜蛋白酶、菠萝蛋白酶）变性的抗原的异常特异性自身抗体。

推荐阅读

Beattie KM. Laboratory management of antibody specificities in warm autoimmune hemolytic anemia. In: Bell CA, ed. A seminar on laboratory management of hemolysis. Washington, DC: AABB, 1979:105-34.

Cohn CS, Delaney M, Johnson ST, Katz LM, eds. Technical manual. 20th ed. Bethesda, MD: AABB, 2020 (or current edition).

Harmening D. Modern blood banking and transfusion practices. 7th ed. Philadelphia, PA: FA Davis, 2019.

Issitt PD. Cold-reactive autoantibodies outside the I and P blood groups. In: Moulds JM, Woods LJ, eds. Blood groups: P, I, Sd^a and Pr. Arlington, VA: AABB, 1991:73-112.

Issitt PD, Anstee DJ. Applied blood group serology. 4th ed. Durham, NC: Montgomery Scientific Publications, 1998.

Judd WJ. Antibody elution from RBCs. In: Bell CA, ed. Seminar on antigen-antibody reactions revisited. Arlington, VA: AABB, 1985.

Judd WJ, Barnes BA, Steiner EA, et al. The evaluation of a positive direct antiglobulin test in pretransfusion testing revisited. Transfusion 1986;26:220-4.

Leger RM, Arndt PA, Garratty G. How we investigate drug-induced immune hemolytic anemia. Immunohematology 2014;30(2):85-94.

Marsh WL. Aspects of cold-reactive autoantibodies. In: Bell CA, ed. A seminar on laboratory management of hemolysis. Washington, DC: AABB, 1979:87-103.

Mougey R. Cold autoimmune hemolytic anemia: A review of clinical and laboratory considerations. Immunohematology 1985;2:1-7.

Petz LD, Garratty G. Immune hemolytic anemias. 2nd ed. Philadelphia, PA: Churchill-Livingstone, 2004.

Yazer MH, Triulzi DJ. The role of the elution in antibody investigations. Transfusion 2009;49: 2395-9.

表 11-1. 冷反应性自身抗体的特异性：与未处理的 O、I+ 红细胞的反应比较

抗 -	红细胞				
	O i_{adult}	O i_{cord}	A_1 I	O，I FIC*	自身
H*	→	（↓）	↓	↑	↓
HI*	↓	↓	↓	↑	↓
I^D	0	0	→	↑	→
I^F	↓	↓	→	（↑）	→
I^T	→	↑	→	↑	→
i	↑	↑	→	↑	→
Pr	→	→	→	0	→
Rx	→	→	→	↑	→

*在 A_1 和 A_1B 个体中。

FIC= 无花果蛋白酶处理的红细胞。与 O 型、I+ 红细胞相比，→ = 同等反应性；↓ = 明显较弱；（↓）= 略弱；↑ = 明显较强；（↑）= 略强。

0= 无反应。

11-A. 免疫性溶血和 / 或 DAT 阳性病例的调查

用途	提供溶血和 / 或直接抗球蛋白试验阳性（DAT）患者样品管理的流程。（另见图 8-A-2。）
开始之前	通过实验室数据系统、电话或申请单，获取： ● 患者输血和妊娠史。 ● 医学诊断。 ● 指示溶血的实验室数据。 ● 药物治疗史。
操作策略	当检测 DAT 阳性的样品时，大多数试剂使用低蛋白稀释剂。但是，如果使用中等至高蛋白含量的试剂，由 IgG 包被引起强 DAT 阳性的样品可能会产生不想要的阳性反应。 与患者的临床医生讨论做 Donath-Landsteiner 试验的必要性。 **注意：**需要按程序 11-N 所述收集血清，而不是血浆。 将重大发现通知主治医生。
样品要求	EDTA 抗凝血作为血浆和红细胞的来源。下面列出的一些研究需要血清。
设备 / 材料	DAT 研究结果（程序 11-B）。

程序　在管理具有免疫性溶血和 / 或 DAT 阳性的样品时，请考虑以下阶段：

<table>
<tr><th>步骤</th><th colspan="2">说明</th></tr>
<tr><td rowspan="3">1.</td><td colspan="2">根据以下标准结合临床和实验室数据评估 DAT 研究的结果：</td></tr>
<tr><td>当红细胞……</td><td>那么考虑……</td></tr>
<tr><td>仅包被有 C3，且有肉眼溶血的迹象</td><td>● 冷凝集素综合征（cold agglutinin syndrome，CAS）：
○ 根据流程 8-B 评估。
● 阵发性冷性血红蛋白尿（paroxysmal cold hemoglobinuria，PCH）：
○ 做 Donath-Landsteiner 试验（程序 11-N）。
● 脓毒症：
○ T 和 Tk 活化试验（见第 14 章）。
● 药物引起的溶血：
○ 如用药史所示，按程序 12-C、12-D、12-E 或 12-F 测试。</td></tr>
</table>

续表

<table>
<tr><td rowspan="3"></td><td>包被有 C3、IgG 或 IgG+C3，报告患者有溶血性输血反应</td><td>● 所输血单位所致的 ABO 不相容或溶血：
○ 检查所输单位并审查记录。
○ 对输血前和输血后样品做 DAT 和患者 ABO 血型鉴定。
○ 检查输血前和输血后血浆样品中的游离血红蛋白。
● 同种抗体引起的不相容性：
○ 做间接抗球蛋白试验（IAT）交叉配血，并检测血清 / 血浆和放散液中的同种抗体。
注意：敏感的方法使用血清，如程序 2-C、2-F 和 2-G，可能需要检测一些同种抗体。</td></tr>
<tr><td>包被有 IgG 或 IgG+C3，有自身免疫性疾病史，或病史不详</td><td>温性自身免疫性溶血性贫血（warm autoimmune hemolytic anemia，WAIHA）：
● 用一组表型鉴定的红细胞测试血清和放散液（参见第 9 章，图 8-A-2 和程序 8-A）。</td></tr>
<tr><td>包被 IgG 或 IgG+C3，且有相关药物史</td><td>如用药史所示，按程序 12-C、12-D、12-E 或 12-F 检测。</td></tr>
<tr><td rowspan="9">2.</td><td colspan="2">根据以下标准评估在第 1 阶段的测试结果：</td></tr>
<tr><td>当……</td><td>那么……</td></tr>
<tr><td>存在强效冷凝集素</td><td>冷凝集素综合征的可能性。</td></tr>
<tr><td>Donath-Landsteiner 试验结果为阳性</td><td>PCH 已确认。</td></tr>
<tr><td>T 和 / 或 Tk 活化试验为阳性</td><td>患者最有可能患有脓毒症。</td></tr>
<tr><td>药物抗体检测呈阳性</td><td>考虑药物诱导的免疫性溶血性贫血。</td></tr>
<tr><td>所输单位 ABO 不相容或溶血</td><td>调查原因，并在必要时向食品药品管理局或相关监管机构报告。</td></tr>
<tr><td>在输血前和 / 或输血后样品中检测到同种抗体</td><td>如果存在溶血的临床体征，则报告为迟发性溶血性输血反应；如果没有明显的溶血，则报告为迟发性血清学输血反应，并选择抗原阴性单位进行以后的输血。</td></tr>
</table>

续表

	IgG 自身抗体存在于血清和/或放散液中	● 考虑 WAIHA： **注意**：许多患者有 IgG 自身抗体，但不溶血。只有在溶血明显的情况下，才有可能诊断出 WAIHA。 ○ 通过吸附排除潜在的同种抗体。根据输血史从第 11 章中选择程序。 ○ 考虑使用单克隆试剂或分子检测做表型分型。 ○ 按图 8-A-2 所述进行。 ● 也考虑药物，特别是 α- 甲基多巴疗法。
	血清和放散研究均为阴性	● 考虑来自非 ABO 血型特异性血液成分或移植物的被动抗体： ○ 用 A_1 和 B 红细胞通过 IAT 测试血清和放散液（例如，程序 2-I）。 ● 考虑药物依赖性抗体： ○ 审查病历，并与患者的临床医生讨论上述进一步研究的必要性。
3.	根据以下标准评估患者的输血史，结合抗体鉴定、吸附和放散研究结果：	
	当患者……	**那么……**
	最近未接受输血，血清显示 RH 特异性（如抗 -e，但患者红细胞携带 e 抗原），抗体被自身红细胞吸附	抗体是相对 RH 自身抗体： ● 如果 e 阳性单位的输血没有产生预期的血红蛋白/血细胞比容增加，则考虑发放 e 阴性单位。 ● 通知患者的临床医生可能无法获得相容的单位。
	最近没有接受输血，血清和放散液与来自试剂谱红细胞的所有红细胞样品反应相同，抗体被自身红细胞吸附	抗体是泛反应性自身抗体： ● 通知患者的临床医生可能无法获得相容的单位。 ● 如果迫切需要输血，请发放血型适宜的不相容单位。
	最近接受了输血，血清（未吸附或用 ZZAP 处理的同种异体红细胞吸附）显示同种抗体特异性	考虑输血的同种异体免疫应答： ● 基因分型或收集患者的自身红细胞（见第 5 章和图 8-A-2）和表型鉴定以获得适当的抗原。 ● 通知患者的临床医生并出具输血反应报告。
	最近接受了输血，放散液具有广泛的反应性，用异基因红细胞吸附的血清具有非反应性	收集患者的自身红细胞（见第 5 章和图 8-A-2），并用放散液测试： ● 如果反应，放散的抗体是自身抗体。 ● 如果没有反应，考虑高频率抗原的同种抗体。用稀有试剂红细胞和/或抗体测试。 ● 通知患者的临床医生可能无法获得相容的单位。

续表

	最近接受了输血，放散液具有广泛的反应性，用异基因红细胞吸附的血清具有反应性	● 吸附不完全： ○ 如果可能，做进一步的吸附。 ● 抗体针对的是被二硫苏糖醇或蛋白酶破坏的抗原： ○ 如果有的话，用未经处理的表型匹配的红细胞吸附。

生效日期：

批准人：	印刷体姓名	签字	日期
实验室管理			
医学总监			
质量官			

11-B. 抗球蛋白试验：抗 -IgG 和抗 -C3 直接试验（试管法）

用途	提供检测体内结合的免疫球蛋白 G（IgG）和 C3 的说明： ● 用于免疫性溶血的研究。
背景信息	当 IgG 和 / 或补体（C3）可能在体内与红细胞结合时，直接抗球蛋白试验用于研究免疫介导的红细胞破坏。 直接从患者获得的红细胞不含未结合的球蛋白，并用多特异性（抗 -IgG+C3）和 / 或单特异性抗人球蛋白（AHG）试剂（抗 -IgG 或 -C3）检测。单特异性试剂的凝集表明红细胞包被有相应的球蛋白。
操作策略	样品采集不应超过 48 小时。 离心后必须立即查看试验结果。 **注意：**在洗涤前准备新鲜的细胞悬液。
局限性	不想要的阳性反应： ● 试验离心过度。 ● 试剂被污染。 不想要的阴性反应： ● 红细胞洗涤不足。 ● 离心后放置过久。 ● 将红细胞长时间置于悬液中并进行测试。
样品要求	来自 EDTA 抗凝血样的红细胞：0.1mL。
设备 / 材料	抗人 C3：含有抗 -C3d。 抗人 IgG：γ 链特异性。 对照红细胞：IgG 包被的红细胞和 C3d 包被的红细胞；市售，或参见第 7 章。 多特异性 AHG（polyspecific AHG，PS-AHG）：同时含有抗 -IgG 和抗 -C3。
质量控制	1. 在使用的每一天，用 IgG 和 C3d 包被的红细胞测试每种 AHG 试剂： a）IgG 包被的红细胞应仅与 PS-AHG 和抗 -IgG 反应。 b）C3 包被的红细胞应仅与 PS-AHG 和抗 -C3 反应。 2. 在每次做此试验时： c）将 IgG 包被的红细胞添加到 PS-AHG 和抗 -IgG 的所有阴性结果的试验中。 d）将 C3 包被的红细胞添加到所有抗 -C3 阴性试验中。 e）按血凝试验离心。 f）肉眼检查红细胞的凝集情况；对结果分级和记录。 g）IgG 包被的红细胞和 C3 包被的红细胞的凝集表明加入了活性 AHG，并且在测试前充分洗涤了红细胞。

程序　使用以下步骤执行该程序：

<table>
<tr><th>步骤</th><th>操作</th></tr>
<tr><td>1.</td><td>制备新鲜的 3%～5% 红细胞悬液。</td></tr>
<tr><td>2.</td><td>将 1 滴 3%～5% 样品红细胞（在生理盐水或天然血浆中）分配到 4 个适当标记的 12mm×75mm 试管中。</td></tr>
<tr><td>3.</td><td>将红细胞在生理盐水中洗涤 4 次，并完全倾倒最终洗涤上清液。</td></tr>
<tr><td>4.</td><td>向 1 支试管中，根据制造商的说明添加 PS-AHG。</td></tr>
<tr><td>5.</td><td>同样，设置使用抗 -IgG 和抗 -C3 试剂的试验。</td></tr>
<tr><td>6.</td><td>在第 4 管中加入 2 滴生理盐水。</td></tr>
<tr><td>7.</td><td>轻轻搅拌每支试管的内容物。</td></tr>
<tr><td>8.</td><td>按血凝试验离心。</td></tr>
<tr><td>9.</td><td>肉眼检查红细胞的凝集情况；对结果分级和记录。</td></tr>
<tr><td>10.</td><td>当抗 -C3 试验结果为阴性时，如果制造商的说明有此指示，则将含有抗 -C3 和生理盐水的试管在室温下孵育 5 分钟。重复步骤 8 和 9。</td></tr>
<tr><td>11.</td><td>在所有抗 -IgG 或多特异性 AHG 阴性试验中加入 IgG 包被的红细胞。再次离心并肉眼检查试验是否有混合视野凝集。当用包被 IgG 的红细胞检测无反应时，重复试验。</td></tr>
<tr><td>12.</td><td>将 C3 包被的红细胞添加到所有抗 -C3 阴性试验中。再次离心并肉眼检查试验是否有混合视野凝集。当用包被 IgG 的红细胞检测无反应时，重复试验。</td></tr>
<tr><td>13.</td><td>对反应的解读如下：
<table>
<tr><th>如果 PS-AHG 发生反应……</th><th>抗 -IgG 反应……</th><th>抗 -C3 反应……</th><th>生理盐水反应……</th><th>那么包被蛋白是……</th></tr>
<tr><td>+</td><td>+</td><td>+</td><td>0</td><td>IgG+C3</td></tr>
<tr><td>+</td><td>+</td><td>0</td><td>0</td><td>IgG</td></tr>
<tr><td>+</td><td>0</td><td>+</td><td>0</td><td>C3</td></tr>
<tr><td>+</td><td>+</td><td>+</td><td>+</td><td>不确定。反应：
• 表示自发凝集。
• 可能由 IgM 包被引起。</td></tr>
<tr><td>0</td><td>0</td><td>0</td><td>0</td><td>不存在</td></tr>
</table></td></tr>
<tr><td>14.</td><td>如果直接抗球蛋白试验结果为阴性，但有溶血的临床体征，则可以重复检测，在洗涤步骤中用冰冷盐水或低离子强度盐水代替。</td></tr>
</table>

参 考 文 献

Garratty G. Immune hemolytic anemia associated with negative routine serology. Semin Hematol 2005;42:156-64.

生效日期：

批准人：	印刷体姓名	签字	日期
实验室管理			
医学总监			
质量官			

11-C. 抗球蛋白试验：抗 -IgM 和抗 -IgA 直接试验（试管法）

用途	提供检测体内结合的免疫球蛋白 M（IgM）和 IgA 的说明： ● 用于免疫性溶血的研究。
背景信息	在免疫介导的红细胞破坏的罕见情况下，IgG 或 C3 以外的球蛋白可能在体内与红细胞结合。该程序有助于识别 IgA 或 IgM 包被的红细胞。
操作策略	样品采集不应超过 48 小时。 离心后必须立即查看试验结果。 必须在洗涤前即刻制备新鲜的红细胞悬液。
局限性	不想要的阳性反应： ● 试验离心过度。 ● 试剂被污染。 不想要的阴性反应： ● 红细胞洗涤不足。 ● 离心后放置过久。
样品要求	来自 EDTA 抗凝血样的红细胞：0.1mL。
设备 / 材料	抗人 IgM：山羊或单克隆抗 -IgM；1mL。根据制造商的建议使用，或用 IgM 包被的红细胞滴定，以确定最佳工作稀释度。 抗人 IgA：山羊或单克隆抗 -IgA（例如 1mL）。按照制造商的建议使用，或用 IgA 包被的红细胞滴定，以确定最佳工作稀释度。 IgM 包被和 IgA 包被的红细胞：见第 7 章。 正常 A_1B（或 A_1 和 B）红细胞：用作阴性对照；洗涤 4 次并用生理盐水稀释为 3%～5% 悬液。 pH 7.3 磷酸盐缓冲盐水（PBS）。
质量控制	在使用的每一天，应显示 IgM 和 IgA 包被的红细胞以及对照 A_1B（或 A_1 和 B）红细胞，得到与抗 -IgM 和抗 -IgA 的预期反应结果。 对于每批抗 -IgA 和抗 -IgM，应显示与 IgG 或 C3 包被的红细胞没有反应性。

程序 使用以下步骤执行该程序：

步骤	操作
1.	制备新鲜的 3%～5% 红细胞悬液。
2.	将 1 滴 3%～5% 红细胞（在生理盐水或原生血浆中）分配到 3 支适当标记的 12mm×75mm 试管中。
3.	用生理盐水洗涤红细胞 4 次，并完全倾倒最终洗涤上清液。

续表

<table>
<tr><td>4.</td><td colspan="4">向 1 支试管中加入 2 滴最佳稀释度的抗 -IgM。</td></tr>
<tr><td>5.</td><td colspan="4">在另 1 支试管中，加入 2 滴最佳稀释度的抗 -IgA。</td></tr>
<tr><td>6.</td><td colspan="4">向第 3 支试管中加入 2 滴 pH 7.3 PBS。</td></tr>
<tr><td>7.</td><td colspan="4">轻轻搅拌每支试管的内容物。</td></tr>
<tr><td>8.</td><td colspan="4">按血凝试验离心。</td></tr>
<tr><td>9.</td><td colspan="4">肉眼检查红细胞的凝集情况；对结果分级和记录。</td></tr>
<tr><td rowspan="7">10.</td><td colspan="4">对于阴性试验，在室温下或根据验证程序孵育 5 分钟。重复步骤 8 和 9。</td></tr>
<tr><td colspan="4">对反应的解读如下：</td></tr>
<tr><td>如果抗 -IgA 发生反应……</td><td>抗 -IgM 反应……</td><td>PBS 反应……</td><td>那么包被蛋白是……</td></tr>
<tr><td>+</td><td>0</td><td>0</td><td>IgA。</td></tr>
<tr><td>0</td><td>+</td><td>0</td><td>IgM。</td></tr>
<tr><td>+</td><td>+</td><td>+</td><td>未确定：
● 反应提示自发凝集。</td></tr>
<tr><td>0</td><td>0</td><td>0</td><td>不存在</td></tr>
<tr><td>11.</td><td colspan="4">如果直接抗球蛋白试验结果为阴性，但有溶血的临床体征，则可以重复检测，在洗涤步骤中用冰冷盐水或低离子强度盐水代替。</td></tr>
</table>

生效日期：

批准人：	**印刷体姓名**	**签字**	**日期**
实验室管理			
医学总监			
质量官			

11-D. 抗球蛋白试验：抗 -IgM 和抗 -IgA 直接检测（柱凝集试验）

用途	提供使用柱凝集试验检测体内结合的免疫球蛋白 M（IgM）和 IgA 的说明： ● 用于免疫性溶血的研究。
背景信息	在免疫介导的红细胞破坏的罕见情况下，IgG 或 C3 以外的球蛋白可能在体内与红细胞结合。该程序有助于识别 IgA 或 IgM 包被的红细胞。
操作策略	样品采集不应超过 48 小时。 离心后必须立即查看试验结果。 必须在洗涤前即刻制备新鲜的红细胞悬液。
局限性	不想要的阳性反应： ● 试验离心过度。 ● 试剂被污染。 不想要的阴性反应： ● 红细胞洗涤不足。 ● 离心后放置过久。
样品要求	来自 EDTA 抗凝血样的红细胞：0.1mL。
设备 / 材料	抗人 IgM：山羊或单克隆抗 -IgM；1mL。根据制造商的建议使用，或用 IgM 包被的红细胞滴定，以确定最佳工作稀释度。 抗人 IgA：山羊或单克隆抗 -IgA（例如 1mL）。按照制造商的建议使用，或用 IgA 包被的红细胞滴定，以确定最佳工作稀释度。 IgM 包被和 IgA 包被的红细胞：见第 7 章。 正常 A_1B（或 A_1 和 B）红细胞：用作阴性对照；洗涤 4 次并用生理盐水稀释为 3%～5% 悬液。 pH 7.3 磷酸盐缓冲盐水（PBS）。
质量控制	在使用的每一天，应显示 IgM 和 IgA 包被的红细胞，以及对照 A_1B（或 A_1 和 B）红细胞，得到与抗 -IgM 和抗 -IgA 的预期反应。 对于每批抗 -IgA 和抗 -IgM，应显示与 IgG 或 C3 包被的红细胞没有反应性。

程序　使用以下步骤执行该程序：

步骤	操作
1.	制备新鲜的 0.8% 红细胞悬液。
2.	将 50μL 0.8% 测试红细胞［柱凝集技术（column agglutination technology，CAT）］稀释液分配到 3 个适当标记的微柱中。
3.	在一个微柱中加入 25μL 最佳稀释度的抗 -IgM。

续表

<table>
<tr><td>4.</td><td>将 25μL 最佳稀释度的抗 -IgA 添加到另一个微柱中。</td></tr>
<tr><td>5.</td><td>在第 3 微柱中加入 25μL pH 7.3 PBS。</td></tr>
<tr><td>6.</td><td>柱凝集试验的离心。</td></tr>
<tr><td>7.</td><td>通过查看卡片的正面和背面，肉眼观察每个凝胶柱中的红细胞。</td></tr>
<tr><td>8.</td><td>对结果分级和记录。</td></tr>
<tr><td>9.</td><td>对反应的解读如下：
<table>
<tr><th>如果抗 -IgA 发生反应……</th><th>抗 -IgM 反应……</th><th>PBS 反应……</th><th>那么包被蛋白是……</th></tr>
<tr><td>+</td><td>0</td><td>0</td><td>IgA</td></tr>
<tr><td>0</td><td>+</td><td>0</td><td>IgM</td></tr>
<tr><td>+</td><td>+</td><td>+</td><td>未确定：
● 反应提示自发凝集</td></tr>
<tr><td>0</td><td>0</td><td>0</td><td>不存在</td></tr>
</table></td></tr>
<tr><td>10.</td><td>如果直接抗球蛋白试验结果为阴性，但有溶血的临床体征，则可以重复检测，在洗涤步骤中用冰冷盐水或低离子强度盐水代替。</td></tr>
</table>

生效日期：

批准人：	印刷体姓名	签字	日期
实验室管理			
医学总监			
质量官			

11-E. 抗球蛋白试验：使用聚凝胺的直接试验

用途	提供检测体内结合的免疫球蛋白G（IgG）的说明： ● 用于直接抗球蛋白试验（DAT）阴性的自身免疫性溶血性贫血的研究。
背景信息	在极少数温性自身免疫性溶血性贫血病例中，IgG可能以非常低的水平存在于红细胞上，以至于常规DAT（如程序11-B中所述）无反应。此程序使用阳离子聚合物聚凝胺，其可导致用柠檬酸钠分散的正常红细胞聚集。然而，柠檬酸钠不会分散聚凝胺诱导的抗体包被红细胞的聚集。
操作策略	此程序应使用新制备的洗涤红细胞悬液进行。
局限性	不想要的阳性反应： ● 试验离心过度。 ● 聚凝胺分散不充分。 不想要的阴性反应： ● 红细胞洗涤不足。 ● 试验中摇晃得过于剧烈。
样品要求	自体血清或血浆：0.1mL。 红细胞：取EDTA抗凝血样，洗涤3次，稀释为盐水中的3%～5%的悬液；0.2mL。
设备/材料	抗人球蛋白（AHG）：抗-IgG；不必是重链特异性的。 抗-D血清对照：市售高蛋白（多克隆，非化学修饰）抗-D血清的1万分之一稀释度（AB血清中）。 **注意：**这在低离子强度生理盐水（LISS）抗球蛋白试验中产生RhD阳性红细胞的阴性结果；参阅第2章。 RhD阳性红细胞对照：洗涤3次，用生理盐水稀释为3%～5%的悬液。 带有一次性吸头的移液器，用于移取100μL和1mL AB型血清。 IgG包被的红细胞：市售，或参见第7章。 LIM（低离子介质）。 中和试剂。 聚凝胺工作液。
质量控制	该方法包括阳性和阴性对照。 用IgG包被的红细胞确认所有阴性反应。

程序　使用以下步骤执行该程序：

步骤	操作
1.	用生理盐水在适当标记的10mm或12mm×75mm试管中洗涤1滴红细胞样品。 **注意：**包括2个含有RhD阳性红细胞的试管，用于对照试验。

续表

<table>
<tr><td>2.</td><td colspan="2">轻轻倾倒上清液并轻摇试管内容物，以重新悬浮红细胞来制备 1% 红细胞悬浮液，然后用力倾倒试管以留下 1 滴 1% 红细胞。</td></tr>
<tr><td>3.</td><td colspan="2">首先添加 100μL 自身血清或血浆，然后将 1mL 低离子介质添加到适当的试管中。混合并在室温下孵育 1 分钟。</td></tr>
<tr><td>4.</td><td colspan="2">同样，分别用 RhD 阳性红细胞和稀释的抗 -D 或 AB 血清建立阳性和阴性对照。混合并在 RT 下孵育 1 分钟。</td></tr>
<tr><td>5.</td><td colspan="2">向每支试管中加入 0.1mL 聚凝胺工作液并混合。</td></tr>
<tr><td>6.</td><td colspan="2">以 1 000×g 离心 10 秒（或等效处理）并倾倒上清液。请勿重新悬浮红细胞。</td></tr>
<tr><td>7.</td><td colspan="2">加入 100μL 中和溶液。</td></tr>
<tr><td>8.</td><td colspan="2">轻摇试管（以 45 度角轻摇试管架 10 秒钟），观察是否有持续的凝集。对结果分级和记录。</td></tr>
<tr><td rowspan="4">9.</td><td colspan="2">对反应的解读如下：</td></tr>
<tr><td>如果凝集是……</td><td>那么红细胞是……</td></tr>
<tr><td>存在</td><td>包被有球蛋白。</td></tr>
<tr><td>不存在</td><td>DAT 阴性。</td></tr>
<tr><td>10.</td><td colspan="2">用生理盐水洗涤红细胞 4 次，并完全倾倒最终洗涤上清液。</td></tr>
<tr><td>11.</td><td colspan="2">在由此获得的干红细胞扣上，根据制造商的说明添加抗 -IgG。</td></tr>
<tr><td>12.</td><td colspan="2">按血凝试验离心。</td></tr>
<tr><td>13.</td><td colspan="2">肉眼检查红细胞的凝集情况；对结果分级和记录。</td></tr>
<tr><td rowspan="4">14.</td><td colspan="2">对反应的解读如下：</td></tr>
<tr><td>如果凝集是……</td><td>那么红细胞是……</td></tr>
<tr><td>存在</td><td>包被有 IgG。</td></tr>
<tr><td>不存在</td><td>DAT 阴性。</td></tr>
<tr><td>15.</td><td colspan="2">将 IgG 包被的红细胞添加到所有阴性试验中。再次离心并肉眼检查试验是否有混合视野凝集。当用包被 IgG 的红细胞检测无反应时，重复抗体检测试验。</td></tr>
</table>

参 考 文 献

Garratty G, Postoway N, Nance S, Brunt D. The detection of IgG on RBCs of “Coombs negative” autoimmune hemolytic anemias. Transfusion 1982; 22:430.

Lalezari P, Jiang AF. The manual Polybrene test: A simple and rapid procedure for detection of RBC antibodies. Transfusion 1980;20:206-11.

生效日期：

批准人：	印刷体姓名	签字	日期
实验室管理			
医学总监			
质量官			

11-F. 抗球蛋白试验：酶联 DAT

用途	提供检测体内结合的免疫球蛋白 G（IgG）的说明： ● 用于直接抗球蛋白试验（DAT）阴性的自身免疫性溶血性贫血的研究。
背景信息	在酶联 DAT（enzyme-linked DAT，ELDAT）中，来自疑似自身免疫性溶血但常规 DAT 阴性的患者红细胞，被洗涤并用抗 -IgG 加碱性磷酸酶偶联物（抗 -IgG-AP）孵育。通过洗涤去除未结合的抗 -IgG-AP，再添加与 AP 相互作用的底物以产生黄色，在 405nm 处测量其强度。由于该检测方法灵敏度极高，因此可能在常规 DAT 检测不到的水平上显示出临床意义显著的自身免疫性 IgG 包被。
操作策略	在制备用于 ELDAT 的红细胞悬液时，准确性至关重要。将红细胞稀释至约 2%。使用电子粒子计数器测定实际悬浮液，并调至 2×10^8 红细胞 /mL。
局限性	不想要的阳性反应： ● 未有效去除未结合的抗 -IgG-AP。 不想要的阴性反应： ● 红细胞洗涤不足。
样品要求	红细胞：取自 EDTA 抗凝血样，洗涤 6 次，用 0.2% BSA-PBS 稀释为 2% 悬液。使用电子粒子计数器测定实际悬浮液，并调至 2×10^8 红细胞 /mL；至少需要 1.5mL。
设备 / 材料	抗 -D：Rh 免疫球蛋白（RhIG）；市售；从制造商处获得含量 μg/mL 级别；用 3% BSA-PBS 稀释 1∶128 000～1∶1 000。 抗 -IgG 结合物：与 AP 结合的绵羊抗人 IgG。通过滴定研究（在 3% BSA-PBS 中连续倍量稀释）确定抗 -IgG-AP 的适当稀释度，其中 RhD 阳性红细胞用 1 000 倍稀释的市售改性试管法抗 -D（高蛋白）预包被。在纸上绘制光密度（OD）值与抗 -IgG-AP 稀释度的线性图。选择一种稀释的抗 -IgG-AP，该稀释液与 RhD 阳性红细胞一起时的 OD 值在曲线的直线部分上，但与 RhD 阴性红细胞一起时具有低 OD 值。 0.2% BSA-LISS。 3% BSA-LISS 0.2% BSA-PBS。 3% BSA-PBS。 实验室膜（例如，Parafilm）。 p- 硝基酚磷酸酯（p-nitrophenol phosphate，PNP）底物：PNP，在使用前用 0.05mol/L 碳酸盐缓冲液稀释至 2mg/mL。 移液器：移取 200～1 000μL。 1mol/L NaOH。 分光光度计，波长为 405nm。

续表

	试管：玻璃，12mm×75mm。准备 ELDAT，方法是填充 0.2% BSA-PBS，几分钟后丢弃 0.2% BSA-PBS，然后倒置排空。 阴性对照红细胞样品：6 份正常供者红细胞样品，洗涤 3 次，用 0.2% BSA-PBS 稀释为 2% 悬液。 阳性对照红细胞样品：用如下抗 -D 稀释液预包被的 R_1R_1 或 R_2R_2 红细胞： 1. 在 0.2% BSA-PBS 中洗涤红细胞 3 次，然后再洗涤 1 次，用 0.2% BSA-LISS 稀释为 2% 悬液。 2. 将 1mL 2% R_1R_1 或 R_2R_2 红细胞分装到 8 个预包被的 12mm×75mm 试管中。 3. 向每组的 1 支试管中加入 1mL 用 3% BSA-LISS 稀释为 1∶1 000 的抗 -D 溶液。 4. 同样，设置使用其他抗 -D 稀释液的试验。 5. 将所有试管在 37℃下孵育 15 分钟。 6. 用 pH 7.3 PBS 洗涤红细胞 3 次，并抽吸最终洗涤上清液。 7. 如上所述，将红细胞用 0.2% BSA-PBS 稀释为 2% 悬液。
质量控制	该程序包括阳性和阴性对照。

程序　使用以下步骤执行该程序：

步骤	操作
1.	对于每个红细胞样品（测试、正常和阳性对照），将 0.5mL2% 红细胞悬液分配到 3 支预包被、适当标记的 12mm×75mm 玻璃试管中。
2.	用 0.2% BSA-PBS 洗涤红细胞 1 次，并抽吸最后的上清液。
3.	在每个样品的第 2 支重复试管中，加入 0.2mL 抗 -IgG-AP。
4.	向每个样品的第 3 支试管中加入 0.2mL 0.2% BSA-PBS，作为“溶血对照”试管。
5.	用 Parafilm 覆盖试管，在 37℃下孵育 1 小时；在此期间，定期轻轻搅拌。
6.	用 0.2% BSA-PBS 洗涤红细胞 3 次，并抽吸最后的上清液。
7.	将红细胞稀释在 0.5mL0.2% BSA-PBS 中，转移到清洁、适当标记的 12mm×75mm 试管中。
8.	离心压积红细胞，并吸出上清液。
9.	在红细胞扣中加入 0.2mL 0.2% BSA-PBS 和 0.2mL PNP。
10.	混合均匀，用 Parafilm 覆盖试管，在 37℃下孵育 60 分钟。
11.	移除 Parafilm 并离心压积红细胞。
12.	将上清液转移到干净的试管中，加入 0.5mL 1mol/L NaOH（以停止酶反应）。

续表

13.	在 405nm 处读取每个上清液的 OD 值。 **注意**：读数用 PNP，0.2mL；0.2% BSA-PBS，0.2mL；和 1mol/L NaOH，0.5mL 组成的空白试剂作为背景。
14.	要评估每个样品的结果，请通过从 ODT 中减去 ODC 来计算校正的 OD 值，其中 T= 测试；C= 溶血对照。
15.	对每个测试样品和对照样品，取 2 个校正 OD 值的平均值。
16.	计算每个红细胞结合的 IgG 分子数量如下： $\frac{4\times10^{11}\times \text{RhIG 抗 -D 含量}}{\text{RhIG 稀释倍数}\times2\times10^{8}}$ 使用以下假设： ● 1μg 抗 -D 含有 4×10^{11} 个分子。 ● 所有抗 -D 分子已在“设备材料”部分的步骤 3 中结合。
17.	根据每次抗 -D 稀释时每个红细胞结合的分子数量，和校正的 OD 值绘图。使用获得的曲线计算与测试红细胞结合的 IgG 分子的数量。

参 考 文 献

Leikola J, Perkins HA. Enzyme-linked antiglobulin test: An accurate and simple method to quantitate RBC antibodies. Transfusion 1980;20:138-44.

Postoway N, Nance SJ, Garratty G. Variables affecting the enzyme-linked antiglobulin test when detecting and quantitating IgG RBC antibodies. Med Lab Sci 1985;42:11-19.

Wilson L, Wren MR, Issitt PD. Enzyme linked antiglobulin test: Variables affecting the test when measuring levels of RBC antigens. Med Lab Sci 1985;42:20-5.

生效日期：

批准人：	印刷体姓名	签字	日期
实验室管理			
医学总监			
质量官			

11-G. 分散自身凝集

用途	提供分散强凝集红细胞的说明： ● 对自发凝集的红细胞样品做表型和直接抗球蛋白试验（DAT）研究。
背景信息	免疫球蛋白 M（IgM）分子由 5 个径向排列的亚基组成，这些亚基通过亚基间二硫键（S-S）连接，易于被 2- 巯基乙醇（2-ME）和二硫苏糖醇（DTT）等硫醇试剂裂解。在体外通过在 IgM 自身抗体自发凝集的红细胞中添加 2-ME 或 DTT，产生未凝集的红细胞样品，用于血型鉴定试验。
操作策略	此程序可以使用 DTT 或 2-ME。试剂应在通风橱中或根据机构的化学品管理政策使用。
局限性	大量包被的红细胞处理后，依然可能存在残留的弱凝集。 对还原剂敏感的抗原[如 KEL（Kell）抗原]可能会被破坏。
样品要求	红细胞：取自 EDTA 抗凝血样品，用盐水洗涤 3 次，并用磷酸盐缓冲盐水（PBS）稀释至 50% 悬液。
设备 / 材料	6% BSA-PBS。 工作溶液：0.01mol/L DTT，或 0.1mol/L 2-ME。 pH 7.3 PBS。
质量控制	通过立即离心试管法，用 6% BSA-PBS 检测处理和未处理的红细胞。 与测试样品平行处理携带待测红细胞抗原的对照红细胞样品（例如，处理以确定 ABO 血型时用 AB 细胞）。

程序　使用以下步骤执行该程序：

步骤	操作
1.	向 1 体积在 PBS 中 50% 的患者和对照红细胞中添加等体积的 0.01mol/L DTT 或 0.1mol/L 2-ME 到每支试管中。
2.	在 37℃下孵育 15 分钟（2-ME 孵育 10 分钟）。
3.	用生理盐水洗涤红细胞 3 次。
4.	在血型定型 / 分型试验中使用之前，用生理盐水将处理过的红细胞稀释为 3%～5% 的悬液。（参阅第 1 章和第 13 章。）

参 考 文 献

Reid ME. Autoagglutination dispersal utilizing sulphydryl compounds. Transfusion 1978;18:353-5.

生效日期：

批准人：	印刷体姓名	签字	日期
实验室管理			
医学总监			
质量官			

11-H. 检测冷反应性自身抗体的热振幅

用途	提供测定冷反应性自身抗体热振幅的说明： ● 用于含有冷反应性自身抗体样品的研究。
背景信息	热振幅试验可用于评估自身抗体的临床意义。与在体外低于体温优先反应的红细胞相比，在体外等于体温优先反应的抗体可能在体内引起显著的红细胞破坏。自身抗体的热幅越高，免疫性溶血的可能性就越大。请注意，一些 IgM 温反应性自身抗体可能优先在 22℃反应。
操作策略	应在 37℃下收集、保存和分离样品。
局限性	不适用。
样品要求	血清：在 37℃下从保持在 37℃的凝血血样中分离 0.3mL。
设备 / 材料	试剂红细胞：O 型 2 个样品，成人 I 阳性细胞，洗涤 3 次，用生理盐水稀释为 3%～5% 悬液。 水浴：37℃、30℃和 22℃。
质量控制	在每个孵化阶段之前、期间和结束时检查水浴各一次。可接受的温度变化为 ±1℃。

程序 使用以下步骤执行该程序：

步骤	操作
1.	将红细胞、血清和 10mm 或 12mm×75mm 试管温热至 37℃。
2.	对于每个待测红细胞样品，在预热试管中混合 2 或 3 滴血清和 1 滴 3%～5% 红细胞。 **注意：**每次稀释使用相同数量的液滴。
3.	在 37℃下孵育 1 小时。
4.	离心做血凝试验，在观察前将试管放回 37℃5 分钟。
5.	肉眼检查红细胞的凝集情况；对结果分级和记录。
6.	将试管转移到 30℃并在此温度下孵育 1 小时。
7.	离心做血凝试验，在观察前将试管放回 30℃5 分钟。
8.	肉眼检查红细胞的凝集情况；对结果分级和记录。
9.	将试管转移到 22℃并在此温度下孵育 1 小时。
10.	用于血凝试验的离心机。

续表

11.	结果解释如下：	
	如果凝集存在于……	**那么抗体……**
	22℃，但不是 30℃	具有有限的热振幅。
	30℃，但不是 37℃	具有潜在的临床意义，部分取决于反应性的强度。
	37℃	应被认为具有潜在的临床意义。

参 考 文 献

Judd WJ. Investigation and management of immune hemolysis: Autoantibodies and drugs. In: Wallace ME, Levitt JS, eds. Current applications and interpretation of the direct antiglobulin test. Arlington, VA: AABB, 1988:47-103.

生效日期：

批准人：	**印刷体姓名**	**签字**	**日期**
实验室管理			
医学总监			
质量官			

11-I. 冷反应性自身抗体滴定法诊断试验(过夜法)

用途	提供滴定冷反应性自身抗体的说明： ● 用于含有冷反应性自身抗体样品的研究。 ● 评估抗体的临床意义。
背景信息	冷反应性自身抗体(特别是抗 -I)的免疫性溶血可能与自身抗体效价有关；效价越高，自身抗体的溶血可能性(临床意义)越大。此程序可用于确定冷反应性自身抗 -I 的效价。
操作策略	应在 37℃下收集、保存和分离样品。 应使用校准的移液器来制备血清稀释液。 为每支试管使用干净的移液器吸头，以防止残留。
局限性	不想要的阳性反应： ● 制备稀释液时的残留。
样品要求	血清：在 37℃下从保持在 37℃的凝血血样中分离 0.3mL。
设备 / 材料	带有一次性吸头的移液器，移取 100～500μL。 pH 7.3 磷酸盐缓冲盐水(PBS)。 红细胞：在 pH 7.3 PBS 中 O 型 I 阳性红细胞的 1% 悬液。每天从过去 7 天内采集的柠檬酸 - 柠檬酸钠 - 葡萄糖(ACD)或柠檬酸盐 - 磷酸盐 - 葡萄糖(CPD)抗凝血制备新鲜样品。用生理盐水洗涤 3 次，然后用 PBS 稀释。
质量控制	不适用。

程序　使用以下步骤执行该程序：

步骤	操作
1.	用 0.8mL pH 7.3 PBS 稀释 0.2mL 血清。
2.	使用 12mm×75mm 试管，用 pH 7.3 PBS 制备 0.5mL 体积的该 1/5 稀释液的连续倍量稀释液。最终稀释范围应为 1/10～1/20 480(12 管)。
3.	在每种稀释液中加入 0.5mL 1% 红细胞。
4.	混合并在 4℃下孵育过夜。
5.	不要离心：小心地将试管放入冰浴中(1 次 1 支试管)肉眼检查红细胞是否凝集，从血清的最高稀释度开始。对结果分级和记录。
6.	将效价报告为观察到凝集的血清最高稀释度的倒数。

续表

7.	结果解释如下：	
	如果效价是……	**那么抗体……**
	>40	具有临床意义。
	>640 **注意：**使用自身抗 -i 获得效价可能 <640；在这种情况下，可使用 i_{cord} 或 i_{adult} 红细胞代替或补充 I 阳性红细胞。	可能引起免疫性溶血。
	<40	无临床意义。

参 考 文 献

Henry JB. Clinical diagnosis and management by laboratory methods. 16th ed. Philadelphia, PA: WB Saunders, 1979.

生效日期：

批准人：	**印刷体姓名**	**签字**	**日期**
实验室管理			
医学总监			
质量官			

11-J. 通过滴定法检测冷反应性自身抗体

用途	提供滴定冷反应性自身抗体的说明： ● 用于含有冷反应性自身抗体样品的研究。 ● 评估抗体的临床意义。
背景信息	冷反应性自身抗体（特别是抗 -I）的免疫性溶血可能与自身抗体效价有关；效价越高，自身抗体的溶血可能性（临床意义）越大。此程序可用于确定冷反应性自身抗 -I 的效价。
操作策略	应在 37℃下收集、保存和分离样品。应使用校准移液管来制备血清稀释液。 为每支试管使用干净的移液器吸头，以防止残留。
局限性	不想要的阳性反应： ● 制备稀释液时的残留。
样品要求	血清：在 37℃下从保持在 37℃的凝血血样中分离 0.3mL。
设备 / 材料	带有一次性吸头的移液器，移取 100～500μL。 pH 7.3 磷酸盐缓冲盐水（PBS）或生理盐水。 红细胞：在 pH 7.3 PBS 或生理盐水中的 O 型 I 阳性红细胞的 3%～5% 悬液。每天从过去 7 天内采集的柠檬酸 - 柠檬酸钠 - 葡萄糖（ACD）或柠檬酸盐 - 磷酸盐 - 葡萄糖（CPD）抗凝血制备新鲜样品。用生理盐水洗涤 3 次，然后用 PBS 稀释。 **注意：**0.85% 生理盐水可替代 pH 7.3 PBS。
质量控制	不适用。

程序　使用以下步骤执行该程序：

步骤	操作
1.	使用 12mm×75mm 试管，在 pH 7.3 PBS 或生理盐水中制备至少 0.5mL 的患者血清或血浆连续倍量稀释液。
2.	最终稀释范围应为 1/4 096～1/2（12 管）。
3.	将 2 或 3 滴每种稀释液添加到适当标记的试管中。 **注意：**每次稀释使用相同数量的液滴。
4.	在每次稀释中加入 0.05mL（1 滴）的 3%～5% 红细胞悬液。
5.	混合并在 4℃下孵育 1 小时。建议在 1～6℃下冷藏水浴。
6.	按血凝试验离心：小心地将试管放入冰浴中（一次 1 支试管）肉眼检查红细胞是否凝集，从血清的最高稀释度开始。对结果分级和记录。
7.	将效价报告为观察到凝集的血清最高稀释度的倒数。

续表

8.	结果解释如下：	
	如果效价……	**那么抗体……**
	>1 028（1 000） **注意：**使用自身抗 -i 获得的效价可能 <640；在这种情况下，可使用 i_{cord} 或 i_{adult} 红细胞代替或补充 I 阳性红细胞。	可能引起免疫性溶血。
	<40	无临床意义。

参 考 文 献

Cohn CS, Delaney M, Johnson ST, Katz LM, eds. Technical manual. 20th ed. Bethesda, MD: AABB, 2020 (or current edition).

Henry JB. Clinical diagnosis and management by laboratory methods. 16th ed. Philadelphia, PA: WB Saunders, 1979.

生效日期：

批准人：	印刷体姓名	签字	日期
实验室管理			
医学总监			
质量官			

11-K. 通过滴定确定冷反应性自身抗体的特异性

用途	提供用于确定冷反应性自身抗体特异性的说明： ● 用于含有冷反应性自身抗体样品的研究。
背景信息	除稀释后外，冷反应性自身抗体通常不显示特异性。例如，未稀释的强效抗 -I 将使 I 阳性、i_{cord} 和 i_{adult} 红细胞凝集到相同的程度（分级）；然而，在滴定研究中，可以表明成人 I 阳性红细胞是反应最强的红细胞。 以下程序可用于确定与冷凝集素综合征（CAS）相关的自身抗体的特异性。此类检测本身并不能诊断 CAS。然而，自身抗体特异性可能与病因相关；抗 -I 与肺炎支原体感染相关，抗 -i 与感染性单核细胞增多症和网状内皮系统的其他病症相关。
操作策略	应在 37℃下收集、保存和分离样品。 应使用校准的移液器来制备血清稀释液。 为每支试管使用干净的移液器吸头，以防止残留。
局限性	不想要的阳性反应： ● 制备稀释液时的残留。
样品要求	血清：在 37℃下从保持在 37℃的凝血血样中分离 2～3mL。 自身红细胞：来自抗凝血样品。
设备 / 材料	带有一次性吸头的移液器，移取 100～1 000μL。 pH 7.3 磷酸盐缓冲盐水（PBS）或生理盐水。 试剂红细胞：O 型，I 阳性，2 个样品；混合的 O 型红细胞，如第 3 章所述用无花果蛋白酶或木瓜蛋白酶预处理；与自身红细胞 ABO 血型相同的红细胞（如果不是 O 型）；O 型、i_{cord} 或 i_{adult} 红细胞。
质量控制	不适用。

程序　使用以下步骤执行该程序：

步骤	操作
1.	用生理盐水洗涤试剂红细胞和自身红细胞 3 次，并用 pH 7.3 PBS 或生理盐水稀释为 3%～5% 的悬液。
2.	在 pH 7.3 PBS 中制备连续倍量稀释的血清；稀释范围应为 1/4 096～1/2（12 管），制备的体积不应小于 0.5mL。
3.	对于每个待检测的红细胞样品，将每种稀释液 2 或 3 滴放入适当标记的 10 或 12mm×75mm 试管中。 **注意**：每次稀释使用相同数量的液滴。

续表

4.	将 1 滴 3%～5% 选定红细胞样品悬液加入 1 管每种血清稀释液中。同样，用其他选定的红细胞设置试验。
5.	轻轻搅拌每支试管的内容物，并在室温下孵育 15 分钟。
6.	按血凝试验离心。
7.	肉眼检查红细胞；从血清的最高稀释度开始，对结果分级和记录。
8.	将试管转移到 4℃并在此温度下孵育 1 小时。
9.	按血凝试验离心。
10.	肉眼检查红细胞；对结果分级和记录。
11.	根据表 11-1（本章前面）解释结果。

参考文献

Judd WJ. Investigation and management of immune hemolysis: Autoantibodies and drugs. In: Wallace ME, Levitt JS, eds. Current applications and interpretation of the direct antiglobulin test. Arlington, VA: AABB, 1988:47-103.

生效日期：

批准人：	印刷体姓名	签字	日期
实验室管理			
医学总监			
质量官			

11-L. 用自身红细胞吸附冷反应性自身抗体

用途	提供冷自身吸附的说明： ● 用于含有冷反应性自身抗体样品的研究。
背景信息	冷反应性自身抗体可能掩盖潜在的（伴随的）临床意义显著的同种抗体的存在。在该程序中，通过用蛋白水解酶预处理的自身红细胞的吸附从血清中去除自身抗体。蛋白水解酶处理红细胞是通过去除阻碍抗原抗体结合的红细胞膜结构来增强其吸附能力。 **注意：**此方法不会去除对蛋白酶敏感性抗原（例如 Pr）特异性的自身抗体。
操作策略	当患者在过去 120 天内接受过输血时，不应使用自身吸附。 通常，2～3 次吸附足以去除自身抗体；在极少数情况下，可能需要额外的吸附。
局限性	不正确的结果： ● 如果在红细胞洗涤后没有小心去除所有生理盐水，可能会发生血浆或血清的稀释。
样品要求	用于吸附的血浆 / 血清：2mL。 自身红细胞：洗涤 3 次；3mL。
设备 / 材料	无花果蛋白酶或木瓜蛋白酶：1% wt/vol。 大豆（同义词：黄豆）凝集素（见第 14 章）。 试剂红细胞：O 型、R_1R_1 和 R_2R_2 红细胞的 3%～5% 悬液。 带刻度的 5mL 移液管。
质量控制	使用前，请确认用于吸附的红细胞已用蛋白水解酶处理。未经处理的红细胞应与大豆凝集素无反应，而经蛋白酶处理的红细胞应观察到完全凝集。折射仪可用于测量吸附和未吸附血清的蛋白质含量。吸附过程不应使未吸附样品中的蛋白质含量降低超过总蛋白质的 20%。

程序　使用以下步骤执行该程序：

步骤	操作
1.	在 16mm×100mm 试管中将 3mL 红细胞与 1.5mL 1% 木瓜蛋白酶或 1% 无花果蛋白酶混合。
2.	在 37℃下孵育 15 分钟。
3.	将红细胞在生理盐水中洗涤 3 次，并将 1mL 等分试样分配到 3 支适当标记的 13mm×100mm 试管中。
4.	用生理盐水填充试管并离心压积红细胞（≥1 000×*g*，至少 5 分钟）。尽可能多地去除上清液。

续表

<table>
<tr><td>5.</td><td colspan="4">将 1mL 经酶处理的红细胞与 1mL 含有冷自身抗体的血清混合。
注意：如果有，可以使用 2mL 的酶处理红细胞。</td></tr>
<tr><td>6.</td><td colspan="4">在 4℃下孵育 15～40 分钟。</td></tr>
<tr><td>7.</td><td colspan="4">离心压积红细胞。将血清转移到另一管经酶处理的红细胞中，混合均匀。</td></tr>
<tr><td>8.</td><td colspan="4">在 4℃下孵育 15～40 分钟。</td></tr>
<tr><td>9.</td><td colspan="4">离心压积红细胞。将血清转移到第 3 管经酶处理的红细胞中，混合均匀。</td></tr>
<tr><td>10.</td><td colspan="4">在 4℃下孵育 30～40 分钟。</td></tr>
<tr><td>11.</td><td colspan="4">离心压积红细胞。将吸附的血清转移到干净的试管中。用 2- 巯基乙醇或二硫苏糖醇处理的 O 型试剂红细胞和自身细胞做测试（参见程序 11-G）。</td></tr>
<tr><td rowspan="6">12.</td><td colspan="4">结果解释如下：</td></tr>
<tr><td>**如果血清与 R_1R_1 反应……**</td><td>**并且 R_2R_2……**</td><td>**并且自身……**</td><td>**那么自身抗体……**</td></tr>
<tr><td>0</td><td>0</td><td>0 至 ++</td><td>已被吸附，血清很可能不含同种抗体。</td></tr>
<tr><td>+/0*</td><td>+/0</td><td>0 至 ++</td><td>已被吸附，血清可能含有同种抗体。</td></tr>
<tr><td>++</td><td>++</td><td>+～++++</td><td>尚未完全吸附：
● 再次重复吸附。</td></tr>
<tr><td colspan="4">* 如果存在同种抗体，与试剂红细胞的反应强度可能会有所不同，并且可能与一种试剂红细胞样品呈阳性反应，而与另一种试剂红细胞样品呈阴性反应。</td></tr>
<tr><td>13.</td><td colspan="4">血清的自身抗体吸附后，通过第 2 章中描述的生理盐水凝集和抗球蛋白技术，与未吸附的血清平行测试。</td></tr>
</table>

生效日期：

批准人：	印刷体姓名	签字	日期
实验室管理			
医学总监			
质量官			

11-M. 用异源(兔)红细胞吸附冷自身抗体

用途	提供用兔红细胞吸附强反应性冷自身抗体的说明： ● 用于含有冷反应性自身抗体样品的研究。
背景信息	冷反应性自身抗体可能掩盖潜在的(伴随的)临床意义显著的同种抗体的存在。在以下程序中，通过用兔红细胞吸附，从血清中去除自身抗体，其易于吸附免疫球蛋白 M(IgM)抗体。用福尔马林固定可延长红细胞的储存时间，用于异源吸附研究。
操作策略	吸附前必须鉴定抗体，因为吸附不是特异性的。
局限性	不想要的阴性反应： ● 兔红细胞可能会吸附具有潜在临床意义的同种抗体，如果它们是 IgM。
样品要求	用于吸附的血浆 / 血清：2mL。
设备 / 材料	福尔马林缓冲液：20% wt/vol。 大豆(同义词：黄豆)凝集素(见第 14 章)。 磁力搅拌器和小搅拌子。 pH 7.3 磷酸盐缓冲盐水(PBS)。 兔红细胞：在阿氏液中无菌采集 100mL 血液，用生理盐水洗涤 3 次。 试剂红细胞：O 型、R_1R_1 和 R_2R_2 红细胞的 3%～5% 悬液。 1L 烧杯。 带有一次性吸头的移液器，移取 1mL。
质量控制	折射仪可用于测量吸附和未吸附血清的蛋白质含量。吸附过程不应使未吸附样品中的蛋白质含量低于总蛋白质的 20%。

程序 使用以下步骤执行该程序：

步骤	操作
1.	压积红细胞，逐滴加至 1L 20% 的福尔马林缓冲液中，在此过程中用磁力搅拌器持续混合。
2.	在室温下孵育过夜。
3.	洗涤红细胞 4 次，并用等体积的 pH 7.3 PBS 稀释。在 4℃下无限期存放。
4.	使用前，将 1mL 等分福尔马林固定的兔红细胞加入 2 个适当标记的 10mm×75mm 试管中。
5.	用生理盐水填充试管并离心压积红细胞(≥1 000×*g*，至少 5 分钟)。尽可能多地去除上清液。
6.	将 1 等分福尔马林固定的红细胞试样与 1mL 自身血清混合。 **注意**：如果有，可使用 2mL 福尔马林固定红细胞。
7.	在 4℃下孵育 30～40 分钟。

续表

<table>
<tr><td>8.</td><td colspan="4">离心压积红细胞。将血清转移到另一管福尔马林固定的红细胞中，混合均匀。</td></tr>
<tr><td>9.</td><td colspan="4">在 4℃下孵育 30～40 分钟。</td></tr>
<tr><td>10.</td><td colspan="4">离心压积红细胞。将吸附的血清转移到干净的试管中。用常规 O 型红细胞和用 2- 巯基乙醇或二硫苏糖醇处理的自身红细胞做测试（见程序 11-G）。对结果分级和记录。</td></tr>
<tr><td rowspan="6">11.</td><td colspan="4">对反应的解读如下：</td></tr>
<tr><td>如果血清与 R_1R_1 反应……</td><td>并且 R_2R_2……</td><td>并且自身……</td><td>那么自身抗体……</td></tr>
<tr><td>0</td><td>0</td><td>0 至 ++</td><td>已被吸附，血清很可能不含同种抗体。</td></tr>
<tr><td>+/0*</td><td>+/0</td><td>0 至 ++</td><td>已被吸附，血清可能含有同种抗体。</td></tr>
<tr><td>++</td><td>++</td><td>+～++</td><td>尚未完全吸附：
● 再次重复吸附。</td></tr>
<tr><td colspan="4">* 如果存在同种抗体，与 O 型红细胞的反应强度可能不同，也可能与一种红细胞样品反应而另一种红细胞样品不反应。</td></tr>
<tr><td>12.</td><td colspan="4">吸附后，通过第 2 章中描述的生理盐水凝集和抗球蛋白技术，与未吸附的血清平行测试。</td></tr>
</table>

参考文献

Dzik W, Yang R, Blank J. Rabbit erythrocyte stroma treatment of serum interferes with recognition of delayed hemolytic transfusion reactions (letter). Transfusion 1986;26:303-4.

Marks MR, Reid R, Ellisor SS. Adsorption of unwanted cold autoagglutinins by formaldehyde-treated rabbit red blood cells (abstract). Transfusion 1980;20:629.

Storry JR, Olsson ML, Moulds JJ. Rabbit red blood cell stroma bind immunoglobulin M antibodies regardless of blood group specificity (letter). Transfusion 2006;46:1260-1.

生效日期：

批准人：	印刷体姓名	签字	日期
实验室管理			
医学总监			
质量官			

11-N. 用 Donath-Landsteiner 试验检测 PCH

用途	提供检测双相溶血素以辅助诊断阵发性冷性血红蛋白尿（PCH）的说明： ● 用于免疫性溶血研究。 ● 在无意外抗体阳性检测结果的情况下，有急性溶血证据时。
背景信息	PCH 是一种罕见的自身免疫性溶血性贫血。特点是，PCH 是由体外作为双相溶血素的免疫球蛋白 G（IgG）自身抗体引起的；即，IgG 自身抗体在低温下将补体组分与红细胞结合，当反应物升温至 37℃时，包被的红细胞发生裂解。这是 Donath-Landsteiner 试验的基础。Donath-Landsteiner 抗体的大多数示例表现出抗 -P 特异性；即，它们在 Donath-Landsteiner 试验中与罕见的 p 表型和 $PP1P^k$ 阴性红细胞没有反应。有由抗 -i、抗 -HI 和抗 -Pr 引起的 PCH 的个别报告。 在以下情况下，对于有溶血的临床体征和症状的患者应考虑此程序： ● 血清中未检测到冷凝集素。 ● 红细胞上仅存在 C3。 ● 直接抗球蛋白试验（DAT）为阴性，放散液无反应，患者有血红蛋白血症和 / 或血红蛋白尿。 ● 个体是病毒感染后的儿科患者。 **注意：**PCH 不应与阵发性夜间血红蛋白尿（PNH）混淆，后者与缺少红细胞膜糖基磷脂酰肌醇（glycosylphosphatidylinositol，GPI）连接蛋白有关。
操作策略	血液样品必须在检测前抽取并保持在 37℃。 新鲜的正常血清被作为补体来源（PCH 患者通常具有低补体水平）。
局限性	不想要的阳性反应： ● 在测试前让样品冷却。 不想要的阴性反应： ● 溶血可能被误解为阴性反应。
样品要求	血清：在 37℃下从保持在 37℃的凝血血样中分离 2～3mL。
设备 / 材料	人补体：新采集（使用前 6 小时内）已知无意外抗体的正常人血清（来自健康志愿者）；2～3mL。可以冰冻保存在 1mL 等分试样中。不要重新冰冻。 pH 7.3 磷酸盐缓冲盐水（PBS）。 红细胞：O 型试剂红细胞在 pH 7.3 PBS 中的 50% 悬液。每天从过去 7 天内收集的柠檬酸 - 柠檬酸钠 - 葡萄糖（ACD），或柠檬酸盐 - 磷酸盐 - 葡萄糖（CPD）抗凝血液中制备新鲜样品，并用生理盐水洗涤 3 次，然后用 PBS 稀释。 绵羊红细胞：可在大多数临床免疫学实验室获得，或通过商业途径获得。

续表

质量控制	该程序包括通过双相溶血素产生裂解的机制以外的机制的对照试验。 使用前，每批人补体应显示裂解绵羊红细胞：使用 1 滴盐水洗涤的 3%～5% 绵羊红细胞，3 滴人补体，在 37℃下孵育 15 分钟；按血凝试验离心，并检查上清液溶血情况。

程序　使用以下步骤执行该程序：

步骤	操作
1.	按以下步骤准备 10mm 或 12mm×75mm 试管： a）3 支试管，每支试管含有 10 滴测试血清。 b）3 支试管，每支试管含有 5 滴测试血清和 5 滴人补体。 c）3 支试管，每支试管含有 10 滴人补体。
2.	在每支试管中加入 1 滴 50% 的红细胞并混合。
3.	将每组中的 1 支试管在 37℃下放置 90 分钟。
4.	将每组中的 2 支试管放入正在融化的冰（0℃）中。30 分钟后，从每组中取出 1 支试管，在 37℃下孵育 60 分钟。将剩余的试管保持在 0℃。
5.	离心所有试管以压积红细胞。检查上清液是否溶血；对结果分级和记录。
6.	对反应的解读如下：

如果红细胞在 37℃发生反应……	**和 0→37℃的红细胞反应……**	**红细胞在 0℃时发生反应……**	**那么 Donath-Landsteiner 试验的结果是……**
0	+/H	0	阳性
0	+/H	+/H	阴性： ● 可能为冷反应性抗体。
+/H	+/H	0	阴性： ● 可能为温反应性抗体。
0	0	0	阴性

H= 溶血。

注意：如果未观察到溶血，则从每支试管中取出红细胞，洗涤 4 次，并用抗 -C3 检测 3%～5% 悬液，如前面 11-A 中所述程序。如果观察到反应性，则将上表中的凝集解释为溶血。

参 考 文 献

Dacie JV, Lewis SM. Practical haematology. 4th ed. London: Churchill, 1968.

生效日期：

批准人：	印刷体姓名	签字	日期
实验室管理			
医学总监			
质量官			

11-O. 通过滴定法测定温反应性自身抗体的 RH 相关特异性

用途	提供评估温反应性自身抗体相关特异性的说明： ● 用于含有温反应性自身抗体样品的研究。
背景信息	温反应性自身抗体通常表现出 RH 相关特异性。例如，自身抗 -e 与 e 阳性红细胞反应强烈，但与 e 阴性红细胞反应弱。其他温反应性自身抗体在稀释后显示 RH 相关特异性。在使用未稀释血清或放散液显示明确 RH 相关特异性的自身抗体溶血患者中，有一些证据表明抗原阴性血液比患者的红细胞存活得更好。如果只能通过滴定研究证明 RH 相关特异性，那么使用抗原阴性血液是有争议的。然而，有限的数据表明，这种血液可能比患者的红细胞存活更长。在无溶血的情况下，不需要选择抗原阴性血液。 该程序还可能证明含有温反应性自身抗体的血清中的潜在同种抗体，但它不是证明伴随同种抗体的最佳方法，并且只有当同种抗体效价大于自身抗体效价时才有信息价值。相反，建议做吸附研究（参见程序 11-P 和 11-Q；另请参见程序 2-I 和第 8 章）。
操作策略	应使用校准的移液器来制备血清稀释液。为每支试管使用干净的移液器吸头，以防止残留。
局限性	不想要的阳性反应： ● 制备稀释液时的残留。
样品要求	血清或放散液：2mL。有关放散技术，请参阅第 4 章。
设备 / 材料	AHG：抗 -IgG。 带有一次性吸头的移液器，用于移取 100～500μL 试剂红细胞：3%～5% 的 O 型，R_1R_1；O 型，R_2R_2 和 O 型，rr 红细胞悬液。
质量控制	不适用。

程序　使用以下步骤执行该程序：

步骤	操作
1.	在生理盐水中制备血清或者放散液的连续倍量稀释液。稀释范围应为 1/1 024～1/2（10 管），制备的体积不应小于 0.5mL。
2.	将每种稀释液 2 或 3 滴放入 3 支适当标记的 10mm 或 12mm×75mm 试管（R_1R_1、R_2R_2 和 rr）中。 **注意：**每次稀释使用相同数量的液滴。
3.	向每种稀释液的 1 管中加入 1 滴 R_1R_1 红细胞。同样地，测试 R_2R_2 和 rr 红细胞。
4.	轻轻搅拌每支试管的内容物。在 37℃下孵育 30～60 分钟。
5.	用生理盐水洗涤红细胞 4 次，并完全倾倒最终洗涤上清液。

续表

6.	在由此获得的干红细胞扣上，根据制造商的说明添加抗 -IgG。
7.	按血凝试验离心。
8.	肉眼检查红细胞；从血清或者放散液的最高稀释度开始，对结果分级和记录。
9.	根据获得的结果，选择与反应最强烈的红细胞样品产生 2+ 反应的血清或放散液的最高稀释度。
10.	制备足够体积的稀释液，并通过生理盐水间接抗球蛋白试验（IAT）对一组试剂红细胞做测试（见第 2-I 节）。
11.	结果解释如下：

如果稀释的血清或放散液……	那么……
与所有红细胞样品均无反应	稀释度过高。
与部分但不是全部红细胞样品发生反应	检查血型特异性。
与所有红细胞样品反应相同	没有明显的特异性。

参 考 文 献

Judd WJ. Investigation and management of immune hemolysis: Autoantibodies and drugs. In: Wallace ME, Levitt JS, eds. Current applications and interpretation of the direct antiglobulin test. Arlington, VA: AABB, 1988: 47-103.

生效日期：

批准人：	印刷体姓名	签字	日期
实验室管理			
医学总监			
质量官			

11-P. 用酶处理的自身红细胞吸附温反应性自身抗体

用途	提供温反应性自身抗体自身吸附的说明： ● 用于研究免疫性溶血和含有自身抗体的样品。
背景信息	温反应性自身抗体可能会掩盖血清中伴随存在的同种抗体。通过用自身红细胞吸附去除血清自身抗体来促进同种抗体的识别。 当首先从红细胞中除去包被抗体时，以及当用蛋白水解酶预处理红细胞时，可以最有效地实现温反应性自身抗体的自身吸附。包被抗体的去除暴露了先前被自身抗体覆盖的抗原位点。然后这些位点可用于结合游离自身抗体。酶处理通过去除阻碍抗原抗体结合的红细胞膜结构来增强吸附过程。 **注意**：由于存在携带血清中含有同种抗体的抗原的供者红细胞，因此对于在过去 120 天内接受输血的患者可能无法获得可靠的结果。
操作策略	本程序不适用于在前 120 天内接受输血的患者。 **注意**：2～3 次吸附通常足以去除自身抗体；然而，在极少数情况下，可能需要额外的吸附。
局限性	不想要的阳性反应： ● 此方法不会去除木瓜蛋白酶敏感抗原特异性自身抗体。 不想要的阴性反应： ● 如果在红细胞洗涤后没有小心去除所有生理盐水，可能会发生血浆或血清的稀释。
样品要求	吸附用血清 / 血浆：2mL。 自身红细胞：用生理盐水洗涤 3 次；至少 3mL。
设备 / 材料	带刻度的 5mL 移液管。 6% BSA-PBS。 无花果蛋白酶或木瓜蛋白酶：1% wt/vol（见第 3 章）。 大豆（同义词：黄豆）凝集素（见第 14 章）。 试剂红细胞：O 型 R_1R_1 和 O 型 R_2R_2 红细胞的 3%～5% 悬液。
质量控制	使用前，请确认用于吸附的红细胞已用蛋白水解酶处理。未经处理的红细胞应与大豆凝集素无反应，而经蛋白酶处理的红细胞应观察到完全凝集。 折射仪可用于测量吸附和未吸附血清的蛋白质含量。吸附过程不应将未吸附样品中的蛋白质含量降低超过总蛋白质的 20%。

程序　使用以下步骤执行该程序：

<table>
<tr><th>步骤</th><th>操作</th></tr>
<tr><td>1.</td><td>将 3mL 自身红细胞与 1.5mL 1% 木瓜蛋白酶或 1% 无花果蛋白酶混合。在 37℃下孵育 15 分钟。</td></tr>
<tr><td>2.</td><td>将红细胞在生理盐水中洗涤 3 次，并将 1mL 等分试样分配到 3 支适当标记的 13mm×100mm 或 16mm×100mm 试管中。</td></tr>
<tr><td>3.</td><td>用生理盐水填充试管并离心压积红细胞（≥1 000×g，至少 5 分钟）。尽可能多地去除上清液。</td></tr>
<tr><td>4.</td><td>将 1 份经酶处理的红细胞与 1mL 血清 / 血浆混合。
注意：如果有，可以使用 2mL 的酶处理红细胞。</td></tr>
<tr><td>5.</td><td>在 37℃下孵育 10～60 分钟。</td></tr>
<tr><td>6.</td><td>离心压积红细胞。将血清转移到第 2 管经酶处理的红细胞中，混合均匀。</td></tr>
<tr><td>7.</td><td>在 37℃下孵育 10～60 分钟。
注意：孵育 10～15 分钟后吸附最为有效。</td></tr>
<tr><td>8.</td><td>离心压积红细胞。将血清转移到第 3 管经酶处理的红细胞中，混合均匀。
注意：如果自身抗体为 2+ 或更少，则两次吸附就足够了。按照步骤 11 测试吸附的血清。</td></tr>
<tr><td>9.</td><td>在 37℃下孵育 10～60 分钟。</td></tr>
<tr><td>10.</td><td>离心压积红细胞。将吸附的血清转移到干净的试管中。</td></tr>
<tr><td>11.</td><td>用 O 型试剂红细胞测试。包括用二磷酸氯喹或柠檬酸处理的自身红细胞（见第 4 章）。</td></tr>
<tr><td>12.</td><td>对反应的解读如下：
<table>
<tr><th>如果血清与 R_1R_1 反应……</th><th>并且 R_2R_2……</th><th>并且自身……</th><th>那么自身抗体……</th></tr>
<tr><td>0</td><td>0</td><td>0</td><td>已被吸附，血清很可能不含同种抗体。</td></tr>
<tr><td>+/0*</td><td>+/0</td><td>0</td><td>已被吸附，血清可能含有同种抗体。</td></tr>
<tr><td>++</td><td>++</td><td>+～++++</td><td>尚未完全吸附：
● 再次重复吸附。</td></tr>
<tr><td colspan="4">* 如果存在同种抗体，与试剂红细胞的反应强度可能会有所不同，并且可能与一种试剂红细胞样品反应，而与另一种试剂红细胞样品不反应。</td></tr>
</table></td></tr>
<tr><td>13.</td><td>使用带有抗体鉴定谱的生理盐水间接抗球蛋白试验，与未吸附的血清平行检测吸附的血清（见第 2-I 节）。</td></tr>
</table>

参 考 文 献

Morel PA, Bergren MO, Frank BA. A simple method for the detection of alloantibody in the presence of autoantibody. Transfusion 1978;18:358.

生效日期：

批准人：	印刷体姓名	签字	日期
实验室管理			
医学总监			
质量官			

11-Q. 用 ZZAP 处理的自身红细胞吸附自身抗体

用途	提供相关说明：木瓜蛋白酶或无花果蛋白酶以及二硫苏糖醇（DTT）的混合试剂，即 ZZAP，来吸附自身抗体。 ● 用于研究免疫性溶血和含有自身抗体的样品。
背景信息	自身抗体可能会掩盖血清中伴随存在的同种抗体。通过用自身红细胞吸附去除血清自身抗体来促进同种抗体的识别。 ZZAP 通过蛋白酶和硫醇试剂的联合作用破坏膜结合的免疫球蛋白 G（IgG），从而去除包被自身红细胞的自身抗体（详见第 3 章）。此外，蛋白水解酶的使用通过去除阻碍抗原抗体结合的红细胞膜结构来增强吸附过程。虽然这项技术最初是为了去除温反应性自身抗体而开发的，但它可以被改进以吸附冷反应性自身抗体。 **注意：**由于存在携带血清中含有同种抗体的抗原的供者红细胞，因此对于在过去 120 天内接受输血的患者可能无法获得可靠的结果。
操作策略	本程序不适用于在前 120 天内接受过输血的患者。 **注意：**2 次吸附通常足以去除自身抗体；然而，在极少数情况下，可能需要额外的吸附。
局限性	不想要的阳性反应： ● 木瓜蛋白酶敏感抗原［如 En^a FS（无花果蛋白酶敏感）、Ge2］或硫醇敏感抗原［如 KEL（Kell）血型系统抗原和 LW 抗原］特异性的自身抗体将不会通过这种方法去除。 不想要的阴性反应： ● 如果在红细胞洗涤后没有去除所有生理盐水，可能会发生血浆或血清的稀释。
样品要求	吸附用血清 / 血浆：2mL。 自身红细胞：用 ZZAP 试剂处理，如第 3 章所述；至少 2mL。
设备 / 材料	带有一次性吸头的移液器，移取 1mL。 大豆（同义词：黄豆）凝集素（见第 14 章）。 试剂红细胞：O 型、R_1R_1 和 O 型、R_2R_2 红细胞的 3%～5% 悬液。 ZZAP 试剂。
质量控制	使用前，请确认用于吸附的红细胞已用 ZZAP 处理。经处理的红细胞应与大豆凝集素无反应，而经蛋白酶处理的红细胞应观察到完全凝集。红细胞还应与高频率 KEL 抗原的抗 -k 或其他抗体无反应。 折射仪可用于测量吸附和未吸附血清的蛋白质含量。吸附过程不应将未吸附样品中的蛋白质含量降低超过总蛋白质的 20%。

程序 使用以下步骤执行该程序：

<table>
<tr><th>步骤</th><th>操作</th></tr>
<tr><td>1.</td><td>将 1～2mL 经 ZZAP 处理的洗涤红细胞等分试样分配到 2 个适当标记的 13mm×100mm 或 16mm×100mm 试管中。
注意：提取一滴 ZZAP 处理的红细胞，或从试管或移液器中回收残留的红细胞，并保留用于检测吸附过程的效果，如步骤 9 所述。</td></tr>
<tr><td>2.</td><td>用生理盐水填充试管并离心压积红细胞（≥1 000×g，至少 5 分钟）。尽可能多地去除上清液。</td></tr>
<tr><td>3.</td><td>将 1 个 ZZAP 处理的红细胞等分试样与 2mL 测试血清混合。</td></tr>
<tr><td>4.</td><td>在 37℃下孵育 10～60 分钟（或在 4℃下去除冷反应性自身抗体）。
注意：孵育 10～15 分钟后吸附最为有效。</td></tr>
<tr><td>5.</td><td>离心压积红细胞。将血清转移到第 2 管经 ZZAP 处理的红细胞中，混合均匀。</td></tr>
<tr><td>6.</td><td>在 37℃下孵育 10～60 分钟（或在 4℃下去除冷反应性自身抗体）。</td></tr>
<tr><td>7.</td><td>离心压积红细胞。将吸附的血清转移到干净的试管中。使用常规 O 型试剂红细胞和 ZZAP 处理的自身红细胞测试。</td></tr>
<tr><td>8.</td><td>对反应的解读如下：
<table>
<tr><th>如果血清与 R_1R_1 反应……</th><th>并且 R_2R_2……</th><th>并且自身……</th><th>那么自身抗体……</th></tr>
<tr><td>0</td><td>0</td><td>0</td><td>已被吸附，血清很可能不含同种抗体。</td></tr>
<tr><td>+/0*</td><td>+/0</td><td>0</td><td>已被吸附，血清可能含有同种抗体。</td></tr>
<tr><td>++</td><td>++</td><td>+～++++</td><td>尚未完全吸附：
• 再次重复吸附。</td></tr>
</table>
* 如果存在同种抗体，与试剂红细胞的反应强度可能会有所不同，并且可能与一种试剂红细胞样品反应，而与另一种试剂红细胞样品不反应。</td></tr>
<tr><td>9.</td><td>使用抗体检测或者鉴定谱细胞的生理盐水间接抗球蛋白试验，与未吸附的血清平行检测吸附的血清（见第 2 章）。</td></tr>
</table>

参 考 文 献

Branch DR, Petz LD. A new reagent (ZZAP) having multiple applications in immunohematology. Am J Clin Path 1982;78:161-7.

生效日期：

批准人：	印刷体姓名	签字	日期
实验室管理			
医学总监			
质量官			

11-R. 用 ZZAP 处理的自身红细胞吸附自身抗体（微量法）

用途	提供使用从含有输注红细胞的患者样品中收集的自身红细胞吸附自身抗体的说明： ● 当样品量较小时。 ● 用于研究免疫性溶血和含有自身抗体的样品。
背景信息	该程序可能允许在最近接受输血且具有温反应性自身抗体的患者中检测伴随的同种抗体。 当怀疑来自最近输血受者的血清（即前 120 天内的输血）含有自身抗体时，除非将患者自身的红细胞与供者的红细胞分离，否则无法做真正的“自身”吸附。在此过程中，从输注的红细胞中分离自身红细胞，然后用 ZZAP 试剂处理。 ZZAP 通过蛋白酶和硫醇试剂的联合作用破坏膜结合的免疫球蛋白 G（IgG），从而去除包被自身红细胞的自身抗体（详见第 3 章）。此外，通过去除红细胞膜结构，使用蛋白水解酶来增强吸附过程。
操作策略	使用适当的微量方法（毛细管或柱凝集；详见第 6 章）鉴定潜在的同种抗体。 **注意：**2 次吸附通常足以去除自身抗体；然而，在极少数情况下，可能需要额外的吸附。
局限性	不想要的阳性反应： ● 木瓜蛋白酶敏感抗原［如 En^a FS（无花果蛋白酶敏感）、Ge2］或硫醇敏感抗原［如 KEL（Kell）血型系统抗原和 LW 抗原］特异性的自身抗体将不会通过这种方法去除。 不想要的阴性反应： ● 如果在红细胞洗涤后没有小心去除所有生理盐水，可能会发生血浆或血清的稀释。
样品要求	吸附用血清 / 血浆：0.4mL。 自身红细胞：通过第 5 章所述的微血细胞比容离心、邻苯二甲酸酯或 Percoll-Renografin 程序收集；0.2mL。
设备 / 材料	带有一次性吸头的移液器，用于移取 100～500μL 大豆（同义词：黄豆）凝集素（见第 14 章）。 试管：6mm×50mm 玻璃培养管。 ZZAP 试剂。
质量控制	使用前，请确认用于吸附的红细胞已用蛋白水解酶处理。未经处理的红细胞应与大豆凝集素无反应，而经蛋白酶处理的红细胞应观察到完全凝集。 折射仪可用于测量吸附和未吸附血清的蛋白质含量。吸附过程不应将未吸附样品中的蛋白质含量降低超过总蛋白质的 20%。

程序　使用以下步骤执行该程序：

<table>
<tr><th>步骤</th><th colspan="4">操作</th></tr>
<tr><td>1.</td><td colspan="4">将 0.2mL 自身红细胞与 0.4mL ZZAP 试剂混合。</td></tr>
<tr><td>2.</td><td colspan="4">在 37℃下孵育 30 分钟。</td></tr>
<tr><td>3.</td><td colspan="4">将 0.2mL ZZAP 处理过的红细胞分别分配到 2 个适当标记的 6mm×50mm 试管中。</td></tr>
<tr><td>4.</td><td colspan="4">将生理盐水注入试管，并将其放入含有 0.5mL 生理盐水的 10mm 或 12mm×75mm 试管中。</td></tr>
<tr><td>5.</td><td colspan="4">离心压积红细胞（≥1 000×g，至少 5 分钟）。使用细孔巴斯德移液管尽可能多地去除上清液。</td></tr>
<tr><td>6.</td><td colspan="4">将 0.2mL 血清添加到 1 等分 ZZAP 处理的红细胞中，并用细孔巴斯德移液器通过抽吸混合。</td></tr>
<tr><td>7.</td><td colspan="4">在 37℃下孵育 10～60 分钟。</td></tr>
<tr><td>8.</td><td colspan="4">离心压积红细胞。将血清转移到另一管经 ZZAP 处理的红细胞中，混合均匀。</td></tr>
<tr><td>9.</td><td colspan="4">在 37℃下孵育 10～60 分钟。</td></tr>
<tr><td>10.</td><td colspan="4">离心压积红细胞。将吸附的血清转移到干净的试管中，并使用程序 6-M、6-N 或 6-P，与未吸附的血清平行检测意外抗体。</td></tr>
<tr><td rowspan="6">11.</td><td colspan="4">对每份吸附血清的反应解释如下：</td></tr>
<tr><td>如果血清与 R_1R_1 反应……</td><td>并且 R_2R_2……</td><td>并且自身……</td><td>那么自身抗体……</td></tr>
<tr><td>0</td><td>0</td><td>0</td><td>已被吸附，血清很可能不含同种抗体。</td></tr>
<tr><td>+/0*</td><td>+/0</td><td>0</td><td>已被吸附，血清可能含有同种抗体：
● 继续执行第 12 步。</td></tr>
<tr><td>++</td><td>++</td><td>+～++++</td><td>尚未完全吸附：
● 再次重复吸附。</td></tr>
<tr><td colspan="4">* 如果存在同种抗体，与试剂红细胞的反应强度可能会有所不同，并且可能与一种试剂红细胞样品反应，而与另一种试剂红细胞样品不反应。</td></tr>
<tr><td>12.</td><td colspan="4">用一组试剂红细胞测试吸附的血清。</td></tr>
</table>

参 考 文 献

Mougey R. RBC separation methods and their applications. In: Myers M, Reynolds R, eds. Micromethods in blood group serology. Arlington, VA: AABB, 1983:19-36.

生效日期：

批准人：	印刷体姓名	签字	日期
实验室管理			
医学总监			
质量官			

11-S. 用同种异体红细胞吸附温反应性自身抗体

用途	提供温反应性抗体同种吸附的说明： ● 用于研究免疫性溶血和含有自身抗体的样品。
背景信息	温反应性自身抗体可能会掩盖血清中伴随存在的同种抗体。当怀疑来自最近输血受者的血清（即，在前 120 天内）含有自身抗体时，自身吸附不能可靠地进行，因为输血带来的红细胞可能吸附同种抗体。通过用同种异体红细胞吸附去除自身抗体可以促进同种抗体的识别。这种红细胞的选择受到已知的自身红细胞表型的影响。但是，吸附所需的同种异体样品数量可以减少，因为 ZZAP 程序会破坏主要血型系统的大多数抗原，但 ABO、RH 和 JK（KIDD）血型系统抗原除外（见第 3 章）。
操作策略	如果已知，请使用与患者 RH 和 JK 类型匹配的红细胞。 如果表型未知，则使用以下三种 RH 表型的红细胞：R_1R_1、R_2R_2 和 rr。至少一个样品应为 Jk（a+b−），另一个样品应为 Jk（a−b+）。 **注意**：2 次吸附通常足以去除自身抗体；然而，在极少数情况下，可能需要额外的吸附。
局限性	不想要的阳性反应： ● 此方法不会去除木瓜蛋白酶敏感抗原特异性自身抗体。 不想要的阴性反应： ● 如果患者的血清含有高频率抗原的伴随同种抗体，它也将被吸附。 ● 如果在红细胞洗涤后没有小心去除所有生理盐水，可能会发生血浆或血清的稀释。
样品要求	自身红细胞：用 ZZAP 试剂处理，如第 3 章所述。 血清 / 血浆：来自最近的输血受者，疑似含有温反应性自身抗体；2～6mL。
设备 / 材料	带有一次性吸头的移液器，移取 1mL。 大豆（同义词：黄豆）凝集素（见第 14 章）。 用 ZZAP 试剂处理的同种红细胞，如第 3 章所述：2mL。 试剂红细胞：O 型、R_1R_1；O 型、R_2R_2 和 O 型、rr 红细胞的 3%～5% 悬液。
质量控制	使用前，请确认用于吸附的红细胞已用蛋白水解酶处理。未经处理的红细胞应与大豆凝集素无反应，而经蛋白酶处理的红细胞应观察到完全凝集。折射仪可用于测量吸附和未吸附血清的蛋白质含量。吸附过程不应将未吸附样品中的蛋白质含量降低超过总蛋白质的 20%。

程序　使用以下步骤执行该程序：

步骤	操作
1.	将 1 或 2mL ZZAP 处理过的每个异基因红细胞样品分配到 2 个适当标记的 13mm×100mm 或 16mm×100mm 试管中（R_1R_1、R_2R_2 和 rr）。
2.	用生理盐水填充试管并离心压积红细胞（≥1 000×*g*，至少 5 分钟）。尽可能多地去除上清液。
3.	将 1 个 ZZAP 处理的红细胞样品与 2mL 测试血清混合。
4.	在 37℃下孵育 10～60 分钟。
5.	离心压积红细胞。将血清转移到另一管与步骤 3 相同表型 ZZAP 处理的红细胞中，混合均匀。
6.	在 37℃下孵育 10～60 分钟。
7.	离心压积红细胞。将吸附后血清的等分试样转移到清洁试管中。
8.	用 O 型试剂红细胞测试。
9.	对每份吸附后的血清的反应解释如下：

如果血清与 R_1R_1 反应……	并且 R_2R_2……	并且自身……	那么自身抗体……
0	0	0	已被吸附，血清很可能不含同种抗体。
+/0*	+/0	0	已被吸附，血清可能含有同种抗体： ● 继续执行第 10 步。
++	++	+～++++	尚未完全吸附： ● 再次重复吸附。

* 如果存在同种抗体，与试剂红细胞的反应强度可能会有所不同，并且可能与一种试剂红细胞样品反应，而与另一种试剂红细胞样品不反应。

步骤	操作
10.	使用抗体检测或鉴定谱细胞的生理盐水间接抗球蛋白技术，与未吸附的血清平行检测吸附的血清（见第 2-I 节）。

参 考 文 献

Judd WJ. Investigation and management of immune hemolysis: Autoantibodies and drugs. In: Wallace ME, Levitt JS, eds. Current applications and interpretation of the direct antiglobulin test. Arlington, VA: AABB, 1988:47-103.

生效日期：

批准人：	印刷体姓名	签字	日期
实验室管理			
医学总监			
质量官			

11-T. 评估同种异体吸附血清结果：画线排除

用途

提供评估同种异体吸附血清检测结果的程序。这将：

- 确保准确识别潜在的同种抗体。
- 确定排除哪些同种抗体。
- 确定是否需要做额外的试验。

开始之前

同种异体吸附血清已经过检测，并且发生了以下情况之一：

如果血清与 R_1R_1 反应……	并且 R_2R_2……	并且自身……	那么自身抗体……
0	0	0	已被吸附，血清很可能不含同种抗体。
+/0	+/0	0	已被吸附，血清可能含有同种抗体。

（请参阅第 11-S 节。）

操作策略

用每个吸附红细胞吸附后的血清做抗体检测或鉴定细胞组试验后，必须进行画线排除。

程序

完成以下步骤以评估结果，并划掉与个体可能拥有的抗体相对应的抗原。

注意：最重要的是要记住吸附红细胞的表型，记住那些抗原阴性的表型。吸附红细胞大多用蛋白水解酶（无花果蛋白酶或木瓜蛋白酶）处理，因此无论其遗传表型如何，它们都会变成 M-N-S-; Fy（a−b−）。

用于同种吸附的供者的表型示例：

用于吸附的红细胞																			
		Rh					MNS				P1PK	Lewis		Kell		Duffy		Kidd	
		D	C	E	c	e	M	N	S	s	P1	Le^a	Le^b	K	k	Fy^a	Fy^b	Jk^a	Jk^b
Ⅰ	c−E−，K−，Jk（a−）	+	+	0	0	+	+	+	+	+	0	+	0	0	+	0	+	0	+
Ⅱ	e−C−，K−，Jk（a−）	+	0	+	+	0	0	+	0	+	+	0	+	0	+	+	0	0	+
Ⅲ	D−C−E−，Jk（b−），s−	0	0	0	+	+	+	0	+	0	+	0	+	+	+	+	+	+	0

1）轻度阴影的单元格表示吸附细胞对该抗原呈阴性，可用于排除同种抗体。

2）由于吸附细胞经过无花果蛋白酶处理，因此无论其遗传表型如何，它们都会变成

M-N-S-Fy（a−b−）。

3）所有具有潜在临床意义的同种抗体都将在其中一种吸附的血清中鉴定。当吸附细胞缺乏相应的抗原时，吸附后同种抗体将保持不变。

4）P1、Le^a 和 Le^b 抗原为暗色阴影，因为抗 -P1、抗 -Le^a 和抗 -Le^b 通常不是临床意义显著的抗体，一般不需要在吸附的血清中排除。

步骤	操作

与抗体检测细胞的反应性																			血清吸附后
	Rh					MNS				P1PK	Lewis		Kell		Duffy		Kidd		生理盐水
	D	C	E	c	e	M	N	S	s	P1	Le^a	Le^b	K	k	Fy^a	Fy^b	Jk^a	Jk^b	IAT
*	+	+	0	0	+	0	0	0	+				0	+	0	0	0	+	
1	+	+	0	0	+	+	+	+	+	0	+	0	0	+	0	+	0	+	0 √
2	+	0	+	+	0	0	+	0	+	+	0	+	0	+	+	0	0	+	0 √
3	0	0	0	+	+	+	0	+	0	+	0	+	+	+	+	+	+	0	3+

* 吸附细胞 I 的表型。

步骤	操作
1.	选择吸附血清的第一个阴性反应，并回顾用于吸附的红细胞的表型。在该实施例中，用筛选细胞 1 检测由具有 c−E−、K−、Jk（a−）表型的细胞 I 吸附后的血清。
2.	查看在吸附红细胞上呈阴性的第一种抗原表型。 在此示例中，第一个细胞是 E−，因此抗 -E 不会从血清中吸附。
3.	沿着对吸附红细胞呈阴性的抗原列向下，回顾所有细胞的抗原定型都与该血清的抗体相反。
4.	如果细胞呈抗原阳性并且吸附的血清没有反应，则可以排除相应的抗体。 在此示例中，筛选细胞 2 为 E+ 并且血清没有反应；因此，可以通过画“X”穿过“+”来排除抗 -E。 **注意：**每种吸附血清使用不同颜色的笔进行划线排除是有帮助的。

与抗体检测细胞的反应性																			血清吸附后
	Rh					MNS				P1Pk	Lewis		Kell		Duffy		Kidd		生理盐水
	D	C	E	c	e	M	N	S	s	P1	Le^a	Le^b	K	k	Fy^a	Fy^b	Jk^a	Jk^b	IAT
*	+	+	0	0	+	0	0	0	+				0	+	0	0	0	+	
1	+	+	0	0	+	+	+	+	+	0	+	0	0	+	0	+	0	+	0 √
2	+	0	~~+~~	+	0	0	+	0	+	+	0	+	0	+	+	0	0	+	0 √
3	0	0	0	+	+	+	0	+	0	+	0	+	+	+	+	+	+	0	3+

* 吸附细胞 I 的表型。

步骤	操作
5.	继续沿着对吸附红细胞呈阴性的抗原列向下，评估下一种抗原类型。
6.	对用 c−、E−、K−、Jk（a−）红细胞吸附的血清上的所有抗原阴性定型重复此过程。

续表

	与抗体检测细胞的反应性																		血清吸附后
	Rh					MNS				P1Pk	Lewis		Kell		Duffy		Kidd		生理盐水
	D	C	E	c	e	M	N	S	s	P1	Le^a	Le^b	K	k	Fy^a	Fy^b	Jk^a	Jk^b	IAT
*	+	+	0	0	+	0	0	0	+				0	+	0	0	0	+	
1	+	+	0	0	+	+	+	+	+	0	+	0	0	+	0	+	0	+	0 √
2	+	0	+	+	0	0	+	0	+	+	0	+	0	+	+	0	0	+	0 √
3	0	0	0	+	+	+	0	+	0	+	0	+	+	+	+	+	+	0	3+

* 吸附细胞 I 的表型。

在此示例中，可以排除抗 -E、抗 -c、抗 -N 和抗 -Fy^a。

7. 如果需要，选择不同颜色的笔来评估用 e−C−、K−、Jk（a−）红细胞吸附的血清。

8. 重复步骤 2 至 6。

	与抗体检测细胞的反应性																		血清吸附后
	Rh					MNS				P1Pk	Lewis		Kell		Duffy		Kidd		生理盐水
	D	C	E	c	e	M	N	S	s	P1	Le^a	Le^b	K	k	Fy^a	Fy^b	Jk^a	Jk^b	IAT
*	+	0	+	+	0	0	0	0	+				0	+	0	0	0	+	
1	+	+	0	0	+	+	+	+	+	0	+	0	0	+	0	+	0	+	0 √
2	+	0	+	+	0	0	+	0	+	+	0	+	0	+	+	0	0	+	0 √
3	0	0	0	+	+	+	0	+	0	+	0	+	+	+	+	+	+	0	3+

* 吸附细胞 I 的表型。

在此示例中，可以排除抗 -E、抗 -c、抗 -N、抗 -Fy^a 和抗 -Fy^b。

9. 如果需要，选择不同颜色的笔来评估用 D−C−E−、Jk（b−）、s− 红细胞吸附的血清。
注意：在本示例中，吸附红细胞是 s−。

10. 重复步骤 2～6。

	与抗体检测细胞的反应性																		血清吸附后
	Rh					MNS				P1Pk	Lewis		Kell		Duffy		Kidd		生理盐水
	D	C	E	c	e	M	N	S	s	P1	Le^a	Le^b	K	k	Fy^a	Fy^b	Jk^a	Jk^b	IAT
*	0	0	0	+	+	0	0	0	0				+	+	0	0	+	0	
1	+	+	0	0	+	+	+	+	+	0	+	0	0	+	0	+	0	+	0 √
2	+	0	+	+	0	0	+	0	+	+	0	+	0	+	+	0	0	+	0 √
3	0	0	0	+	+	+	0	+	0	+	0	+	+	+	+	+	+	0	0 √

* 吸附细胞 I 的表型。

在此示例中，可以排除抗 -D、抗 -C、抗 -E、抗 -M、抗 -N、抗 -S、抗 -Fy^a、抗 -Fy^b 和抗 -Jk^b。

续表

11.	在吸附后的血清每次抗体检测试验完成划线排除后，即可对结果进行评估。
12.	查看谱细胞工作表的标题行，以确定哪些抗体已被划掉。根据实验室标准操作规程（SOP）中规定的排除要求，确定排除抗体需要多少额外的“划掉”操作。
13.	评估谱细胞工作表的标题行，以确定哪些抗体尚未划掉。 对于任何未划掉的抗体，检查每个吸附血清的反应列：

如果吸附的红细胞是……	那么……
此抗原阴性	所有反应都应归因于抗体的存在。
相应抗原阳性	吸附后血清的所有检测均应为阴性。

此示例的最终评估如下表所示。
在审查该示例的划线排除结果时，不能排除抗 -K 或抗 -Jk^a。用 c−E−、K− 和 e−C−、K− 红细胞吸附的血清与 K+、Jk（a+）细胞反应。吸附 D-C−E−、K+、Jk（a+）的血清为阴性，因为吸附红细胞为 K+、Jk（a+）。

																			细胞Ⅰ：c−E−、K− Jk（a−）	细胞Ⅱ：e−C−、K− Jk（a−）	细胞Ⅲ：D−C−E−、K+ Jk（b−），s−
	Rh					MNS				P1 Pk	Lewis		Kell		Duffy		Kidd		生理盐水	生理盐水	生理盐水
	D	C	E	c	e	M	N	S	s	P1	Le^a	Le^b	K	k	Fy^a	Fy^b	Jk^a	Jk^b	IAT	IAT	IAT
1	+	+	0	0	+	+	+	+	+				0	+	0	+	0	+	0 √	0 √	0 √
2	+	0	+	+	0	0	+	0	+				0	+	+	0	0	+	0 √	0 √	0 √
3	0	0	0	+	+	+	0	+	0				+	+	+	+	+	0	3+	3+	0 √

14.	必要时用其他细胞检测，以确认或排除某个抗体。 遵循实验室 SOP，了解所需抗原阳性和抗原阴性细胞的数量。 **注意：**所选细胞必须用适当的吸附后的血清检测。

生效日期：

批准人：	印刷体姓名	签字	日期
实验室管理			
医学总监			
质量官			

11-U. 预热的间接抗球蛋白试验

用途	确定同种抗体或自身抗体在 37℃时是否具有反应性。
背景信息	预热将： ● 确定 37℃时冷反应性抗体是否具有潜在的临床意义。 ● 有助于避免 37℃下和间接抗球蛋白试验（IAT）阶段的反应性，由于免疫球蛋白 M（IgM）抗体在较低温度下凝集和结合补体的持续影响。
操作策略	必须在使用本技术之前或与使用本技术结合鉴定所有抗体。
局限性	在此程序中，多特异性抗人球蛋白试剂的使用优于抗 -IgG。 应谨慎使用抗 -IgG，因为可能无法检测到在 37℃结合补体的临床意义显著抗体（例如，抗 -Vel、抗 -Jk^a 和抗 -Jk^b）。 本程序不区分 IgG 和 IgM。它只识别热活性。 该技术不可检测仅在 37℃或更低温度下凝集的同种抗体（抗 -E 或抗 -K 的一些示例）。 在预热试验中可能检测不到罕见的弱反应性同种抗体。
样品要求	可以使用血清或血浆，但首选血清。
设备 / 材料	2%～5% 的试剂红细胞悬液，用于抗体检测、鉴定或交叉配血。 0.85% 盐水，升温至 37℃。 多特异性或抗 -IgG 抗人球蛋白试剂。 来自患者或供者的血清或血浆。

程序　使用以下步骤预热：

步骤	操作
1.	将 0.85% 生理盐水的瓶子放入 37℃的水浴中加热至少 1 小时。使用前请确认水浴的温度。
2.	用适当的标识为每个待检测的试剂或供者红细胞样品标记 1 支试管。
3.	在相应的标记试管中加入 1 滴适当的 2%～5% 红细胞悬液。
4.	同时，确定要检测的红细胞样品数量。
5.	每次试验将 2 滴患者 / 供者血清或血浆添加到适当标记的试管中。将移液管留在装有血清 / 血浆的试管中。 例如，如果您要测试 3 个选定的红细胞样品，请将至少 6 滴患者血清 / 血浆分配到标记的试管中。最好额外添加 2～3 滴，以确保有足够的体积用于测试。
6.	将所有试管（红细胞管和血清 / 血浆管）在 37℃下孵育 10～15 分钟。

续表

<table>
<tr><td>7.</td><td colspan="2">使用预热的移液管，将 2 滴患者预热的血清转移到预热的红细胞中，不要从 37℃培养箱中取出试管。</td></tr>
<tr><td>8.</td><td colspan="2">混合并在 37℃下孵育 30～60 分钟。</td></tr>
<tr><td>9.</td><td colspan="2">在不从培养箱中取出试管的情况下，用预热的（37℃）生理盐水填充每支试管。</td></tr>
<tr><td>10.</td><td colspan="2">如果做生理盐水 IAT，需手工洗涤细胞：
● 根据离心机功能校准标签“清洗”后记录的时间离心。
● 倾倒上清液盐水并混合。
● 加入预热的生理盐水，并手工重复洗涤 3 次。
在最终洗涤后完全倾倒。</td></tr>
<tr><td>11.</td><td colspan="2">立即在每支试管中加入 2 滴多特异性抗人球蛋白。</td></tr>
<tr><td>12.</td><td colspan="2">混合并离心。</td></tr>
<tr><td>13.</td><td colspan="2">轻轻移开细胞扣，每次检查一支试管，肉眼观察凝集情况。
对结果分级和记录。</td></tr>
<tr><td rowspan="4">14.</td><td colspan="2">对反应的解读如下：</td></tr>
<tr><td>如果凝集是……</td><td>那么……</td></tr>
<tr><td>存在</td><td>抗体在 37℃时具有反应性：
● 它必须被认为具有临床意义，并且应提供抗原阴性血液（即没有预热的抗 -Jk[a] 或抗 -M）。
它可能是一种强大的自身抗体，具有 30～37℃的宽热振幅。预热可能无法解决问题，应做冷自身吸附程序或使用 DTT/2-ME 处理的血清 / 血浆来排除潜在的同种抗体。</td></tr>
<tr><td>不存在</td><td>抗体在 37℃时不具有反应性：
● 最初的反应很可能是由于较低温度下的冷反应性抗体结合补体。
● 抗体在 37℃时无反应，因此临床意义不显著。
可以排除潜在的同种抗体。</td></tr>
<tr><td>15.</td><td colspan="2">将 1 滴 IgG 包被的红细胞添加到所有具有阴性抗球蛋白结果的试管中：
● 轻轻混匀。
● 离心。
● 肉眼检查是否有凝集。
● 对结果分级和记录。</td></tr>
</table>

参 考 文 献

Cohn CS, Delaney M, Johnson ST, Katz LM, eds. Technical manual. 20th ed. Bethesda, MD: AABB, 2020 (or current edition).

Leger RM, Garratty G. Weakening or loss of antibody reactivity after prewarm technique. Transfusion 2003;43:1611-14.

Judd WJ. Controversies in transfusion medicine. Prewarmed tests: Con. Transfusion 1995;35:271-5.

生效日期：

批准人：	印刷体姓名	签字	日期
实验室管理			
医学总监			
质量官			

第12章 研究药物诱导溶血

本章包含用于研究可疑的药物诱导免疫性溶血性贫血（drug-induced immune hemolytic anemia，DIIHA）的程序。

一般注意事项

在评估疑似DIIHA病例时，应尽可能获取以下信息：

- 患者的药物史，包括：
  - 处方药
  - 非处方药（over-the-counter，OTC）
  - 替代药物（草药）
- 用药时间和剂量，包括在过去2周内接受或在急性溶血时接受的任何药物。
- 任何可能需要外科医生或麻醉师使用抗生素的外科手术史。

这些信息将有助于确定最有可能的致病药物，因为许多患者接受多种药物治疗。表12-1列出了曾经报告引起直接抗球蛋白试验（DAT）阳性和药物诱导溶血的药物。

应该做（尚未安排）药物研究的适应证是DAT阳性，通常具有强反应性（3+～4+），并且放散液为阴性或与DAT的强度相比不成比例的弱反应性。例如，如果由于免疫球蛋白G（IgG）导致DAT为4+，则放散液对所有检测的细胞具有2+～4+的反应性。在DIIHA的情况下，放散液可能为阴性或弱阳性（弱至1+）。除血清学检查外，突然溶血和溶血时摄入药物的临床病史可能表明应做药物研究。

药物依赖性抗体检测的当前概念

已知药物依赖性抗体可引起免疫性溶血。呈现的典型血清学结果，包括评估温自身免疫性溶血性贫血患者时的常见情况：在不添加药物时，仅由IgG造成强阳性DAT（3+～4+），或IgG和C3与广泛反应性的血清抗体一起。在少数病例中，最初的血清学检测表现为冷凝集素综合征，DAT阳性（2+～3+）仅由C3引起，血清中存在冷反应性抗体。当患者正在积极经历溶血时，观察到由IgG或补体引起的弱阳性DAT是不寻常的，因为对于那些导致所谓的“免疫复合物”型溶血的药物之前已有报道。患者停药后，DAT反应性将迅速降低，通常在几周内。如果药物存在于患者的内循环中，并且因此仍然存在于患者的血清中，则可能在初始检测中发生血清的抗体反应。或者这种反应性可能是非药物依赖性自身抗体所致。

分类

药物诱导免疫性溶血的机制尚不完全清楚。有关这些机制的理论回顾，请参阅建议阅读中的资料。以下分类用于描述如何检测这些抗体：

1. 非药物依赖性自身抗体。典型的药物是 α- 甲基多巴（α-methyldopa），现在更常见的是甲芬那酸（mefenamic acid）和普鲁卡因胺（procainamide），它们可以调节免疫系统，抑制 T 细胞，使其不再能够控制天然自身抗体的产生。检测自身抗体不需要药物。血清学状况与温自身免疫性溶血性贫血中的状况无法区分，具有 DAT 强阳性（3+～4+）和放散液对所有试剂红细胞均具有反应性（2+～3+）。

2. 与红细胞膜紧密结合的药物。传统的青霉素以及如今更常见的第二代和第三代头孢菌素（如头孢替坦）等药物，能与红细胞膜有效地结合。主要针对药物的抗体附着于与药物结合的红细胞并导致 DAT 阳性。溶血很少发生，并且只有在每日大剂量静脉注射时才会发生。IgG 可能存在于红细胞上，有时和 C3 一起。药物处理的红细胞对于血清学的证明是必需的。当针对药物处理的红细胞测试时，可以在血清和放散液中证明药物抗体。药物依赖性抗体可被纯药物抑制（半抗原抑制）。

3. 不与红细胞膜结合的药物。奎宁或许多非甾体抗炎药（nonsteroidal anti-inflammatory drug，NSAID）可作为半抗原并与蛋白质结合，以形成诱发抗体产生的免疫原。溶血通常是急性的，并且仅由少量给药引起。除 C3 外，IgG 可能存在于红细胞上。放散液通常是非反应性的，血清试验仅在药物或其代谢产物存在时才有反应。

4. 蛋白质的非免疫吸附。头孢菌素和 β- 内酰胺酶抑制剂（克拉维酸盐、舒巴坦、他唑巴坦）也参与其中。红细胞膜被药物修饰，使得所有蛋白质（包括白蛋白、免疫球蛋白、α 和 β 球蛋白）被非免疫学地吸附。最近的报告表明，溶血性贫血可能由一些 β- 内酰胺酶抑制剂引起。

其他注意事项：

某些生物材料也可能是 DAT 阳性的原因，包括含有外来抗体的异基因血浆产品。其中值得注意的是非 ABO 特异性血液成分和含有 RH 抗体的 γ 球蛋白制剂。

无论有或没有 C3 包被和免疫性溶血，都可以看到 IgG 包被。应通过放散法检测特异性抗体。此外，从历史上看，马来源的抗淋巴细胞球蛋白（antilymphocyte globulin，ALG）和抗胸腺细胞球蛋白（antithymocyte globulin，ATG）制剂，具有极高的抗人抗体效价，导致被动获得抗体，引起阳性 DAT。

用于治疗多发性骨髓瘤、白血病、淋巴瘤和实体瘤的单克隆抗体治疗将导致 DAT 阳性。抗 -CD38（例如，达雷妥尤单抗、伊沙妥昔单抗）可能在初始治疗期间导致 DAT 阳性。然而 CD38 蛋白在治疗开始后 6 小时内从红细胞脱落，导致许多 DAT 变为阴性。另一方面，抗 -CD47（例如，马格罗单抗）与 IgG 和 C3 一起，通常会导致 DAT 强阳性。

推 荐 阅 读

Arndt PA, Garratty G. The changing spectrum of drug-induced immune hemolytic anemia. Semin Hematol 2005;42:137-44.

Cohn CS, Delaney M, Johnson ST, Katz LM, eds. Technical manual. 20th ed. Bethesda, MD: AABB, 2020 (or current edition).

Full issue: Immunohematology 2014;30(2).

Garratty G, Arndt PA. An update on drug-induced immune hemolytic anemia. Immunohematology 2007;3:105-19.

Hosokawa M, Kashiwagi H, Nakayama K, et al. Distinct effects of daratumumab on indirect and direct antiglobulin tests: a new method employing 0.01 mol/L dithiothreitol for negating the daratumumab interference with preserving K antigenicity (Osaka method). Transfusion 2018;58;3003-13.

Johnson ST, Fueger JT, Gottschall JL. One center's experience: The serology and drugs associated with drug-induced immune hemolytic anemia—a new paradigm. Transfusion 2007;47:697-702.

Petz LD, Garratty G. Acquired hemolytic anemias. 2nd ed. Philadelphia, PA: Churchill-Livingstone, 2004.

表 12-1. 报告引起免疫性溶血和 DAT 阳性的药物*

药物英文名称	药物（其他名称）	治疗类别	药物依赖性抗体的检测方法†	是否在未将药物添加到试验中时已经报告为反应性？
Aceclofenac	醋氯芬酸	非甾体抗炎药	IPOD	否
Acetaminophen（paracetamol）	乙酰氨基酚（对乙酰氨基酚）	非甾体抗炎药	IPOD	否
Acyclovir	阿昔洛韦	抗病毒	DTRC	否
Aminopyrine（pyramidon）	氨基比林	非甾体抗炎药	DTRC	否
Amoxicillin	阿莫西林	抗菌	DTRC	否
Amphotericin B	两性霉素 B	抗菌	IPOD	否
Ampicillin	氨苄西林	抗菌	DTRC/IPOD	否
Antazoline	安他唑啉	抗组胺药	IPOD	否
Aspirin	阿司匹林	镇痛、解热、消炎	IPOD	否
Azapropazone（apazone）	阿扎丙宗	消炎、镇痛	DTRC	是
Buthiazide（butizide）	丁噻嗪（丁嗪）	利尿剂、降压药	IPOD	否
Carbimazole	卡比马唑	抗甲状腺	DTRC/IPOD	是
Carboplatin	卡铂	抗肿瘤	DTRC/IPOD	是
Carbromal	卡波麻	镇静、催眠	DTRC	否
Catechin [（+）-cyanidanol-3；cianidanol]	儿茶素 [（+）- 己茚三醇 -3；己茚三醇]	止泻	DTRC/IPOD	是
Cefamandole	头孢孟多	抗菌	DTRC	否
Cefazolin	头孢唑林	抗菌	DTRC	否
Cefixime	头孢克肟	抗菌	DTRC/IPOD	否
Cefotaxime	头孢噻肟	抗菌	DTRC/IPOD	是
Cefotetan‡	头孢替坦‡	抗菌	DTRC/IPOD	是
Cefoxitin	头孢西丁	抗菌	DTRC/IPOD	是
Cefpirome	头孢吡咯	抗菌	IPOD	否
Ceftazidime	头孢他啶	抗菌	DTRC/IPOD	是
Ceftizoxime	头孢唑肟	抗菌	DTRC/IPOD	是
Ceftriaxone	头孢曲松	抗菌	IPOD	是
Cefuroxime	头孢呋辛	抗菌	DTRC	否
Cephalexin	头孢氨苄	抗菌	DTRC	否
Cephalothin‡	头孢噻吩‡	抗菌	DTRC/DTRC	否
Chloramphenicol	氯霉素	抗菌	DTRC	是
Chlorinated hydrocarbons	氯化烃	杀虫药	IPOD/DTRC	是
Chloropromazine	氯丙嗪	止吐药、抗精神病药	DTRC	是

表 12-1. 报告引起免疫性溶血和 DAT 阳性的药物*（续）

药物英文名称	药物（其他名称）	治疗类别	药物依赖性抗体的检测方法†	是否在未将药物添加到试验中时已经报告为反应性?
Chloropropamide	氯丙胺	抗糖尿病药	IPOD	是
Cimetidine	西咪替丁	抗溃疡药	IPOD/DTRC	否
Ciprofloxacin	环丙沙星	抗菌	IPOD	是
Cisplatin‡（cisdiaminodichloroplatinum）	顺铂‡（顺二胺二氯铂）	抗肿瘤	IPOD/DTRC	否
Cladribine（2-chlorodeoxyadenosine）	克拉屈滨（2- 氯脱氧腺苷）	抗肿瘤	IA	是
Clavulanate potassium（clavulanic acid）	克拉维酸钾（克拉维酸）	β- 内酰胺酶抑制剂	NIPA	否
Cloxacillin	氯唑西林	抗菌	无	是
Cyanidanol	儿茶素	草药	IPOD/DTRC	是
Cyclofenil	环芬尼	性腺刺激原理	IPOD	是
Cyclosporin（cyclosporine）	环孢素	免疫抑制剂	DTRC	是
Dexchlorpheniramine maleate（chlorpheniramine）	马来酸右氯苯那敏（氯苯那敏）	抗组胺药	IPOD	否
Diclofenac	二氯酚酸	非甾体抗炎药	IPOD/DTRC	是
Diglycoaldehyde	二甘醇醛	抗肿瘤	NIPA	否
Diethylstilbestrol（stilboestrol）	已烯雌酚	雌激素	IPOD	否
Dimethyl fumerate	发酵酸二甲酯	Nrf2 活化剂	IPOD	否
Dipyrone	安乃近	非甾体抗炎药	IPOD/DTRC	否
Erythromycin	红霉素	抗菌	DTRC	否
Ethambutol	乙胺丁醇	抗菌	IPOD/DTRC	否
Etodolac	依托度酸	非甾体抗炎药	IPOD	否
Etoricoxib	依托考昔	非甾体抗炎药	IPOD/DTRC	是
Fenoprofen	非诺洛芬	非甾体抗炎药	IPOD	是
Fluconazole	氟康唑	抗真菌药	IPOD/DTRC	否
Fluorescein	荧光素	可注射染料	IPOD/DTRC	是
Fluorouracil	氟尿嘧啶	抗肿瘤	IPOD	否
Fludarabine	氟达拉滨	抗肿瘤	IA	是
Furosemide	呋塞米	利尿剂	IPOD	否
Glafenine（glaphenine）	格拉非宁	镇痛药	无	是
Hydralazine	肼苯哒嗪	抗高血压药	DTRC	否
Hydrochlorothiazide	氢氯噻嗪	利尿剂	IPOD/DTRC	是
Hydrocortisone	氢化可的松	糖皮质激素	IPOD/DTRC	否

表 12-1. 报告引起免疫性溶血和 DAT 阳性的药物*（续）

药物英文名称	药物（其他名称）	治疗类别	药物依赖性抗体的检测方法†	是否在未将药物添加到试验中时已经报告为反应性？
9-Hydroxy-methyl-ellipticinium（elliptinium acetate）	9- 羟甲基 - 依利醋铵（依利醋铵）	抗肿瘤	IPOD	否
Ibuprofen	布洛芬	非甾体抗炎药	IPOD	是
Imatinib mesylate	甲磺酸伊马替尼	抗肿瘤	DTRC	否
Insulin	胰岛素	抗糖尿病药	DTRC	否
Iomeprol	碘美普尔	不透射线介质	IPOD	是
Latamoxef（moxalactam）	拉氧头孢（莫沙内酰胺）	抗菌	无	是
Levofloxacin（ofloxacin）	左氧氟沙星（氧氟沙星）	抗菌	IPOD/DTRC	是
Levodopa（L-dopa）	左旋多巴	抗帕金森病	IA	是
Mefenamic acid	甲芬那酸	非甾体抗炎药	IA	是
Mefloquine	甲氟喹	抗菌	DTRC/IPOD	是
Melphalan	美法仑	抗肿瘤	IPOD	否
6-Mercaptopurine	6- 巯嘌呤	抗肿瘤	DTRC	否
Methadone	美沙酮	镇痛药	DTRC	否
Methotrexate	甲氨蝶呤	抗肿瘤、抗风湿	DTRC/IPOD	是
Methyldopa	甲基多巴	抗高血压药	IA	是
Metrizoate-based radiographic contrast media	基于甲泛影酸盐的放射造影剂	用于 X 射线	DTRC/IPOD	是
Minocycline	米诺环素	抗菌	IPOD	否
Nabumetone	萘丁美酮	抗炎性	IPOD	是
Nafcillin	萘夫西林	抗菌	DTRC	否
Naproxen	萘普生	抗炎、镇痛、解热	IPOD	否
Nitrofurantoin	呋喃妥因	抗菌	IPOD	否
Nomifensine	诺米芬辛	抗抑郁药	IPOD	是
Norfloxacin	诺氟沙星	抗菌	DTRC	否
Oxaliplatin‡	奥沙利铂‡	抗肿瘤	DTRC/IPOD	是
p-Aminosalicylic acid（PAS）	对氨基水杨酸（PAS）	抗菌	IPOD	否

表 12-1. 报告引起免疫性溶血和 DAT 阳性的药物*（续）

药物英文名称	药物（其他名称）	治疗类别	药物依赖性抗体的检测方法†	是否在未将药物添加到试验中时已经报告为反应性?
Probenecid	丙磺舒	促尿酸	IPOD	是
Procainamide	普鲁卡因胺	抗心绞痛	IA	是
Propyphenazone	丙哌嗪酮	非甾体抗炎药	IPOD	否
Quinine	奎宁	抗菌	IPOD	是
Pyrimethamine（pirimetamine）	嘧啶乙胺	抗菌	DTRC	否
Quinidine	奎尼丁	抗心律失常、抗菌	IPOD/DTRC	是
Ranitidine	雷尼替丁	抗溃疡药	IPOD/DTRC	否
Rifabutin	利福布汀	抗菌	IPOD	否
Rifampin（rifampicin）	利福平	抗菌	IPOD/DTRC	是
Stibophen	斯蒂博芬	抗菌	IPOD	否
Streptokinase	链激酶	溶栓	DTRC	是
Streptomycin	链霉素	抗菌	DTRC/IPOD	是
Sulbactam	舒巴坦	β- 内酰胺酶抑制剂	NIPA	否
Sulfasalazine	柳氮磺吡啶	抗炎性	IPOD	否
Sulfisoxazole	磺胺异噁唑	抗菌	IPOD/DTRC	否
Sulindac	舒林酸	抗炎性	IPOD/DTRC	是
Suprofen	舒洛芬	非甾体抗炎药	IPOD	是
Tazobactam	他唑巴坦	β- 内酰胺酶抑制剂	NIPA	否
Teicoplanin	替考拉宁	抗菌	IPOD	是
Temafloxacin	替马氟沙星	抗菌	IPOD	否
Teniposide	替尼泊苷	抗肿瘤	IPOD	是
Tetracycline	四环素	抗菌	DTRC	否
Thiopental sodium	硫喷妥钠	麻醉药	IPOD	否
Ticarcillin	替卡西林	抗菌	DTRC	是
Tolbutamide	甲苯磺丁脲	抗糖尿病药	DTRC	否
Triamterene	氨苯蝶啶	利尿剂	IPOD/DTRC	否
Trimellitic anhydride	偏苯三酸酐	用于制备树脂、染料、黏合剂等	DTRC	否

表 12-1. 报告引起免疫性溶血和 DAT 阳性的药物*（续）

药物英文名称	药物（其他名称）	治疗类别	药物依赖性抗体的检测方法†	是否在未将药物添加到试验中时已经报告为反应性?
Trimothoprim and sulfamethoxazole（Bactrim）	甲氧苄啶和磺胺甲噁唑（Bactrim，复方新诺明）	抗菌	IPOD/DTRC	是
Vancomycin	万古霉素	抗菌	IPOD	否
Zomepirac	佐美酸	非甾体抗炎药	IPOD	是

* 数据来自文献 Garratty G，Arndt PA. An update on drug-induced immune hemolytic anemia. Immunohematology 2007；3：105-19。

† 当列出两种方法时，第一种方法更常用于检测药物依赖性抗体；但是，有些个体已使用列出的第二种方法检测到药物依赖性抗体。

‡ 在一些通过其他方法检测到药物依赖性抗体的患者中已有非免疫性蛋白质吸附的报道。

DAT= 直接抗球蛋白试验；NSAID= 非甾体抗炎药；IPOD= 存在药物［患者血清 + 药物（1mg/mL）+ 未处理的红细胞］；DTRC= 药物处理的红细胞（患者血清 + 药物处理的红细胞）；IA= 诱导自身免疫（患者血清 + 未处理的红细胞）；NIPA= 非免疫蛋白吸附（DAT 阳性）。

12-A. 将药物溶解在溶液中

用途	提供用于药物依赖性抗体检测的药物溶液说明： ● 用于溶解处理红细胞的青霉素、青霉素衍生物和头孢菌素等药物。 ● 用于将药物溶解为 1mg/mL 溶液，再添加到测试混合物中。
背景信息	在尝试此程序之前，必须验证待测药物的溶解度，因为药物在水中的溶解度不同。此信息可在《医师参考手册》（*Physicians' Desk Reference*，PDR）或《Merck 索引》（*The Merck Index*）中找到。 6% 的白蛋白可用于增溶难以溶解于磷酸盐缓冲盐水（PBS）中的药物。它特别适用于在药物存在的情况下测试不溶或几乎不溶的药物，如丙磺舒。 **注意：**溶解头孢菌素时必须小心，因为药物会与白蛋白共价结合。这种蛋白质结合可能会降低溶液中药物的浓度；因此，可能无法检测到弱反应性药物依赖性抗体。
操作策略	为获得最佳效果，在使用前即刻配制药物溶液。如果是储存的药物溶液，应检查每种药物的特定储存条件。必须做适当的对照试验，以验证药物储存后的效果。
局限性	不想要的阳性反应： ● 当用某些药物处理红细胞时，可能会导致蛋白质的非特异性摄取（见表 12-1）。 ● 有些人具有非药物依赖性自身抗体。在试验未经处理的正常红细胞时，或在试验中没有任何药物的情况下，患者血清将呈阳性。 不想要的阴性反应： ● 如果药物与白蛋白共价结合，并且使用 6% 的白蛋白溶解药物，则溶液中的药物可能低于检测药物依赖性抗体所需的剂量。 ● 药房预先稀释的药物，特别是静脉注射抗生素，可能无法为药物依赖性抗体检测提供最佳药物浓度。
样品要求	不适用。
设备 / 材料	被怀疑的药物：如果药物是片剂或胶囊形式，应注意剂量。 **注意：**要求粉末形式的抗生素以达到最佳效果。有些药物可通过化学品公司以纯净形式获得。这是首选，可以避免经常添加到片剂和胶囊中的填充剂。 以下任何稀释剂，具体取决于要测试的药物： ● pH 7.3 PBS。 ● 1% 白蛋白。 ● 6% 白蛋白。 ● 巴比妥缓冲液：pH 9.6。

续表

质量控制	试验作为阴性对照的正常血清和相应的稀释剂。 尽可能测试已知具有适当特异性药物依赖性抗体的患者血清 / 血浆，作为阳性对照。

溶解程序　使用以下步骤将药物溶解到溶液中，用于程序 12-F（即检测在有药物存在的情况下发生反应的抗体）：

步骤	操作	
1.	按以下条件配制药物：	
	如果药物是……	**那么……**
	药片形式	用研钵和研杵粉碎片剂。
	胶囊形式	打开密封，将内容物倒入称重舟。
	粉末形态	继续执行第 2 步。
	溶液形式	如有可能，稀释至 1mg/mL。
2.	按以下条件称量药物：	
	如果药物是……	**那么……**
	片剂或胶囊形式	稀释全量（例如，对于 250mg 片剂，溶解在稀释剂中）。
	粉末形态	称取适量的药物［例如，100mg（0.1g）药物或 10mg（0.01g）药物］。
	注意：可以称取较少量的药物，以达到 1mg/mL 的浓度。	
3.	将药物添加到适量的稀释剂中，以获得 1mg/mL 的浓度。 **例如**：对于 100mg（0.1g）的药物，溶解在 100mL 稀释剂中；对于 10mg（0.01g）的药物，溶解在 10mL 稀释剂中。	
4.	溶解药物并按以下步骤进行：	
	如果药物…	**那么……**
	容易溶解	继续执行第 5 步。
	不易溶解	在 37℃下大力搅拌孵育，或在《医师参考手册》（PDR）、《Merck 索引》或其他文献中查阅溶解度，并溶解在适当的溶液中。 **注意**：可使用其他稀释剂，如 1%～6% 白蛋白、丙酮、乙醇或不同 pH 的缓冲液。（有关详细信息，见参考文献。）
	注意：片剂形式的药物可能含有不溶解的惰性物质。药物可能存在于上清液中。	
5.	如果存在沉淀，则离心溶液，并使用上清液。	

续表

6.	检查药物溶液的 pH：pH 应在 5.0 和 8.0 之间。如果是这样，药物溶液已准备好，可以做在药物存在的情况下的测试。 有些药物对光敏感，需要妥善储存。有关药物稳定性的更多信息，请查看《医师参考手册》或《Merck 索引》。	
	如果 pH 为……	**那么……**
	5.0～8.0	前往程序 12-F。
	低于 5.0	调整到所需的 pH。
	高于 8.0	调整到所需的 pH。

青霉素包被程序　在程序 12-C 中使用药物（青霉素或青霉素衍生物）包被红细胞时，采取以下步骤：

注意：如果假定药物没有包被红细胞（例如，红细胞发生溶血），要查阅文献了解替代的缓冲液、孵育温度和时间。

步骤	操作	
1.	按以下条件配制药物：	
	如果药物是……	**那么……**
	药片形式	用研钵和研杵粉碎片剂。
	胶囊形式	打开密封，将内容物倒入称重舟。
	粉末形态	继续执行第 2 步。
2.	称取 300mg 药物。	
3.	将药物溶解在 7.5mL pH 9.6 的巴比妥缓冲液中，并按以下步骤进行：	
	如果药物…	**那么……**
	容易溶解	前往程序 12-C。
	不易溶解	在 37℃下大力搅拌孵育，或在《医师参考手册》（PDR）、《Merck 索引》或其他文献中查阅溶解度，并溶解在适当的溶液中。
	注意：只要保持 40mg/mL 的药物浓度来包被红细胞，就可以通过较少的药物溶液减少要制备的药物处理的红细胞的体积。例如，可将 150mg 药物溶解于 3.25mL pH 9.6 巴比妥缓冲液中。 **注意：**片剂形式的药物可能含有不溶解的惰性物质。	
4.	必要时离心溶液，并使用上清液。药物溶液已准备好用于处理红细胞。	

非青霉素包被程序　在程序 12-C 中使用药物（头孢菌素和其他处理红细胞的药物）包被红细胞时，采取以下步骤：

注意：如果假定药物没有包被红细胞（例如，红细胞发生溶血），要查阅文献了解替代的缓冲液、孵育温度和时间。

<table>
<tr><th>步骤</th><th colspan="2">操作</th></tr>
<tr><td rowspan="5">1.</td><td colspan="2">按以下条件配制药物:</td></tr>
<tr><td>如果药物是……</td><td>那么……</td></tr>
<tr><td>药片形式</td><td>用研钵和研杵粉碎片剂。</td></tr>
<tr><td>胶囊形式</td><td>打开密封,将内容物倒入称重舟。</td></tr>
<tr><td>粉末形态</td><td>继续执行第 2 步。</td></tr>
<tr><td>2.</td><td colspan="2">称取 300mg 药物。</td></tr>
<tr><td rowspan="5">3.</td><td colspan="2">将药物溶解在 7.5mL pH 7.3 PBS 中,并按以下步骤进行:</td></tr>
<tr><td>如果药物…</td><td>那么……</td></tr>
<tr><td>容易溶解</td><td>前往程序 12-C。</td></tr>
<tr><td>不易溶解</td><td>在 37℃下大力搅拌孵育,或在《医师参考手册》(PDR)、《Merck 索引》或其他文献中查阅溶解度,并溶解在适当的溶液中。</td></tr>
<tr><td colspan="2">注意:只要保持 40mg/mL 的药物浓度来包被红细胞,就可以通过较少的药物溶液减少制备药物处理红细胞的体积。例如,可将 150mg 药物溶解于 3.25mL pH 7.3 PBS 中。
注意:片剂形式的药物可能含有不溶解的惰性物质。</td></tr>
<tr><td>4.</td><td colspan="2">必要时离心溶液,并使用上清液。药物溶液已准备好用于处理红细胞。</td></tr>
</table>

参 考 文 献

O'Neil MJ, ed. The Merck index: An encyclopedia of chemicals, drugs, and biologicals. 15th ed. Whitehouse Station, NJ: Royal Society of Chemistry Publishing, 2013 (or current edition). [Available at https://www.rsc.org/merck-index.]

Petz LD, Garratty G. Acquired hemolytic anemias. 2nd ed. Philadelphia, PA: Churchill-Livingstone, 2004.

Physicians' desk reference. Montvale, NJ: Thomson Healthcare, 2021 (updated annually).

生效日期:

批准人:	印刷体姓名	签字	日期
实验室管理			
医学总监			
质量官			

12-B. 准备尿液以检测代谢物依赖性抗体

用途	提供制备尿液的说明，用于检测在药物代谢物存在下发生反应的药物依赖性抗体。
背景信息	有关药物药代动力学的信息，请参阅《医师参考手册》或《Merck 索引》。这些信息将提供药物代谢的时间线，并有助于评估何时从服用药物的个体收集标本。 从接受药物志愿者的第一次晨尿采集，可以提供高浓度的药物代谢物，特别是如果志愿者正在接受治疗剂量的药物。 已经注意到一种新鲜的补体来源有助于检测一些药物依赖性抗体（见参考文献列表中 Petz 和 Garratty 的论文），尽管在任何情况下都没有显示出需要它来检测药物依赖性抗体。 当用蛋白酶（无花果蛋白酶或木瓜蛋白酶）处理的红细胞检测时，一些药物依赖性抗体将显示出增强的反应性。
操作策略	需要来自摄入药物治疗量的志愿者的尿液作为药物代谢物的来源。
局限性	未能将尿液的 pH 调节到正常水平将导致试剂红细胞溶血。
样品要求	来自药物接受志愿者的尿液。
设备 / 材料	石蕊试纸：pH 范围 7.0。
质量控制	使用已知的代谢物依赖性抗体示例测试患者血清和正常红细胞（如有）。存在药物代谢物时正常试剂红细胞应该反应 2+～4+。 **注意：**为了保存罕见的对照血清 / 血浆，没有必要在稀释剂存在的情况下，用未处理的红细胞检测已知的代谢物依赖性抗体。

程序 采用以下步骤完成该程序：

步骤	操作
1.	确定正在服用治疗剂量药物的志愿者。
2.	在《医师参考手册》或《Merck 索引》中查看药物的药代动力学，并以适当的时间间隔从药物接受志愿者处获取尿液，以收集最佳量的药物代谢物。 **注意：**不同的药物可能需要不同的时间。 或者，从药物接受志愿者那里收集第一个早晨的尿液样品。
3.	将尿样离心 3～5 分钟并去除上清液。

续表

4.	检查尿液的pH：pH应在5.0和8.0之间。如果是这样，尿液现在已经准备好在有药物存在的情况下测试。 <table><tr><td>**如果pH为……**</td><td>**那么……**</td></tr><tr><td>5.0～8.0</td><td>进入程序12-G。</td></tr><tr><td>低于5.0</td><td>调整到所需的pH。</td></tr><tr><td>高于8.0</td><td>调整到所需的pH。</td></tr></table>
5.	储存在1～6℃，或等分，并在−20℃以下储存，直至使用。

参 考 文 献

O'Neil MJ, ed. The Merck index: An encyclopedia of chemicals, drugs, and biologicals. 15th ed. Whitehouse Station, NJ: Royal Society of Chemistry Publishing, 2013 (or current edition).

Petz LD, Garratty G. Acquired hemolytic anemias. 2nd ed. Philadelphia, PA: Churchill-Livingstone, 2004.

Physicians' desk reference. Montvale, NJ: Thomson Healthcare, 2021 (updated annually).

生效日期：

批准人：	印刷体姓名	签字	日期
实验室管理			
医学总监			
质量官			

12-C. 检测与药物处理红细胞反应的药物依赖性抗体

用途	提供检测能够与药物处理的红细胞（特别是青霉素和许多头孢菌素）结合的药物依赖性抗体的说明。
背景信息	青霉素以及第二代和第三代头孢菌素可以诱导免疫球蛋白 G（IgG）免疫应答（例如，青霉素依赖性抗体），该免疫应答可以在用药物处理的红细胞做的试验中被识别。在不添加药物的情况下检测天然（未稀释）血清时，阳性结果可能表明存在药物依赖性抗体。可能需要做滴定研究，以确保反应性是病理性药物依赖性抗体的结果，而不是正常个体中常见的抗体。 **考虑因素：** ● IgM 药物依赖性抗体将凝集药物处理的红细胞，但在室温下不会凝集相同的未处理的红细胞，除非反应性来自低效价预先存在的抗体。 ● IgG 药物依赖性抗体将通过间接抗球蛋白试验（IAT）与药物处理的红细胞发生反应，但相同的未处理的红细胞不会，除非如上所述与低效价抗体发生反应。 ● 许多正常个体具有低效价药物依赖性抗体，特别是 IgM，但效价通常 <32。 ● 在选择用于药物处理的红细胞时，首选 e+ 红细胞，因为已显示许多药物依赖性抗体具有 RH 相关特异性。使用 e+ 红细胞可以增强抗体的检测。 **注意：**很少有药物依赖性抗体已被证明对其他血型抗原具有特异性。
操作策略	未经处理的红细胞不应与患者血清或放散液发生反应。如果观察到阳性反应，则反应性可能是非药物相关抗体（某种特异性的同种抗体）、非药物依赖性自身抗体或由于患者持续服用药物在血浆中引起的药物依赖性抗体的结果。 **注意：**可能需要对患者血清滴定，然后用药物处理和未处理的红细胞对其稀释液检测。如果存在药物依赖性抗体，针对药物处理的红细胞的效价将大于针对未处理的红细胞的效价。
局限性	**注意：** ● 头孢菌素的抗体可能与用青霉素处理的红细胞发生交叉反应。 ● 另一种检测针对半合成青霉素的抗体的方法见程序 12-D。 不正确的结果： ● 使用了不正确的技术。 ● 药物被遗漏。 ● 使用了错误的试剂。 **注意：**检测头孢替坦包被的红细胞时必须谨慎，因为这些红细胞对非特异性蛋白质的摄取也有效。此外，一些个体具有“天然存在的”头孢替坦依赖性抗体。

续表

	不想要的阳性反应： ● 当用某些药物包被红细胞时，可能会导致蛋白质的非特异性摄取（见表 12-1）。 ● 有些人具有非药物依赖性自身抗体。在检测未经处理的正常红细胞时，或在试验中没有任何药物的情况下，患者血清将呈阳性。
样品要求	血清或放散液（见第 4 章）：0.3mL。
设备 / 材料	阿氏液。 对照血清或放散液：使用已知的待测药物依赖性抗体（如有）。 药物溶液（见程序 12-A）。 新鲜红细胞：O 型，rr，用生理盐水洗涤 3 次；1mL。 阴性对照：混合的正常血清（或血浆），或来自单一供者的正常血清或血浆。 抗人球蛋白（AHG）：多特异性。
质量控制	用已知的药物依赖性抗体示例测试处理过的红细胞（如果有）。处理过的（阳性对照）红细胞应反应 3+～4+。 **注意**：为了保存罕见的对照血清 / 血浆，没有必要用未处理的红细胞检测已知的药物依赖性抗体。 检测作为阴性对照的正常血清和相应的稀释剂。

药物处理程序 按以下步骤使用药物处理红细胞：

注意：如果患者血清中存在同种抗体，则必须在测试中使用抗原阴性细胞。

步骤	操作
1.	在生理盐水中洗涤 O 型 rr 红细胞 3 次。保存等分未经处理的红细胞作为正常对照（未经处理的红细胞）。
2.	将 0.5mL rr 红细胞与 7.5mL 药物溶液混合。 **注意**：在添加到红细胞之前即刻制备药物溶液。
3.	在室温（RT）下孵育 1 小时，偶尔混合。
4.	用生理盐水洗涤 3 次或直到溶血消失。用 10mL 阿氏液稀释为 3%～5% 的悬液，并储存在 4℃下。 **注意**：如果不储存经处理的红细胞，可使用生理盐水制备细胞悬液。
5.	将剩余的（处理过的）0.5mL 红细胞用 10mL 阿氏液稀释为 3%～5% 的悬液，并储存在 4℃下。 **注意**：如果不储存红细胞，可使用生理盐水制备细胞悬液。

检测抗体程序　按以下步骤使用药物处理的红细胞检测药物依赖性抗体：

注意：用药物处理和未处理的红细胞测试患者的血清和放散液。同时测试适当的阳性和阴性（正常）对照。如果患者血清在常规检测中呈阳性，则滴定患者血清。

步骤	操作
1.	将2滴患者血清或血清稀释液、放散液、阳性对照品和阴性对照品添加到适当标记的试管中。
2.	将药物处理的红细胞和未处理的红细胞的3%～5%细胞悬液各添加1滴到适当的试管中。
3.	要检测IgM药物依赖性抗体，在室温孵育15分钟： ● 离心。 ● 轻摇细胞扣。 ● 肉眼检查是否有凝集。 ● 对结果分级和记录。 **注意：**如果需要，可以省略此步骤。继续执行第4步。
4.	混合并在37℃下孵育30～60分钟： ● 离心。 ● 轻摇细胞扣。 ● 肉眼检查是否有凝集。 ● 对结果分级和记录。 **注意：**如果需要，可以省略离心和凝集观察。37℃孵育后立即进行第5步。
5.	用生理盐水洗涤每个试管3～4次，并完全倾倒最终洗涤上清液。在干的细胞扣上，加入2滴AHG： ● 混合并离心。 ● 轻摇细胞扣。 ● 肉眼检查是否有凝集。 ● 对结果分级和记录。 **注意：**首选多特异性AHG检测补体依赖性反应。离心并观察凝集情况。
6.	将1滴IgG包被的红细胞添加到所有具有阴性抗球蛋白结果的试管中： ● 轻轻混匀。 ● 离心。 ● 肉眼检查是否有凝集。 ● 对结果分级和记录。

续表

7.	对反应的解读如下：		
	如果……	并且……	那么……
	• 患者血清 + 药物处理的红细胞呈阳性 • 正常血清 + 药物处理的红细胞呈阴性	• 患者血清 + 正常红细胞呈阴性 • 正常血清 + 正常红细胞呈阴性	患者具有药物依赖性抗体。
	• 患者血清 + 药物处理的红细胞呈阳性 • 正常血清 + 药物处理的红细胞呈阴性	• 患者血清 + 正常红细胞呈阳性 • 正常血清 + 正常红细胞呈阴性	患者有非药物依赖性自身抗体： • 用药物处理的和正常的红细胞测试患者血清的稀释液，或吸附血清，并使用吸附的血清重复药物抗体检测。
	• 患者血清 + 药物处理的红细胞呈阳性 • 正常血清 + 药物处理的红细胞呈阳性	• 患者血清 + 正常红细胞呈阴性 • 正常血清 + 正常红细胞呈阴性	阳性反应可能是由于非特异性摄取蛋白质到药物处理的红细胞上引起的： • 用药物处理的红细胞测试患者血清的稀释液（1∶20 或 1∶100）和正常血清。在大多数情况下，病理性药物依赖性抗体效价 >20 时具有反应性。

参 考 文 献

Cohn CS, Delaney M, Johnson ST, Katz LM, eds. Technical manual. 20th ed. Bethesda, MD: AABB, 2020 (or current edition).

Petz LD, Garratty G. Acquired hemolytic anemias. 2nd ed. Philadelphia, PA: Churchill-Livingstone, 2004.

生效日期：

批准人：	印刷体姓名	签字	日期
实验室管理			
医学总监			
质量官			

12-D. 检测半合成青霉素的抗体

用途	提供除青霉素和头孢噻吩(凯夫林，Keflin)之外的半合成青霉素等渗溶液的制备说明，用于包被红细胞： ● 用于研究与半合成青霉素处理相关的药物诱导的直接抗球蛋白试验(DAT)阳性和免疫性溶血。
背景信息	半合成青霉素可诱导免疫球蛋白 G(IgG)免疫应答(抗青霉素抗体)，该免疫应答可在用包被有特定药物的红细胞进行的试验中被识别。 硼酸缓冲液(boric acid buffer，BAB)的渗透压浓度为 200mOsm/kg；在 15mL BAB 中添加定量的药物将使渗透压浓度达到 300mOsm/kg。为了达到 300mOsm/kg 的最终渗透压，必须将 0.75mmol/L 的每种药物添加到 15mL 的 BAB 中。每种药物所需的 mg 量，可用药物的分子量乘以 0.75 来计算。
操作策略	不适用。
局限性	不正确的结果： ● 使用了不正确的技术。 ● 药物被遗漏。 ● 使用了错误的试剂。 不想要的阳性反应： ● 当用某些药物包被红细胞时，可能会导致蛋白质的非特异性摄取(见表 12-1)。 ● 有些人具有非药物依赖性自身抗体。在检测未经处理的正常红细胞时，或在试验中没有任何药物的情况下，患者血清将呈阳性。 ● 头孢菌素的抗体可能与用青霉素处理的红细胞发生交叉反应。 不想要的阴性反应： ● 药房预先稀释的药物，特别是静脉注射抗生素，可能无法为药物依赖性抗体检测提供最佳药物浓度。
样品要求	血清或放散液(见第 4 章)：0.3mL。 **注意：**在检测用药物处理的红细胞之前，用生理盐水稀释血清至 1/20。
设备 / 材料	阿氏液。 BAB：pH 9.6～10。 药物溶液：通过将以下量溶解在 15mL BAB 中制备： ● 碳青霉素二钠，317mg。 ● 青霉素钾 G，279mg。 ● 氨苄西林钠，279mg。 ● 头孢噻吩钠，314mg。 ● 甲氧西林钠，302mg。

续表

	● 萘夫西林钠，327mg。 ● 苯唑西林钠，318mg。 渗透压计。 红细胞：O 型，rr；每种药物 1mL 加对照品 1mL，用生理盐水洗涤 3 次。 阴性对照：混合的正常血清（或血浆），或来自单一供者的正常血清或血浆。
质量控制	检查药物溶液的渗透压浓度。渗透压应为 300±20mOsm/kg。 用已知的药物依赖性抗体示例测试处理过的红细胞（如果有）。处理过的（阳性对照）红细胞应反应 3+～4+。 **注意：**为了保存罕见的对照血清 / 血浆，没有必要用未处理的红细胞检测已知的药物依赖性抗体。 检测作为阴性对照的正常血清和相应的稀释剂。

程序　使用以下步骤执行该程序：

<table>
<tr><th>步骤</th><th colspan="3">操作</th></tr>
<tr><td>1.</td><td colspan="3">向每种药物溶液 15mL 中加入 1mL rr 红细胞并混合均匀。</td></tr>
<tr><td>2.</td><td colspan="3">在 37℃下孵育 2 小时（头孢噻吩钠孵育 1 小时）。</td></tr>
<tr><td>3.</td><td colspan="3">用生理盐水洗涤 3 次。用阿氏液稀释为 3%～5% 的悬液，并储存在 4℃下。
注意：如果立即使用，处理过的红细胞可以用生理盐水稀释。</td></tr>
<tr><td>4.</td><td colspan="3">用阿氏液将 1mL 未处理的红细胞稀释为 3%～5% 的悬液中，并储存在 4℃下。</td></tr>
<tr><td>5.</td><td colspan="3">通过室温下的生理盐水凝集试验和生理盐水间接抗球蛋白试验（IAT），用药物处理和未处理的红细胞检测放散液或血清（见第 2 章）。</td></tr>
<tr><td>6.</td><td colspan="3">肉眼检查红细胞的凝集情况；对结果分级和记录。</td></tr>
<tr><td rowspan="4">7.</td><td colspan="3">对反应的解读如下：</td></tr>
<tr><td>如果……</td><td>并且……</td><td>那么……</td></tr>
<tr><td>● 患者血清 + 药物处理的红细胞呈阳性
● 正常血清 + 药物处理的红细胞呈阴性</td><td>● 患者血清 + 正常红细胞呈阴性
● 正常血清 + 正常红细胞呈阴性</td><td>患者具有药物依赖性抗体。</td></tr>
<tr><td>● 患者血清 + 药物处理的红细胞呈阳性
● 正常血清 + 药物处理的红细胞呈阴性</td><td>● 患者血清 + 正常红细胞呈阳性
● 正常血清 + 正常红细胞呈阴性</td><td>患者有非药物依赖性自身抗体：
● 用药物处理的和正常的红细胞测试患者血清的稀释液，或吸附血清，并使用吸附的血清重复药物抗体检测。</td></tr>
</table>

续表

	• 患者血清 + 药物处理的红细胞呈阳性 • 正常血清 + 药物处理的红细胞呈阳性	• 患者血清 + 正常红细胞呈阴性 • 正常血清 + 正常红细胞呈阴性	阳性反应可能是由于非特异性摄取蛋白质到药物处理的红细胞上引起的： • 用药物处理的红细胞测试患者血清的稀释液（1∶100）和正常血清。在大多数情况下，病理性药物依赖性抗体效价 >20 时具有反应性。
	患者血清 + 未经处理的红细胞呈阴性	已知对照药物依赖性抗体呈阳性	患者没有药物依赖性抗体。
	患者血清 + 未经处理的红细胞呈阴性	已知的药物依赖性抗体对照不可用	无法可靠地解释药物依赖性抗体的试验。

参 考 文 献

Judd WJ. Investigation and management of immune hemolysis: Autoantibodies and drugs. In: Wallace ME, Levitt JS, eds. Current applications and interpretation of the direct antiglobulin test. Arlington, VA: AABB, 1988:47-103.

生效日期：

批准人：	印刷体姓名	签字	日期
实验室管理			
医学总监			
质量官			

12-E. 检测头孢噻吩依赖性抗体

用途	提供检测与药物包被的红细胞有效结合的头孢噻吩依赖性抗体的说明。 **注意**：已有头孢噻吩依赖性抗体在有药物存在的情况下发生反应的病例报道。
背景信息	据报道，头孢噻吩（Keflin）可诱导免疫球蛋白 G（IgG）免疫应答（头孢噻吩依赖性抗体），可在用药物处理的红细胞做的试验中被识别。
操作策略	不适用。
局限性	警告： ● 青霉素抗体可能与包被头孢菌素的红细胞发生交叉反应。 ● 正常血清会与包被头孢噻吩的红细胞发生反应，因为这种红细胞会非免疫性地吸附所有蛋白质。这种反应不会发生：孵育时间少于 15 分钟时；检测前用磷酸盐缓冲盐水（PBS）稀释血清至 1/20 时。 ● 放散液不含足够的蛋白质来支持 Keflin 处理的红细胞对球蛋白的非免疫吸附。因此，放散液与头孢菌素包被的红细胞的反应性，提示针对头孢菌素的抗体或针对青霉素的交叉反应抗体。 ● 一些头孢噻吩依赖性抗体可能仅在有药物存在的情况下才会反应。 **注意**：另一种检测针对半合成青霉素的抗体的方法见程序 12-D。 不正确的结果： ● 使用了不正确的技术。 ● 药物被遗漏。 ● 使用了错误的试剂。
样品要求	血清或放散液（见第 4 章）：0.3mL。 **注意**：在用头孢噻吩包被的红细胞检测之前，血清可以用生理盐水稀释至 1/20，因为许多正常人具有头孢噻吩依赖性抗体。
设备 / 材料	阿氏液。 头孢菌素溶液：头孢噻吩钠（Keflin），0.3g；pH 6.0 PBS，10mL。 **注意**：如果涉及头孢噻吩以外的头孢菌素，请使用程序 12-A。 对照血清：使用头孢噻吩依赖性抗体（如有）。 红细胞：O 型，rr；1mL；用生理盐水洗涤 3 次。 阴性对照：混合的正常血清（或血浆），或来自单一供者的正常血清或血浆。
质量控制	如果有头孢噻吩依赖性抗体的已知示例，通过生理盐水间接抗球蛋白试验（IAT）处理过的红细胞。经处理的红细胞应反应 3+～4+；未经处理（对照）的红细胞应为非反应性。

程序 采用以下步骤完成该程序：

<table>
<tr><th>步骤</th><th colspan="3">操作</th></tr>
<tr><td>1.</td><td colspan="3">将 0.5mL 红细胞与 5mL 头孢噻吩溶液混合。</td></tr>
<tr><td>2.</td><td colspan="3">在 37℃下孵育 30～60 分钟。在孵育期间偶尔混合。</td></tr>
<tr><td>3.</td><td colspan="3">用生理盐水或 PBS 洗涤红细胞 3 次。用阿氏液稀释为 3%～5% 的悬液，并储存在 4℃下。</td></tr>
<tr><td>4.</td><td colspan="3">将剩余的（未包被的）0.5mL 红细胞用 10mL 阿氏液稀释为 3%～5% 的悬液，并储存在 4℃下。</td></tr>
<tr><td>5.</td><td colspan="3">通过第 2 章所述的室温生理盐水凝集试验和生理盐水 IAT 用药物处理和未处理的红细胞检测放散液或稀释的血清。</td></tr>
<tr><td>6.</td><td colspan="3">肉眼检查红细胞的凝集情况；对结果分级和记录。</td></tr>
<tr><td rowspan="5">7.</td><td colspan="3">对反应的解读如下：</td></tr>
<tr><td>如果……</td><td>并且……</td><td>那么……</td></tr>
<tr><td>患者的放散液和/或血清+药物处理的红细胞呈阳性</td><td>未处理的红细胞未见反应</td><td>存在头孢噻吩依赖性抗体。</td></tr>
<tr><td>已知头孢噻吩依赖性抗体对照阳性，药物处理红细胞阳性</td><td>未处理的红细胞未见反应</td><td>试验有效。</td></tr>
<tr><td>已知的头孢噻吩依赖性抗体对照不可用</td><td>患者检测结果为阴性</td><td>无法可靠地解释药物依赖性抗体的试验。</td></tr>
</table>

参 考 文 献

Petz LD, Garratty G. Acquired hemolytic anemias. 2nd ed. Philadelphia, PA: Churchill-Livingstone, 2004.

生效日期：

批准人：	印刷体姓名	签字	日期
实验室管理			
医学总监			
质量官			

12-F. 检测存在药物时发生反应的药物依赖性抗体

用途	提供检测在药物存在时发生反应的药物依赖性抗体的说明： ● 用于检测不与红细胞膜有效结合的具有药物特异性的药物依赖性抗体。
背景信息	检测天然（未稀释）血清时，如果药物在患者血浆中循环，则阳性结果可能表明存在药物依赖性抗体。可能需要做滴定研究，以确保反应性是病理性药物依赖性抗体导致的，而不是正常个体中常见的抗体。 **考虑因素：** ● 在存在药物的情况下，免疫球蛋白 M（IgM）药物依赖性抗体将凝集正常红细胞，但除非有预先存在的低效价抗体，否则在室温（RT）不添加药物的情况下，不会凝集相同的未处理红细胞。 ● 在药物存在的情况下，IgG 药物依赖性抗体将通过间接抗球蛋白试验（IAT）与正常红细胞产生反应，但除非有预先存在的低效价抗体，否则在没有添加药物的情况下不会与相同的未处理红细胞产生反应。 当选择在药物代谢物存在的情况下做测试的红细胞时，首选 e 阳性红细胞，因为已显示许多药物依赖性抗体具有 RH 相关特异性。使用 e+ 红细胞可以增强抗体的检测。 **注意：**很少有药物依赖性抗体已被证明对其他血型抗原具有特异性。 已经注意到一种新鲜的补体来源有助于检测一些药物依赖性抗体（见参考文献列表中的 Petz 和 Garratty），尽管在任何情况下都没有显示出需要它来检测药物依赖性抗体。 当用蛋白酶（无花果蛋白酶或木瓜蛋白酶）处理的红细胞检测时，一些药物依赖性抗体将显示出增强的反应性。
操作策略	未经处理的红细胞不应与患者血清或放散液发生反应。如果观察到阳性反应，则反应性可能是非药物相关抗体（某种特异性的同种抗体）、非药物依赖性自身抗体，或由于患者持续服用药物在血浆中引起的药物依赖性抗体的结果。 **注意：**在药物存在的情况下，可能需要对患者血清滴定，然后用正常红细胞做稀释液的检测。如果存在药物依赖性抗体，存在药物时的效价将大于未在试验中添加药物时与正常红细胞反应的情况。
局限性	不正确的结果： ● 使用了不正确的技术。 ● 药物被遗漏。 ● 药物不能溶解在溶液中。 ● 使用了错误的试剂。 **注意：**检测头孢替坦包被的红细胞时必须谨慎，因为这些细胞对非特异性蛋白质的摄取也有效。此外，一些个体具有“天然存在的”头孢替坦依赖性抗体。

续表

	不想要的阳性反应： ● 有些人具有非药物依赖性自身抗体。在检测未经处理的正常红细胞时，或在试验中没有任何药物的情况下，患者血清将呈阳性。 不想要的阴性反应： ● 如果不添加新鲜的正常血清作为补体来源，罕见的补体结合药物依赖性抗体可能不会在药物存在的情况下凝集。 ● 只有在存在药物的情况下检测酶处理的红细胞时，才能检测到一些药物依赖性抗体。
样品要求	血清或血浆。
设备 / 材料	所涉药物：以给药形式（片剂、溶液、胶囊），溶解于 pH 7.3 磷酸盐缓冲盐水（PBS）、1% 白蛋白或 6% 白蛋白中（见程序 12-A）。 阴性对照：混合的正常血清（或血浆），或来自单一供者的正常血清或血浆。 阳性对照：已知的药物依赖性抗体血清（如有）。 抗人球蛋白（AHG）：首选多特异性。 IgG 包被的红细胞：参阅第 7 章，或从商业渠道获得。石蕊试纸：pH 范围 7.0。 不含药物的稀释剂：pH 7.3 PBS、1% 白蛋白或 6% 白蛋白。 红细胞：O 型，rr 试剂红细胞；用生理盐水洗涤 3 次，稀释为 3%～5% 悬液。 **注意**：如果存在同种抗体，应使用适当的抗原阴性细胞。 无花果蛋白酶或木瓜蛋白酶处理的红细胞：O 型，rr 试剂红细胞；3%～5% 悬液，如第 3 章所述制备。
质量控制	使用已知的药物依赖性抗体示例测试患者血清和正常红细胞（如有）。存在药物时正常试剂红细胞应该反应 3+～4+。 **注意**：为了保存罕见的对照血清 / 血浆，没有必要在稀释剂存在的情况下用未处理的红细胞检测已知的药物依赖性抗体。 测试作为阴性对照的正常血清 / 血浆和适当的稀释剂。用 IgG 包被的红细胞确认所有阴性抗球蛋白试验结果。

程序 使用以下步骤执行该程序：

步骤	操作
1.	使用 0.1mL（2 滴）每种反应物，制备 1 或 2 组（如果检测酶处理的红细胞）以下混合物： ● 患者血清 + 药物。 ● 患者血清 + 稀释剂（PBS、1% 或 6% 白蛋白）。 ● 正常血清 + 药物。 ● 正常血清 + 稀释剂（PBS、1% 或 6% 白蛋白）。 ● 稀释剂（PBS、1% 或 6% 白蛋白）+ 药物。

续表

2.	在1组测试混合物中，加入1滴未处理的红细胞。
3.	在另一组中，加入1滴经酶处理的红细胞。 **注意：**初始测试中可能会省略此步骤。参阅“局限性”。
4.	为了检测 IgM 药物依赖性抗体，在室温孵育30分钟，然后： • 离心。 • 轻摇细胞扣。 • 肉眼检查是否有凝集。 • 对结果分级和记录。 **注意：**如果需要，可以省略此步骤。继续执行第5步。
5.	将每根试管的内容物混合，在37℃下孵育1小时，中间定期混合每根试管的内容物，然后： • 离心。 • 轻摇细胞扣。 • 肉眼检查是否有凝集。 • 对结果分级和记录。 **注意：**如果需要，可以省略离心和凝集观察。37℃孵育后立即进行第6步。
6.	用生理盐水洗涤每个试管3～4次，并完全倾倒最终洗涤上清液。在干的细胞扣上，加入2滴 AHG： • 混合并离心。 • 轻摇细胞扣。 • 肉眼检查是否有凝集。 • 对结果分级和记录。 **注意：**首选多特异性 AHG 检测补体依赖性反应。离心并观察凝集情况。
7.	将1滴 IgG 包被的红细胞添加到所有具有阴性抗球蛋白试验结果的试管中： • 轻轻混匀。 • 离心。 • 肉眼检查是否有凝集。 • 对结果分级和记录。
8.	对反应的解读如下： <table><tr><th>如果在…中观察到溶血或凝集</th><th>那么……</th></tr><tr><td>• 患者血清＋药物 和 • 所有其他试管均为阴性</td><td>• 存在药物依赖性抗体。 • 放散液＋药物可能呈阳性，也可能不呈阳性。</td></tr><tr><td>• 患者血清＋药物 和 • 患者血清＋稀释剂</td><td>制备系列稀释液（1∶2、1∶4等）并重新测试。</td></tr></table>

续表

	●（除上述外）正常血清＋药物 或 ● 稀释剂＋药物	测试无效： ● 调查原因，并在适当情况下重新测试。
	没有任何测试	药物依赖性抗体可能有前带效应。制备系列稀释液（1∶2、1∶4 等）并重新测试： ● 使用酶处理的红细胞做额外的测试（步骤 3） 和 / 或 ● 添加新鲜的补体来源重新测试 或 ● 使用药物的血清或尿液代谢物重新测试。

参 考 文 献

Cohn CS, Delaney M, Johnson ST, Katz LM, eds. Technical manual. 20th ed. Bethesda, MD: AABB, 2020 (or current edition).

Garratty G. Laboratory investigation of drug-induced immune hemolytic anemia. In: Bell CA, ed. A seminar on laboratory management of hemolysis (supplement). Washington, DC: AABB, 1979.

Petz LD, Branch DR. Drug-induced hemolytic anemia. In: Chaplin H, ed. Methods in hematology: Immune hemolytic anemias. New York: Churchill-Livingstone, 1985:47-94.

Petz LD, Garratty G. Acquired hemolytic anemias. 2nd ed. Philadelphia, PA: Churchill-Livingstone, 2004.

生效日期：

批准人：	印刷体姓名	签字	日期
实验室管理			
医学总监			
质量官			

12-G. 检测存在药物时发生反应的代谢物依赖性抗体

用途	提供检测在药物代谢物存在时发生反应的药物依赖性抗体的说明。
背景信息	一些药物（特别是双氯芬酸和依托多酸）引发针对药物代谢产物的抗体形成，而不是形成针对天然药物的表位。需要摄入药物治疗量的志愿者的血清和 / 或尿液作为这些代谢物的来源。有关药物药代动力学的信息，请参阅《医师参考手册》或《Merck 索引》。这些信息将提供药物代谢的时间线，并有助于评估何时从服用药物的个体收集标本。 **考虑因素：** ● 在存在药物代谢物的情况下，免疫球蛋白 M（IgM）形式的代谢物依赖性抗体会凝集红细胞，但在室温（RT）下，如果没有添加药物代谢物，则不会凝集相同的红细胞。 ● 在药物存在的情况下，IgG 形式的代谢物依赖性抗体将通过间接抗球蛋白试验（IAT）进行反应，但是不会与没有添加药物代谢物的相同红细胞反应。 当选择在药物代谢物存在的情况下做测试的红细胞时，首选 e 阳性红细胞，因为已显示许多药物依赖性抗体具有 RH 相关特异性。使用 e+ 红细胞可以增强抗体的检测。 **注意：**很少有药物依赖性抗体已被证明对其他血型抗原具有特异性。 已经注意到一种新鲜的补体来源有助于检测一些药物依赖性抗体，尽管在任何情况下都没有显示出需要它来检测药物依赖性抗体。 当用蛋白酶（无花果蛋白酶或木瓜蛋白酶）处理的红细胞检测时，一些药物依赖性抗体将显示出增强的反应性。
操作策略	当已知药物快速代谢时，应考虑此程序。当使用其他方法检测抗体没有明确信息时，这是有用的。
局限性	不正确的结果： ● 使用了不正确的技术。 ● 药物被遗漏。 ● 已使用不活跃的补体。 ● 使用了错误的试剂。 不想要的阳性反应： ● 有些人具有非药物依赖性自身抗体。在检测未经处理的正常红细胞时，或在试验中没有任何药物的情况下，患者血清将呈阳性。 不想要的阴性反应： ● 如果不添加新鲜的正常血清作为补体来源，罕见的补体结合药物依赖性抗体可能不会在药物存在的情况下凝集。 ● 只有在存在药物的情况下检测酶处理的红细胞时，才能检测到一些药物依赖性抗体。

续表

样品要求	血清：3mL。
设备／材料	抗人球蛋白（AHG）：首选多特异性。 血清代谢产物：在确定和分开的适当时间间隔收集来自药物接受志愿者的血清／血浆样品；每个样品 1mL 血清。储存在 1～6℃，或等分，并在 −20℃以下储存，直至使用。 尿液代谢物（见程序 12-B）。 人补体（如果需要）：新采集或新采集和冰冻／解冻，已知无意外抗体的正常人血清；1mL。 IgG 包被的红细胞：参阅第 7 章，或从商业渠道获得。 pH 7.3 磷酸盐缓冲盐水（PBS）。 红细胞：O 型，rr 试剂红细胞；用生理盐水洗涤 3 次，用 PBS 稀释为 3%～5% 悬液。 无花果蛋白酶或木瓜蛋白酶处理的红细胞：O 型，rr 试剂红细胞；3%～5% 悬液，如第 3 章所述制备。 绵羊红细胞：可在大多数临床免疫学实验室获得，或通过商业途径获得。
质量控制	使用已知的代谢物依赖性抗体示例测试患者血清和正常红细胞（如有）。存在药物时正常试剂红细胞应该反应 3+～4+。 **注意：**为了保存罕见的对照血清／血浆，没有必要在稀释剂存在的情况下用未处理的红细胞检测已知的代谢物依赖性抗体。 测试作为阴性对照的正常血清和适当的稀释剂。 使用前，应显示每批人补体裂解绵羊红细胞。使用 1 滴 3%～5% 生理盐水洗涤的绵羊红细胞和 3 滴人补体，在 37℃孵育 15 分钟。按照血凝试验离心，并检查上清液溶血情况。 用 IgG 包被的红细胞确认所有阴性抗球蛋白试验结果。

程序　使用以下步骤执行该程序：

步骤	操作
1.	使用 0.1mL（2 滴）每种反应物，制备 1 或 2 组（如果检测酶处理的红细胞）以下混合物： ● 患者血清 + 药物代谢物（尿液或血清）。 ● 患者血清 + 稀释剂（PBS、1% 或 6% 白蛋白）。 ● 正常血清 + 药物代谢物（尿液或血清）。 ● 正常血清 + 稀释剂（PBS、1% 或 6% 白蛋白）。 ● 稀释剂（PBS、1% 或 6% 白蛋白）+ 药物代谢物（尿液或血清）。
2.	在 1 组测试混合物中，加入 1 滴未处理的红细胞。

续表

<table>
<tr><td>3.</td><td>在另一组中，加入1滴经无花果蛋白酶处理的红细胞。
注意：初始测试中可能会省略此步骤。参阅“局限性”。</td></tr>
<tr><td>4.</td><td>为了检测IgM药物依赖性抗体，在室温孵育30分钟，然后：
● 离心。
● 轻摇细胞扣。
● 肉眼检查是否有凝集。
● 对结果分级和记录。
注意：如果需要，可以省略此步骤。继续执行第5步。</td></tr>
<tr><td>5.</td><td>将每根试管的内容物混合，在37℃下孵育1小时，中间定期混合每根试管的内容物，然后：
● 离心。
● 轻摇细胞扣。
● 肉眼检查是否有凝集。
● 对结果分级和记录。</td></tr>
<tr><td>6.</td><td>用生理盐水洗涤每个试管3～4次，并完全倾倒最终洗涤上清液。在干的细胞扣上，加入2滴AHG：
● 混合并离心。
● 轻摇细胞扣。
● 肉眼检查是否有凝集。
● 对结果分级和记录。
注意：首选多特异性AHG检测补体依赖性反应。离心并观察凝集情况。</td></tr>
<tr><td>7.</td><td>将1滴IgG包被的红细胞添加到所有具有阴性抗球蛋白试验结果的试管中：
● 轻轻混匀。
● 离心。
● 肉眼检查是否有凝集。
● 对结果分级和记录。</td></tr>
<tr><td>8.</td><td>对反应的解读如下：
<table>
<tr><th>如果在…中观察到溶血或凝集</th><th>那么……</th></tr>
<tr><td>● 患者血清＋血清或尿液代谢物
和
● 所有其他试管均为阴性</td><td>存在代谢物依赖性抗体。
注意：放散液＋血清或尿液代谢物可能呈阳性，也可能不呈阳性。</td></tr>
<tr><td>● 患者血清＋血清或尿液代谢物
和
● 患者血清＋稀释剂</td><td>制备系列稀释液（1∶2、1∶4等）并重新测试。</td></tr>
</table></td></tr>
</table>

续表

	• （除上述外）正常血清＋血清或尿液代谢物 或 • 稀释剂＋血清或尿液代谢物	测试无效： • 调查原因，并在适当情况下重新测试。
	没有任何测试	• 使用酶处理的红细胞做额外的测试 和/或 • 如果在初始测试中未执行，则添加补体重新测试。

参考文献

Bougie D, Johnson ST, Weitekamp LA, Aster RH. Sensitivity to a metabolite of diclofenac as a cause of acute immune hemolytic anemia. Blood 1997;90:407-13.

Cuhha PD, Lord RS, Johnson ST, et al. Immune hemolytic anemia caused by sensitivity to a metabolite of etodolac, a nonsteroidal anti-inflammatory drug. Transfusion 2000;40:663-8.

O'Neil MJ, ed. The Merck index: An encyclopedia of chemicals, drugs, and biologicals. 15th ed. Whitehouse Station, NJ: The Royal Society of Chemistry Publishing, 2013 (or current edition). [Available at https://www.rsc.org/merck-index.]

Physicians' desk reference. Montvale, NJ: Thomson Healthcare, 2021 (updated annually).

Salama A, Mueller-Eckhardt C. The role of metabolite-specific antibodies in nomifensine-dependent immune hemolytic anemia. N Engl J Med 1985; 313:469-74.

生效日期：

批准人：	印刷体姓名	签字	日期
实验室管理			
医学总监			
质量官			

第13章　研究ABO定型问题

ABO定型中遇到的问题，通常是与明显缺乏预期的抗-A和/或抗-B相关，例如来自新生儿或免疫缺陷疾病患者的样品。在少数情况下，明显缺乏预期的抗-A或抗-B可能是由前带现象、血型物质过量或亚型引起的，其中红细胞A或B抗原的存在不能通过常规凝集试验检测到，但可以通过吸附放散研究证明。一些亚型与抗-A和/或抗-B产生混合视野反应；混合视野反应的其他原因包括最近的输血、骨髓移植、多凝集和罕见的遗传镶嵌型。在其他情况下，ABO定型不一致的结果可能是由于试剂抗血清中存在污染物，或测试血清中存在意外抗体所引起的，包括自身抗体和试剂红细胞成分的抗体。下文更全面地讨论了出现这些ABO定型结果的原因，并在表13-1中进行了总结；表13-2总结了罕见ABO表型的反应。

自本书第1版（并继续到第2版之后）以来的主要变化之一，是从多克隆ABO试剂完全切换到单克隆试剂。一些ABO不一致（如多凝集）很少被检测到，因为在单克隆试剂中不存在人多克隆抗体血清中天然存在的抗-T和抗-Tn。然而，单克隆试剂并非没有缺点，定型不一致仍然经常遇到。

本章包括用于解决常规ABO定型试验中可能遇到的问题的特定血清学程序。可能需要的其他试验在第9章和第14章中进行了描述。已纳入一些指南，以帮助选择这些程序。如果无法从血清学检测中得出结论，则将样品转送分子检测实验室可能是有价值的，因为许多A和B抗原亚型的分子基础已被确定。

ABO定型不一致的原因

技术因素

有许多技术因素可能导致错误的ABO定型结果。这些问题包括试剂储存不当；使用不正确的技术；使用错误的试剂；遗漏抗血清；使用被细菌、异物或其他试剂小瓶内容物污染的抗血清；以及试验离心不正确。

IgM自身抗体

来自冷反应性自身抗体（冷凝集素综合征或CAS）引起的自身免疫性溶血性贫血患者的红细胞，可以在低于37℃的温度下自发凝集。免疫球蛋白M（IgM）介导的自身凝集，可以通过硫醇试剂［如二硫苏糖醇（DTT）或2-巯基乙醇（2-ME）］孵育红细胞来消除。此外，强效IgM凝集素可以掩盖这些个体血清中抗-A和/或抗-B的存在；血清ABO定型可以在37℃下进行，除了使用A_1和B型红细胞外，还可使用O型红细胞作为自身凝集的对照。

单克隆抗体治疗

抗-CD47是一种IgG4单克隆抗体，与正常红细胞上存在的CD47蛋白高度结合。这些抗-CD47包被的红细胞在离心时自发凝集，导致ABO定型不一致。大多数患者在治疗过程中会出现自发凝集。迄今为止，从患者红细胞中去除IgG4单克隆抗体的常规方法并不有效。

抗原弱表达或缺失

A和B抗原表达可能在白血病中被抑制，或由于ABO基因位点上罕见等位基因的遗传，或变异*H*基因的遗传而弱表达。后者控制H物质的生成，而A和B抗原从H物质生成。在妊娠期间偶尔也观察到A抗原表达减弱，分娩后恢复正常抗原强度。

在一些罕见的表型中，A或B的表达可能非常弱，以至于抗-A或抗-B的直接试验是非反应性的。红细胞携带弱A或B抗原是通过血清中缺少相应的抗体来显示的。在诸如A_2和A_2B的表型中，抗-A1可能存在于血清中并导致兰德斯坦纳定律的明显例外（参见程序13-C），因为A抗原存在于红细胞上，并且抗-A在血清中明显存在。A_2和A_2B表型上的A抗原起源于*ABO*A2*的遗传，并且在定量和定性上与更常见的A_1表型中的A抗原不同。因此，并没有违反兰德斯坦纳定律；形成的抗-A1不是针对自身抗原的抗体（自身抗体）。

很罕见的情况是，含有高浓度可溶性血型物质的卵巢囊肿的女性，可能会出现明显的抗原减弱或缺失。当使用未洗涤的红细胞做ABO定型时，可溶性血型物质可能流到血液中并中和抗-A或抗-B的试验。

混合视野反应

在最近接受非ABO同型红细胞输注的患者（例如，O型给A/B型），或是在造血干细胞和祖细胞移植后不久的患者中检测红细胞时，通常会出现混合视野反应。很少是由白血病改变或真正的基因镶嵌（嵌合或双精受精）引起的混合视野反应。抗-A和抗-A，B的混合视野凝集也是Tn和A_3红细胞的特征。

缺失或弱抗-A和抗-B

如前所述，新生儿血清中缺少抗-A和抗-B，在解释新生儿血液ABO定型结果时，必须依赖红细胞定型结果。还有先天性和获得性免疫缺陷疾病，其中可能不存在预期的抗-A和/或抗-B。特别值得注意的是在老年患者中看到的弱或缺失的抗-A和/或抗-B。用酶预处理的A、B和O红细胞的孵育试验和研究，可能有助于解决由缺乏凝集素引起的定型不一致。缺陷可能并不总是存在于血清中；明显缺乏抗-A或抗-B与红细胞镶嵌有关，并且当A和/或B在红细胞上弱表达时可见。

抗-A和/或抗-B前带现象

通过立即离心技术，具有高效价（即>5 000）IgG抗-A和/或抗-B的血清可能与A_1和/或B红细胞无反应。这种前带现象是人补体第一组分C1凝集的空间阻碍的结果，C1在凝集发生之前通过IgG抗体与红细胞结合。这种现象可以通过以下方式消除：①使用EDTA抗凝血浆，其缺乏对C1分子完整性至关重要的钙离子；②使用悬浮在含有EDTA的防腐剂中的试剂红细胞；③通过在56℃下孵育血清来灭活补体；或④用生理盐水1:10稀释血清。如果在活性补体存在的情况下孵育血清/红细胞混合物，则会发生A和/或B红细胞溶血。

B(A)和cisAB表型

B（A）表型存在于罕见的个体中，这些个体遗传了能够编码合成微量A抗原的B转移酶的变异*B*基因。B（A）表型可以通过使用选定的单克隆抗-A试剂（例如，克隆MHO4或ES15）来识别。CisAB表型是另一种类似的变异体，当*ABO*基因中的突变导致可同时合成A和B抗原的转移酶时可见。该表型类似于A_2B_3，在韩国和东南亚相对常见。

多凝集

多凝集性红细胞具有异常的膜结构，因此它们被正常的成年人血清凝集。原因包括由微生物酶（T、Th、Tk 和 Tx）和获得性 B 多凝集引起的膜修饰，以及由体细胞突变（Tn 综合征）引起的不完全膜碳水化合物生物合成。偶尔，多凝集性可以是一种遗传特征[与阳性酸化血清相关的遗传性红细胞多核症（hereditary erythroblastic multinuclearity associated with positive acidified serum，HEMPAS），或与抗原 NOR 或 Cad 相关的遗传性红细胞多核症]。多凝集性红细胞通过使用外源凝集素分类，它主要来源于植物种子。

人血清中天然存在的凝集素与多凝集性红细胞上存在的独特表面结构反应。在使用人源试剂的 ABO 定型试验中，特别是使用 Tn 和获得性 B 红细胞时，有时会出现异常反应。Tn 红细胞携带 A 样抗原，因此被抗 -A 凝集，而获得性 B 红细胞携带与人类抗 -B 交叉反应的 B 样抗原。

单克隆试剂与 Tn 和获得性 B 抗原的反应能力各不相同。目前美国食品药品管理局（FDA）许可的单克隆抗 -A 和抗 -A，B 不与 Tn 红细胞反应。通过使用由抗 -B 克隆株 ES4 配制的一些 FDA 许可的单克隆抗 -B 血型鉴定试剂，检测中观察到获得性 B 红细胞的概率增加。与获得性 B 红细胞的反应性已被证明取决于最终反应环境的 pH，与具有较高 pH 的试剂相关的反应性最强（M.L. Beck 和 W.J. Judd 未发表的观察结果）。由于认识到这种现象，试剂制造商将其试剂重新配制在酸性缓冲稀释剂中。然而，这些改进的试剂可能与悬浮在血清中的获得性 B 红细胞反应，因为酸稀释剂可能不具有降低血清 pH 的缓冲能力（M.L. Beck 和 W.J. Judd 未发表的观察结果）。

异常血清蛋白

白蛋白与球蛋白比率倒置的血清会导致红细胞成缗钱状，这可能被误认为是凝集。请参阅程序 8-K，了解显现缗钱状结果的样品的管理。

试剂成分的抗体

测试样品血清中针对试剂成分的抗体，可能是 ABO 定型不一致的原因之一。涉及 EDTA 上的多羧基和黄色柠檬黄 #5 的抗体。试剂 A_1 和 B 红细胞悬浮在含有 EDTA 的保存液中（通过补体结合抗 -A 或抗 -B 来防止裂解），与针对多羧基的抗体凝集。这种反应性可以通过在测试前用生理盐水洗涤红细胞来消除。对于含有针对黄色柠檬黄 5 号的抗体（用于抗 -B 着色）的血液样品，如果使用悬浮在血清中的红细胞进行血型鉴定，则会出现不想要的反应。

单克隆抗体治疗

抗 -CD47 不仅会引起一个个体红细胞的自发凝集，而且还会引起对 A_1 和 B 红细胞的意外阳性反应，因为 CD47 是一种糖蛋白，是几乎所有红细胞上表达的 RH 复合物的一部分。同种异体吸附可以去除抗体，从而解决反定型的问题。

解决 ABO 定型不一致的指南

为了使 ABO 定型试验结果（通过程序 1-A 进行时）有效，对于每个 ABO 血型，必须始终有：①两个阳性和两个阴性试验结果；②红细胞和血清结果之间的一致性（即不得违反兰德斯坦纳定律）。此外，有效的阳性试验结果被认为是反应≥2+；当观察到较弱的反应时，应做额外的试验。

表 13-1 总结了违反上述前两条规则的反应模式，并列出了可能的原因。流程图（图 13-1）显示了研究 ABO 定型不一致的建议途径。

以下是基于这些反应模式的一些解决问题的建议指南。

明显缺失或弱抗原

1. 洗涤红细胞，延长孵育时间，重复测试。参见程序 13-C。如果通过使用洗涤红细胞的立即离心技术获得显著增强，考虑使用可溶性血型物质做抑制试验。另见程序 13-D。

2. 用酶处理红细胞并重新测试（采用充分的对照）。参见程序 13-D。

3. 用抗 -A 和 / 或抗 -B 吸附放散。见程序 13-E。

4. 确定输血史（特别是输注 O 型红细胞）。

5. 确定临床诊断（特别是白血病和妊娠）。

6. 确定患者是否为骨髓移植受者。

7. 确定是否存在出生时有双胞胎现象的证据。

8. 做 ABH 分泌型研究。参见程序 13-H。

9. 做玫瑰花环试验（程序 13-G）以检测较少的红细胞群；如果明显存在两个红细胞群，则使用红细胞分离技术（程序 13-J）。

10. 如果弱 A 或弱 B 似乎是遗传特征，则确定红细胞 H 抗原表达。参见程序 13-I。

凝集素明显缺失或弱

1. 试验中孵育。参见程序 13-C。

2. 使用 A_1、B 和 O 红细胞各两个样品以及自身红细胞在室温和 4℃下测试血清。使用程序 2-H。

3. 使用酶处理的 A_1、B 和 O 各两个样品以及自身红细胞在室温和 4℃下测试血清（使用程序 2-H）。测试前可能需要冷自身吸附（去除酶增强的自身抗体或酶依赖性泛凝集素）（见程序 11-L 和 11-M）。

4. 确定患者的年龄和临床诊断（如新生儿、免疫力受损）。

5. 确定患者的输血史（例如，是否给予非 ABO 同型血浆输注）。

明显的额外抗原

1. 洗涤红细胞并重复试验。如果试验中无反应，考虑患者或供者血清中针对 ABO 定型试剂成分的抗体（例如，试剂染料的抗体）。

2. 按照程序 2-H，使用 O 型红细胞和自身红细胞的两个示例，在室温下检测患者或供者血清。如果血清含有冷反应性自身凝集素，则考虑红细胞的自发凝集。用 2-ME 或 DTT 处理患者或供者红细胞，并重复试验（见程序 11-G）。

3. 按照程序 1-A 使用不同制造商的试剂检测洗涤红细胞：

a）如果出现异常的主试剂是单克隆的，则使用不同来源的单克隆试剂。

b）如果主试剂是人源的，则使用其他多特异性试剂。

4. 确定患者的临床诊断（例如败血症、胃肠道病变、恶性肿瘤）。

5. 如果从上述步骤 3 和 4 怀疑获得性 B，请使用酸化抗 -B 重复试验。参见程序 14-H。

6. 做 ABH 分泌型研究。参见程序 13-H。

7. 如果多克隆抗 -A 显示混合视野反应，用木瓜蛋白酶或无花果蛋白酶处理红细胞并重新试验（见程序 13-D）。如果重复试验无反应，考虑 Tn 多凝集（见第 14 章）。

明显的额外凝集素

1. 按照程序 2-H 在室温和 4℃下使用 A_1、A_2、B、O 和 O 且 I−（脐带和 / 或成人）红细胞，以及自身红细胞各 2 个实例测试血清。评估存在冷反应性自身或同种抗体（例如，抗 -I、抗 -M）的反应。当存在自身抗体时，用自身吸附处理血清并重复试验，或将 A_1 和 B 细胞与血清 / 血浆一起预热并重复试验；或使用生理盐水（无添加剂）或低离子强度生理盐水的 A_1 和 B 红细胞做间接抗球蛋白试验（LISS-IAT）。如果存在特定的同种凝集素，则用缺乏相应抗原的 A_1 和 B 红细胞重复试验。

2. 洗涤试剂红细胞并重复试验。如果用洗涤的红细胞解决了定型不一致，考虑针对试剂红细胞保存液中某种成分的抗体。

3. 用新鲜的 A_1 和 B 红细胞测试血清。如果定型不一致得到解决，考虑针对储存的红细胞的抗体。

混合视野凝集

1. 确定患者是否曾经 / 最近 / 目前正在妊娠（表明可能存在大量胎母输血）或最近接受了输血（特别是 A/B 型患者接受 O 型红细胞）。

2. 确定患者的临床诊断（白血病或妊娠尤为重要）。

3. 确定患者是否为造血干细胞移植受者。

4. 确定出生时是否存在双胞胎现象的证据。

5. 如果步骤 1～3 中的反应为阴性，则用酶处理红细胞并重新试验（采用充分的对照）。参见程序 13-D。

6. 如果存在两个红细胞群，则应分离红细胞（程序 13-I）。鉴定分离红细胞群体的表型。

7. 做 ABH 分泌型研究。参见程序 13-H。

分子分析

虽然超出了本书的范围，但只有通过分子研究才能解决一些 ABO 定型不一致，样品应提交给分子检测参比实验室。

推 荐 阅 读

Beattie KM. Discrepancies in ABO typing. In: Walker RH, ed. A seminar on problems encountered in pretransfusion tests. Washington, DC: AABB, 1972:129-65.

Beattie KM. Perspectives on some usual and some unusual ABO phenotypes. In: Bell CA, ed. A seminar on antigens on blood cells and body fluids. Washington, DC: AABB, 1980:97-149.

Cohn CS, Delaney M, Johnson ST, Katz LM, eds. Technical manual. 20th ed. Bethesda, MD: AABB, 2020 (or current edition).

Khan F, Khan RH, Sherwani A, et al. Lectins as markers for blood grouping. Med Sci Monit 2002;8:RA293-300.

Olsson ML, Irshaid NM, Hosseini-Maaf B, et al. Genomic analysis of clinical samples with serologic ABO blood grouping discrepancies: Identification of 15 novel A and B subgroup alleles. Blood 2001;98:1585-93.

Pierce SR. Anomalous blood bank results. In: Dawson RB, ed. Trouble-shooting the crossmatch. Washington, DC: AABB, 1977:85-114.

Velliquette RW, Aeschlimann J, Kirkegaard J, et al. Monoclonal anti-CD47 interference in red cell and platelet testing. Transfusion 2018;9999;1-8.

表 13-1. ABO 定型不一致的原因

明显缺失抗原的原因	缺少反应性				明显不存在凝集素的原因
	抗 -A	抗 -B	A_1	B	
白血病 / 过量的血型物质 *	0	0	0	+	非 ABO 同型血浆输注； 弱 A/B 亚型的遗传
	0	0	+	0	
	0	0	0	0	抗 -A，抗 -B 的前带现象； 新生儿 / 免疫应答受损
	+	0	0	0	新生儿 / 免疫应答受损； 弱 A/B 亚型的遗传
	0	+	0	0	

明显额外抗原的原因	其他反应性				明显额外凝集素的原因
	抗 -A	抗 -B	A_1	B	
抗 -A* 中试剂成分的抗体 抗 -A 抗体中低频率抗原的抗体 Tn 多凝集	+	0	+	+	抗 -A1 针对试剂成分的抗体、针对储存的红细胞冷反应性自身 / 同种抗体
抗 -B* 中试剂成分的抗体 低频率抗原的抗体 抗 -B 中的抗原	0	+	+	+	针对试剂成分的抗体、针对储存的红细胞冷反应性自身 / 同种抗体
红细胞的自发凝集 抗 -CD47	+	+	+	+	冷反应性自身 / 同种抗体抗 -CD47
红细胞的自发凝集 抗 -B* 中试剂成分的抗体 抗 -B 抗体中低频率抗原的抗体 获得性 B 现象 / 多凝集	+	+	0	+	被动抗 -B 冷反应性同种抗体
红细胞的自发凝集 抗 -A* 中试剂成分的抗体 抗 -A 抗体中低频率抗原的抗体 B（A）现象 / 多凝集	+	+	+	0	抗 -A1 被动抗 -A 冷反应性同种抗体

*使用悬浮在血清中的红细胞进行 ABO 定型时可能出现的问题。

+= 反应的；0= 不反应的。

表 13-2. 一些异常或不寻常的 ABO 定型结果

红细胞 + 抗 -					血清 / 血浆 + 红细胞					分泌状态[†]	可能的表型
A	B	A，B	A_1	H[*]	A_1	A_2	B	0	自身		
+	0	+	0	s	+	0	+	0	0	A 和 H	有抗 -A1 的 A_2
(+)	+	+	0	w	+	0	0	0	0	A、B 和 H	抗 -A1 的 A_2B
mf	0	mf	0	w	0	0	+	0	0	A 和 H	A_3
0	0	(+)	0	s	+	0	+	0	0	H	有抗 -A1 的 A_X
e	0	e	0	s	0	0	+	0	0	H	A_{el}
w	0	w	0	s	0	0	+	0	0	A 和 H	A_{weak}
w	0	w	0	0	(+)	+	+	+	0	—	A_h
0	w	w	0	0	+	+	+	+	0	—	B_h
0	0	0	0	0	+	+	+	+	0	—	O_h
mf	0	mf	+	s	+	+	+	0	0	H	O，Tn
(+)	+	+	0	+	+	+	0	0	+	B 和 H	B（A）
+	(+)	+	(+)	w	0	0	+	0	0	A 和 H	获得性 B
+	+	+	+	+	+	+	+	+	0/+	—	由抗 -CD47 引起的定型不一致

[*] 荆豆凝集素。

[†] *SE* 个体唾液中的抗原。

+= 反应的；0= 不反应的；mf= 混合视野；s= 强；w= 弱；e= 仅通过吸附放散试验观察到的反应；( )= 反应可能小于正常的 3+ 或 4+。

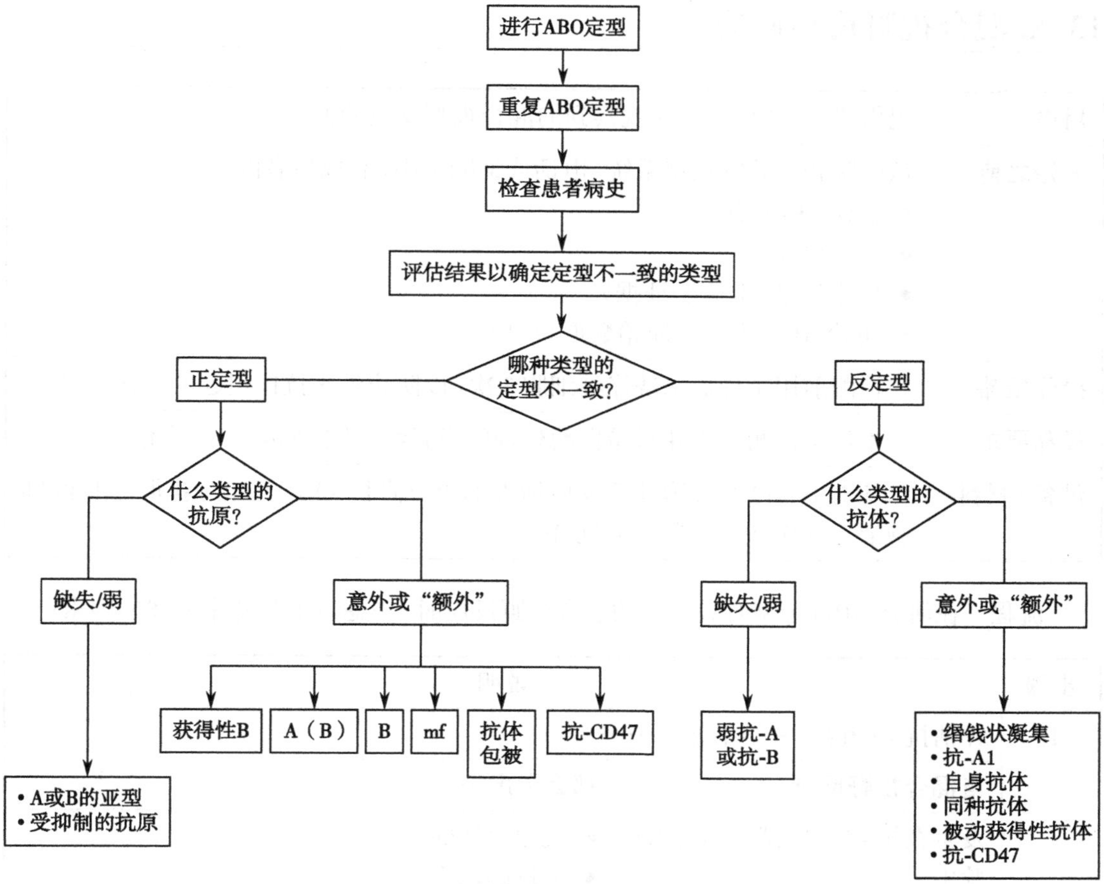

图 13-1. 调查 ABO 定型不一致流程图

13-A. 混合视野反应研究

用途	提供研究 ABO 定型时观察到的混合视野反应的方法。
开始之前	从医院和实验室数据系统、电话或请购单中，获取患者的： ● 输血 / 移植史。 ● 医学诊断。 ● 出生记录（双胞胎证据）。 ● 初始 ABO 定型的原始数据（反应）。
操作策略	在检测前用生理盐水洗涤红细胞 3 次，以防止外来抗体引起的错误结果。
样品要求	用木瓜蛋白酶或无花果蛋白酶处理的患者红细胞，如第 3 章所述。
设备 / 材料	已知对 B（A）红细胞缺乏反应活性的单克隆抗 -A。已知对获得性 B 红细胞缺乏反应活性的单克隆抗 -B。

流程　在研究 ABO 定型时观察到的混合视野反应时，考虑以下步骤中概述的因素：

步骤	说明	
1.	评估抗 -A 和抗 -B 结果如下……	
	当混合视野反应……	**那么考虑……**
	发生在抗 -A 和 / 或抗 -B 的试验中	● 抗原表达弱。 ● 最近的输血。 ● 造血干细胞移植 ● 遗传嵌合体。
2.	用蛋白酶处理过的红细胞重复 ABO 血型鉴定试验，并评估反应格局如下：	
	当蛋白酶处理……	**那么考虑……**
	增强反应	● 弱 A 或 B 亚型。 ● 由白血病改变引起的弱抗原表达。
	不会增强反应	● A_3 表型。 ● 混合细胞群。
3.	评估供者和患者的病史，并按以下步骤进行：	
	当有病史……	**那么考虑……**
	输血或造血干细胞移植（HSCT，hematopoietic stem cell transplantation）	人工嵌合体，即供者和受者红细胞的混合群体。
	子宫内孪生	真正的嵌合体。

生效日期：

批准人：	印刷体姓名	签字	日期
实验室管理			
医学总监			
质量官			

13-B. ABO 定型反应不一致的研究

用途	提供研究 ABO 定型观察到的不一致反应的方法。
背景	对于在 ABO 定型试验中使用红细胞与抗 -A 和抗 -B 反应，以及血清 / 血浆与 A_1 和 B 红细胞反应观察到的任何有效反应格局，应有两个阳性试验结果和两个阴性试验结果，并且红细胞反应不应与血清 / 血浆反应相矛盾。当观察到少于两个阳性试验结果时，将出现抗原和 / 或预期抗体缺失。当观察到两个以上的阳性试验结果时，将出现额外的抗原或抗体。 在此程序中使用洗涤测试和试剂红细胞，消除了由于试剂成分稀有抗体引起的定型不一致。选择特定单克隆试剂，消除了由获得性 B 和 B（A）表型引起的定型不一致。 **注意：**使用当前可用的单克隆抗体试剂，多凝集不应成为导致 ABO 定型不一致的原因。
开始之前	从医院和实验室数据系统、电话或请购单中，获取患者的： ● 输血 / 移植史。 ● 医学诊断。 ● 出生记录（双胞胎证据）。 ● 初始 ABO 定型的原始数据（反应）。
操作策略	在检测前用生理盐水洗涤测试以及 A_1 和 B 试剂红细胞 3 次。
样品要求	EDTA 抗凝血或凝结的全血。
设备 / 材料	已知对 B（A）红细胞缺乏反应活性的单克隆抗 -A。 已知对获得性 B 红细胞缺乏反应活性的单克隆抗 -B。 A_1 和 B 试剂红细胞。

流程　在研究 ABO 定型时观察到明显缺失的抗原 / 抗体，和明显额外的抗原 / 抗体时，考虑以下阶段中概述的因素：

<table>
<tr><th>步骤</th><th colspan="5">说明</th></tr>
<tr><td rowspan="8">1.</td><td colspan="5">用经洗涤的患者红细胞和试剂红细胞重复试验，并评估反应格局，如下所示：</td></tr>
<tr><td colspan="4">当反应格局是……</td><td rowspan="2">那么考虑……</td></tr>
<tr><td>抗 -A</td><td>抗 -B</td><td>A_1</td><td>B</td></tr>
<tr><td>0</td><td>0</td><td>0</td><td>0</td><td>新生儿 / 免疫应答受损、前带现象、骨髓移植、类孟买。</td></tr>
<tr><td>0</td><td>0</td><td>0</td><td>+</td><td rowspan="2">白血病、嵌合体、骨髓移植、类孟买、非 ABO 同型血浆输注。</td></tr>
<tr><td>0</td><td>0</td><td>+</td><td>0</td></tr>
<tr><td>+</td><td>0</td><td>0</td><td>0</td><td rowspan="2">新生儿 / 免疫应答受损。</td></tr>
<tr><td>0</td><td>+</td><td>0</td><td>0</td></tr>
</table>

续表

	+	+	+	+	自发性红细胞凝集、冷反应性非 ABO 抗体、抗 -CD47 处理。
	+	0	+	+	抗 -A1、冷反应性非 ABO 抗体、被动抗 -A。
	0	+	+	+	冷反应性非 ABO 抗体、被动抗 -B。
	+	+	+	0	抗 -A1、被动抗 -A、冷反应性非 ABO 抗体。

2. 根据患者病史评估以上考虑因素，如下所示：

当有……	**那么考虑……**
自发红细胞凝集	用二硫苏糖醇（DTT）或 2- 巯基乙醇（2-ME）处理患者红细胞并重复 ABO 定型 /Rh 分型。 **注意：**这对接受抗 -CD47 的患者无效。
大量红细胞输注或造血干细胞移植（HSCT）	体内血型变化（例如，O 型变为 A 型或 B 型）。
子宫内孪生	真正的嵌合体： ● 提交样品进行细胞遗传学分析。
大量血浆输注	使用非 ABO 同型血浆。
免疫缺陷（疾病状态、新生儿、老年人）	可能存在低水平的抗 -A/ 抗 -B： ● 在低温下孵育后做血清 / 血浆的 ABO 试验（包括 O 型红细胞以确认特异性）。
白血病	疾病导致的抗原丢失： ● 通过用木瓜蛋白酶或无花果蛋白酶处理红细胞来增强反应性，重复 ABO 定型。
没有提供信息的历史记录	类孟买表型： ● 用荆豆凝集素检测红细胞。 ● 提交样品进行分子分析。

生效日期：

批准人：	**印刷体姓名**	**签字**	**日期**
实验室管理			
医学总监			
质量官			

13-C. 评估 ABO 定型不一致

用途	提供初步评估抗原试验结果与血浆 / 血清中天然抗体试验结果之间 ABO 定型不一致的说明。
背景信息	ABO 定型的基本规则是兰德斯坦纳定律，即红细胞和血浆 / 血清结果之间应该一致：如果红细胞上缺乏某种抗原，则血浆 / 血清中应该存在相应的抗体。这种定型不一致的主要原因，大部分已在本章的引言中进行了总结。以下程序应有助于识别问题的性质；可能需要额外的试验来确认可疑情况，具体取决于获得的结果。
操作策略	由于本程序的目的是评估明显不良的阳性或阴性反应，因此应严格遵守质量控制要求，并且试验结果的有效性应基于这些结果。 当凝集发生时，预计反应强度 >2+；观察到较弱的反应需要进一步研究才能得出有效的结论。
局限性	不适用。
样品要求	血液凝块或抗凝全血：分离血清 / 血浆；1mL。 红细胞：洗涤 3 次，并用生理盐水稀释为 3%～5% 的悬液。
设备 / 材料	抗 -A1（可选）：双花扁豆凝集素，市售或如第 14 章所述制备。 抗 -H（可选）：荆豆凝集素，市售或如第 14 章所述制备。 抗 -A、抗 -B 和抗 -A，B：质量控制中描述的反应性基于多克隆抗体试剂。使用单克隆试剂时可能会遇到与所呈现的结果略有不同的结果。 试剂红细胞：A_1、A_2、B 和 O 型红细胞的 3%～5% 悬液。
质量控制	每天，对于每批使用的试剂，证明： 1. 抗 -A 凝集（4+）A_1 和 A_2 型红细胞，但不凝集 B 和 O 型红细胞。 2. 抗 -B 凝集（4+）B 型红细胞，但不凝集 A_1、A_2 和 O 型红细胞。 3. 抗 -A1 凝集（3+～4+）A_1 型红细胞，但不凝集 A_2 型红细胞。 4. 抗 -H 凝集（3+～4+）O 型和 / 或 A_2 型红细胞，与 A_1 红细胞反应弱（1+）或根本不反应。

程序　使用以下步骤执行该程序：

步骤	操作
1.	将 2～3 滴血清 / 血浆分配到 5 个适当标记的 10mm 或 12mm×75mm 试管中。
2.	向 1 个试管中加入 1 滴 A1 红细胞。同样地，使用 A_2、B、O 和测试红细胞设置试验。轻轻混合每根试管中的内容物。
3.	将 1 滴抗 -A 试剂分配到贴有适当标签的 10 或 12×75mm 试管中。设置抗 -B、抗 -A，B 以及（如果需要）抗 -A1 和抗 -H 的类似试管。
4.	将 1 滴测试红细胞添加到每个含有试剂抗血清或凝集素的试管中，并轻轻混合每个试管中的内容物。

续表

<table>
<tr><td>5.</td><td colspan="2">允许凝集素试验在室温（RT）下放置试剂制造商规定的时间长度；如果按照第 14 章所述制备试剂，则放置 5 分钟，或放置实验室验证的时间。</td></tr>
<tr><td>6.</td><td colspan="2">按血凝试验离心。</td></tr>
<tr><td>7.</td><td colspan="2">肉眼检查红细胞的凝集情况；对结果分级和记录。</td></tr>
<tr><td>8.</td><td colspan="2">离心所有其他试管，用于血凝试验。</td></tr>
<tr><td>9.</td><td colspan="2">肉眼检查红细胞的凝集和溶血情况；对结果分级和记录。</td></tr>
<tr><td rowspan="11">10.</td><td colspan="2">对反应的解释如下：</td></tr>
<tr><td>如果红细胞……</td><td>那么……</td></tr>
<tr><td>与抗 -A 或抗 -B 凝集</td><td>抗原存在。</td></tr>
<tr><td>仅与抗 -A，B 凝集</td><td>红细胞为抗原弱阳性：
• 提示一个亚型（例如 A_X）。</td></tr>
<tr><td>不与抗 -A、抗 -B 或抗 -A 或抗 -A，B 凝集</td><td>抗原不存在。</td></tr>
<tr><td>如果血清 / 血浆……</td><td>那么血清 / 血浆含有……</td></tr>
<tr><td>凝集（或溶血）A_1 和 A_2 红细胞，但不凝集 B 或 O 红细胞</td><td>抗 -A。</td></tr>
<tr><td>凝集（或溶血）B 红细胞，但不凝集 A 或 O 红细胞</td><td>抗 -B。</td></tr>
<tr><td>凝集（或溶血）A_1 红细胞，但不凝集 A_2、B 或 O 红细胞</td><td>抗 -A1：
• 提示 A 亚型。</td></tr>
<tr><td>不凝集（或溶血）试剂红细胞</td><td>ABO 凝集素弱或完全没有。</td></tr>
<tr><td colspan="2"></td></tr>
<tr><td>11.</td><td colspan="2">在室温孵育 15 分钟后，重复步骤 8 和 9。
按照步骤 10 解释试验。</td></tr>
<tr><td>12.</td><td colspan="2">如果遇到其他异常反应，请参阅程序 13-B。</td></tr>
</table>

参 考 文 献

Walker RH, ed. A seminar on problems encountered in pretransfusion tests. Washington, DC: AABB, 1972:129-65.

生效日期：

批准人：	印刷体姓名	签字	日期
实验室管理			
医学总监			
质量官			

13-D. 使用蛋白酶处理红细胞进行 ABO 定型的解析

用途	提供使用蛋白酶处理红细胞评估 ABO 定型的说明。
背景信息	使用 ABO 定型血清试验中的混合视野凝集反应，可能是：①抗原表达弱（例如，A_3 红细胞）；②最近的输血或造血干细胞移植（HSCT）；③与嵌合或双精受精相关的红细胞镶嵌；或④如果使用多克隆试剂时的多凝集（特别是与 Tn 红细胞）。如步骤 5 所示，经蛋白酶处理红细胞的试验结果用于提示混合视野凝集的原因。
操作策略	不要在显微镜下观察试验结果，因为可能会遇到不想要的阳性结果。 不要重新冰冻已解冻的酶溶液。
局限性	不想要的阳性反应： ● 使用的酶浓度不正确。 不想要的阴性反应： ● 酶无活性。 ● 使用了不正确的技术。 ● 酶制剂缓冲液的 pH 错误。 ● 某个试验组分被遗漏。
样品要求	来自血液凝块或抗凝血的红细胞：3%～5% 未处理（洗涤 3 次）和无花果蛋白酶或木瓜蛋白酶预处理的红细胞悬液（见第 3 章）；各 0.5mL。
设备 / 材料	抗 -A、抗 -B 和抗 -A，B。 试剂红细胞：3%～5% 的 A_1、B 和 O 红细胞悬液，未处理和用无花果蛋白酶或木瓜蛋白酶预处理。
质量控制	该程序包括每种定型试剂的阳性和阴性对照。

程序 使用以下步骤执行该程序：

步骤	操作
1.	在每个红细胞的 1 滴样品中，加入 2 滴抗 -A，置于适当标记的 10mm 或 12mm×75mm 试管中。
2.	使用抗 -B 和抗 -A，B 试剂设置类似的试验。
3.	轻轻搅拌每个试管的内容物，并在室温下孵育至少 15 分钟。
4.	用于血凝试验的离心机。

续表

<table>
<tr><td rowspan="6">5.</td><td colspan="2">肉眼检查红细胞并解释结果如下：</td></tr>
<tr><td>如果蛋白酶处理的红细胞的反应性是……</td><td>那么……</td></tr>
<tr><td>加强的</td><td>弱抗原（例如，抗原亚型）存在。</td></tr>
<tr><td>未受影响</td><td>最有可能存在两个细胞群。</td></tr>
<tr><td>消失</td><td>Tn 多凝集是可能的。*</td></tr>
<tr><td colspan="2">* 仅适用于多克隆抗 -A 和抗 -A，B。</td></tr>
</table>

生效日期：

批准人：	印刷体姓名	签字	日期
实验室管理			
医学总监			
质量官			

13-E. 通过吸附和热放散确认弱 A 或弱 B 抗原表达

用途	提供常规血型鉴定技术无法检测到的弱 A 或弱 B 抗原的检测说明。
背景信息	A 或 B 抗原表达较弱的红细胞可能不会被抗 -A 或抗 -B 直接凝集，但可能吸附特异性抗体，随后可通过放散回收。
操作策略	放散液必须在制备后立即检测。 在认为合适的情况下，检测可能仅限于使用单一试剂进行吸附放散。 单克隆抗体不适合此程序。
局限性	不想要的阳性反应： ● 红细胞洗涤不充分。 ● 使用了单克隆抗体。 不想要的阴性反应： ● 放散温度不正确。 ● 放散液含有过多的游离血红蛋白。
样品要求	来自血液凝块或抗凝血的红细胞：3mL 压积红细胞，用生理盐水洗涤 6 次。
设备 / 材料	抗人球蛋白（AHG）：抗 -IgG（免疫球蛋白 G）或多特异性试剂。 6% 牛血清白蛋白（BSA）。 控制措施： ● O 型红细胞中 3%～5% 的 A_1 或 B 红细胞的人工混合物用作阳性对照：3mL 压积红细胞，用生理盐水洗涤 6 次。 ● 100%O 型红细胞作为阴性对照：3mL 压积红细胞，用生理盐水洗涤 6 次。 IgG 包被的红细胞：参阅第 7 章，或从商业渠道获得。 多克隆抗 -A、抗 -B 和抗 -A，B：市售试剂或高效价供者血浆（参见程序 13-M）。 试剂红细胞：将 A_1、B 和 O 红细胞各两份洗涤 3 次，并用生理盐水稀释为 3%～5% 的悬液。 **注意：**在关键的研究中，使用按照程序 3-D 所述制备的木瓜蛋白酶或无花果蛋白酶处理的红细胞。 生理盐水：冷藏至 4℃。 56℃的水浴。 带有一次性吸头的移液器，移取 0.5～1mL。
质量控制	使用阳性对照和阴性对照红细胞执行该程序。当从人工红细胞混合物中回收抗 -A 或抗 -B，但无抗体从 O 型红细胞放散出来时，该试验是有效的。

程序　使用以下步骤执行该程序：

<table>
<tr><th>步骤</th><th>操作</th></tr>
<tr><td>1.</td><td>将每种抗血清 1mL 分装到适当标记的 13mm×100mm 试管中。</td></tr>
<tr><td>2.</td><td>将 0.5mL 压积的测试红细胞添加到每个试管中。</td></tr>
<tr><td>3.</td><td>同样，使用对照样品设置试验。</td></tr>
<tr><td>4.</td><td>混合并在 37℃下孵育 1 小时。</td></tr>
<tr><td>5.</td><td>重新悬浮红细胞，将试管转移到 4℃下 2 小时。</td></tr>
<tr><td>6.</td><td>用 4℃生理盐水洗涤红细胞 6 次。保存最终洗涤上清液，以便与放散液平行试验。</td></tr>
<tr><td>7.</td><td>将 1mL 6% 牛血清白蛋白加入每管压积的红细胞中，混合均匀。</td></tr>
<tr><td>8.</td><td>将试管置于 56℃下 10 分钟，并用涂抹棒定时搅拌（参见程序 4-J，热放散抗体）。</td></tr>
<tr><td>9.</td><td>离心压积完整的红细胞并收集上清液（放散液）。</td></tr>
<tr><td>10.</td><td>按照第 2 章中描述的生理盐水凝集程序，在室温和 4℃下用试剂红细胞测试每种放散液和最终洗涤上清液。</td></tr>
<tr><td>11.</td><td>肉眼检查红细胞；对结果分级和记录。</td></tr>
<tr><td>12.</td><td>对反应的解释如下：
<table>
<tr><th>如果凝集是……</th><th>那么……</th></tr>
<tr><td>存在</td><td>弱抗原（例如，抗原亚型）存在。</td></tr>
<tr><td>不存在</td><td>测试红细胞呈抗原阴性。</td></tr>
</table></td></tr>
<tr><td>13.</td><td>将试管转移到 37℃下孵育 1 小时。</td></tr>
<tr><td>14.</td><td>按血凝试验离心。</td></tr>
<tr><td>15.</td><td>肉眼检查红细胞的凝集情况；对结果分级和记录。</td></tr>
<tr><td>16.</td><td>对反应的解释如下：
<table>
<tr><th>如果凝集是……</th><th>那么……</th></tr>
<tr><td>存在</td><td>弱抗原（例如，抗原亚型）存在。</td></tr>
<tr><td>不存在</td><td>测试红细胞呈抗原阴性。</td></tr>
</table></td></tr>
<tr><td>17.</td><td>用生理盐水洗涤红细胞 4 次，并完全倾倒最终洗涤上清液。</td></tr>
<tr><td>18.</td><td>在由此获得的干红细胞扣上，根据制造商的说明添加 AHG。</td></tr>
<tr><td>19.</td><td>按血凝试验离心。</td></tr>
<tr><td>20.</td><td>肉眼检查红细胞的凝集情况；对结果分级和记录。</td></tr>
</table>

续表

<table>
<tr><td>21.</td><td colspan="2">对反应的解释如下：</td></tr>
<tr><td></td><td>如果凝集是……</td><td>那么……</td></tr>
<tr><td></td><td>存在</td><td>弱抗原（例如，抗原亚型）存在。</td></tr>
<tr><td></td><td>不存在</td><td>测试红细胞呈抗原阴性。</td></tr>
<tr><td>22.</td><td colspan="2">将 IgG 包被的红细胞添加到所有阴性试验中。再次离心并肉眼检查试验是否有混合视野凝集。当用包被 IgG 的红细胞检测无反应时，重复抗体检测试验。</td></tr>
</table>

参考文献

Beattie KM. Perspectives on some usual and some unusual ABO phenotypes. In: Bell CA, ed. A seminar on antigens on blood cells and body fluids. Washington, DC: AABB, 1980:97-149.

生效日期：

批准人：	印刷体姓名	签字	日期
实验室管理			
医学总监			
质量官			

13-F. 通过吸附和冻融放散法（Lui 法）确认弱 A 或弱 B 抗原表达

用途	提供常规血型鉴定技术无法检测到的弱 A 或弱 B 抗原的检测说明。
背景信息	A 或 B 抗原表达较弱的红细胞可能不会被抗 -A 或抗 -B 直接凝集，但可能吸附特异性抗体，随后可通过放散回收。
操作策略	放散液必须在制备后立即检测。 在认为合适的情况下，检测可能仅限于使用单一试剂进行吸附放散。 单克隆抗体不适合此程序。
局限性	不想要的阳性反应： ● 红细胞洗涤不充分。 ● 使用了单克隆抗体。 不想要的阴性反应： ● 放散温度不正确。 ● 放散液含有过多的游离血红蛋白。
样品要求	来自血液凝块或抗凝血的红细胞：3mL 压积红细胞，用生理盐水洗涤 6 次。
设备 / 材料	抗人球蛋白（AHG）：抗 -IgG（免疫球蛋白 G）或多特异性试剂。 6% 牛血清白蛋白（BSA）。 控制措施： ● O 型红细胞中 3%～5% 的 A_1 或 B 红细胞的人工混合物用作阳性对照：3mL 压积红细胞，用生理盐水洗涤 6 次。 ● 100%O 型红细胞作为阴性对照：3mL 压积红细胞，用生理盐水洗涤 6 次。 IgG 包被的红细胞：请参阅第 7 章，或从商业渠道获得。 多克隆抗 -A、抗 -B 和抗 -A，B：市售试剂或高效价供者血浆（参见程序 13-M）。 试剂红细胞：将 A_1、B 和 O 红细胞各两份洗涤 3 次，并用生理盐水稀释为 3%～5% 的悬液。 **注意**：在关键的研究中，使用按照程序 3-D 中所述制备的木瓜蛋白酶或无花果蛋白酶处理的红细胞。 生理盐水：冷藏至 4℃。 56℃的水浴。 带有一次性吸头的移液器，移取 0.5～1mL。
质量控制	使用阳性对照和阴性对照红细胞执行该程序。当从人工红细胞混合物中回收抗 -A 或抗 -B，但无抗体从 O 型红细胞放散出来时，该试验是有效的。

程序　使用以下步骤执行该程序：

<table>
<tr><th>步骤</th><th>操作</th></tr>
<tr><td>1.</td><td>将每种抗血清 1mL 分装到适当标记的 13mm×100mm 试管中。</td></tr>
<tr><td>2.</td><td>将 0.5mL 压积的测试红细胞添加到每个试管中。</td></tr>
<tr><td>3.</td><td>同样，使用对照样品设置试验。</td></tr>
<tr><td>4.</td><td>混合并在 37℃下孵育 1 小时。</td></tr>
<tr><td>5.</td><td>重新悬浮红细胞，将试管转移到 4℃下 2 小时。</td></tr>
<tr><td>6.</td><td>用 4℃生理盐水洗涤红细胞 6 次。保存最终洗涤上清液，以便与放散液平行试验。</td></tr>
<tr><td>7.</td><td>将 0.5mL 试验红细胞与对照红细胞在相应的 13mm×100mm 试管中与 3 滴等渗生理盐水混合。</td></tr>
<tr><td>8.</td><td>塞住试管并旋转，在玻璃表面包被红细胞[参见程序 4-H，冻融法放散抗体(Lui 法)]。</td></tr>
<tr><td>9.</td><td>在 −20℃下放置 10 分钟。
注意：红细胞可以冷冻过夜。</td></tr>
<tr><td>10.</td><td>在温热的自来水中快速解冻红细胞。</td></tr>
<tr><td>11.</td><td>通过第 2 章中描述的直接凝集和 / 或间接抗球蛋白试验方法之一，用试剂红细胞检测每一种放散液和最终洗涤上清液。</td></tr>
<tr><td>12.</td><td>将试管转移到 37℃下孵育 30 分钟至 1 小时。</td></tr>
<tr><td>13.</td><td>按血凝试验离心。</td></tr>
<tr><td>14.</td><td>肉眼检查红细胞的凝集情况；对结果分级和记录。</td></tr>
<tr><td>15.</td><td>对反应的解释如下：
<table>
<tr><th>如果凝集是……</th><th>那么……</th></tr>
<tr><td>存在</td><td>弱抗原(例如，抗原亚型)存在。</td></tr>
<tr><td>不存在</td><td>测试红细胞呈抗原阴性。</td></tr>
</table></td></tr>
<tr><td>16.</td><td>用生理盐水洗涤红细胞 4 次，并完全倾倒最终洗涤上清液。</td></tr>
<tr><td>17.</td><td>在由此获得的干红细胞扣上，根据制造商的说明添加 AHG。</td></tr>
<tr><td>18.</td><td>按血凝试验离心。</td></tr>
<tr><td>19.</td><td>肉眼检查红细胞的凝集情况；对结果分级和记录。</td></tr>
<tr><td>20.</td><td>对反应的解释如下：
<table>
<tr><th>如果凝集是……</th><th>那么……</th></tr>
<tr><td>存在</td><td>弱抗原(例如，抗原亚型)存在。</td></tr>
<tr><td>不存在</td><td>测试红细胞呈抗原阴性。</td></tr>
</table></td></tr>
<tr><td>21.</td><td>将 IgG 包被的红细胞添加到所有阴性试验中。再次离心并肉眼检查试验是否有混合视野凝集。当用包被 IgG 的红细胞检测无反应时，重复抗体检测试验。</td></tr>
</table>

参考文献

Beattie KM. Perspectives on some usual and some unusual ABO phenotypes. In: Bell CA, ed. A seminar on antigens on blood cells and body fluids. Washington, DC: AABB, 1980:97-149.

生效日期：

批准人：	印刷体姓名	签字	日期
实验室管理			
医学总监			
质量官			

13-G. 检测次要红细胞群和 ABO 混合物

用途	在 ABO 定型明显不一致时，提供检测 A 或 B 抗原阳性红细胞亚群的说明。
背景信息	在含有 A 型（或 B 型）红细胞次要群体的主要是 O 型红细胞的样品中添加抗 -A（或 -B）时，可能并不总是造成次要红细胞群体的可观察到的凝集。可能存在 A 或 B 红细胞的不足，使涉及形成凝集物所必需的多个红细胞的抗原抗体相互作用不易发生。使用适当的指示红细胞，在用抗 -A（或抗 -B）预包被的次要红细胞群体周围形成玫瑰花环，为检测次要群体提供了灵敏的方法。
操作策略	不适用。
局限性	不适用。
样品要求	血液凝块或抗凝血中的红细胞：0.1mL。
设备 / 材料	多特异性或单克隆抗 -A 或抗 -B，视情况而定。 控制措施： ● O 型红细胞中 3%～5%A_1 或 B 红细胞的人工混合物作为阳性对照。 ● 100%O 型红细胞作为阴性对照。 指示红细胞：A_1 和 / 或 B 型（如适用）。
质量控制	该程序包括阳性和阴性对照样品的试验。玫瑰花环应存在于阳性对照样品中，但不应存在于阴性对照样品中。

程序　使用以下步骤执行该程序：

步骤	操作
1.	将所有红细胞样品洗涤 3 次，并用生理盐水稀释为 3%～5% 的悬液。
2.	在 10mm 或 12mm×75mm 试管中分配 1 滴抗 -A（或抗 -B）。
3.	加入 1 滴测试红细胞，混合均匀。
4.	同样，设置阳性和阴性对照试验。
5.	在室温（RT）下孵育 15 分钟。
6.	用生理盐水洗涤红细胞 8 次。
7.	加入 1 滴 A_1 或 B 红细胞（如果使用抗 -A，则为 A_1；如果使用抗 -B，则为 B）。
8.	混合并在室温下孵育 5 分钟，在此期间轻轻晃动试管的内容物。
9.	按血凝试验离心，并轻轻地重新悬浮红细胞。
10.	再次按血凝试验离心。
11.	用显微镜检查是否存在红细胞的玫瑰花环。

续表

12.	对反应的解释如下：	
	如果玫瑰花环是……	**那么……**
	离散的，围绕着一小群红细胞	存在两个红细胞群。
	扩散，贯穿整个领域	红细胞可能是抗原表达较弱的单个群体（例如，亚型）。

生效日期：

批准人：	**印刷体姓名**	**签字**	**日期**
实验室管理			
医学总监			
质量官			

13-H. 确定 ABH 分泌型状态

用途	提供有关确定唾液中是否存在可溶性 ABH 血型抗原的说明。
背景信息	*ABO* 和 *H* 基因控制红细胞上 A、B 和 H 抗原的表达。然而，在唾液和其他体液中，水溶性 A、B 和 H 抗原的存在由 *ABO* 和 *Se*（*FUT2*）基因决定。当 *Se* 存在时，那些由 *ABO* 基因位点控制表达的抗原也将在分泌物中出现。分泌型抗原的存在可以使用血凝抑制试验来确定。
操作策略	本程序应使用多克隆抗体，无论是市售的还是高效价供者血浆（见程序 13-M）。
局限性	不想要的阳性反应： ● 有单克隆抗 -A 和抗 -B 假抑制作用的报道；因此，建议使用多克隆抗体。 不想要的阴性反应： ● 唾液准备不当。
样品要求	正在研究的唾液：按附录 A 所述制备；0.5mL。
设备 / 材料	抗 -A：多克隆（人源）试剂。 抗 -B：多克隆（人源）试剂。 抗 -H：荆豆凝集素，市售或如第 14 章所述制备。 pH 7.3 磷酸盐缓冲盐水（PBS）或生理盐水。 红细胞：将 A_1、B 和 O 红细胞洗涤 3 次，并用生理盐水稀释为 3%～5% 的悬液。 带有一次性吸头的移液器，移取 0.1～1mL。
质量控制	平行检测来自 Le（a+b−）和 Le（a−b+）个体的唾液样品。 包括 PBS 对照，以验证非反应性试验是由于抗体抑制而不是稀释所致。

程序　使用以下步骤执行该程序：

步骤	操作
1.	用 0.9mL PBS 或生理盐水稀释 0.1mL 抗 -A。
2.	用 0.9mL PBS 或生理盐水稀释 0.1mL 抗 -B。
3.	将 0.1mL 稀释的抗 -A 分配到两支 10mm 或 12mm×75mm 试管中。用稀释的抗 -B 和未稀释的抗 -H 凝集素制备类似的试管。
4.	将 0.1mL 唾液添加到每种试剂的 1 管中。
5.	向其他试管中加入 0.1mL PBS 或生理盐水。
6.	摇匀每个试管的内容物，在室温（RT）下孵育 30 分钟。
7.	将 1 滴适当的指示红细胞：A_1 添加到含有抗 -A 的试管中，B 添加到含有抗 -B 的试管中，O 添加到含有抗 -H 的试管中。

续表

<table>
<tr><td>8.</td><td colspan="4">混合并在室温孵育 15 分钟。</td></tr>
<tr><td>9.</td><td colspan="4">按血凝试验离心。</td></tr>
<tr><td>10.</td><td colspan="4">肉眼检查红细胞的凝集情况；对结果分级和记录。</td></tr>
<tr><td rowspan="8">11.</td><td colspan="4">对反应的解释如下：</td></tr>
<tr><td colspan="3">如果凝集是……</td><td rowspan="2">那么测试对象是……</td></tr>
<tr><td>抗 -A</td><td>抗 -B</td><td>抗 -H</td></tr>
<tr><td>+</td><td>+</td><td>0</td><td>H 抗原的分泌型。</td></tr>
<tr><td>0</td><td>+</td><td>0</td><td>A 和 H 抗原的分泌型。</td></tr>
<tr><td>+</td><td>0</td><td>0</td><td>B 和 H 抗原的分泌型。</td></tr>
<tr><td>0</td><td>0</td><td>0</td><td>A、B 和 H 抗原的分泌型。</td></tr>
<tr><td>+</td><td>+</td><td>+</td><td>非分泌型。</td></tr>
</table>

生效日期：

批准人：	印刷体姓名	签字	日期
实验室管理			
医学总监			
质量官			

13-I. 测定 H 抗原的表达

用途	提供检测红细胞上 H 抗原的说明。
背景信息	红细胞上 H 抗原的表达量与 ABO 血型有关。由于 H 抗原是 O 型红细胞上的末端抗原，因此这些红细胞 H 呈强阳性。由 *A* 和 *B* 基因编码的糖基转移酶使用 H 作为底物，因此 H 抗原表达的顺序为 $O>A_2>A_2B>B>A_1>A_1B$。一些罕见的表型变异与 H 的表达减弱或缺失相关，并且像 A 和 B 抗原一样，H 在某些疾病状态和一些多凝集的红细胞类型上可能被抑制。 在评估潜在的 A 或 B 亚型时，H 表达的测定可能是有用的。
操作策略	不适用。
局限性	检测抗体的稀释度充其量是评估抗原表达的半定量方法。本程序受抗体滴定的所有变量的影响。
样品要求	红细胞：洗涤 3 次，并用生理盐水稀释为 3%～5% 的悬液；1mL。
设备 / 材料	抗 -H：市售的荆豆凝集素，或如第 14 章所述制备的粗盐水提取物。 牛血清白蛋白（BSA）：22% wt/vol；含有 0.1%（vol/vol）吐温 20 作为润湿剂。 pH 7.3 磷酸盐缓冲盐水（PBS）。 红细胞：洗涤 3 次并用生理盐水稀释为 3%～5% 的悬液；包括 A_1、A_2、B 和 O 红细胞（对照）用于比较。
质量控制	本程序包括使用携带可预测 H 表达的红细胞样品做的试验。

程序　使用以下步骤执行该程序：

步骤	操作
1.	在 pH 7.3 PBS 中制备抗 -H 凝集素的连续倍量稀释液。稀释范围应为 1～2 048（12 管），每个待测红细胞样品的制备体积不应小于 0.1mL。
2.	将 1 滴测试红细胞与 2 滴（0.1mL）每种稀释液在适当标记的 10mm 或 12mm×75mm 试管中混合。
3.	同样，使用对照 A_1、A_2、B 和 O 红细胞设置试验。
4.	在室温（RT）下孵育 30 分钟。
5.	向每个试管中加入 2 滴（0.1mL）22% 牛血清白蛋白，混合均匀。
6.	在室温下孵育 5 分钟。
7.	按血凝试验离心。
8.	肉眼检查红细胞的凝集情况；对结果分级和记录。

续表

<table>
<tr><td>9.</td><td colspan="2">将每个红细胞样品的单个试管的反应评分相加。将测试红细胞获得的分数之和与每个对照样品获得的分数之和比较，以确定测试红细胞的相对 H 抗原含量。</td></tr>
<tr><td rowspan="4">10.</td><td colspan="2">将从测试红细胞获得的分数总和与来自对照的分数总和比较：</td></tr>
<tr><td>如果测试样品的分数总和……</td><td>然后将测试红细胞的 H 含量报告为……</td></tr>
<tr><td>与其中一个对照的匹配（±5）</td><td>与对照样品相当。</td></tr>
<tr><td>介于两个对照样品之间</td><td>在对照样品之间。</td></tr>
</table>

生效日期：

批准人：	**印刷体姓名**	**签字**	**日期**
实验室管理			
医学总监			
质量官			

13-J. 分离 A:O 混合物

用途	提供分离混合物中 A 和 O 红细胞群的说明。
背景信息	凝集的红细胞较重，因此在悬浮液中比未凝集的红细胞沉积更快。这有助于通过差异凝集分离红细胞混合物。对人 A 血型抗原使用植物凝集素试剂后，通过添加可溶性血型物质 A 来实现凝集物的分散。
操作策略	可以使用来自加纳籽（Griffonia simplicifolia，GS）提取物的 GS Ⅰ凝集素对程序进行修改，以分离 B:O 混合物，凝集素可从 E-Y Laboratories（San Mateo，CA）获得。
局限性	不想要的阳性反应： ● 红细胞洗涤不当。 ● 存在缗钱状凝集。 ● 红细胞是可多凝集的。 不想要的阴性反应： ● 红细胞没有足够的时间凝集。
样品要求	红细胞：洗涤 3 次，并用生理盐水稀释为 3%～5% 的悬液；0.5mL。
设备 / 材料	抗 -A 血型鉴定试剂。 22% 或 30% 牛血清白蛋白（BSA）。 对照样品：A 和 O 红细胞（1:1）的人工混合物，洗涤 3 次，用生理盐水稀释为 50% 悬液。 人类血型 A 唾液：含有水溶性血型 A 物质（见附录 A 和程序 13-H）。 抗 -A 植物凝集素，棉豆（类似于莱豆或者利马豆）：如程序 14-B 所述制备。 pH 7.3 磷酸盐缓冲盐水（PBS）。 培养皿：在微生物实验室中常规使用。 测试红细胞：洗涤 3 次，并用生理盐水稀释为 50% 的悬液。
质量控制	该程序包括使用 A 和 O 红细胞的人工混合物的试验。

程序　使用以下步骤执行该程序：

步骤	操作
1.	将 2mL 凝集素分配到干净的培养皿中。
2.	加入 0.5mL 的 50% 测试红细胞，摇晃培养皿，直到凝集的大小不再增加。
3.	同样，使用人工制备的 A:O 混合物测试。
4.	使用干净的巴斯德移液管，将凝集物（A 型红细胞）转移到干净的 10mm 或 12mm×75mm 试管中；然后： a）用牛血清白蛋白（BSA）填充试管并通过倒置混合。 b）让凝集物沉淀，并将上清液中的未凝集（O 型）红细胞转移到干净的 10mm 或 12mm×75mm 试管中。

续表

<table>
<tr><td>5.</td><td colspan="3">重复步骤 4a 和 4b 两次。
a）用生理盐水洗涤凝集的红细胞 3 次。
b）加入 2mL A 分泌型的唾液，室温孵育 1 小时。
c）在用抗 -A 和 PBS 检测之前，用生理盐水洗涤 A 型红细胞 3 次。</td></tr>
<tr><td>6.</td><td colspan="3">在用抗 -A 检测之前，用生理盐水清洗未凝集的 O 型红细胞 3 次。</td></tr>
<tr><td rowspan="9">7.</td><td colspan="3">显微镜检查试验结果并按如下方式解释反应：</td></tr>
<tr><td>如果用抗 -A 和 A 型红细胞群的试验显示……</td><td>且用 PBS 的试验是……</td><td>那么……</td></tr>
<tr><td>无游离红细胞</td><td>阴性</td><td>获得了纯 A 型红细胞群：
• 鉴定 A 型红细胞的表型。</td></tr>
<tr><td>无游离红细胞</td><td>阳性</td><td>唾液抑制不完全：
• 重复步骤 5b。</td></tr>
<tr><td>游离的红细胞</td><td>阴性</td><td>分离不完全：
• 重复步骤 4a 和 4b。</td></tr>
<tr><td colspan="2">如果用抗 -A 和 O 型红细胞群的试验显示……</td><td>那么……</td></tr>
<tr><td colspan="2">无凝集的红细胞</td><td>获得了纯 O 型的红细胞群：
• 鉴定型红细胞的表型。</td></tr>
<tr><td colspan="2">凝集的红细胞</td><td>分离不完全：
• 重复步骤 4a 和 4b。</td></tr>
</table>

参 考 文 献

Beattie KM. Discrepancies in ABO typing. In: Walker RH, ed. A seminar on problems encountered in pretransfusion tests. Washington, DC: AABB, 1972:129-65.

Booth PB, Plaut G, James JD, et al. Blood chimerism in a pair of twins. Br Med J 1957;i:1456-8.

生效日期：

批准人：	印刷体姓名	签字	日期
实验室管理			
医学总监			
质量官			

13-K. 通过 O 型红细胞的转化检测 A 和 B 转移酶

用途	通过向 O 型红细胞添加 A 或 B 抗原，提供检测血清或血浆中活性 A 和 / 或 B 糖基转移酶的说明。
背景信息	在底物尿苷二磷酸（uridine diphosphate，UDP）- 糖存在的情况下，*A* 和 *B* 基因特定的转移酶（3-α-*N*- 乙酰胺基半乳糖基转移酶和 3-α- 半乳糖基转移酶）将使得 O 型红细胞在体外获得可用适当抗血清直接检测的 A 或 B 抗原。因此可以使用该方法间接地检测血清中 *ABO* 基因特异性转移酶的存在。
操作策略	由于 EDTA 的螯合特性，含 EDTA 样品的血浆不适合用于本程序。
局限性	不想要的阳性反应： ● 血清和红细胞混合物中的 $MnCl_2$ 过多。 不想要的阴性反应： ● 血清和红细胞混合物中的 $MnCl_2$ 过多。 ● 使用了 EDTA 血浆。
样品要求	检测血清或柠檬酸 - 柠檬酸钠 - 葡萄糖（ACD）血浆：1mL。
设备 / 材料	A、B 和 O 型血清：各 1mL 作为对照。 压积的 O 型红细胞，用磷酸盐缓冲盐水（PBS）洗涤 3 次。 氯化锰（Ⅱ）（$MnCl_2$），0.1mol/L 溶液。 尿苷二磷酸半乳糖（UDP-Gal；8.2mmol/L）。 尿苷二磷酸 -*N*- 乙酰半乳糖胺（UDP-GalNAc；7.8mmol/L）。 pH 7.3 PBS。
质量控制	该程序包括阳性和阴性对照。

程序　使用以下步骤执行该程序：

步骤	操作
1.	将 200μL 的测试和对照血浆样品分配到两组贴有适当标签的 10mm 或 12mm×75mm 试管中。
2.	将 10.5μL UDP-Gal 添加到一组试管中。
3.	将 11.4μL UDP-GalNAc 添加到另一组试管中。
4.	加入 25μL 0.1mol/L $MnCl_2$。
5.	将 25μL 压积的 O 型红细胞添加到每个试管中。
6.	混合并在 37℃下孵育不超过 48 小时： ● 在 4、24 和 48 小时采集 20μL 样品。

续表

7.	用 PBS 洗涤红细胞 3 次。 **注意：**较早时间点的样品可以储存在冰箱中，直到最终孵育时间后的检测。		
8.	如程序 13-C 所述，使用抗 -A、抗 -B 和抗 -A，B 确定处理过的红细胞样品（测试和对照）上是否存在 A 或 B 抗原。		
9.	对反应的解释如下：		
	如果用测试血清和 UDP-Gal 处理的红细胞……	**并且用对照样品和 UDP-Gal 处理的红细胞……**	**那么……**
	定型为 B	定型如预期	测试血清含有 B 基因特定的转移酶。
	定型为 O	定型如预期	测试血清缺乏 B 基因特定的转移酶。
	定型为 O	定型不如预期	结果无效： ● 考虑非活性底物。
	如果用测试血清和 UDP-GalNAc 处理的红细胞……	**并且用对照样品和 UDP-GalNAc 处理的红细胞……**	**那么……**
	定型为 A	定型如预期	测试血清含有 A 基因特定的转移酶。
	定型为 O	定型如预期	测试血清缺乏 A 基因特定的转移酶。
	定型为 O	定型不如预期	结果无效： ● 考虑非活性底物。

参 考 文 献

Hult AK, Dykes JH, Storry JR, Olsson ML. A and B antigen levels acquired by group O donor-derived erythrocytes following ABO-non-identical transfusion or minor ABO-incompatible haematopoietic stem cell transplantation. Transfus Med 2017;27:181-91. PMID: 28401678.

生效日期：

批准人：	印刷体姓名	签字	日期
实验室管理			
医学总监			
质量官			

13-L. 预热的 ABO 反定型

用途	解决由于存在冷反应性同种抗体或自身抗体而呈阳性的 ABO 反定型。
背景信息	在室温下检测时，冷反应性自身抗体和同种抗体将立即与红细胞结合。此程序消除了室温步骤，仅允许 ABO 抗体与红细胞结合。
操作策略	所有抗体必须在使用本技术之前或结合使用本技术进行鉴定。
局限性	本程序不区分 IgG 和 IgM。它只识别热活性。 在预热反定型试验中检测不到弱反应性抗 -A 和 / 或抗 -B 的可能很小。
样品要求	可以使用血清或血浆。
设备 / 材料	试剂红细胞 A_1 和 B 的 3%～5% 悬液，用于 ABO 反定型。 来自患者或供者的血清或血浆。

程序 请按照以下步骤预热：

步骤	操作
1.	将 0.85% 生理盐水的瓶子放入 37℃的水浴中加热至少 1 小时。使用前请确认水浴的温度。
2.	用适当的标识为每个待检测的试剂红细胞样品标记 1 个试管。
3.	在相应的标记试管中加入 1 滴 3%～5% 的 A_1 和 B 型红细胞悬液。
4.	同时，确定要检测的红细胞样品数量。
5.	每次试验将 2 滴患者 / 供者血清或血浆添加到适当标记的试管中。将移液管留在装有血清 / 血浆的试管中。 例如，如果检测 A_1 和 B 红细胞样品的一个示例，要将至少 4 滴患者血清 / 血浆分配到标记的试管中。最好额外添加 2～3 滴，以确保有足够的体积用于测试。
6.	将所有试管[红细胞试管和血清 / 血浆试管]在 37℃下孵育 10～15 分钟。
7.	使用预热的移液管，将 2 滴患者预热的血清转移到预热的红细胞中，不要从 37℃培养箱中取出试管。
8.	混合并离心。
9.	轻轻移开细胞扣，每次检查一根试管，肉眼观察凝集情况。对结果分级和记录。

续表

<table>
<tr><td rowspan="4">10.</td><td colspan="2">对反应的解释如下：</td></tr>
<tr><td>如果凝集是……</td><td>那么……</td></tr>
<tr><td>存在</td><td>抗体在 37℃时具有反应性：
● 检测到预期的抗 -A 和 / 或抗 -B。
● 存在意想不到的凝集，很可能是由于具有 30～37℃宽热振幅的强效自身抗体。预热可能无法解决问题，应执行冷自身吸附程序以获得有效的 ABO 反定型。</td></tr>
<tr><td>不存在</td><td>抗体在 37℃时不具有反应性：
● 最初的反应很可能是由于较低温度下的冷反应性抗体结合补体。
● 不存在相应的抗 -A 或抗 -B。</td></tr>
</table>

参考文献

Cohn CS, Delaney M, Johnson ST, Katz LM, eds. Technical manual. 20th ed. Bethesda, MD: AABB, 2020 (or current edition).

生效日期：

批准人：	印刷体姓名	签字	日期
实验室管理			
医学总监			
质量官			

13-M. 选择含有高效价抗 -A 和 / 或抗 -B 的血浆

用途	提供从供者血浆样品中选择高效价多克隆抗 -A 和抗 -B 的说明。
背景信息	单克隆抗 -A 和抗 -B 血型定型试剂现在是首选试剂，可用的多克隆试剂很少。许多单克隆抗体比多克隆抗体更敏感，更有效。然而，它们不适合某些程序，如吸附放散，因为它们可能会产生不想要的阳性反应。高效价供者血浆的鉴定，可以提供可用于这些程序的多克隆抗 -A 和 / 或抗 -B 的来源。
操作策略	如果样品直接使用，血浆是合适的；否则，建议转化为血清（见程序 15-K）。
局限性	不适用。
样品要求	A 型和 B 型供者的血浆或血清：0.2mL。
设备 / 材料	试剂红细胞：A_1、B 和 O 红细胞的 3%～5% 悬液，未处理和木瓜蛋白酶（或无花果蛋白酶）处理的红细胞（参见程序 3-G）。 6% 牛血清白蛋白（BSA）。
质量控制	不适用。

程序　使用以下步骤执行该程序：

步骤	操作
1.	通过在 495μL 6% BSA 中稀释 5μL 样品，制备 1∶100 稀释的所有供者血浆或血清样品。
2.	用移液器将每种稀释液 2 滴移入 2 支一组的每个管中，10mm 或 12mm×75mm。
3.	对于所有 B 型样品，将 1 滴未处理的 A_1 红细胞添加到一个试管中，并将木瓜蛋白酶处理的 A_1 红细胞添加到另一个试管中。
4.	对于所有 A 型样品，用 B 型红细胞重复试验。
5.	混合并在室温下孵育 15 分钟。
6.	离心并肉眼检查红细胞的凝集情况；对结果分级和记录。
7.	对反应的解释如下： **如果凝集是……** → **那么样品……** 2+ 或以下 → 不含高效价凝集素。 >2+ → 含有高效价凝集素。
8.	选择具有高效价凝集素的血浆样品做吸附放散研究（见程序 13-E 和 13-F）。
9.	可以汇集 ABO 血型相同的选定样品。

生效日期：

批准人：	印刷体姓名	签字	日期
实验室管理			
医学总监			
质量官			

第14章　研究红细胞多凝集

多凝集是一种红细胞被 ABO 相容的成年人血清凝集，但不被脐带血血清凝集的状况。由于以下原因，红细胞具有异常的膜结构：①修饰细胞表面碳水化合物的微生物酶；②体细胞突变后红细胞膜的不完全生物合成；或③罕见等位基因的遗传。正常成人血清中存在的特异性天然多凝集素可识别异常的膜结构。

虽然多凝集引起的血清学问题不常见，但每当发现 ABO 定型结果不一致时（特别是用多克隆抗血清），以及在没有红细胞输注，或输注含有血浆的组分后发生血管内溶血时，应始终考虑这种异常。此外，由于 C3 激活，多凝集可能导致直接抗球蛋白试验（DAT）阳性，或者当供者红细胞可多凝集时，可能导致血清学交叉配血阳性。

本章中描述的技术用于鉴定多凝集，尽管某些方法具有更广泛的应用，特别是将外源凝集素作为人类血清的替代品用于血液定型。某些外源凝集素也有助于研究变异的 MNS 表型。

表 14-1 总结了各种形式的多凝集的血清学特征。以下资料来源提供了对多凝集作用的详细综述，并描述了外源凝集素在免疫血液学中的各种应用。

虽然多凝集在常规定型和表型鉴定中很少见，但在幼儿的肺炎球菌相关溶血性尿毒症综合征病例中，经常观察到 T- 活化。这些感染可能危及生命，通过外源凝集素试验确认 T- 活化，可以帮助指导这些危重患者的治疗。

推荐阅读

Beck ML, Judd WJ, eds. Polyagglutination. Washington, DC: AABB, 1980.

Bird GW, Wingham G. Hemagglutinins from salvia. Vox Sang 1974;26(2):163-6.

Judd WJ. Polyagglutination. Immunohematology 1992;8:58-69.

Judd WJ. The role of lectins in blood group serology. CRC Crit Rev Clin Lab Sci 1980;12:171-212.

Waters AM, Kerecuk L, Luk D, et al. Hemolytic uremic syndrome associated with invasive pneumococcal disease: The United Kingdom experience. J Pediatr 2007;151:140-4.

表 14-1. 多凝集性红细胞*与外源凝集素的反应

外源凝集素	多凝集类型									
	T	Tk	Th	Tx	Tn	Cad	Nor	VA	HEMPAS	HbM$_{\text{Hyde Park}}$	获得性 B
加纳籽提取物Ⅰ	0	0	0	0	+	0	0	0	0	0	+
加纳籽提取物Ⅱ	0	+	0	0	0	0	0	0	0	+	0
双花扁豆	0	0	0	0	+	+	0	0	0	0	w/0
盖罩大蜗牛	+	0	/	/	+	+	0	+	+	+	+
莱豆	0	0	0	0	0	0	0	0	0	/	+
心叶益母草	0	0	0	0	0	+	0	0	0	0	0
花生	+	+	+	+	0	0	0	0	0	w	(+)
大豆	+	0	0	0	+	0	0	0	0	+	0
粉萼鼠尾草	0	0	0	0	+	+	0	0	0	w	0
南欧丹参	0	0	0	0	+	0	0	0	0	0	0
荆豆†	>	≤	=	=	≥	≤	=	≤	≤	>	=
克里特野豌豆	+	0	+	0	0	0	0	0	0	w	0

*除获得性 B 红细胞外，所有红细胞均为 O 型。

†与 O 型红细胞的反应性相比，与荆豆的反应：>= 强于；≤= 等于或弱于；== 等于；≥= 等于或强于。

HEMPAS= 与阳性酸化血清相关的遗传性红细胞多核症；HbM$_{\text{Hyde Park}}$=Hyde Park 血红蛋白变异型；0= 不反应；+= 反应；w/0= 通常为弱反应或不反应；/= 未检测；(+)= 由于 T- 和 / 或 Tk- 活化而通常为反应的；w= 弱反应。

14-A. 用 AB 血清和脐带血血清检测多凝集

用途	提供用 AB 型血清和脐带血血清检测红细胞以证明多凝集的说明。
背景信息	根据定义，无论 ABO 血型如何，大多数成人血清都会凝集多聚凝集性红细胞，但脐带血血清不会凝集多聚凝集性红细胞。此程序用于确认红细胞的多凝集状态。
操作策略	由于正常血清中存在冷凝集素，如果需要在 4℃进行研究，请使用按照附录 A 所述制备的 AB 血清。
局限性	不正确的结果： ● 技术不正确。 ● 试剂储存不当。 ● 使用被红细胞抗原的抗体污染的血清。
样品要求	测试红细胞，洗涤 3 次，并在磷酸盐缓冲盐水（PBS）中稀释为 3%～5% 的悬液。
设备 / 材料	A_1 和 B 红细胞：洗涤 3 次，用 PBS 稀释为 3%～5% 的悬液。 成人 AB 血清或血浆：4～6 个示例（见附录 A）或使用 AB 供者血浆。 自身血清：用作自身对照。 脐带血血清或血浆：2～3 个脐带血样品。 神经氨酸酶处理的（T 激活的）红细胞：如第 3 章所述制备。或者，使用已知的 Tn 红细胞。
质量控制	该方法包括阳性和阴性对照样品的试验。

程序　使用以下步骤执行该程序：

步骤	操作
1.	将每份 2～3 滴血清 / 血浆分配到 4 支适当标记的 10mm 或 12mm×75mm 试管中。
2.	向每个样品的 1 个试管中加入 1 滴测试红细胞。
3.	同样，使用对照（A、B 和 T 激活的）红细胞设置试验。
4.	混合并在室温下孵育 15 分钟。
5.	按血凝试验离心。
6.	肉眼检查红细胞的凝集情况；对结果进行分级和记录。

续表

7.	对测试红细胞*的反应解释如下：		
	如果 AB 血清是…	**并且脐带血血清是……**	**那么……**
	反应的	不反应的	测试红细胞是可多聚凝集的。
	不反应的	不反应的	测试红细胞是不可多聚凝集的。
	反应的	反应的	考虑自发凝集。
	* 当对照按预期反应时。		

参 考 文 献

Moulds JJ. Polyagglutination: Overview and resolution. In: Beck ML, Judd WJ, eds. Polyagglutination. Washington, DC: AABB, 1980:1-22.

生效日期：

批准人：	**印刷体姓名**	**签字**	**日期**
实验室管理			
医学总监			
质量官			

14-B. 制备外源凝集素粗提物

<table>
<tr><td>用途</td><td>提供从种子和其他来源制备外源凝集素的说明：
● ABO 定型问题的研究。
● 多凝集作用的调查。
● 确定分泌状态。</td></tr>
<tr><td>背景信息</td><td>外源凝集素是主要从种子中获得的碳水化合物结合蛋白。它们的生物反应性可以通过添加单糖来抑制。许多外源凝集素凝集红细胞，因此，它们已被用作人类血清的替代品，用于血液定型。它们也是研究红细胞多凝集作用的宝贵试剂。</td></tr>
<tr><td>操作策略</td><td>质量控制对于外源凝集素的正确使用和试验解释至关重要。
如有必要，添加润湿剂 Tween20，以防止外源凝集素蛋白黏附到玻璃表面，使凝集容易观察。Tween20 可能不容易溶解在溶液中。在 pH 7.3 的磷酸盐缓冲盐水（PBS）中制备 10% 体积百分比的溶液，并在使用前加热至 37℃。每 10mL 外源凝集素制剂中加入 100μL 上述溶液。</td></tr>
<tr><td>局限性</td><td>不正确的结果：
● 试剂储存不当。
● 使用不正确的技术。
● 使用了错误的试剂。</td></tr>
<tr><td>样品要求</td><td>种子：来自当地保健食品商店或信誉良好的国内种子供应商。以下种子，与它们能引起凝集反应的抗体一同给出时，可用于研究红细胞表面标志物（另见表 14-1）：
● 落花生（花生）——抗 -T/Th/Tk 和神经氨酸酶处理的红细胞（见程序 3-E）。
● 双花扁豆——抗 -A1/Tn/Cad（可能与 A_2 红细胞产生弱反应）。
● 大豆（黄豆）——抗 -T/Tn/Cad 和蛋白酶处理的红细胞。</td></tr>
<tr><td>设备 / 材料</td><td>对照红细胞：对于每种外源凝集素，纳入已知的阳性和阴性红细胞的实例（参见质量控制），洗涤 3 次，并在 pH 7.3 PBS 中稀释为 3%～5% 的悬液。
pH 7.3 PBS。
小型咖啡研磨机或个人搅拌机。
50mL 锥形管。
6% BSA-PBS。
Tween20（可选）。</td></tr>
<tr><td>质量控制</td><td>外源凝集素针对已知的反应性和非反应性红细胞进行标准化。
<table>
<tr><th>外源凝集素</th><th colspan="2">反应性 / 阳性对照红细胞</th></tr>
<tr><td>大豆</td><td>T- 和 / 或 Tn- 活化</td><td>神经氨酸酶处理</td></tr>
<tr><td>落花生</td><td>T 激活</td><td>神经氨酸酶处理</td></tr>
</table></td></tr>
</table>

程序 使用以下步骤准备大豆和落花生：

<table>
<tr><th>步骤</th><th colspan="3">操作</th></tr>
<tr><td>1.</td><td colspan="3">称取 2g 大豆或落花生种子。
注意：花生种子可以在完成以下步骤之前冰冻，有助于获得精细的粉末，实现最佳的外源凝集素提取。</td></tr>
<tr><td>2.</td><td colspan="3">用小型咖啡研磨机或个人搅拌机研磨种子。</td></tr>
<tr><td>3.</td><td colspan="3">将磨碎的种子材料转移到 50mL 锥形管中。</td></tr>
<tr><td>4.</td><td colspan="3">将 20mL PBS 添加到 50mL 锥形管中的种子材料中。</td></tr>
<tr><td>5.</td><td colspan="3">涡旋振荡混合至少 30 秒。</td></tr>
<tr><td>6.</td><td colspan="3">在 4℃下孵育 24～48 小时。</td></tr>
<tr><td>7.</td><td colspan="3">以 3 500 转 /min 或校准速度离心 30 分钟，以压积种子碎屑。</td></tr>
<tr><td>8.</td><td colspan="3">小心地将上清液转移到清洁、正确标记的试管中，避免任何脂肪物质。重新离心并重复此步骤，直到获得清澈的上清液。</td></tr>
<tr><td>9.</td><td colspan="3">考虑使用滤纸去除未通过离心去除的碎屑。</td></tr>
<tr><td>10.</td><td colspan="3">在 6% BSA-PBS 中制备外源凝集素的连续倍量稀释液。</td></tr>
<tr><td>11.</td><td colspan="3">在 10mm 或 12mm×75mm 试管中将 2 滴外源凝集素稀释液与适当的对照红细胞混合。
或者，将 25μL 每种外源凝集素稀释液与 50μL 对照红细胞在缓冲凝胶卡中混合。</td></tr>
<tr><td>12.</td><td colspan="3">在室温下孵育 5 分钟。
● 离心。
● 肉眼检查红细胞是否有凝集。对结果分级和记录。</td></tr>
<tr><td>13.</td><td colspan="3">确定外源凝集素与阳性对照红细胞的效价：效价是产生 1+ 反应的最高稀释度的倒数。</td></tr>
<tr><td rowspan="5">14.</td><td>请按以下说明操作：</td><td></td><td></td></tr>
<tr><td>**如果效价……**</td><td>**并且阴性对照红细胞……**</td><td>**那么……**</td></tr>
<tr><td>≥8</td><td>不反应</td><td>外源凝集素适合使用：冷藏储存。</td></tr>
<tr><td>≥8</td><td>反应</td><td>将外源凝集素稀释到阴性对照红细胞无反应的点，并重复滴定。</td></tr>
<tr><td>≤8</td><td>反应或不反应</td><td>外源凝集素不适合使用。</td></tr>
</table>

生效日期：

批准人：	印刷体姓名	签字	日期
实验室管理			
医学总监			
质量官			

14-C. 制备鼠尾草凝集素粗提物

用途	提供从种子来源制备外源凝集素的说明： ● ABO 定型问题的研究。 ● 多凝集作用的调查。 ● 确定分泌状态。
背景信息	外源凝集素是主要从种子中获得的碳水化合物结合蛋白。它们的生物反应性可以通过添加单糖来抑制。许多外源凝集素凝集红细胞，因此，它们已被用作人类血清的替代品，用于血液定型。它们也是研究红细胞多凝集作用的宝贵试剂。 如有必要，添加润湿剂 Tween20，以防止外源凝集素蛋白黏附到玻璃表面，使凝集容易观察。Tween20 可能不容易溶解在溶液中。在 pH 7.3 的磷酸盐缓冲盐水（PBS）中制备 10% 体积百分比的溶液，并在使用前加热至 37℃。每 10mL 外源凝集素制剂中加入 100μL 上述溶液。
操作策略	质量控制对于外源凝集素的正确使用和试验解释至关重要。
局限性	不正确的结果： ● 试剂储存不当。 ● 使用不正确的技术。 ● 使用了错误的试剂。
样品要求	种子：来自当地保健食品商店或信誉良好的国内种子供应商。以下种子，与它们能引起凝集反应的抗体一同给出时，可用于研究红细胞表面标志物（另见表 14-1）： ● 粉萼鼠尾草——抗 -A1/Tn/Cad。一些研究表明，粉红女士 / 粉红圣代品种的粉萼鼠尾草导致更强的反应性。 ● 南欧丹参——抗 -A1/Tn。
设备 / 材料	对照红细胞：对于每种外源凝集素，纳入已知的阳性和阴性红细胞的实例（参见质量控制），洗涤 3 次，并在 pH 7.3 PBS 中稀释为 3%～5% 的悬液。 pH 7.3 PBS。 小型咖啡研磨机或个人搅拌机。 15mL 锥形管。 6% 牛血清白蛋白（BSA）。 Tween20（可选）。

续表

质量控制	外源凝集素针对已知的反应性和非反应性红细胞进行标准化。

外源凝集素	反应性 / 阳性对照红细胞	
南欧丹参（未稀释）	Tn	A_1
南欧丹参（稀释）	Tn	
粉萼鼠尾草（未稀释）	Tn，Cad	A_1
粉萼鼠尾草（稀释）	Tn，Cad	

程序　使用以下步骤制备粉萼鼠尾草或南欧丹参：

步骤	操作
1.	称取 2g 粉萼鼠尾草或南欧丹参种子。
2.	用小型咖啡研磨机或个人搅拌机研磨种子。 **注意：**在小份量研磨之前，请勿浸泡种子。鼠尾草种子与液体混合时会凝结，几乎不可能使用。
3.	将磨碎的种子材料转移到 15mL 锥形管中。
4.	将 10mL PBS 添加到 15mL 锥形管中的种子材料中。
5.	涡旋震荡至少 30 秒。 **注意：**种子材料将开始凝结。移动试管以确保混合物充分涡旋震荡。
6.	在 4℃下孵育 48～72 小时。
7.	以 3 500 转 /min 或校准速度离心 30 分钟，以压积种子碎屑。
8.	小心地将上清液转移到清洁、正确标记的试管中，避免任何脂肪物质。重新离心并重复此步骤，直到获得清澈的上清液。
9.	考虑使用滤纸去除未通过离心去除的碎屑。
10.	在 6% BSA 中制备外源凝集素的连续倍量稀释液。
11.	在 10mm 或 12mm×75mm 试管中将 2 滴外源凝集素稀释液与适当的对照红细胞混合。 或者，将 25μL 每种外源凝集素稀释液与 50μL 对照红细胞在缓冲凝胶卡中混合。
12.	在室温下孵育 5 分钟。 ● 离心。 ● 肉眼检查红细胞是否有凝集。 ● 对结果分级和记录。
13.	确定外源凝集素与阳性对照红细胞的效价：效价是产生 1+ 反应的最高稀释度的倒数。

续表

14.	请按以下说明操作：		
	如果效价是……	**并且阴性对照红细胞是……**	**那么……**
	≥8	不反应的	外源凝集素适用于： ● 冷藏储存。
	≥8	反应	将外源凝集素稀释到阴性对照红细胞无反应的点，并重复滴定。
	≤8	反应的或不反应的	外源凝集素不适合使用。

生效日期：

批准人：	**印刷体姓名**	**签字**	**日期**
实验室管理			
医学总监			
质量官			

14-D. 制备纯化的外源凝集素溶液

用途	提供从种子和其他来源制备外源凝集素的说明： ● ABO 定型问题的研究。 ● 多凝集作用的调查。 ● 确定分泌状态。
背景信息	外源凝集素是主要从种子中获得的碳水化合物结合蛋白。它们的生物反应性可以通过添加单糖来抑制。许多外源凝集素凝集红细胞，因此，它们已被用作人类血清的替代品，用于血液定型。它们也是研究红细胞多凝集作用的宝贵试剂。
操作策略	添加润湿剂 Tween20，以防止外源凝集素蛋白黏附到玻璃表面，使凝集容易观察。Tween20 可能不容易溶解在溶液中。在 pH 7.3 的磷酸盐缓冲盐水（PBS）中制备 10% 体积百分比的溶液，并在使用前加热至 37℃。每 10mL 外源凝集素制剂中加入 100μL 上述溶液。
局限性	不正确的结果： ● 试剂储存不当。 ● 使用不正确的技术。 ● 使用了错误的试剂。
样品要求	纯化的外源凝集素蛋白。见表 14-1。
设备 / 材料	对照红细胞：对于每种外源凝集素，纳入已知的阳性和阴性红细胞的实例，洗涤 3 次，并在 pH 7.3 PBS 中稀释为 3%～5% 的悬液。 蒸馏水。 11% 牛血清白蛋白（BSA）+ 吐温 20。
质量控制	外源凝集素针对已知的反应性和非反应性红细胞进行标准化。

程序　使用以下步骤执行该程序：

步骤	操作
1.	用 pH 7.3 PBS 复原冻干外源凝集素蛋白，用蛋白质浓度（mg/mL）标记小瓶。
2.	加入等体积的 22% 牛血清白蛋白，并以 0.1% 体积百分比的终浓度加入吐温 20。
3.	在 11% 牛血清白蛋白 +0.1% 吐温 20 中制备外源凝集素的连续倍量稀释液。
4.	将 2 滴每种外源凝集素稀释液与适当的对照红细胞混合。
5.	在室温下孵育 5 分钟。 ● 离心。 ● 肉眼检查红细胞是否有凝集。 ● 对结果分级和记录。

续表

<table>
<tr><td>6.</td><td colspan="3">确定外源凝集素与阳性对照红细胞的效价：效价是产生 1+ 反应的最高稀释度的倒数。</td></tr>
<tr><td rowspan="5">7.</td><td colspan="3">请按以下说明操作：</td></tr>
<tr><td>如果效价是……</td><td>并且阴性对照红细胞是……</td><td>那么……</td></tr>
<tr><td>≥8</td><td>不反应的</td><td>外源凝集素适用于：
● 冷藏储存。</td></tr>
<tr><td>≥8</td><td>反应</td><td>将外源凝集素稀释到阴性对照红细胞无反应的点，并重复滴定。</td></tr>
<tr><td>≤8</td><td>反应的或不反应的</td><td>外源凝集素不适合使用。</td></tr>
</table>

生效日期：

批准人：	印刷体姓名	签字	日期
实验室管理			
医学总监			
质量官			

14-E. 用聚凝胺聚集红细胞

用途	提供执行聚凝胺聚集试验的说明： ● 多凝集作用的调查。 ● MNS 变异表型的研究。 ● 识别唾液酸缺乏症。
背景信息	*N*- 乙酰神经氨酸（NeuAc）是一种唾液酸，携带带负电荷的羧基。NeuAc 残基存在于许多红细胞表面结构上，特别是唾液酸糖蛋白；它们约占总表面电荷的 95%，并且可能防止红细胞在悬浮时自发聚集。 聚凝胺是一种带正电荷的聚合物，会导致带负电荷的红细胞聚集。对此的一个可能解释是，红细胞表面负电荷被中和，尽管其机制可能更复杂。在任何情况下，当研究多凝集性血液或变异 MNS 表型的样品时，这种聚集可以是红细胞表面电荷的粗略指标。 用蛋白酶（例如，无花果蛋白酶或木瓜蛋白酶）处理红细胞，通过裂解携带它们的唾液酸糖蛋白的 N 末端区域来去除大部分唾液酸残基。
操作策略	聚凝胺黏附在玻璃容器的表面；因此，将库存试剂储存在塑料容器中，以防止溶液在储存过程中变弱是很重要的。
局限性	不正确的结果： ● 试剂储存不当。 ● 使用不正确的技术。 ● 使用了错误的试剂。
样品要求	测试红细胞，洗涤 3 次，并用 pH 7.3 的磷酸盐缓冲盐水（PBS）稀释为 3%～5% 的悬液。
设备 / 材料	阴性对照红细胞：经无花果蛋白酶预处理的红细胞，在 pH 7.3 PBS 中 3%～5% 的悬液（见第 3 章）。 阳性对照红细胞：在 pH 7.3 PBS 中 3%～5% 未处理红细胞的悬液。 pH 7.3 PBS。 储备聚凝胺溶液：10% wt/vol 溴化己二甲胺。
质量控制	该程序包括阳性和阴性对照的试验。

程序　使用以下步骤执行该程序：

步骤	操作
1.	用 pH 7.3 PBS 将储备的 10% 聚凝胺溶液按 1/250 稀释。
2.	在适当标记的 10mm×75mm 试管中，将 2 滴红细胞与 2 滴稀释的聚凝胺混合。

续表

<table>
<tr><td>3.</td><td colspan="2">轻轻搅拌每个试管的内容物，并使用照亮的凹面镜观察聚集情况。记录阳性对照开始聚集的时间。</td></tr>
<tr><td>4.</td><td colspan="2">继续搅拌试管 2 分钟，肉眼检查所有试管是否聚集；记录结果。</td></tr>
<tr><td rowspan="4">5.</td><td colspan="2">对反应的解释如下：</td></tr>
<tr><td>如果红细胞……</td><td>那么红细胞唾液酸含量是……</td></tr>
<tr><td>adj. 集体</td><td>正常。</td></tr>
<tr><td>不聚集</td><td>减少。</td></tr>
</table>

参 考 文 献

Issitt PD. Polyagglutination. In: Walker RH, ed. A seminar on problems encountered in pretransfusion tests. Washington, DC: AABB, 1972:81-106.

Moulds JJ. Polyagglutination: Overview and resolution. In: Beck ML, Judd WJ, eds. Polyagglutination. Washington, DC: AABB, 1980:1-22.

Steane EA. Cited by: Issitt PD, Issitt CH. Applied blood group serology. 2nd ed. Oxnard, CA: Spectra Biologicals, 1975:262.

生效日期：

批准人：	印刷体姓名	签字	日期
实验室管理			
医学总监			
质量官			

14-F. 乙酰化红细胞

用途	提供用乙酸酐处理红细胞的说明： ● 获得性 B 现象的研究。 ● 糖蛋白 A 和 B 的研究。
背景信息	A_1 红细胞可通过细菌脱乙酰化酶的作用在体内获得类 B 抗原，将 α-*N*-乙酰半乳糖胺（α-GalNAc，血型 A 免疫显性糖）转化为 α- 半乳糖胺（α-$GalNH_2$）。后者的结构与 α- 半乳糖（血型 B 免疫显性糖）相似，并与抗 -B 试剂发生交叉反应。在用乙酸酐重新乙酰化后，获得性 B 抗原被改变回正常 A1 决定簇。 **注意：**乙酸酐处理后，获得性 B 红细胞根据其遗传决定的 A_1 状态与双花扁豆凝集素（抗 -A1）反应。 虽然该程序主要用于获得性 B 红细胞的研究，但它最初是为了研究 MNS 抗原与蚕豆凝集素之间的相互作用而开发的。红细胞的乙酰化修饰糖蛋白 A（GPA）和糖蛋白 B（GPB）的 N 末端区域中的碳水化合物残基。乙酸酐处理的 M+N− 红细胞与抗 -N_{VG} 外源凝集素反应；因此，如第 3 章所述，红细胞的乙酰化，可用于确定完整 GPA 上或用纯化胰蛋白酶处理后，红细胞 GPB 上是否存在潜在的 N_{VG} 受体。
操作策略	避免乙酸酐蒸气与水或空气接触。醋酸酐与水、醇、强氧化剂、铬酸、胺或强碱之间的接触可能会导致火灾和爆炸。 接触液体或蒸汽形式的乙酸酐会导致人类眼睛、皮肤和黏膜的严重刺激。避免呼吸蒸汽，保护眼睛和嘴巴免受蒸汽影响。在化学通风橱里执行此程序。 避免乙酸酐与皮肤接触；执行此程序时穿戴防护服。 乙酸酐应储存在阴凉、干燥、通风良好的区域，密封的容器中，应按照职业安全与健康管理局的危害沟通标准（29CFR1910.1200）进行标记。首选外部或分离式存储。内部贮存必须在标准易燃液体贮存室或贮存柜中。乙酸酐容器应免受物理损坏，并应与水、醇、强氧化剂、铬酸、胺、强碱、热、火花和明火分开。由于以前装有乙酸酐的容器可能仍有产品残留物，因此应妥善处理。
局限性	不正确的结果： ● 试剂储存不当。 ● 使用不正确的技术。 ● 使用了错误的试剂。
样品要求	测试红细胞：洗涤 3 次并压积。

续表

设备 / 材料	乙酸酐，$(CH_3CO)_2O$。 0.2mol/L 磷酸盐缓冲盐水（PBS）- 甘油：pH 8.5。 0.5mol/L 磷酸盐缓冲液：pH 8.5。 10mL 体积量筒。 化学通风橱和防护服（参阅“操作策略”）。 对照红细胞：获得性 B 或 M+N− 红细胞，洗涤 3 次并压积。 带有一次性吸头的移液器，移取 50μL 和 250μL。磁力搅拌器和小搅拌子。 抗 -B 反应试剂，人源或由 ES4 或大豆凝集素（抗 -N_{VG}）配制。 小玻璃或塑料烧杯 / 烧瓶（例如，25mL 容量）：每个待处理样品一个。
质量控制	保存等分的洗涤红细胞用于对照。

程序　使用以下步骤执行该程序：

步骤	操作		
1.	将 0.25mL 每个压积的红细胞样品分装到贴有适当标签的玻璃或塑料烧杯、烧瓶中。		
2.	分别加入 7.5mL 0.2mol/L PBS- 甘油。		
3.	在化学通风橱下继续搅拌（磁力搅拌器），在每个红细胞悬液中缓慢加入 50μL 乙酸酐。		
4.	在室温下继续搅拌 10 分钟。		
5.	通过向每个烧杯、烧瓶中添加 5mL 0.5mol/L pH 8.5 磷酸盐缓冲液来中和乙酸酐。		
6.	用生理盐水洗涤红细胞 4 次。		
7.	与未处理或对照红细胞平行测试。		
8.	在检测抗 -B 红细胞和获得性 B 红细胞之间的反应性时，对反应的解释如下：		
	如果处理过的红细胞……	**以及未经处理的红细胞……**	**那么……**
	与抗 -B 反应	与抗 -B 反应	B 抗原正常。
	不与抗 -B 反应	与抗 -B 反应	获得性 B 抗原。
	在检测抗 -N_{VG} 和 M+N− 红细胞之间的反应性时，对反应的解释如下：		
	如果处理过的红细胞……	**以及未经处理的红细胞……**	**那么……**
	与抗 -N_{VG} 反应	不与抗 -N_{VG} 发生反应	GPB 正常。
	不与抗 -N_{VG} 发生反应	不与抗 -N_{VG} 发生反应	可能存在变体 GPB。

参 考 文 献

Lisowska E, Duk M. Effect of modification of amino groups of human erythrocyte M, N, and N_{VG} blood group specificities. Vox Sang 1975;28:392-7.

生效日期：

批准人：	印刷体姓名	签字	日期
实验室管理			
医学总监			
质量官			

14-G. 抑制获得性 B 的反应性

用途	提供单克隆抗 -B 抑制获得性 B 反应性的说明： ● 获得性 B 红细胞的研究。
背景信息	A_1 红细胞可通过细菌脱乙酰化酶的作用在体内获得类 B 抗原，将 α-*N*-乙酰半乳糖胺（α-GalNAc，血型 A 免疫显性糖）转化为 α- 半乳糖胺（α-$GalNH_2$）。后者的结构与 α- 半乳糖（血型 B 免疫显性糖）相似，并与抗 -B 试剂发生交叉反应。 获得性 B 抗原很容易通过在中性或碱性 pH 下配制的某些单克隆抗 -B（例如 ES4）检测到。获得性 B 抗原强的实例甚至会在酸性 pH 下与这种单克隆抗 -B 反应。这种反应性可以通过简单添加 $GalNH_2$-HCl 来抑制，$GalNH_2$-HCl 不会抑制这些抗 -B 试剂与具有正常 B 抗原表达的红细胞之间的反应性。
操作策略	检测在中性或碱性 pH 下配制的抗 -B 时，使用 0.3mol/L $GalNH_2$-HCl。
局限性	不正确的结果： ● 试剂储存不当。 ● 使用不正确的技术。 ● 使用了错误的试剂。
样品要求	测试红细胞：来自血液凝块或抗凝血的血液样品，洗涤 3 次，并用磷酸盐缓冲盐水（PBS）稀释为 3%～5% 的悬液。
设备 / 材料	已知获得性 B 红细胞（如有）。 0.1mol/L D- 半乳糖胺 HCl（$GalNH_2$-HCl）。 正常 B 型红细胞。 pH 7.3 PBS。 反应性试剂抗 -B（例如，用 ES4 配制）。

程序　使用以下步骤执行该程序：

步骤	操作
1.	对于每个待检测的红细胞样品，将 1 滴单克隆抗 -B 与 1 滴 0.1mol/L $GalNH_2$-HCl 混合在适当标记的 10mm 或 12mm×75mm 试管中。
2.	同样，将 1 滴抗 -B 与 1 滴 pH 7.3 PBS 混合。
3.	在室温下孵育 5 分钟。
4.	在每根试管中加入 1 滴适当的红细胞悬液，轻轻混合。
5.	离心所有试管，用于血凝试验。
6.	肉眼检查红细胞的凝集情况；对结果进行分级和记录。

续表

7.	对反应的解释如下：		
	如果使用抗 -B+GalNH$_2$-HCl 的试验是……	**并且用抗 -B+PBS 的试验是……**	**那么……**
	阳性	阳性	B 抗原正常。
	阴性	阳性	获得 B 抗原。

参 考 文 献

Beck ML, Kirkegaard J, Korth J, Judd WJ. Monoclonal anti-B and the acquired-B phenotype (letter). Transfusion 1993;33:623-4.

生效日期：

批准人：	印刷体姓名	签字	日期
实验室管理			
医学总监			
质量官			

14-H. 用酸化抗 -B 检测红细胞

用途	提供确认红细胞获得性 B 状态的说明： ● 获得性 B 的研究。 ● ABO 定型问题解决。
背景信息	A_1 红细胞可通过细菌脱乙酰化酶的作用在体内获得类 B 抗原，将 α-*N*-乙酰半乳糖胺（α-GalNAc，血型 A 免疫显性糖）转化为 α- 半乳糖胺（α-$GalNH_2$）。后者的结构与 α- 半乳糖（血型 B 免疫显性糖）相似，并与抗 -B 试剂发生交叉反应。这些获得性 B 抗原极易受到 pH 变化的影响，并且与正常 B 抗原相反，在 pH 6.0 时可能无法用抗 -B 检测到，其中 $GalNH_2$ 质子化为 $GalNH_3^+$。
操作策略	使用此程序确认获得性 B 表型优先于重新乙酰化的方法。
局限性	不正确的结果： ● 试剂储存不当。 ● 使用不正确的技术。 ● 使用了错误的试剂。
样品要求	测试红细胞：洗涤 3 次，并用生理盐水稀释为 5% 的悬液。
设备 / 材料	酸化抗 -B：单克隆（例如 ES4）抗 -B 或人源多克隆抗 -B，pH 为 6.0～6.2。 中性抗 -B（与上述来源相同）。 正常 B 型红细胞：洗涤 3 次，并用生理盐水稀释为 5% 的悬液。
质量控制	该程序包括用正常 B 型红细胞作为对照。

程序　使用以下步骤执行该程序：

<table>
<tr><th>步骤</th><th colspan="3">操作</th></tr>
<tr><td>1.</td><td colspan="3">在适当标记的 10mm 或 12mm×75mm 试管中，将 1 滴红细胞样品与 1 滴酸化抗 -B 试剂混合。</td></tr>
<tr><td>2.</td><td colspan="3">用中性抗 -B 设置类似的试验。</td></tr>
<tr><td>3.</td><td colspan="3">离心所有试管，用于血凝试验。</td></tr>
<tr><td>4.</td><td colspan="3">肉眼检查红细胞的凝集情况；对结果进行分级和记录。</td></tr>
<tr><td rowspan="4">5.</td><td colspan="3">对反应的解释如下：</td></tr>
<tr><td>如果酸化抗 -B……</td><td>和中性抗 -B……</td><td>那么 B 抗原是……</td></tr>
<tr><td>凝集红细胞</td><td>凝集红细胞</td><td>正常。</td></tr>
<tr><td>不凝集红细胞</td><td>凝集红细胞</td><td>获得的。</td></tr>
</table>

参 考 文 献

Cheng MS. Two similar cases of weak agglutination with anti-B reagent. Lab Med 1981;12:506-7.

Judd WJ, Annesley T, Kirkegaard J, Beck ML. Know your monoclonals: An absolute must for the effective resolution of ABO grouping discrepancies (abstract). Transfusion 1992;32(Suppl):18S.

生效日期：

批准人:	印刷体姓名	签字	日期
实验室管理			
医学总监			
质量官			

第15章 其 他 方 法

最后一章包含不属于本书其他章节的方法。有些方法的临床实用性有限，但在研究实验室中可能具有价值。其他如哈姆试验和蔗糖裂解试验是血液学程序，可用于诊断不一定基于免疫的溶血性贫血，因此不能放在第 11 章中。但是，血型血清学专家可能会被要求执行这些程序，因为他们可以随时获得试剂和必要的设备。

本章还包括区分免疫球蛋白 M（IgM）和 IgG 的程序，这些一般方法可以应用于多种情况。例如，在产前检测中，以确定凝集抗体是否具有 IgG 成分，因为它可能穿过胎盘并导致胎儿和新生儿溶血性疾病（HDFN）；或在抗体鉴定研究中将 IgM 自身抗体变性，并检测潜在的 IgG 同种抗体。

本章还提供了预测血清学不相容的红细胞在体内存活状况的其他方法。

15-A. 检测 PNH：酸溶血试验（哈姆试验）

用途	提供做哈姆试验的方法： ● 阵发性夜间血红蛋白尿（paroxysmal nocturnal hemoglobinuria，PNH）的研究。
背景信息	来自 PNH 患者的红细胞易于通过补体溶解，而无需事先通过免疫球蛋白致敏。这种非抗体诱导的补体介导的溶血，与磷脂酰肌醇连接蛋白的缺乏相关，特别是 CD55（衰变加速因子，或 DAF）和 CD59［反应性裂解的膜抑制剂（membrane inhibitor of reactive lysis，MIRL）］，并且在酸性 pH 下增强。 该程序用于溶血的鉴别诊断，特别是当免疫溶血和其他（非免疫）溶血性贫血的检测信息不足时。 **注意：**使用 CD55 和 CD59 抗体的流式细胞仪检测，为 PNH 提供了比哈姆试验更敏感的测试，但这些测试超出了本书的范围。
操作策略	使用程序 15-B 通过阳性酸化血清试验（HEMPAS），检查遗传性红细胞多核性。
局限性	不想要的阳性反应： ● 技术不正确。 ● 添加了错误的试剂。 ● 未能使补体失活。 不想要的阴性反应： ● 技术不正确。 ● 遗漏血清或 HCL。 ● 使用无活性的补体。
样品要求	红细胞：来自去纤维化血液或用肝素、柠檬酸钠或柠檬酸 - 柠檬酸钠 - 葡萄糖（ACD）抗凝的血液；洗涤 3 次并用生理盐水稀释为 50% 的悬液；0.6mL。 血清：最好在检测前 24 小时内收集；2mL。
设备 / 材料	2- 氨乙基异硫脲溴化物氢溴酸盐（AET）处理的红细胞（见第 7 章）：用生理盐水洗涤并稀释 为 50% 悬液。 对照 O 型红细胞：来自去纤维化血液或用肝素、柠檬酸钠或 ACD 抗凝的血液；洗涤 3 次并用生理盐水稀释为 50% 悬液。 绵羊红细胞。 无意外抗体的新鲜正常血清（fresh normal serum，FNS）：作为补体来源；AB 型或与患者红细胞相容的 ABO 型；2mL。 0.2mol/L HCl。 热灭活血清（破坏补体）：0.6mL FNS 在 56℃下孵育 30 分钟。

续表

质量控制	用酸化自身或酸化同源血清检测时，AET 处理的红细胞应显示裂解。 该程序包括内部对照。 使用前，每批人补体应显示裂解绵羊红细胞：使用 1 滴盐水洗涤的 3%～5% 绵羊红细胞，3 滴人补体，在 37℃下孵育 15 分钟；按血凝试验离心，并检查上清液溶血情况。

程序　使用以下步骤执行该程序：

<table>
<tr><th>步骤</th><th colspan="2">操作</th></tr>
<tr><td>1.</td><td colspan="2">标记 10mm×75mm 试管 1～7，并按数字顺序放置在 37℃下。</td></tr>
<tr><td>2.</td><td colspan="2">使用 9 滴血清、1 滴（每滴≈0.05mL）HCl 和 1 滴红细胞，设置试验，如表 15-A-1 所示。</td></tr>
<tr><td>3.</td><td colspan="2">将每个试管中的内容物混合，在 37℃下孵育 1 小时。</td></tr>
<tr><td>4.</td><td colspan="2">离心所有试管以压积红细胞。</td></tr>
<tr><td>5.</td><td colspan="2">在白色照明背景下检查每个试管中的上清液是否有溶血迹象。</td></tr>
<tr><td rowspan="7">6.</td><td colspan="2">对反应的解释如下：</td></tr>
<tr><td>如果溶血是……</td><td>那么 PNH 试验结果是……</td></tr>
<tr><td>仅在试管 2 和 5 中可见</td><td>阳性</td></tr>
<tr><td>在任何试管中均未观察到</td><td>阴性</td></tr>
<tr><td>仅在试管 2 和 7 中可见（或仅在试管 1、2、6 和 7 中可见）</td><td>对 PNH 无效：
● 考虑温反应性溶血素。</td></tr>
<tr><td>仅在试管 2、3 和 5 中可见</td><td>对 PNH 无效：
● 考虑球形红细胞增多症。</td></tr>
<tr><td colspan="2">见表 15-A-1。</td></tr>
</table>

参 考 文 献

Henry JB. Clinical diagnosis and management by laboratory methods. 16th ed. Philadelphia, PA: WB Saunders, 1979.

生效日期：

批准人：	印刷体姓名	签字	日期
实验室管理			
医学总监			
质量官			

表 15-A-1. 酸溶血试验程序

试管	化学试剂			预期结果	
	红细胞*	血清	HCl	PNH	HEMPAS
1	患者	患者	否	0	0
2	患者	患者	是	H	0
3	患者	正常†	是	0	0
4	患者	正常	否	0	0
5	患者	正常	是	H	H
6	正常	患者	否	0	0
7	正常	患者	是	0	0

* 检测 PNH 时为 50% 悬液；检测 HEMPAS 时为 10% 悬液。

† 热灭活血清。

PNH= 阵发性夜间血红蛋白尿；HEMPAS= 酸化血清试验阳性遗传性幼红细胞多核症；0= 无凝集；H= 溶血。

15-B. 检测 HEMPAS：改良的酸溶血试验（哈姆试验）

用途	提供做改良的哈姆试验的说明： ● 研究酸化血清试验阳性遗传性幼红细胞多核症（HEMPAS）。
背景信息	与阵发性夜间血红蛋白尿（PNH）红细胞一样，HEMPAS（也称为先天性红细胞生成障碍性贫血Ⅱ型）患者的红细胞被酸化血清溶血。然而，HEMPAS 红细胞的溶血与红细胞膜糖基化异常有关，这种异常被大约三分之一的成人血清中天然获得的能结合补体的抗体所识别。为了以最佳方式演示这种异常，需要改进的哈姆试验。
操作策略	使用程序 15-A 对 PNH 进行调查。 如果酸化 ABO 相容性血清的筛选试验无反应（见下文），不要继续；将试验结果报告为阴性。
局限性	**不想要的阳性反应：** ● 技术不正确。 ● 添加了错误的试剂。 ● 未能使补体失活。 **不想要的阴性反应：** ● 技术不正确。 ● 遗漏血清或 HCL。 ● 选择对 HEMPAS 红细胞缺乏活性的血清。
样品要求	红细胞：来自去纤维化血液或用肝素、柠檬酸钠或柠檬酸 - 柠檬酸钠 - 葡萄糖（ACD）抗凝的血液；洗涤 3 次并用生理盐水稀释为 10% 的悬液；0.6mL。 血清：最好在检测前 24 小时内收集；2mL。
设备 / 材料	对照 O 型红细胞：来自去纤维化血液或用肝素、柠檬酸钠或 ACD 抗凝的血液；洗涤 3 次并用生理盐水稀释为 10% 悬液。 无意外抗体的新鲜正常血清（FNS）：作为补体来源；AB 型或与患者红细胞相容的 ABO 型；2mL。 **注意：**通过混合 9 滴血清、1 滴 0.2NHCl 和 1 滴 10% 红细胞（即表 15-A-1 中的管 5），然后在融化的冰上孵育 30 分钟，然后在 37℃下孵育 1 小时，筛选 6～12 份 ABO 相容的酸化血清，以检测对患者红细胞的活性。离心并选择溶血最多的样品在对照程序中使用。 0.2mol/L HCl。 热灭活血清（破坏补体）：0.6mL FNS 在 56℃下孵育 30 分钟。
质量控制	该程序包括内部对照。

程序　使用以下步骤执行该程序：

步骤	操作
1.	标记 10mm×75mm 试管 1～7，并将其按数字顺序放入融冰中。
2.	使用 9 滴血清、1 滴（每滴 ≈0.05mL）HCl 和 1 滴红细胞，设置试验，如表 15-A-1 所示。
3.	将每个试管中的内容物混合，在融化的冰上孵育 30 分钟。
4.	将每个试管中的内容物混合，在 37℃下孵育 1 小时。
5.	离心所有试管以压积红细胞。
6.	在白色照明背景下检查每个试管中的上清液是否有溶血迹象。
7.	对反应的解释如下： **如果溶血是……** → **那么 HEMPAS 的试验结果是……** 仅在试管 5 中可见 → 阳性 在任何试管中均未观察到 → 阴性 仅在试管 2 和 7 中可见（或仅在试管 1、2、6 和 7 中可见） → 对 HEMPAS 无效：● 考虑温反应性溶血素。 仅在试管 2、3 和 5 中可见 → 对 HEMPAS 无效：● 考虑球形红细胞增多症。 见表 15-A-1。

参 考 文 献

Rosse WF, Logue GL, Adams J, Crookston JH. Mechanisms of immune lysis of the red cells in hereditary erythroblastic multinuclearity with a positive acidified serum test and paroxysmal nocturnal hemoglobinuria. J Clin Invest 1974;53:31-43.

生效日期：

批准人：	**印刷体姓名**	**签字**	**日期**
实验室管理			
医学总监			
质量官			

15-C. 将 IgG 抗体转化为直接凝集素

用途	提供将免疫球蛋白 G（IgG）包被的抗体转化为凝集素的说明： ● 通过使用 IgG 抗体直接凝集进行表型鉴定。
背景信息	IgG 分子由两条重链（γ）和两条轻链组成，它们通过链间二硫键（S-S）连接。连接两条重链的 S-S 键的轻度还原增强了 IgG 铰链区域的柔韧性。这增加了每个 Fab 部分 NH_2 末端的抗原结合位点之间的距离，并允许修饰的免疫球蛋白在生理盐水（低蛋白）试验介质中凝集红细胞。
操作策略	对于直接抗球蛋白试验（DAT）阳性样品，若程序 4-P 和 4-Q 无法呈现 DAT 阴性，考虑用此程序进行表型鉴定。
局限性	不想要的阳性反应： ● 使用错误的试剂。 ● 试剂储存不当。 ● 使用不正确的技术。 不想要的阴性反应： ● 使用低效价抗体。 ● 使用错误的试剂。 ● 遗漏二硫苏糖醇（DTT）。 ● 试剂储存不当。 ● 使用不正确的技术。
样品要求	IgG 抗体：效价≥32。
设备 / 材料	0.01mol/L DTT。 pH 7.3 磷酸盐缓冲盐水（PBS）。 带有一次性吸头的移液器，移取 1mL。

程序　使用以下步骤执行该程序：

步骤	操作
1.	将 1mL 血清分别分配到 2 个贴有适当标签的 12mm×75mm 试管中。
2.	向一个试管中加入 1mL 0.01mol/L DTT（标记为“test”）。
3.	向另一个试管中加入 1mL pH 7.3 PBS（标记为“control”）。
4.	混合并在室温下孵育 30 分钟。
5.	使用第 2 章中描述的生理盐水凝集程序，立即用试剂红细胞组检测两个样品。

续表

6.	对反应的解释如下：		
	如果直接凝集是……	**且特异性是……**	**那么……**
	观察到的	已确认的	转换成功： ● 用于直接检测。
	未观察到	（不适用）	转换不成功： ● 尝试更高效价的抗体。

参 考 文 献

Romans DG, Tilley CA, Crookston MC, et al. Conversion of incomplete antibodies to direct agglutinins by mild reduction: Evidence for segmental flexibility within the Fc fragment of immunoglobulin G. Proc Natl Acad Sci U S A 1977;74:2531-5.

生效日期：

批准人：	**印刷体姓名**	**签字**	**日期**
实验室管理			
医学总监			
质量官			

15-D. 使用 ^{51}Cr 标记的红细胞评估红细胞存活率

用途	提供使用放射性标记红细胞进行红细胞生存研究的说明： ● 评估红细胞同种抗体的临床意义。 ● 证明红细胞保存液的功效。
背景信息	红细胞可以用放射性同位素标记，并可注射到携带抗红细胞抗原抗体的患者体内。这些红细胞的存活率，是根据注射后血液样品的放射性测量值计算的。该程序可用于评估向无法获得相容血液的患者输注不相容血液后的结果。或者，可测定 1 小时后的存活，来证明用于保存输血红细胞的抗凝剂功效。
操作策略	在进行这些研究时，请咨询核医学部门人员并获得他们的帮助。 由于这是一种侵入性程序，因此必须获得知情同意。 必须采取所有适用于处理放射性核苷酸的预防措施。 红细胞必须在执业医师的指导下给予。
局限性	不正确的结果： ● 使用不正确的技术。 ● 使用错误的供者红细胞。 ● 使用错误的同位素或无活性的 ^{51}Cr。 ● 标记后红细胞洗涤不足。 ● 标记的红细胞在体内混合不充分。 ● 注射部位外渗。
样品要求	用于生存研究的供者单位或血液样品：新鲜、无菌、抗凝样品（未使用肝素），或柠檬酸 - 柠檬酸钠 - 葡萄糖（ACD）、柠檬酸盐 - 磷酸盐 - 葡萄糖（CPD）或柠檬酸盐 - 磷酸盐 - 葡萄糖 - 腺嘌呤（CPDA1）抗凝单位为首选。 确保肝炎、人类免疫缺陷病毒（human immunodeficiency virus，HIV）和其他传染病检测结果令人满意。 用于研究的患者：通常情况下，是那些由于潜在意义显著的意外血清同种抗体而无法获得相容血液的患者[即，在 37℃下和 / 或通过间接抗球蛋白试验（IAT）反应的抗体]。不应有出血的临床体征。确定研究当天患者的身高（以米为单位）和体重（以公斤为单位）。
设备 / 材料	^{51}Cr 铬酸钠溶液：具有特定活性的 $Na_2{}^{51}CrO_4$，每毫升压积红细胞添加少于 2μg 的铬。溶液的最小体积应为 0.2mL，用无菌生理盐水稀释。 伽马计数器：在核医学部门。 脊髓针：3 英寸长（用于上清液的无菌抽吸）。 无菌生理盐水（sterile normal saline，SNS）：无内源性热原、无菌生理盐水（NaCl，9g/L）。无菌管：10mL 尺寸。 注射器：2mL 和 10mL 尺寸。

续表

质量控制	该程序包括检查标记后红细胞洗涤不充分、标记红细胞体内混合不充分、注射部位外渗和快速溶血。

程序 使用以下步骤执行该程序：

<table>
<tr><th>步骤</th><th>操作</th></tr>
<tr><td>1.</td><td>使用无菌技术，取出 1～2mL 供者全血（0.5～1.0mL 红细胞）并转移到无菌管中。离心压积红细胞并去除上清血浆。</td></tr>
<tr><td>2.</td><td>在连续混合的情况下，缓慢加入 20μCi ^{51}Cr，在漩涡混合仪上室温孵育 30 分钟。</td></tr>
<tr><td>3.</td><td>使用无菌技术，通过将红细胞轻轻悬浮在 6～8mL SNS 中并离心压积红细胞来洗涤红细胞。将上清液丢弃到放射性废物中。</td></tr>
<tr><td>4.</td><td>重复步骤 3 一次。</td></tr>
<tr><td>5.</td><td>将红细胞轻轻悬浮在大约 10mL 的 SNS 中，混合均匀。</td></tr>
<tr><td>6.</td><td>使用计量移液器，精确抽出 1mL 用于制备标准溶液。使用容量瓶加蒸馏水稀释至 250mL。</td></tr>
<tr><td>7.</td><td>准确取出 8mL 输注到患者体内。将 8mL 样品注入自由流动的肘前静脉。将少量静脉血吸回针筒并重新注射。</td></tr>
<tr><td>8.</td><td>在注射后 3 分钟、7 分钟、10 分钟、60 分钟和 24 小时，从对侧肘前静脉采集 3mL 抗凝（EDTA/ 肝素）血样。</td></tr>
<tr><td>9.</td><td>使用伽马计数器测定恰好 1mL 混合良好的全血中的放射性计数。减去背景计数并修正放散后的 24 小时计数（计数 ×1.03）。
注意：每个样品应记录至少 4 000 个计数。</td></tr>
<tr><td>10.</td><td>对步骤 6 中制备的 1mL 标准溶液计数。</td></tr>
<tr><td>11.</td><td>对从 3 分钟样品中的 1mL 血浆计数：
<table>
<tr><th>如果血浆计数为…</th><th>那么……</th></tr>
<tr><td><3 分钟样品中总计数的 5%</td><td>继续。</td></tr>
<tr><td>>3 分钟样品中总计数的 5%</td><td>考虑非常快速的溶血或标记样品的洗涤不充分。</td></tr>
</table></td></tr>
<tr><td>12.</td><td>使用以下计算预测患者的血容量（预测血容量 =PBV，predicted blood volume）：
<table>
<tr><th>如果患者是……</th><th>那么使用公式（以 L 为单位的 PBV）……</th></tr>
<tr><td>男性</td><td>0.366 9× 高度（m）^{3}+0.032 19× 重量（kg）+0.604 1。</td></tr>
<tr><td>女性</td><td>0.356 1× 高度（m）^{3}+0.033 08× 重量（kg）+0.183 3。</td></tr>
</table></td></tr>
</table>

续表

<table>
<tr><td rowspan="1">13.</td><td colspan="2">使用以下公式从标准溶液和 3 分钟样品计算患者的血容量（计算血容量 =CBV，calculated blood volume）：
CBV（L）=（1mL 标准品的计数 ×8×0.25）÷1mL 3 分钟样品的计数</td></tr>
<tr><td rowspan="7">14.</td><td colspan="2">结果解释如下：</td></tr>
<tr><td>如果 CBV……</td><td>那么……</td></tr>
<tr><td>不超过 PBV 的 10%</td><td>假设 3 分钟样品等同于 100% 存活率：
● 将后续样品计数与 3 分钟计数进行比较，以确定红细胞存活率。
● 确定存活曲线和百分比。在紧急情况下，研究可在 60 分钟后终止。然而，在可能的情况下，最好将研究延长至 24 小时。</td></tr>
<tr><td>超过 PBV 10% 以上</td><td>● 怀疑由于脾肿大或者充血性心力衰竭导致的混合不充分。
● 血浆计数应较低。</td></tr>
<tr><td>根据 7 分钟样品计算更接近 PBV</td><td>使用 7 分钟的计数来代表 100% 存活率。</td></tr>
<tr><td>根据所有后续计数计算，结果升高且血浆计数较低</td><td>怀疑注射部位外渗：
● 如需确认，请使用盖革计数器检查这个地方。</td></tr>
<tr><td>血浆计数高</td><td>疑似快速溶血。</td></tr>
</table>

参 考 文 献

Davey RJ. Mechanisms of premature red cell destruction. In: Judd WJ, Barnes A. Clinical and serologic aspects of transfusion reactions. Arlington, VA: AABB, 1982:1-35.

生效日期：

批准人：	**印刷体姓名**	**签字**	**日期**
实验室管理			
医学总监			
质量官			

15-E. 使用 0.01M DTT 区分 IgM 和 IgG 抗体

用途	提供使用二硫苏糖醇（DTT）区分免疫球蛋白 M（IgM）和针对红细胞抗原的 IgG 抗体的说明： ● 评估妊娠期遇到的同种抗体导致胎儿和新生儿溶血性疾病（HDFN）的可能性。 ● 检测含有 IgM 自身抗体的样品中的 IgG 同种抗体。
背景信息	IgM 分子由通过单体间双硫键（S-S）连接的 5 个径向排列的单体组成。每个亚基由两条重链和两条轻链组成，它们通过链间 S-S 键连接。亚基间 S-S 键易于被硫醇试剂裂解，而链间 S-S 键对这种裂解具有抗性。类似地，IgG 和 IgA 的链间 S-S 键具有类似于 IgM 单体的结构，不容易被硫醇试剂如 DTT 裂解。 该程序可用于确定抗体分子的免疫球蛋白类别（IgG 或 IgM），或者可用于特异性灭活 IgM 抗体。
操作策略	用 DTT 处理血清后不需要透析。
局限性	**不正确的结果：** ● 试剂储存不当。 ● 使用不正确的技术。 ● DTT 对血清处理不充分。 如果 DTT 制备不正确或浓度高于 0.01mol/L，则可能发生血清或血浆凝胶化。如果血清和 DTT 孵育时间过长，也可能发生凝胶化。凝胶化的样品无法检测抗体活性。
样品要求	测试血清或血浆：2mL。
设备 / 材料	0.01mol/L DTT。 pH 7.3 磷酸盐缓冲盐水（PBS）。 带有一次性吸头的移液器，移取 1mL。
质量控制	检测经过处理的血清中除正在研究的抗体之外的“天然存在的”抗体。例如，如果进行处理以确定抗 -M 的免疫球蛋白类别，则使用 M 阴性的 A_1 和 / 或 B 红细胞，检测经过处理的血清以灭活预期的抗 -A 和 / 或抗 -B。应有预期抗体的灭活。对于 AB 型样品，平行处理 A、B 或 O 型血浆样品，并检测预期抗 -A 和 / 或抗 -B 的失活情况。 该程序包括抗体稀释的对照。

程序 使用以下步骤执行该程序：

<table>
<tr><th>步骤</th><th colspan="2">操作</th></tr>
<tr><td>1.</td><td colspan="2">将 1mL 血清分别分配到 2 个贴有适当标签的 12mm×75mm 试管中。</td></tr>
<tr><td>2.</td><td colspan="2">向一个试管中加入 1mL 0.01mol/L DTT（标记为“test”）。</td></tr>
<tr><td>3.</td><td colspan="2">向另一个试管中加入 1mL pH 7.3 PBS（标记为“control”）。</td></tr>
<tr><td>4.</td><td colspan="2">混合并在 37℃下孵育 2 小时。</td></tr>
<tr><td>5.</td><td colspan="2">通过滴定分析（例如，第 11 章中描述的用于确定冷抗体特异性的方法）检测每个样品中针对适当红细胞的抗体活性。</td></tr>
<tr><td rowspan="8">6.</td><td colspan="2">对反应的解释如下：</td></tr>
<tr><td>如果经过 DTT 处理的样品……</td><td>那么……</td></tr>
<tr><td>效价与未处理（对照）样品相同</td><td>抗体是 IgG。</td></tr>
<tr><td>是非反应性的，但对照样品确实发生反应</td><td>抗体是 IgM。</td></tr>
<tr><td>效价低于对照样品</td><td>存在 IgM 和 IgG 抗体。</td></tr>
<tr><td>效价与对照样品相同</td><td>该程序不起作用：
● 考虑无活性的 DTT。</td></tr>
<tr><td>和对照样品均为非反应性</td><td>将抗体稀释。</td></tr>
<tr><td colspan="2">注意：见表 15-E-1。</td></tr>
</table>

参 考 文 献

Friedman J, Masters CA, Newlands M, Mollison PM. Optimal conditions for use of sulfhydryl compounds in disassociating red cell antibodies. Vox Sang 1976;30:231-9.

Pirofsky B, Rosner ER. A new method to differentiate IgM and IgG erythrocyte antibodies. Vox Sang 1974;27:480-8.

生效日期：

批准人：	印刷体姓名	签字	日期
实验室管理			
医学总监			
质量官			

表 15-E-1. 用 2-ME 或 DTT 研究确定免疫球蛋白抗体类别的解读

样品	血清稀释度					解读*
	1∶2	1∶4	1∶8	1∶16	1∶32	
未处理	4+	3+	3+	2+	1+	IgG
已处理	4+	3+	3+	2+	1+	
未处理	4+	3+	3+	2+	1+	IgM
已处理	0	0	0	0	0	
未处理	4+	3+	3+	2+	1+	IgM+IgG
已处理†	3+	2+	1+	0	0	

*假设“天然”凝集素被 2-ME 灭活。

†效价可能因 IgG 和 IgM 的不同比例而异。

2-ME=2- 巯基乙醇；DTT= 二硫苏糖醇；IgG= 免疫球蛋白 G。

15-F. 使用 2-ME 区分 IgM 和 IgG 抗体

用途	提供使用 2- 巯基乙醇（2-ME）区分针对红细胞抗原的免疫球蛋白 M（IgM）和 IgG 抗体的说明： ● 评估妊娠期遇到的同种抗体导致胎儿和新生儿溶血性疾病（HDFN）的可能性。 ● 检测含有 IgM 自身抗体的样品中的 IgG 同种抗体。
背景信息	IgM 分子由通过单体间双硫键（S-S）连接的五个径向排列的单体组成。每个亚基由两条重链和两条轻链组成，它们通过链间 S-S 键连接。亚基间 S-S 键易于被硫醇试剂裂解，而链间 S-S 键对这种裂解具有抗性。类似地，IgG 和 IgA 的链间 S-S 键具有类似于 IgM 单体的结构，不容易被硫醇试剂如 2-ME 裂解。 该程序可用于确定抗体分子的免疫球蛋白类别（IgG 或 IgM），或者可用于特异性灭活 IgM 抗体。这种方法可能有帮助的具体情况是产前检测（以确定凝集抗体是否有 IgG 成分，因此可以穿过胎盘并引起 HDFN）和抗体鉴定研究（使 IgM 自身抗体变性并检测潜在的 IgG 同种抗体）。
操作策略	由于 2-ME 的难闻气味，最好在化学通风橱下进行 37℃孵育步骤。
局限性	**不正确的结果：** ● 试剂储存不当。 ● 使用不正确的技术。 ● 用 2-ME 处理血清不充分。
样品要求	测试血清或血浆：2mL。
设备 / 材料	透析管：10mm 内径纤维素膜管，分子量（MW）截止 ≈12 400。 1mol/L 2-ME。 pH 7.3 磷酸盐缓冲盐水（PBS）。 带有一次性吸头的移液器，移取 0.1～1mL。 1L 烧杯。
质量控制	检测经过处理的血清中除正在研究的抗体之外的“天然存在的”抗体。例如，如果进行处理以确定抗 -M 的免疫球蛋白类别，则使用 M 阴性的 A_1 和 / 或 B 红细胞检测经过处理的血清以灭活预期的抗 -A 和 / 或抗 -B。应有预期抗体的灭活。对于 AB 型样品，平行处理 A、B 或 O 型血浆样品，并检测预期抗 -A 和 / 或抗 -B 的失活情况。 该程序包括抗体稀释的对照。

程序 使用以下步骤执行该程序：

<table>
<tr><th>步骤</th><th colspan="2">操作</th></tr>
<tr><td>1.</td><td colspan="2">将 1mL 血清分别分配到 2 个贴有适当标签的 12mm×75mm 试管中。</td></tr>
<tr><td>2.</td><td colspan="2">向 1 个试管中加入 0.1mL 2-ME 和 0.9mL pH 7.3 PBS（标记为“test”）。</td></tr>
<tr><td>3.</td><td colspan="2">向另一根试管中加入 1mL pH 7.3 PBS（标记为“control”）。</td></tr>
<tr><td>4.</td><td colspan="2">混合并在 37℃下孵育 2 小时。</td></tr>
<tr><td>5.</td><td colspan="2">切割两段 10 英寸长的透析管，并在每段的一端打结。</td></tr>
<tr><td>6.</td><td colspan="2">打开每根管子的自由端（有裂痕的木制涂抹棒是理想的选择）。</td></tr>
<tr><td>7.</td><td colspan="2">用 2-ME 处理的血清填充一个透析袋，并将自由端打结。</td></tr>
<tr><td>8.</td><td colspan="2">用橡皮筋将打结透析袋的尾部连接到 12mm×75mm 试管上（标记为“test”）。</td></tr>
<tr><td>9.</td><td colspan="2">将对照血清和 PBS 混合物装入第二个透析袋。</td></tr>
<tr><td>10.</td><td colspan="2">用橡皮筋将打结透析袋的尾部连接到 12mm×75mm 试管上（标记为“control”）。</td></tr>
<tr><td>11.</td><td colspan="2">用 pH 7.3 PBS 填充两个试管，并浸入大体积（例如 1L）的 pH 7.3 PBS 中。</td></tr>
<tr><td>12.</td><td colspan="2">让透析过夜。
注意：可能需要更换 PBS，但在大多数情况下，这不是必要的。</td></tr>
<tr><td>13.</td><td colspan="2">取出透析管并吸干。切割管路并将内容物转移到干净的试管中。</td></tr>
<tr><td>14.</td><td colspan="2">通过滴定分析（例如，第 11 章中描述的用于确定冷抗体特异性的方法）检测每个样品中针对适当红细胞的抗体活性。</td></tr>
<tr><td rowspan="8">15.</td><td colspan="2">对反应的解释如下：</td></tr>
<tr><td>**如果 2-ME 处理的样品……**</td><td>**那么……**</td></tr>
<tr><td>效价与未处理（对照）样品相同</td><td>抗体是 IgG。</td></tr>
<tr><td>是非反应性的，但对照样品确实发生反应</td><td>抗体是 IgM。</td></tr>
<tr><td>效价低于对照样品</td><td>存在 IgM 和 IgG 抗体。</td></tr>
<tr><td>效价与对照样品相同</td><td>该程序不起作用：
● 考虑无活性的 2-ME。</td></tr>
<tr><td>和对照样品均为非反应性</td><td>将抗体稀释。</td></tr>
<tr><td colspan="2">**注意**：见表 15-E-1。</td></tr>
</table>

参 考 文 献

Klein HG, Anstee DJ. Mollison's blood transfusion in clinical medicine. 12th ed. Chichester, UK: Wiley-Blackwell, 2014.

生效日期：

批准人：	印刷体姓名	签字	日期
实验室管理			
医学总监			
质量官			

15-G. 使用酶联抗球蛋白试验做剂量研究

用途	提供使用酶联抗球蛋白试验（ELAT）做剂量研究的说明： ● 通过非分子方法确定表现出来的表型是否代表真实的基因型。
背景信息	在 ELAT 中，使用同种抗体预包被的红细胞，按照与 DAT 一样的程序洗涤。然后将包被的红细胞与抗 -IgG（免疫球蛋白 G），以及碱性磷酸酶偶联物（抗 -IgG-AP）一起孵育。通过洗涤去除未结合的抗 -IgG-AP，并添加与 AP 相互作用的底物以产生黄色，在 405nm 处测量其强度。产生的颜色量与结合到红细胞上的同种抗体量成正比，在一定限度内，同种抗体量与所包被红细胞的抗原位点密度成正比。已经开发了该程序来确定抗原剂量，这是红细胞供者的合子性的反映。
操作策略	由于 RH 抗原表达的复杂性，不要尝试通过血清学手段确定 *RHD* 合子性。
局限性	**不正确的结果：** ● 试剂储存不当。 ● 使用不正确的技术，包括未能洗涤去除未结合红细胞的球蛋白，以及上清液转移不当。 ● 使用错误的试剂。 ● 遗漏测试组分。 ● 使用无活性或受污染的试剂。
样品要求	红细胞：来自前 24 小时内采集的抗凝全血，在生理盐水中洗涤 3 次。离心压积红细胞。去除白膜层和红细胞的上层部分。用牛血清白蛋白的低离子强度生理盐水溶液（BSA-LISS）洗涤一次，并用 BSA-LISS 稀释为 2% 悬液；每种红细胞悬液至少需要 1mL。 **注意：**准备直接 ELAT 试验的红细胞时，准确性至关重要。制备约 2% 的悬液并用电子粒子计数器检查计数；使用前调至红细胞数为 2×10^8 个 /mL。
设备 / 材料	抗 -IgG 偶联物：AP 偶联的抗人 IgG。通过滴定研究（在 BSA-PBS 中连续倍量稀释）确定抗 -IgG-AP 的适当稀释度，其中 RhD 阳性红细胞用 1 000 倍稀释的试剂 IgG 抗 -D 预包被。在纸上绘制光密度（OD）值与抗 -IgG-AP 稀释度的线性图。选择一种稀释度的抗 -IgG-AP，该稀释液与 RhD 阳性红细胞一起，OD 值在曲线的直线部分上，但与 RhD 阴性红细胞一起具有低 OD 值。 碳酸盐缓冲液：0.05mol/L，pH 9.8。 实验室膜（例如，Parafilm）。 对硝基酚磷酸盐（p-nitrophenol phosphate，PNP）底物：PNP，在使用前用 0.05mol/L 碳酸盐缓冲液稀释至 2mg/mL。 携带单剂量表达的红细胞的 3 个实例和携带假定被研究抗原的双剂量表达的红细胞的 3 个实例：如上所述，在 BSA-LISS 中洗涤并制备成 2% 的悬液。

续表

	抗原阴性红细胞：如上所述，在 BSA-LISS 中洗涤并制备成 2% 的悬液。 1mol/L NaOH。 带有一次性吸头的移液器，移取 0.2～0.5mL。 分光光度计，波长为 405nm，带有光学匹配的 1cm 方形石英比色皿。 试管：玻璃，12mm×75mm。准备 ELAT，方法是填充 BSA-PBS（磷酸盐缓冲盐水），几分钟后丢弃 BSA-PBS，然后倒置排空。 BSA-PBS。 BSA-LISS。
质量控制	该程序使用来自假定纯合子和已知杂合子的红细胞；测定中包括各自的几个示例。

程序 使用以下步骤执行该程序：

步骤	操作
1.	对于每个待测红细胞样品，将 0.5mL 稀释抗体（在 BSA-PBS 中）分配到两组适当标记、预包被的 12mm×75mm 玻璃试管中。 **注意：**为了避免因使用过少或过多的抗体而产生错误值，请用不同稀释度的抗血清对每个红细胞样品进行预包被。有关详细讨论，参阅参考文献列表中 Wilson 等人的文章。
2.	通过将 0.5mL BSA-PBS 分配到适当标记的预包被 12mm×75mm 试管中，为每个检测的红细胞样品制备“溶血对照”。
3.	将 0.5mL BSA-LISS 中的 2% 红细胞添加到含有抗体的两组试管和“溶血对照试管”中。
4.	将所有试管在 37℃下孵育 15 分钟。
5.	用 BSA-PBS 洗涤红细胞 6 次，并抽吸最后的上清液。
6.	向每个试管中添加 0.2mL 抗 -IgG-AP（在工作浓度下）。
7.	用 Parafilm 覆盖试管，在 37℃下孵育 1 小时；在此期间，定期轻轻搅拌。
8.	用 BSA-PBS 洗涤红细胞 3 次，并吸出上清液。
9.	将红细胞重新悬浮在 BSA-PBS 中，转移到清洁、适当标记的 12mm×75mm 试管中。
10.	离心压积红细胞，并吸出上清液。
11.	在红细胞扣中加入 0.2mL BSA-PBS 和 0.2mL PNP。
12.	混合均匀，用 Parafilm 覆盖试管，在 37℃下孵育 60 分钟。
13.	移除 Parafilm 并离心压积红细胞。

续表

14.	将上清液转移到干净的试管中，加入 0.5mL 1mol/L NaOH（以停止酶反应）。
15.	使用 1cm 比色皿，在 405nm 处读取每个上清液的 OD 值。 **注意：**读数用 PNP（0.2mL）、BSA-PBS（0.2mL）和 1mol/L NaOH（0.5mL）组成的空白试剂作为背景。
16.	对于每项测试，按如下公式确定校正的 OD 值： [（OD TAg+）−（OD CAg+）]−[（OD TAg−）−（OD CAg−）] 其中 T= 试验；C= 溶血对照；Ag+= 抗原阳性红细胞；Ag−= 抗原阴性红细胞。
17.	取每个样品的两个校正 OD 值的平均值，并与对照品的 OD 值进行比较。
18.	将未知和已知单剂量样品的抗原含量表示为已知双剂量样品抗原含量的百分比。
19.	对反应的解释如下：

如果测试样品的抗原含量百分比与……的抗原含量百分比最匹配	那么测试样品很可能来自……
双剂量红细胞	纯合子。
单剂量红细胞	杂合子。
无论是双剂量还是单剂量红细胞	合子性不确定的个体。

参考文献

Leikola J, Perkins HA. Enzyme-linked antiglobulin test: An accurate and simple method to quantitate red cell antibodies. Transfusion 1980;20:138-44.

Postoway N, Nance SJ, Garratty G. Variables affecting the enzyme-linked antiglobulin test when detecting and quantitating IgG red cell antibodies. Med Lab Sci 1985;42:11-19.

Wilson L, Wren MR, Issitt PD. Enzyme linked antiglobulin test: Variables affecting the test when measuring levels of red cell antigens. Med Lab Sci 1985;42:20-5.

生效日期：

批准人：	印刷体姓名	签字	日期
实验室管理			
医学总监			
质量官			

15-H. 使用单核细胞单层试验预测临床意义

用途	提供进行单核细胞单层试验（monocyte monolayer assay，MMA）的方法： ● 评估同种抗体的临床意义。
背景信息	将抗体包被的红细胞与单核细胞体外孵育。单核细胞黏附和吞噬这些致敏红细胞的能力是抗体降低输血红细胞存活潜力的一个指标。该程序是作为预测抗红细胞抗原抗体的临床意义的一种手段而开发的。
操作策略	当用血清学不相容的单位遇到低百分比的反应性时，确认血细胞比容的预期升高并测量溶血标志物（例如，触珠蛋白、未偶联胆红素）。
局限性	**不正确的结果：** ● 试剂储存不当。 ● 使用不正确的技术，包括未能洗涤去除未结合红细胞的球蛋白。 ● 使用错误的试剂。 ● 遗漏测试组分，特别是指定的新鲜正常血清。 ● 使用无活性或受污染的试剂。
样品要求	血清，而不是血浆：最小体积为 2mL。
设备 / 材料	抗 -D：商业制备的改良试管法多克隆抗 -D，用人补体稀释为 1/50（见下文）。 培养箱：Lab-Tek 组织培养箱载玻片。 绵羊红细胞。 人补体：新采集的正常人血清，已知缺少意外抗体。 单核细胞悬液：如第 5 章所述制备。 **注意：**制备来自正常供者的同源单核细胞和自体单核细胞（如有）。 封装介质（例如 Permount）。 用于 Romanowsky 染色的磷酸盐缓冲液：25℃下 pH 7.2。 pH 7.3 磷酸盐缓冲盐水（PBS）。 红细胞：如程序第 1 步所述。 组织培养基：Roswell Park Memorial Institute 1640 培养基；补充 10%（体积百分比）胎牛血清。 Wright-Giemsa 染色。 带有一次性吸头的移液器，移取 0.2mL。
质量控制	该程序包括内部对照。 使用前，每批人补体应显示裂解绵羊红细胞：使用 1 滴盐水洗涤的 3%～5% 绵羊红细胞，3 滴人补体，在 37℃下孵育 15 分钟；按血凝试验离心，并检查上清液溶血情况。

程序 使用以下步骤执行该程序：

步骤	操作
1.	使用组织培养基配制洗涤的、抗体包被红细胞的 3%～5% 的悬液：在 37℃下用 3 滴血清孵育 1 滴 3%～5% 的红细胞 60 分钟；用生理盐水洗涤 4 次，然后用组织培养基稀释。 **注意：**使用至少两个缺乏和两个携带测试血清表现出特异性的抗原的红细胞示例。包括以下用于红细胞包被的反应混合物： a）测试血清 + 抗原阳性红细胞。 b）测试血清 + 抗原阳性红细胞 + 补体。 c）补体 + 抗原阳性红细胞。 d）PBS+ 抗原阳性红细胞。 e）测试血清 + 抗原阴性红细胞。 f）测试血清 + 抗原阴性红细胞 + 补体。 g）补体 + 抗原阴性红细胞。 h）PBS+ 抗原阴性红细胞。 i）抗 -D+RhD 阳性红细胞。
2.	向组织培养载玻片的每个孔中加入 0.2mL 单核细胞悬浮液（3×10^6/mL～6×10^6/mL）。
3.	在 37℃下孵育 60 分钟。 **注意：**建议使用 CO_2 培养箱。
4.	用巴斯德移液器仔细抽吸非黏附细胞（淋巴细胞）并丢弃。
5.	将 0.2mL 的每个致敏红细胞样品添加到适当标记的孔中。
6.	在 37℃下孵育 60 分钟。 **注意：**建议使用 CO_2 培养箱。
7.	抽吸上清液并丢弃。
8.	拆掉塑料容器并取出其中的垫圈。
9.	用生理盐水轻轻冲洗玻片 3 次。
10.	用纸巾轻轻吸干载玻片边缘，并立即放置在瑞氏染色液中 3 分钟。
11.	用纸巾轻轻吸干载玻片边缘，放入吉姆萨染色液中 20 分钟。
12.	用纸巾轻轻吸干载玻片边缘，然后在罗氏缓冲液中洗涤 3 分钟。
13.	然后用蒸馏水漂洗。
14.	用纸巾轻轻吸干载玻片边缘，擦干净载玻片背面，然后风干。
15.	使用封装介质将盖玻片盖上。
16.	显微镜检查反应性单核细胞（红细胞黏附和 / 或吞噬作用）。

续表

17.	计数600个单核细胞(如果反应性>20%，则计数200个)。		
18.	以反应性单核细胞的百分比表示结果。		
19.	对反应的解释如下：		
	如果与抗原阳性红细胞的反应性百分比为……	**而与抗原阴性红细胞的反应性百分比是……**	**那么……**
	<5	<5	红细胞加速破坏是不太可能的。
	5～20	<5	抗体可能导致体内红细胞破坏加速。
	>20	<20	抗体可能导致体内红细胞快速破坏。

参 考 文 献

Arndt P, Garratty G. A retrospective analysis of the value of monocyte monolayer assay results for predicting the clinical significance of blood group alloantibodies. Transfusion 2004;44:1273-81.

Garratty G. Predicting the clinical significance of alloantibodies and determining the in vivo survival of transfused red cells. In: Judd WJ, Barnes A, eds. Clinical and serological aspects of transfusion reactions. Arlington, VA: AABB, 1982:91-119.

生效日期：

批准人：	**印刷体姓名**	**签字**	**日期**
实验室管理			
医学总监			
质量官			

15-I. 筛查 PNH：蔗糖溶血试验

用途	提供蔗糖溶血试验的说明： ● 阵发性夜间血红蛋白尿（PNH）筛查试验。
背景信息	正常红细胞在等渗、低离子强度的蔗糖溶液中凝集；不到5%的正常红细胞会溶血。相比之下，来自PNH患者的红细胞在存在活性补体的情况下，悬浮在这种低离子介质中时首先凝集，然后溶血（10%～80%溶血）。
操作策略	在抗-k试验中确认阳性对照［2-氨乙基异硫脲溴化物氢溴酸盐（AET）处理的］红细胞得到充分处理。
局限性	**不正确的结果：** ● 免疫介导的溶血。 ● 机械溶血。 ● 使用错误的试剂。 ● 使用不正确的技术。
样品要求	洗涤的测试红细胞：在pH 7.3磷酸盐缓冲盐水（PBS）中50%悬液。
设备/材料	AET处理的O型、k+红细胞和未处理的O型、k+红细胞：pH 7.3 PBS中的50%悬液。 抗-k。 色度计：波长为550nm。 德拉布金溶液。 新鲜正常血清（FNS）：ABO血型与测试样品相容且无意外抗体。 糖水，在使用前即刻制备。 pH 7.3 PBS。 带有一次性吸头的移液器，用于移取0.1～0.2mL；带有刻度的移液器，用于移取1.0～3.0mL。
质量控制	正常和AET处理的k+红细胞分别用作阴性和阳性对照。

程序　使用以下步骤执行该程序：

步骤	操作
1.	将1.7mL糖水分配到7个标记为A-G的12mm×75mm试管中。
2.	向每根试管中加入0.1mL FNS并混合均匀。
3.	将0.2mL测试红细胞加入试管A和B中，并立即混合。
4.	将0.2mL未经处理的正常红细胞加入试管C和D中，并立即混合。
5.	将0.2mL经AET处理的正常红细胞加入试管E和F中，并立即混合。

续表

6.	将试管 A、C 和 E 在 37℃下孵育 30 分钟。 **注意：**10 分钟后轻轻倒置混合，20 分钟孵育后再次倒置混合。
7.	离心试管 A、C 和 E 以压积完整的红细胞，并收集上清液。
8.	用 3mL 德拉布金溶液稀释每份上清液 1mL，混合均匀。
9.	将试管 B、D 和 F 混合均匀；不要离心。用 3mL 德拉布金溶液稀释每份红细胞悬液 1mL，混合均匀。
10.	同样，用德拉布金溶液稀释试管 G 中的糖水 + 血清混合物。
11.	使用稀释液 G 作为空白背景测量 550nm 处稀释液 A-F 的透射百分比。
12.	确定测试上清液中溶血的百分比，使用稀释液 B 的透过率百分比作为 100% 溶血的基准。
13.	对反应的解释如下：

如果测试样品中的溶血是……	对照是……	那么……
10%	按预期反应	检测结果为阳性 ● 执行哈姆试验（程序 15-A）。
5%	按预期反应	试验为阴性
5%～10%	没有按预期反应	试验无效

参 考 文 献

Henry JB. Clinical diagnosis and management by laboratory methods. 16th ed. Philadelphia, PA: WB Saunders, 1979.

生效日期：

批准人：	印刷体姓名	签字	日期
实验室管理			
医学总监			
质量官			

15-J. 将血浆转化为血清

用途	提供将血浆转化为血清的说明： ● 从携带有用抗体的献血者制备定型试剂。
背景信息	该程序使用凝血酶和氯化钙将供者血浆转化为血清。本程序的预期应用是将含有抗体的供体血浆转化为血清以作为试剂使用。
操作策略	在传染病检测中，献血者血液应无反应。
局限性	不正确的结果： ● 试剂储存不当。 ● 使用不正确的技术。 ● 使用了错误的试剂。
样品要求	供者血浆：用柠檬酸 - 柠檬酸钠 - 葡萄糖或柠檬酸盐 - 磷酸盐 - 葡萄糖或 CPD 加腺嘌呤（ACD/CPD/CPDA1）抗凝。
设备 / 材料	牛凝血酶：1 000NIH 单位 / 毫克蛋白质，用蒸馏水溶解至 500 单位 / 毫升。 氯化钙：10% wt/vol；制备后 7 天内使用。 采样点耦合器。 注射器：2mL（含针头）。 转移包装：300mL。
质量控制	通过对再钙化血浆进行血清学试验来检查血液凝结是否充分。 再次确认抗体的特异性和反应性；理想的效价为≥8。

程序　使用以下步骤执行该程序：

步骤	操作
1.	称取血浆单位：假设 1g=1mL 血浆。
2.	将采样点耦合器插入袋中。
3.	将 $CaCl_2$ 溶液吸入注射器（每 100mL 血浆 0.25mL）。
4.	用酒精棉签清洁注射部位，并将 $CaCl_2$ 溶液注射到血浆中。
5.	用血浆冲洗针筒 3 次，抽出针头，混合均匀。
6.	将凝血酶吸入注射器（每 100mL 血浆 0.4mL）。
7.	用酒精棉签清洁注射部位，将凝血酶注入袋中，并充分混合。
8.	让纤维蛋白凝块在室温（RT）下形成至少 1 小时。在室温下保持至少 4 小时。
9.	将转化后的血浆在 −20℃以下冰冻过夜。
10.	在室温下解冻血浆，并以 5 000×*g* 离心 5 分钟（或等效处理）。
11.	将重新钙化的血浆转移到转移包中，将纤维蛋白留在原袋中。

续表

12.	称重重新钙化的单位并确定体积。
13.	将单位标记为“再钙化血浆，非输血用”；还包括供者编号、抗体特异性、ABO 血型、收集日期、体积和传染病检测结果。
14.	进行抗体鉴定研究以确认特异性。
15.	结果解释如下： **如果特异性……** / **并且纤维蛋白的形成……** / **那么……** 已确认 / 不存在 / 进行滴定。 已确认 / 存在 / 重复再钙化程序。 未确认 / 不存在 / 考虑通过吸附放散去除不想要的抗体。
16.	如果包被抗体，则通过程序 10-D 确定效价；如果凝集抗体，则通过程序 2-H 检测双倍稀释液。 **注意：**在确定效价时，使用单剂量红细胞（如果可用）。
17.	结果解释如下： **如果效价……** / **那么……** ≥8 / 抗体适用于试剂用途：● 分配到方便的等分试样中，并在 −20℃以下储存。 <8 / 考虑通过吸附放散浓缩抗体。

步骤 15 结果解释：

如果特异性……	并且纤维蛋白的形成……	那么……
已确认	不存在	进行滴定。
已确认	存在	重复再钙化程序。
未确认	不存在	考虑通过吸附放散去除不想要的抗体。

步骤 17 结果解释：

如果效价……	那么……
≥8	抗体适用于试剂用途： ● 分配到方便的等分试样中，并在 −20℃以下储存。
<8	考虑通过吸附放散浓缩抗体。

生效日期：

批准人：	**印刷体姓名**	**签字**	**日期**
实验室管理			
医学总监			
质量官			

15-K. 从外周血中分离基因组 DNA

用途	提供使用盐析程序从外周血样品中分离基因组 DNA 的说明。
背景信息	随着越来越多地使用基因分型来确定患者的红细胞表型，基因组 DNA 的分离是第一步。有许多市售的 DNA 分离试剂盒；然而，这种方法是获得高质量 DNA 的简单且廉价的方法。
操作策略	使用前应通过分光光度法评估 DNA 质量和数量。
局限性	DNA 质量和产量将取决于血液样品的状况。使用新鲜血液样品（≤3 天）以获得最佳产量。
样品要求	EDTA 或柠檬酸 - 柠檬酸钠 - 葡萄糖（ACD）抗凝全血。在开始程序之前离心。
设备 / 材料	裂解缓冲液。 pH 7.3 磷酸盐缓冲盐水（PBS）。 盐 -EDTA-Tris（SET，Salt-EDTA-Tris）缓冲液 蛋白酶 K（20mg/mL）。 十二烷基硫酸钠（sodium dodecyl sulfate，SDS）（20%w/v）。 6mol/L NaCl。 95% 乙醇。 70% 乙醇。 TE 缓冲液（Tris-EDTA）或无菌水。 带螺旋盖的 1.5mL 微型离心管。 微型离心机。 杂交烘箱设置为 55℃。
质量控制	一旦 DNA 在提取后被溶解，在纳米分光光度计上测量溶液的光学密度（OD）。OD260/280 比值表示蛋白质污染情况，纯化样品应介于 1.8～2.0。获得的 DNA 浓度为 260nmol/L。

程序 使用以下步骤执行该程序：

步骤	操作
1.	将总样品体积为 400μL 中的白膜层转移到标记的微型离心管中。
2.	加入 1mL 裂解缓冲液，将试管颠倒数次，混合内容物。
3.	将试管以最高速度在微型离心机中离心 2 分钟。
4.	丢弃上清液，重复步骤 2 和 3，直到上清液没有溶血。
5.	增加以下内容： ● 340μL SET 缓冲液。 ● 20μL 20% SDS。 ● 20μL 蛋白酶 K。

续表

6.	紧固盖子，并将其放入旋转的杂交烘箱中 1 小时。 可以使用设置为 55℃的台式加热块。在孵育期间应定时混合样品，让蛋白质均匀降解。
7.	孵育后，加入 200μL 6mol/L NaCl，剧烈混合 15 秒。应形成白色沉淀。 在极少数情况下，不形成沉淀物，再加入 100μL 6mol/L NaCl 并再次混合。
8.	将试管以最高速度在微型离心机中离心 5 分钟。
9.	将透明的上清液吸入干净的微型离心管中。
10.	加入 1mL 95% 乙醇，通过倒置小心混合。应沉淀为一股白色 DNA 条带。
11.	将试管以最高速度在微型离心机中离心 2 分钟。
12.	小心倾倒上清液，加入 1mL 70% 乙醇。
13.	混合并将试管以最高速度在微型离心机中离心 2 分钟。
14.	小心倾倒上清液并吸干试管口。
15.	用棉球尖端擦干试管内侧，确保避开试管底部。
16.	让试管在室温下干燥过夜。 **注意：**如果要立即使用 DNA，可将试管置于 55℃的杂交烘箱中干燥 1 小时。
17.	加入 50μL TE 缓冲液，使 DNA 在测量前完全溶解。 **注意：**如果预计浓度较低，可以使用无菌水溶解 DNA。
18.	根据制造商的说明，在纳米分光光度计上测量 DNA 浓度。

生效日期：

批准人：	**印刷体姓名**	**签字**	**日期**
实验室管理			
医学总监			
质量官			

15-L. 使用热启动 Taq PCR 扩增基因组 DNA

用途	提供使用标准基因特异性聚合酶链反应（polymerase chain reaction，PCR）扩增目标基因组 DNA 的说明。
背景信息	PCR 是用于扩增基因或基因区域以进行下游分析的标准技术。它可用于： ● 直接用于使用两组核苷酸引物对血型多态性进行测定，等位基因特异性引物法（ASP，allele-specific primer）。 ● 用于扩增含有血型多态性的基因区域。一旦扩增，该反应混合物可以使用一种或多种限制酶进行消化，该酶特异性地识别和切割扩增 DNA 的特定核苷酸序列，以产生不同长度的 PCR 片段（限制性片段长度多态性，restriction fragment length polymorphism 或 RFLP）。 ● 用于下游 Sanger 测序，以识别基因序列中的新变化。
操作策略	美国食品药品管理局（FDA）许可，或标有欧洲 CE 标志的许多市售试剂盒可用于血型基因分型。这些试剂盒还可以用于确定献血者类型，标记红细胞。 PCR 前和 PCR 后区域应彼此物理分离，以防止污染。所有下游应用应在 PCR 后区域进行。
局限性	**无扩增：** ● DNA 质量太低，无法扩增。 ● DNA 不足，无法扩增。 ● 试剂被遗漏。 ● PCR 条件不是最佳的。 **条带过多：** 扩增引物不是基因或序列特异性的。建议使用 Primer BLAST 等程序来检查基因特异性。
样品要求	基因组 DNA，稀释至 100ng/μL。
设备 / 材料	10μmol/L 正向和反向核苷酸引物。 热启动 Taq 聚合酶。 25mmol/L $MgCl_2$。 10×PCR 缓冲液。 **注意：**有许多热启动 Taq 聚合酶可用，并且都是可靠的。PCR 缓冲液（以 10× 或 5× 提供）和 25mmol/L $MgCl_2$ 由制造商提供。 10mmol/L 脱氧核苷三磷酸（deoxyribonucleoside triphosphate，dNTP）混合物。 无 DNA 或 RNA 的水。 热循环仪。

续表

	可调节移液器。 1.5mL 微型离心管。 0.5mL PCR 反应管。 微管架。 **注意：**将预 PCR、后 PCR 试管架和移液器分开。 带滤芯的移液器吸头。
质量控制	对于 ASP 和 RFLP 应用，包括之前基因分型的 DNA 样品，代表两个等位基因的纯合性和杂合性。 包括不含 DNA 的额外试管，作为污染对照。

程序 使用以下步骤执行该程序：

<table>
<tr><th>步骤</th><th colspan="3">操作</th></tr>
<tr><td>1.</td><td colspan="3">标记 1.5mL 微量离心管：PCR mix n+1。</td></tr>
<tr><td>2.</td><td colspan="3">标记 PCR 管 1～n。</td></tr>
<tr><td rowspan="11">3.</td><td colspan="3">制备 20μLPCR 主混合物，标记为“n+1”，其中 n 为样品总数，如下所示：</td></tr>
<tr><td>试剂</td><td>×1（μL）</td><td>×6（n=5）</td></tr>
<tr><td>10×PCR 缓冲液。</td><td>2</td><td>12</td></tr>
<tr><td>10nmol/L dNTP</td><td>0.4</td><td>2.4</td></tr>
<tr><td>25mmol/L $MgCl_2$*</td><td>1.2</td><td>7.2</td></tr>
<tr><td>10μmol/L 正向引物</td><td>0.5</td><td>3</td></tr>
<tr><td>10μmol/L 反向引物</td><td>0.5</td><td>3</td></tr>
<tr><td>热启动 Taq 聚合酶</td><td>0.1</td><td>0.6</td></tr>
<tr><td>水</td><td>14.3</td><td>85.8</td></tr>
<tr><td>合计</td><td>19</td><td>119</td></tr>
<tr><td colspan="3">* 部分缓冲液含有 $MgCl_2$。查看制造商的说明。如果不需要添加 $MgCl_2$，则相应调整水量。</td></tr>
<tr><td>4.</td><td colspan="3">混合并短暂离心 PCR 混合物。</td></tr>
<tr><td>5.</td><td colspan="3">移取 19μL PCR 主混合物到每个标记的 PCR 管中。</td></tr>
<tr><td>6.</td><td colspan="3">将 1μL DNA 样品添加到适当的管中并用盖子密封。
注意：不要将 PCR 主混合物以外的任何东西添加到污染对照中。</td></tr>
</table>

续表

<table>
<tr><td>7.</td><td colspan="2">将管子放入可编程的热循环仪中。
注意：典型的 PCR 程序如下：
95℃ 10 分钟。
95℃ 15 秒。
55℃ 30 秒。
72℃扩增，60 秒 /kb。
（以上三步：30～35 个循环）
72℃ 5 分钟。
4℃保持。
* **注意**：退火温度由引物的熔解温度（melting temperature，T_m）决定，通常在 55～65℃。</td></tr>
<tr><td>8.</td><td colspan="2">使用琼脂糖凝胶电泳分析每种反应产物 10μL（参见程序 15-M）。
注意：如果不直接分析反应产物，试管可以储存在 −20℃。</td></tr>
<tr><td rowspan="5">9.</td><td colspan="2">结果解释如下：</td></tr>
<tr><td>**如果……**</td><td>**那么……**</td></tr>
<tr><td>在阳性对照中观察到预期大小的条带，且污染对照为阴性</td><td>PCR 扩增成功。</td></tr>
<tr><td>在测试样品中观察到预期大小的条带</td><td>PCR 扩增成功：
● 可以进一步开展下游应用。</td></tr>
<tr><td>在测试样品中没有观察到预期大小的条带</td><td>考虑稀释 DNA（1∶10），并重复该过程（有时样品中的 PCR 抑制剂可能会抑制扩增）。</td></tr>
</table>

参 考 文 献

Denomme G, Rios M, Reid ME. Molecular protocols in transfusion medicine. London: Academic Press, 2000.

生效日期：

批准人：	印刷体姓名	签字	日期
实验室管理			
医学总监			
质量官			

15-M. 制备琼脂糖凝胶和电泳分析 PCR 产物

用途	提供用于分析聚合酶链反应（PCR）扩增产物的琼脂糖凝胶的制备和电泳的说明。
背景信息	使 PCR 扩增基因片段可视化的最简单方法，是通过琼脂糖凝胶电泳分析少量 PCR 产物。可将 DNA 染料掺入凝胶中，以允许在紫外线（UV）光下可视化。2% 琼脂糖凝胶是 PCR 产物可视化的有效浓度。对于超过 2kB 的产物，1% 琼脂糖将有更好的分离效果。
操作策略	PCR 前和 PCR 后区域应彼此物理分离，以防止污染。所有下游应用应在 PCR 后区域进行。
局限性	琼脂糖凝胶可能不适合用于分析片段非常大或非常小的 PCR 产物。
样品要求	扩增的 PCR 产物。
设备 / 材料	分子生物学级琼脂糖。 0.5× 三硼酸盐缓冲液（tris-borate-EDTA buffer，TBE）。 微波炉。 玻璃瓶。 水平凝胶电泳系统（包括紫外线透明的凝胶浇铸托盘和成型良好的电泳梳子，每孔容量为 30μL）。 动力电源。 紫外成像设备。 DNA 梯带。 **注意：**使用范围可以准确估计预期 PCR 产物大小的梯带，50～2 500bp 是一个有用的范围。 6× 上样染料。 10 000×DNA 染色液（例如，Gel Red 或 Sybr Safe）。
质量控制	PCR 扩增反应对照，应显示预期大小的条带。

程序 使用以下步骤执行该程序：

步骤	操作
1.	称取 2g 琼脂糖，放入玻璃瓶中。
2.	加入 100mL 0.5×TBE。
3.	将瓶盖松散地拧在瓶子上，并以 350W 功率微波炉加热 4 分钟。
4.	小心取出瓶子并旋转以混合内容物。如果琼脂糖尚未完全融化，请再用微波加热 30～60 秒。
5.	在自来水下将凝胶冷却至约 60℃。

续表

<table>
<tr><td>6.</td><td colspan="2">加入 10μL DNA 染色液，混合均匀。</td></tr>
<tr><td>7.</td><td colspan="2">将琼脂糖倒入凝胶浇铸托盘中，并将梳子放入托盘。</td></tr>
<tr><td>8.</td><td colspan="2">让琼脂糖凝固至少 15 分钟。</td></tr>
<tr><td>9.</td><td colspan="2">小心地取出梳子，并将凝胶浇铸托盘放入电泳槽中。向槽中注入足够的 0.5×TBE，以舒适地覆盖凝胶。</td></tr>
<tr><td>10.</td><td colspan="2">将 2μL 6× 上样染料加入 10μL 每种 PCR 产物中，用移液器加到凝胶的单个孔中。</td></tr>
<tr><td>11.</td><td colspan="2">根据制造商的建议，用移液器将 DNA 梯子加入备用孔中。</td></tr>
<tr><td>12.</td><td colspan="2">将盖子放在系统上，并将电源线连接到电源包。</td></tr>
<tr><td>13.</td><td colspan="2">凝胶在 150V 下电泳 30 分钟。
注意：电泳时间和电压取决于 PCR 产物的大小。小的产物（<200bp）移动迅速，通常可以缩短时间。如果分析多个条带，则可能需要更多时间进行分离。</td></tr>
<tr><td>14.</td><td colspan="2">运行结束时，断开电源并取下电泳托盘。</td></tr>
<tr><td>15.</td><td colspan="2">在紫外光下通过成像仪分析条带。</td></tr>
<tr><td rowspan="5">16.</td><td colspan="2">结果解释如下：</td></tr>
<tr><td>**如果……**</td><td>**那么……**</td></tr>
<tr><td>DNA 梯带是可见的，并且已经均匀分离</td><td>电泳已经成功。</td></tr>
<tr><td>DNA 梯带不可见</td><td>DNA 染料被遗漏或太旧：
● 将凝胶置于装有新鲜 1×DNA 染料的 0.5×TBE 容器中静置 15 分钟并重新分析。</td></tr>
<tr><td>DNA 梯带在重新染色后仍然不可见</td><td>必须重复分析。</td></tr>
</table>

参 考 文 献

Denomme G, Rios M, Reid ME. Molecular protocols in transfusion medicine. London: Academic Press, 2000.

生效日期：

批准人：	印刷体姓名	签字	日期
实验室管理			
医学总监			
质量官			

附　　录

补充信息包含在以下附录中：

附录 A. 试剂制备和储存

附录 B. 试剂制备存档表

附录 A. 试剂制备和储存

本附录包含本书中程序使用的大多数试剂的配方。包括用于多凝集研究或用作抗体稀释剂的 AB 型血清，以及广泛用于制备临床实验室试剂的缓冲液。这些试剂的具体应用可以在各个程序的概述中找到。

存档

每次制备试剂时，务必在试剂小瓶、试管或瓶子上记录有效期、试剂（产品）名称及其浓度（如适用）。在单独的记录本或文件中，应保留特定成分（制造商、批号等）的记录，以及产品制备人员的姓名或缩写，以及产品投入常规使用的日期（见附录 B）。

储存

每种试剂的储存温度和时间多少是通过某种方式推算的。实验室有权根据机构的需求和经验修改建议。建议使用以下时间和温度：

试剂红细胞：在生理盐水 / 磷酸盐缓冲生理盐水（PBS）中冷藏至多 72 小时；瓶子密封在阿氏液中冷藏 4 周；或直到出现可见的溶血迹象。

蛋白水解酶：储备酶溶液在 −20℃（或更低）下至多 1 年。解冻后，请在 1 小时内使用；不要重新冰冻。

冰冻红细胞 / 血清：无限期储存，提供对照试验验证反应性。

所有其他试剂：最多 1 年，除非另有说明。如果出现明显的细菌污染迹象（例如浑浊），须丢弃。**注意：**含有 0.1% NaN_3 的试剂可储存长达 1 年。如果由于当地操作原因未添加 NaN_3，则试剂在冰箱中的保质期应缩短至 1 个月。

化学危害

在制备任何试剂之前，应获得制造商的每种成分的安全数据表（safety data sheet，SDS），并由参与制备和使用该试剂的所有人员进行审查。必须了解使用的化学品的安全要求，以及意外泄漏响应和管理危险化学品泄漏的指示。有关某些化学品（例如，洗脱方法中使用的有机溶剂）的危险性警告，在特定程序中提供。

试剂	材料 / 说明	量 / 时间
AB 型血清	来自全血的 AB 型血清，在冷藏过夜之前让它自然形成血块	10mL
	注意：供者不应含有意外抗体。	
	在 2～8℃下用 5mL 等分经无花果蛋白酶处理的 A1 红细胞吸附两次	每等分 30 分钟
	在 2～8℃下用 5mL 等分经无花果蛋白酶处理的 B 红细胞吸附两次	每等分 30 分钟
	通过程序 2-H 用 A1、B 和 O 型红细胞测试，如果试验结果为阳性，则重复吸附	
	当试验结果为阴性时，分配到方便取用的等分试样中并冰冻保存	无限期
酸化抗 -B	0.1mol/L HCl	0.5mL
	ES-4 单克隆抗 -B 或人多克隆抗 -B	4.5mL
	核查 pH 是否低于 6.2，如有必要，使用额外的 0.1mol/L HCl 进行调整	
	冷藏储存	1 年
AET 6% wt/vol	2- 氨乙基异硫脲溴化物氢溴酸盐（乙胺硫脲），$C_3H_{11}Br_2N_3SN_3$	0.6g
	溶解于 6～8mL 蒸馏水中并稀释，用 5mol/L NaOH 调节 pH 至 8.0	至 10mL
	分配到方便取用的等分试样中并冰冻保存	1 年
阿氏液	柠檬酸一水合物，$C_6H_8O_7 \cdot H_2O$	0.55g
	葡萄糖，$C_6H_{12}O_6$	20.5g
	肌苷	2.0g
	氯霉素	0.33g
	硫酸新霉素	0.5g
	氯化钠，NaCl	4.2g
	溶解在 600～800mL 蒸馏水中并稀释	至 1L
	核查 pH	6.8±0.2
	核查 mOsm/kg	340±10
	冷藏储存	1 年
巴比妥缓冲液 pH 9.6	巴比妥钠，$C_8H_{11}N_2NaO_3$	20.6g
	蒸馏水	600mL
	用 0.1mol/L HCl 调节 pH 至 9.6	
	蒸馏水	至 1L
	冷藏储存	1 年

续表

<table>
<tr><th>试剂</th><th>材料 / 说明</th><th>量 / 时间</th></tr>
<tr><td>硼酸缓冲液（BAB）</td><td>硼酸，H_3BO_3
氯化钾，KCl
蒸馏水
用 0.1mol/L NaOH 调节 pH 到 9.8
蒸馏水
冷藏储存</td><td>5.16g
2.2g
600mL

至 1L
1 年</td></tr>
<tr><td>菠萝蛋白酶
1% wt/vol</td><td>菠萝蛋白酶粉末
注意：称量干酶时，保护眼睛、嘴巴、鼻子和手。吸入粉末可能会损伤黏膜；溶液的危险性较小
在室温下 pH 7.3 PBS 中搅拌 15 分钟
离心去除颗粒物。
分装到 1mL 等分试样中
储存在 −20℃以下
解冻后 1 小时内使用；不要重新冰冻</td><td>1g

100mL

1 年</td></tr>
<tr><td>BSA-LISS</td><td>根据储备浓度使用以下体积的牛血清白蛋白（BSA）：<table><tr><th>最终 BSA 浓度</th><th>22% wt/vol</th><th>30% wt/vol</th></tr><tr><td>0.1%</td><td>4.55mL</td><td>3.33mL</td></tr><tr><td>0.2%</td><td>9.1mL</td><td>6.66mL</td></tr><tr><td>3%</td><td>136mL</td><td>100mL</td></tr></table>叠氮化钠，NaN_3
用 LISS 稀释
冷藏储存</td><td>1g
至 1L
1 年</td></tr>
</table>

续表

<table>
<tr><th>试剂</th><th>材料 / 说明</th><th>量 / 时间</th></tr>
<tr><td rowspan="2">BSA-PBS</td><td>根据储备浓度使用以下体积的牛血清白蛋白（BSA）：
<table>
<tr><th>最终 BSA 浓度</th><th>22% wt/vol</th><th>30% wt/vol</th></tr>
<tr><td>0.1%</td><td>4.55mL</td><td>3.33mL</td></tr>
<tr><td>0.2%</td><td>9.1mL</td><td>6.66mL</td></tr>
<tr><td>1%</td><td>45.5mL</td><td>33.3mL</td></tr>
<tr><td>2%</td><td>91mL</td><td>66.6mL</td></tr>
<tr><td>3%</td><td>136mL</td><td>100mL</td></tr>
<tr><td>6%</td><td>273mL</td><td>200mL</td></tr>
<tr><td>11%</td><td>500mL</td><td>367mL</td></tr>
</table></td><td></td></tr>
<tr><td>叠氮化钠，NaN_3
用 pH 7.3 PBS 稀释
冷藏储存</td><td>1g
至 1L
1 年</td></tr>
<tr><td>6% BSA-PBS+
Tween20</td><td>6% BSA-PBS
添加 Tween20
冷藏储存</td><td>100mL
100μL
1 年</td></tr>
<tr><td>11% BSA-PBS+
Tween20</td><td>11% BSA-PBS
添加 Tween20
冷藏储存</td><td>100mL
100μL
1 年</td></tr>
<tr><td>福尔马林缓冲液
20% wt/vol</td><td>0.15mol/L KH_2PO_4
0.15mol/L Na_2HPO_4
甲醛，37% wt/vol
蒸馏水
室温储存</td><td>40mL
60mL
200mL
至 1L
1 年</td></tr>
<tr><td>氯化钙
10% wt/vol</td><td>氯化钙，$CaCl_2$
蒸馏水
冷藏储存</td><td>1g
至 10mL
1 周</td></tr>
<tr><td>碳酸盐缓冲液
0.05M</td><td>0.05mol/L $NaHCO_3$
用 0.05mol/L 碳酸钠（Na_2CO_3）将 pH 调节至 9.8
加入 1mol/L 氯化镁（$MgCl_2$），至最终浓度为 0.001mol/L
冷藏储存</td><td>400mL

1 年</td></tr>
</table>

续表

试剂	材料 / 说明	量 / 时间
二磷酸氯喹 20% wt/vol	二磷酸氯喹，$C_{18}H_{32}ClN_3O_8P_2$ 溶于 60～80mL 生理盐水 用 1mol/L NaOH 调至 pH 5.1 冷藏储存	20g 至 100mL 1 年
氯化铬	六水合氯化铬（Ⅲ），$CrCl_3 \cdot 6H_2O$，纯度 98% 溶于蒸馏水 在室温下储存在黑的酸洗过的瓶中	1.0g 100mL 1 年
α- 胰凝乳蛋白酶 5mg/mL	α- 胰凝乳蛋白酶Ⅶ型；TLCK 处理 溶于 pH 8.0 PBS 分装到 1mL 等分试样中 储存在 −20℃以下。 解冻后 1 小时内使用；不要重新冰冻	25mg 5mL 1 年
柠檬酸 0.1mol/L	柠檬酸一水合物，$C_6H_8O_7 \cdot H_2O$ 溶解在 600～800mL 蒸馏水中并稀释 冷藏	21g 至 1L 1 年
柠檬酸放散液	磷酸二氢钾，KH_2PO_4 柠檬酸一水合物，$C_6H_8O_7 \cdot H_2O$ 溶于 60～80mL 生理盐水并稀释 冷藏储存	1.3g 0.65g 至 100mL 1 年
柠檬酸中和溶液	磷酸三钠，Na_3PO_4 溶解在 60～80mL 蒸馏水中并稀释 冷藏	13g 至 100mL 1 年
L- 半胱氨酸盐酸盐 0.5mol/L	L- 半胱氨酸盐酸盐，$C_3H_7NO_2S \cdot HCl$ 溶于蒸馏水 使用当天制备	0.88g 10mL
葡聚糖 正常血清中 4%	正常血清（无意外抗体）70 000MW 葡聚糖，$C_{18}H_{32}O_{16}$ 冷藏储存	2.5mL 0.1g 1 个月
葡萄糖 20% wt/vol	葡萄糖，$C_6H_{12}O_6$ 溶于蒸馏水 用 1mol/L NaOH 调节至 pH 7.0 用 9% NaCl 稀释 分装到 8mL 等分试样中 储存在 −20℃以下	40g 100mL 至 200mL

续表

试剂	材料 / 说明	量 / 时间
DIDS 0.5% wt/vol	4,4′- 二异硫氰酸二苯乙烯 -2,2′- 二磺酸（DIDS），$C_{16}H_8N_2O_6S_4Na_2$ **注意：**DIDS 是吸湿和光敏的；在 4℃黑暗环境中干燥储存。 生理盐水 每日新鲜制备放在用铝箔包裹的深色玻璃瓶中	5mg 至 100mL
毛地黄皂苷 0.5% wt/vol	毛地黄皂苷，$C_{56}H_{92}O_{29}$ 溶解在 60～80mL 蒸馏水中并稀释 冷藏 **注意：**毛地黄皂苷是一种刺激性物质，如果吞咽或通过皮肤吸附，可能会导致死亡。如果接触，立即用大量水冲洗眼睛或皮肤至少 15 分钟；脱去受污染的衣服。如果吸入，将人转移至新鲜空气中；如果呼吸困难，提供氧气。被污染的衣服必须清洗后方可再次穿着。	0.5g 至 100mL 1 年
二硫苏糖醇（DTT） 0.2mol/L	二硫苏糖醇，$C_4H_{10}O_2S_2$（DTT，Cleland 试剂） pH 7.3 PBS 分配到 1mL 等分试样中进行红细胞处理，并分配到 2.5mL 等分试样中进行 ZZAP 制备 储存在 −20℃以下	1g 32.4mL 1 年
二硫苏糖醇（DTT） 0.01mol/L	二硫苏糖醇，$C_4H_{10}O_2S_2$（DTT，Cleland 试剂） 溶解在 pH 7.3 PBS 冷藏储存	0.154g 100mL 1 年
德拉布金溶液	氰化钾，KCN 六氰铁酸钾（Ⅲ），$K_3Fe(CN)_6$ 碳酸氢钠，$NaHCO_3$ 溶解在 600～800mL 蒸馏水中并稀释 冷藏	0.2g 0.2g 1g 至 1L 1 年
EDTA 溶液（二钠） pH 8.0 0.5mol/L	乙二胺四乙酸二钠（EDTA）二水合物，$Na_2EDTA·2H_2O$ 蒸馏水 在磁力搅拌器上剧烈搅拌 使用氢氧化钠颗粒将 pH 调节至 8.0，NaOH 蒸馏水	186.1g 800mL ～20g 至 1L
EDTA 溶液（二钾） pH 7.0 4.45% wt/vol	EDTA 二钾二水合物，$K_2EDTA·2H_2O$ 蒸馏水 用 1mol/L NaOH 将 pH 调至 7.0 蒸馏水 冷藏储存	4.45g 80mL 至 100mL 1 年

续表

<table>
<tr><th>试剂</th><th>材料 / 说明</th><th>量 / 时间</th></tr>
<tr><td rowspan="14">EDTA- 甘氨酸溶液</td><td>10% wt/vol EDTA 二钠二水合物，$Na_2EDTA \cdot 2H_2O$</td><td>10g</td></tr>
<tr><td>溶于 60～80mL 蒸馏水并稀释</td><td>至 100mL</td></tr>
<tr><td>室温储存</td><td>1 年</td></tr>
<tr><td>A. 0.1mol/L 甘氨酸，pH 1.5</td><td></td></tr>
<tr><td>甘氨酸，$H_2NCH_2CO_2H$</td><td>3.754g</td></tr>
<tr><td>氯化钠，NaCl</td><td>2.922g</td></tr>
<tr><td>溶解于 300～400mL 蒸馏水中并稀释</td><td>至 500mL</td></tr>
<tr><td>用 12mol/L HCl 调至 pH 1.5</td><td></td></tr>
<tr><td>储存在 4℃</td><td>1 年</td></tr>
<tr><td>B. Tris 碱，1mol/L</td><td></td></tr>
<tr><td>三（羟甲基）氨基甲烷，$C_4H_{11}NO_3$（TRIZMA 碱）</td><td>12.1g</td></tr>
<tr><td>溶解于 60～80mL 蒸馏水中并稀释</td><td>至 100mL</td></tr>
<tr><td>在室温下储存</td><td>1 年</td></tr>
<tr><td></td><td></td></tr>
<tr><td rowspan="3">EDTA-LISS</td><td>EDTA 二钾盐二水合物，$K_2EDTA \cdot 2H_2O$ 溶于 0.125mol/L NaOH</td><td>2.7g
50mL</td></tr>
<tr><td>用 LISS 稀释</td><td>至 500mL</td></tr>
<tr><td>冷藏储存</td><td>1 年</td></tr>
<tr><td rowspan="5">EDTA- 盐水</td><td>EDTA 二水合二钾盐，$K_2EDTA \cdot 2H_2O$</td><td>500g</td></tr>
<tr><td>氢氧化钠，NaOH</td><td>40g</td></tr>
<tr><td>溶于生理盐水</td><td>20L</td></tr>
<tr><td>注意：室温孵育 15 分钟后，EDTA- 盐水应抑制 1 滴 20% 绵羊红细胞加 9 滴新鲜正常血清的溶血。</td><td></td></tr>
<tr><td>室温储存</td><td>1 年</td></tr>
<tr><td rowspan="3">赤藓红 B
0.5% wt/vol</td><td>赤藓红 B</td><td>0.5g</td></tr>
<tr><td>蒸馏水</td><td>至 100mL</td></tr>
<tr><td>室温储存</td><td>4 个月</td></tr>
<tr><td rowspan="3">乙醇</td><td>乙醇（EtOH，99%～100%），C_2H_5OH
<table><tr><th>最终浓度</th><th>EtOH（mL）</th></tr><tr><td>70%</td><td>70</td></tr><tr><td>75%</td><td>75</td></tr><tr><td>80%</td><td>80</td></tr></table></td><td></td></tr>
<tr><td>蒸馏水</td><td>至 100mL</td></tr>
<tr><td>存放在防爆柜中</td><td>1 年</td></tr>
</table>

续表

试剂	材料 / 说明	量 / 时间
无花果蛋白酶 1% wt/vol	无花果蛋白酶粉末 **注意**：称量干酶时，保护眼睛、嘴巴、鼻子和手。吸入粉末可能会损伤黏膜；溶液的危险性较小。 加 pH 7.3 PBS 在室温下搅拌离心去除颗粒物 分配到 1mL 等分试样中 储存在 −20℃以下 解冻后 1 小时内使用；不要重新冰冻	1g 100mL 15 分钟 1 年
无花果蛋白酶 4% wt/vol	无花果蛋白酶粉末 **注意**：称量干酶时，保护眼睛、嘴巴、鼻子和手。吸入粉末可能会损伤黏膜；溶液的危险性较小。 在室温下加入 pH 7.3 PBS 在室温下搅拌 离心去除颗粒物分配到 1mL 等分试样中 储存在 −20℃以下 解冻后 1 小时内使用；不要重新冰冻	4g 100mL 15 分钟 1 年
冰冻液 用于冰冻液体 N_2 中的红细胞	葡萄糖，$C_6H_{12}O_6$ 蔗糖，$C_{12}H_{22}O_{11}$ 氯化钠，NaCl 蒸馏水 冷藏储存	54g 154g 2.9g 至 1L 1 年
D- 半乳糖胺 -HCl （$GalNH_2$-HCl） 0.1mol/L	D- 半乳糖胺盐酸盐，$C_6H_{13}NO_5$•HCl 溶于蒸馏水 冷藏储存	215mg 10mL 1 年
甘氨酸 0.1mol/L（酸性）	甘氨酸，$H_2NCH_2CO_2H$ 氯化钠，NaCl 溶于蒸馏水 用 12mol/L 盐酸（HCl）调节至 Ph 3.0 稀释 储存在 4℃	3.754g 2.922g 300～400mL 至 500mL 1 年
人乳 I 物质	通过哺乳期母亲的吸乳器获得 收集后立即离心并丢弃乳脂 放入沸腾管，并将管子放入烧杯里面的沸水中 冷却并分为 1mL 等分液 在 −20℃以下储存	 10 分钟 无限期

续表

试剂	材料 / 说明	量 / 时间
人唾液 ABH/Le 物质	将唾液收集到离心管中 **注意：**成人应用水彻底漱口。去除口红。不要通过嚼口香糖来促进唾液分泌（糖可能会抑制试剂抗血清）。使用棉签收集婴儿的唾液，并将棉签挤压在 0.5mL pH 7.3 PBS 中。 收集后立即离心去除颗粒物 用等体积的 pH 7.3 PBS 稀释唾液 转移到沸腾管，并将管子放入烧杯里面的沸水中 离心去除沉淀分装到 1mL 等分试样中 储存在 −20℃以下	≈2～5mL 10 分钟 无限期
人尿 Sd^a 物质	收集 4～5 名志愿者的晨尿 收集后立即离心去除颗粒物 将尿液混合并放入 10mm 内径纤维素膜管（MW 截止值 ≈12 400）中透析，在室温下浸泡 4 小时，然后置入新鲜的 4L PBS（pH 7.3）中低温（4～8℃）过夜 分装到 1mL 等分试样中储存在 −20℃以下。 **注意：**豚鼠尿液也是 Sd^a 物质的良好来源，可以用同样的方法制备 采集尿液后。	每人 ≈20mL 无限期
透明质酸酶	来自牛睾丸的 I-S 型（EC 3.2.1.35）透明质酸酶 **注意：**储存冻干、干燥和低于 0℃ 生理盐水 分装到 0.2mL 等分试样中 储存在 −20℃以下	10mg 至 10mL 1 年
包虫囊液（HCF） P1 物质	从感染后充满活的细粒棘球绦虫的原囊头的绵羊身上收集 HCF **注意：**材料具有高度传染性。搬运时须佩戴双层橡胶手套。 用 1mol/L HCl 中和 通过 0.45μm 过滤器过滤 用 pH 7.3 PBS 按 1/20 稀释 分配到 1mL 等分试样中 储存在 −20℃以下	 无限期
盐酸（HCl） 0.1mol/L	盐酸，HCl，12mol/L 蒸馏水 室温储存	0.1mL 11.9mL 1 年

续表

试剂	材料 / 说明	量 / 时间
盐酸（HCl） 0.2mol/L	盐酸，HCl，12mol/L 蒸馏水 室温储存	0.1mL 5.9mL 1年
低渗盐水 0.3%NaCl	氯化钠，NaCl 蒸馏水 冷藏储存	0.3g 至100mL 1年
LISS洗涤液	0.15mol/L Na_2HPO_4 0.15mol/L KH_2PO_4 甘氨酸，NH_2CH_2COOH 氯化钠，NaCl 蒸馏水 对羟基苯甲酸甲酯 对羟基苯甲酸丙酯 核查pH=6.7±0.1；渗透压=289±10mOsm/kg 冷藏储存	8.7mL 11.3mL 18g 1.75g 至1L 0.6g 0.1g 1年
低离子介质（LIM）	葡萄糖，$C_6H_{12}O_6$ EDTA二钠二水合物，$Na_2EDTA \cdot 2H_2O$ 蒸馏水 用3mol/L NaOH调节至pH 6.4 冷藏储存	25g 1g 至500mL 1年
裂解缓冲液 pH 7.4	蔗糖，$C_{12}H_{22}O_{11}$ 六水氯化镁，$MgCl_2 \cdot 6H_2O$ 三（羟甲基）氨基甲烷，$C_4H_{11}NO_3$（TRIZMA碱） TritonX-100（分子生物学级） 蒸馏水 调节pH至7.4 冷藏保存	110g 5g 1.2g 10mL 至1L 1年
氯化镁 0.63mol/L	六水氯化镁，$MgCl_2 \cdot 6H_2O$ 蒸馏水 冷藏储存	1.281g 至10mL 1年
氯化锰 0.1mol/L	氯化锰（Ⅱ），$MnCl_2$ 蒸馏水 冷藏储存	1.26g 100mL 1年

续表

试剂	材料 / 说明	量 / 时间
2-巯基乙醇（2-ME） 1mol/L	1.12g/mL 2-ME pH 7.3 PBS 在深色玻璃容器中冷藏储存	0.7mL 9.3mL 1年
2-巯基乙醇（2-ME） 0.1mol/L	2-巯基乙醇（2-ME），1mol/L pH 7.3 PBS 在深色玻璃容器中冷藏储存	1mL 9mL 1年
福尔马林中性缓冲液（NBF） 10% wt/vol	磷酸二氢钠，NaH_2PO_4 磷酸氢钠，Na_2HPO_4 甲醛（37% wt/vol） 蒸馏水 室温储存 **注意**：要制备福尔马林生理盐水，用9份pH 7.3 PBS稀释1份NBF	3.5g 6.5g 100mL 至1L 1年
生理盐水 0.9% NaCl	氯化钠，NaCl 蒸馏水 冷藏储存	9.0g 至1L 1年
4-硝基苯基磷酸酯（PNP）	4-硝基苯基磷酸酯（PNP），二钠盐，$C_6H_4NNa_2O_6P$ 用0.05mol/L碳酸盐缓冲液稀释至2mg/mL 使用前即刻制备 **注意**：所需体积将取决于要进行的分析测试的数量	
木瓜蛋白酶 1% wt/vol	木瓜蛋白酶，粗粉 **注意**：称量干酶时，保护眼睛、嘴巴、鼻子和手。吸入粉末可能会损伤黏膜；溶液的危险性较小。 磷酸盐缓冲液，pH 5.4 室温搅拌 用Whatman#1滤纸过滤 加入L-半胱氨酸盐酸盐 37℃孵育 用pH 5.4磷酸盐缓冲液稀释 分装到1mL等分试样中 储存在−20℃以下 解冻后1小时内使用；不要重新冰冻	2g 100mL 15分钟 10mL 1小时 至200mL 1年

续表

试剂	材料 / 说明	量 / 时间
Percoll-Renografin 梯度分离液	Percoll Renografin，X 射线造影剂：泛影葡胺，$C_{11}H_9I_3N_2O_4 \cdot C_7H_{17}NO_5$ 0.9% NaCl 蒸馏水 核查 SG=1.095；渗透压 =300±10mOsm/kg 冷藏储存	35mL 15ml 25mL 25mL 1 年
磷酸盐缓冲液 储备溶液	0.067mol/L 磷酸二氢钾，KH_2PO_4 0.067mol/L 磷酸氢钠，Na_2HPO_4 0.1mol/L 磷酸二氢钾，KH_2PO_4 0.1mol/L 磷酸氢钠，Na_2HPO_4 0.15mol/L 磷酸二氢钾，KH_2PO_4 0.15mol/L 磷酸氢钠，Na_2HPO_4 冷藏储存	9.1g/L 9.5g/L 13.6g/L 14.2g/L 20.4g/L 21.3g/L 1 年
磷酸盐缓冲液 储备溶液和 pH	根据下表，使用储备溶液的体积制备所需 pH 水平的磷酸盐缓冲液：	

pH	mL KH_2PO_4	mL Na_2HPO_4
5.29	97.5	2.5
5.40	96.5	3.5
5.59	95.0	5.0
5.91	90.0	10.0
6.24	80.0	20.0
6.47	70.0	30.0
6.64	60.0	40.0
6.81	50.0	50.0
6.98	40.0	60.0
7.17	30.0	70.0
7.30	23.6	76.4
7.38	20.0	80.0
7.73	10.0	90.0
8.04	5.0	95.0

	用 0.1mol/L HCl 或 0.1mol/L NaOH 调节 pH 冷藏储存	1 年

续表

<table>
<tr><th>试剂</th><th>材料/说明</th><th>量/时间</th></tr>
<tr><td>磷酸盐缓冲液
0.5mol/L，pH 8.5</td><td>磷酸氢钠，Na_2HPO_4
蒸馏水
冷藏储存</td><td>7.1g
至100mL
1年</td></tr>
<tr><td>磷酸盐缓冲液
0.8mol/L，pH 8.2</td><td>磷酸氢钠，Na_2HPO_4
磷酸二氢钾，KH_2PO_4
蒸馏水
用1mol/L HCl或1mol/L NaOH调至pH 8.2
冷藏储存</td><td>109.6g
2.922g
至500mL

1年</td></tr>
<tr><td>磷酸盐缓冲液
Hendry的等渗溶液</td><td>磷酸氢钠，Na_2HPO_4
磷酸二氢钠，$NaH_2PO_4 \cdot H_2O$
这些缓冲液的浓度约为0.14mol/L，渗透压为289mOsm/kg
使用以下体积的溶液制备所需pH水平的等渗磷酸盐缓冲液：<table><tr><th>pH</th><th>mL KH_2PO_4</th><th>mL Na_2HPO_4</th></tr><tr><td>6.6</td><td>50</td><td>50</td></tr><tr><td>6.8</td><td>40</td><td>60</td></tr><tr><td>7.2</td><td>20</td><td>80</td></tr><tr><td>7.4</td><td>15</td><td>85</td></tr><tr><td>7.6</td><td>10</td><td>90</td></tr></table>核查pH，并根据需要使用酸或碱进行调整
冷藏储存</td><td>17.92g/L
22.16g/L

1年</td></tr>
<tr><td>磷酸盐缓冲盐水(PBS)</td><td>对于0.067mol/L、0.01mol/L或0.015mol/L PBS，混合：
适当摩尔浓度的磷酸盐缓冲液(例如，0.01mol/L PBS用0.1mol/L PBS)和所需pH生理盐水
注意：对于pH 7.3 PBS(0.01mol/L)，使用0.1mol/L缓冲液。
对于0.067mol/L、0.1mol/L或0.15mol/L PBS，混合：
氯化钠，NaCl
适当摩尔浓度的磷酸盐缓冲液和
需要的pH
冷藏储存</td><td>
1份
9份

0.9g
至100mL

1年</td></tr>
<tr><td>磷酸盐缓冲盐水/甘油
0.2mol/L，pH 8.5</td><td>磷酸氢钠，Na_2HPO_4
氯化钠，NaCl
甘油
蒸馏水
冷藏储存</td><td>2.84g
0.85g
2mL
至100mL
1年</td></tr>
</table>

续表

<table>
<tr><th>试剂</th><th colspan="3">材料 / 说明</th><th>量 / 时间</th></tr>
<tr><td rowspan="4">磷酸盐 -NaOH 缓冲液
pH 7.4</td><td colspan="3">磷酸二氢钾，KH_2PO_4</td><td>14.52g</td></tr>
<tr><td colspan="3">1mol/L NaOH</td><td>87.5mL</td></tr>
<tr><td colspan="3">蒸馏水</td><td>至 1L</td></tr>
<tr><td colspan="3">冷藏储存</td><td>1 年</td></tr>
<tr><td rowspan="27">邻苯二甲酸酯混合物</td><td colspan="3">邻苯二甲酸二丁酯，C_6H_4-1，2-$[CO_2(CH_2)_3CH_3]_2$
邻苯二甲酸二甲酯，C_6H_4-1，2-$(CO_2CH_3)_2$
按体积制备比重递减的混合物，如下所示：</td><td rowspan="26"></td></tr>
<tr><td>比重</td><td>邻苯甲二酸二丁酯</td><td>邻苯二甲酸二甲酯</td></tr>
<tr><td>1.110</td><td>4.8mL</td><td>4.2mL</td></tr>
<tr><td>1.106</td><td>5.1mL</td><td>3.9mL</td></tr>
<tr><td>1.102</td><td>5.3mL</td><td>3.7mL</td></tr>
<tr><td>1.098</td><td>5.6mL</td><td>3.4mL</td></tr>
<tr><td>1.094</td><td>5.8mL</td><td>3.2mL</td></tr>
<tr><td>1.090</td><td>6.0mL</td><td>3.0mL</td></tr>
<tr><td>1.086</td><td>6.3mL</td><td>2.7mL</td></tr>
<tr><td>1.082</td><td>6.5mL</td><td>2.5mL</td></tr>
<tr><td>1.078</td><td>6.8mL</td><td>2.2mL</td></tr>
<tr><td>1.074</td><td>7.0mL</td><td>2.0mL</td></tr>
<tr><td colspan="3">可供选择的重量：</td></tr>
<tr><td>比重</td><td>邻苯甲二酸二丁酯</td><td>邻苯二甲酸二甲酯</td></tr>
<tr><td>1.110</td><td>5.676g</td><td>5.424g</td></tr>
<tr><td>1.106</td><td>5.960g</td><td>5.100g</td></tr>
<tr><td>1.102</td><td>6.244g</td><td>4.775g</td></tr>
<tr><td>1.098</td><td>6.528g</td><td>4.453g</td></tr>
<tr><td>1.094</td><td>6.811g</td><td>4.129g</td></tr>
<tr><td>1.090</td><td>7.095g</td><td>3.806g</td></tr>
<tr><td>1.086</td><td>7.379g</td><td>3.481g</td></tr>
<tr><td>1.082</td><td>7.663g</td><td>3.156g</td></tr>
<tr><td>1.078</td><td>7.947g</td><td>2.833g</td></tr>
<tr><td>1.074</td><td>8.230g</td><td>2.510g</td></tr>
<tr><td colspan="3">在室温下将酯混合物储存在黑暗处</td><td>2 年</td></tr>
</table>

续表

试剂	材料 / 说明	量 / 时间
鸽子蛋清 P1 物质	蛋清和蛋黄分离 在 pH 7.3 PBS 中测试 1/100～1/10 000 稀释度，以确定抑制强效抗 -P1 的最佳稀释度 根据需要稀释 分装到 1mL 等分试样中 储存在 −20℃以下	 无限期
哌嗪缓冲盐水 0.27mol/L	哌嗪水合物，$C_4H_{10}N_2 \cdot 6H_2O$ 蒸馏水 使用 1mol/L HCl 调至 pH 6.5 生理盐水 冷藏储存	5.44g 100mL ≈33mL 至 200mL 1 年
聚凝胺 储备溶液 10% wt/vol	海美溴铵，$C_{13}H_{30}Br_2N_2$ 生理盐水 在塑料容器中冷藏储存	10g 100mL 1 年
聚凝胺 工作溶液	储备聚凝胺溶液 生理盐水 在塑料容器中冷藏储存	1mL 199mL 1 个月
聚凝胺中和试剂	柠檬酸钠，$Na_3C_6H_5O_7 \cdot 2H_2O$ 葡萄糖，$C_6H_{12}O_6$ 蒸馏水 冷藏储存	3.53g 2g 至 100mL 1 年
聚乙二醇（PEG） 20% wt/vol	3 350 MW PEG，$H(OCH_2CH_2)_nOH$ pH 7.3 PBS 冷藏储存	20g 至 100mL 1 年
链霉蛋白酶 0.2mg/mL	链霉蛋白酶，Roche Applied Science pH 8.0 PBS 轻轻搅拌溶解分装到 1mL 等分试样中 储存在 −20℃以下 解冻后 1 小时内使用；不要重新冰冻	0.25g 100mL 1 年
蛋白酶 K 20mg/mL	蛋白酶 K（分子生物学级） 无核酸酶蒸馏水 冷藏储存	200mg 至 10mL 1 年

续表

试剂	材料 / 说明	量 / 时间
盐 -EDTA-Tris（SET）缓冲液 pH 8.2	氯化钠，NaCl EDTA 二钠二水合物，$Na_2EDTA \cdot 2H_2O$ 三（羟甲基）氨基甲烷，$C_4H_{11}NO_3$（TRIZMA 碱） 无核酸酶蒸馏水 将 pH 调节至 8.2 冷藏储存	23.4g 0.75g 1.6g 至 1L 1 年
十二烷基硫酸钠（SDS） 20% wt/vol	十二烷基硫酸钠（SDS，分子生物学等级），$NaC_{12}H_{25}SO_4$ 无核酸酶的蒸馏水 在室温下储存	2g 至 10mL 1 年
氯化钠（NaCl） 6mol/L	氯化钠，NaCl 无核酸酶的蒸馏水 冷藏保存	32.0g 至 100mL 1 年
氯化钠（NaCl） 2.5% wt/vol	氯化钠，NaCl 蒸馏水 冷藏储存	12.5g 至 500mL 1 年
氯化钠（NaCl） 9.0% wt/vol	氯化钠，NaCl 蒸馏水 冷藏储存	45.0g 至 100mL 1 年
磷酸氢钠（Na_2HPO_4） 0.2mol/L	磷酸氢钠，$Na_2HPO_4 \cdot 2H_2O$ 溶于 600～800mL 蒸馏水中并稀释 冷藏保存	28.4g 至 1L 1 年
氢氧化钠（NaOH） 0.1mol/L	氢氧化钠颗粒，无水，NaOH 蒸馏水 在室温下混合溶解 室温储存	0.4g 100mL 1 年
氢氧化钠（NaOH） 1mol/L	氢氧化钠颗粒，无水，NaOH 蒸馏水 在室温下混合溶解 室温储存	40g 至 1L 1 年
氢氧化钠（NaOH） 0.125mol/L	氢氧化钠颗粒，无水，NaOH 蒸馏水 室温储存	0.5g 100mL 1 年

续表

试剂	材料 / 说明	量 / 时间
氢氧化钠（NaOH） 3mol/L	氢氧化钠颗粒，无水，NaOH 蒸馏水 在室温下混合溶解 室温储存	12g 100mL 1 年
氢氧化钠（NaOH） 5mol/L	氢氧化钠颗粒，无水，NaOH 蒸馏水 在室温下混合溶解 室温储存	20g 100mL 1 年
次氯酸钠（NaClO） 0.001%	次氯酸钠，NaClO，5%（Clorox，家用漂白剂） 生理盐水 使用后立即丢弃	0.1mL 500mL
蔗糖试剂 A	磷酸二氢钠，$NaH_2PO_4 \cdot H_2O$ EDTA 二钠二水合物，$Na_2EDTA \cdot 2H_2O$ 蔗糖，$C_{12}H_{22}O_{11}$ 蒸馏水 冷藏储存	345mg 789mg 46.2g 至 500mL 1 个月
蔗糖试剂 B	磷酸氢钠，Na_2HPO_4 EDTA 二钠二水合物，$Na_2EDTA \cdot 2H_2O$ 蔗糖，$C_{12}H_{22}O_{11}$ 蒸馏水 冷藏储存	355mg 789mg 46.2g 至 500mL 1 个月
蔗糖增敏稀释剂	蔗糖试剂 A 用蔗糖试剂 B（≈30～50mL）调节至 pH 5.1 冷藏保存	500mL 1 个月
蔗糖溶液 10% wt/vol	蔗糖，$C_{12}H_{22}O_{11}$ 溶于 60mL 蒸馏水并稀释 立即使用	10g 至 100mL
糖水 10% wt/vol	白砂糖 溶于 60mL 蒸馏水并稀释 立即使用	10g 至 100mL
Tris- 硼酸盐 -EDTA（TBE） **缓冲液** 10×	三（羟甲基）氨基甲烷，$C_4H_{11}NO_3$（TRIZMA 碱） 硼酸，H_3BO_3 0.5mol/L EDTA 溶液（pH8.0） 蒸馏水 室温储存	108g 55g 40mL 至 1L

续表

试剂	材料 / 说明	量 / 时间
Tris-EDTA（TE）缓冲区 pH 7.5	三（羟甲基）氨基甲烷，$C_4H_{11}NO_3$（TRIZMA 碱） EDTA 二钠二水合物，$Na_2EDTA•2H_2O$ 无核酸酶蒸馏水 调节 pH 至 7.5 冷藏保存	1.6g 0.075g 至 1L 1 年
胰蛋白酶（粗） 1% wt/vol	1∶250 胰蛋白酶 **注意：**称量干酶时，保护眼睛、嘴巴、鼻子和手。吸入粉末可能会损伤黏膜；溶液的危险性较小。 0.05mol/L HCl 室温搅拌 冷藏 冷藏储存 使用前离心去除不溶物	1g 100mL 15 分钟 一夜 1 年
胰蛋白酶（纯） 180 000BAEE 单位 / 毫升	来自猪胰腺的纯化Ⅸ型胰蛋白酶 **注意：**如所供应，试剂小瓶上注明了每毫克蛋白质的 BAEE 活性单位。供应的蛋白质的量也与存在的固体的总重量一起给出。胰蛋白酶所需浓度为 180 000 BAEE 单位 / 毫升。以 *N*- 苯甲酰基 -L- 精氨酸乙酯（BAEE）为底物，在 pH 7.6 和 25℃下，一个单位等于每分钟 0.001 的 Δ253（反应体积 =3.2mL；光路 = 1cm）。 测定制备 20mL 纯化胰蛋白酶溶液所需的固体毫克数。将活性单位 /mg 乘以蛋白质 / 小瓶的重量，然后除以固体 / 小瓶的重量。用 180 000 除以这个数字，再乘以 20。计算公式如下： ［180 000÷（BAEE 单位 /mg×mg 蛋白质 / 小瓶 ÷mg 固体 / 小瓶）］×20。 用 100mmol/L pH 7.7 PBS 溶解所需量的胰蛋白酶 分装到 1mL 等分试样中 储存在 −20℃以下 解冻后 1 小时内使用；不要重新冰冻	见注 20mL 1 年

续表

试剂	材料 / 说明	量 / 时间
胰蛋白酶偶联试剂	氯化钠，NaCl	8.0g
	氯化钾，KCl	0.4g
	磷酸氢钠，Na_2HPO_4（无水）	0.12g
	葡萄糖，$C_6H_{12}O_6$	1.0g
	酚红	10mg
	胰蛋白酶（1∶250）	2.5g
	溶解于蒸馏水中	至 1L
	过滤、等分并在 −20℃下储存	1 年
	使用前用 1mol/L NaOH 将 pH 调节至 7.0（通过观察指示剂的颜色变化）	
	解冻后 1 小时内使用；不要重新冰冻	
胰蛋白酶抑制剂 2.5mg/mL	胰蛋白酶抑制剂 1S 型	25mg
	蒸馏水	10mL
	冷藏储存	3 年
UDP-Gal 8.2mmol/L	尿苷二磷酸半乳糖，$C_{15}H_{24}N_2O_{17}P_2$	5mg
	PBS（pH 7.3）	1mL
	搅拌均匀以溶解	
	冷藏储存	
UDP-GalNAc 7.8mmol/L	尿苷二磷酸 -*N*- 乙酰半乳糖胺，$C_{17}H_{27}N_3O_{17}P_2$	5mg
	PBS（pH 7.3）	1mL
	搅拌均匀以溶解	
	冷藏保存	
尿素 2mol/L	尿素，CH_4N_2O	120.12g
	氯化钠，NaCl	4g
	溶于蒸馏水	600mL
	100mmol/L KH_2PO_4（见磷酸盐缓冲液）	23.6mL
	100mmol/L Na_2HPO_4（见磷酸盐缓冲液）	76.4mL
	蒸馏水	至 1L
	冷藏储存	1 年
ZZAP	0.2mol/L DTT	2.5mL
	1% 无花果蛋白酶	1mL
	pH 7.3 PBS	1.5ml
	临用前即刻制备	

附录 B. 试剂制备存档表

<table>
<tr><td colspan="2">试剂</td><td colspan="2">批号（Lot#）</td></tr>
<tr><td colspan="2">编制日期</td><td colspan="2">失效日期</td></tr>
<tr><td colspan="2">编制人</td><td colspan="2">使用日期</td></tr>
<tr><td>成分：</td><td>量：</td><td>来源：</td><td>过期日：</td></tr>
<tr><td></td><td></td><td></td><td></td></tr>
<tr><td></td><td></td><td></td><td></td></tr>
<tr><td></td><td></td><td></td><td></td></tr>
<tr><td></td><td></td><td></td><td></td></tr>
<tr><td></td><td></td><td></td><td></td></tr>
<tr><td></td><td></td><td></td><td></td></tr>
<tr><td>储存：</td><td colspan="2">时间：</td><td>地点：</td></tr>
<tr><td>QC 核查：</td><td colspan="2">检测人：</td><td>日期：</td></tr>
</table>

国际亚太血型与基因组学协会简介

国际亚太血型与基因组学协会，英文名称为 International Association of Asia-Pacific Blood Types and Genomics，简称 IAABG。2018 年 4 月 25 日，在扬州举行成立大会，来自 20 多个国家和地区的约一千名专家参加了此会，包括中国、美国、英国、瑞典、法国、瑞士、日本、伊朗、墨西哥、罗马尼亚、奥地利等。

IAABG 是由从事免疫血液学、血型基因组学和分子生物学的研究机构、企业单位、专业技术和研究人员、学者以及管理人员共同参与的国际性、非营利性行业学术组织。

IAABG 的宗旨是团结和组织各国家及地区的免疫血液学、血型基因组学和分子生物学工作者，联合国内外科研院所、医疗卫生机构，通过产学研合作，推动输血及相关产业向精准诊断、精准用药、精准治疗、精准输血方向发展，为世界各国及地区人民的健康服务。

IAABG 着力于输血医学相关理论知识和临床技能的传播，出版了一系列专业书籍，主办英文期刊 *Blood and Genomics*（ISSN 2707-8957），为全球研究人员和临床医生提供血液病、输血医学及血液基因组学等方面研究的重要信息。

国际亚太血型与基因组学协会

2023 年 12 月 8 日

缩 写 词

缩写	英文名称	中文名称
AABB	Association for the Advancement of Blood & Biotherapies	血液与生物治疗促进会
AABB	American Association of Blood Banks	美国血库协会
ABHI	American Board of Histocompatibility and Immunogenetics	美国组织相容性和免疫遗传学委员会
ACD	acid-citrate-dextrose	柠檬酸 - 柠檬酸钠 - 葡萄糖
AET	2-aminoethy lisothiouronium bromide	2- 氨乙基异硫脲溴化物
AHG	antihuman globulin	抗人球蛋白
AIHA	autoimmune hemolytic anemia	自身免疫性溶血性贫血
ALG	antilymphocyte globulin	抗淋巴细胞球蛋白
ASCP	American Society for Clinical Pathology	美国临床病理学会
ASHI	American Society for Histocompatibility and Immunogenetics	美国组织相容性和免疫遗传学协会
ASP	allele-specific primer	等位基因特异性引物法
ATG	antithymocyte globulin	抗胸腺细胞球蛋白
BSA	bovine serum albumin	牛血清白蛋白
CAS	cold agglutinin syndrome	冷凝集素综合征
CAT	column agglutination technology	柱凝集技术
CBV	calculated blood volume	计算血容量
CE	Conformité Européenne（European Conformity）	欧盟一致性
CFR	Code of Federal Regulations（USA）	联邦法规（美国）
CH	complete hemolysis	完全溶血
CH_2Cl_2	dichloromethane	二氯甲烷
CHS	Certified Histocompatibility Specialist	认证的组织相容性专家
CPD	citrate-phosphate-dextrose	柠檬酸盐 - 磷酸盐 - 葡萄糖

续表

缩写	英文名称	中文名称
CPDA-1	citrate-phosphate-dextrose-adenine 1	柠檬酸盐 - 磷酸盐 - 葡萄糖 - 腺嘌呤 1
CVS	chorionic villus sampling	绒毛膜绒毛吸取术
DAF	decay accelerating factor	衰变加速因子
DAT	direct antiglobulin test	直接抗球蛋白试验
DIDS	4，4′-diisothiocy-anatostilbene-2，2′-disulfonic acid	4，4′- 二异硫代 - 二苯乙烯 -2，2′- 二磺酸
dNTP	deoxyribonucleoside triphosphate	脱氧核苷三磷酸
DTT	dithiothreitol	二硫苏糖醇
ELAT	enzyme-linked antiglobulin test	酶联抗球蛋白试验
ELDAT	enzyme-linked DAT	酶联 DAT
FDA	Food and Drug Administration	食品药品管理局
FMH	fetomaternal hemorrhage	胎母输血综合征
FNS	fresh normal serum	新鲜正常血清
HbA	adult hemoglobin	成人血红蛋白
HbF	fetal hemoglobin	胎儿血红蛋白
HCF	hydatid cysts	包虫囊肿
HDFN	hemolytic disease of the fetus and newborn	胎儿和新生儿溶血病
HEMPAS	hereditary erythroblastic multinuclearity associated with positive acidified serum	与阳性酸化血清相关的遗传性红细胞多核症
HIV	human immunodeficiency virus	人类免疫缺陷病毒
HSCT	hematopoietic stem cell transplantation	造血干细胞移植
IAT	indirect antiglobulin test	间接抗球蛋白试验
IBGRL	International Blood Group Reference Laboratory	国际血型参比实验室
ICII	Invitational Congress of Investigative Immuno-hematologists	调查性免疫血液学家邀请大会
IS	immediate-spin	立即离心
ISBT	International Society of Blood Transfusion	国际输血协会
LIM	Low-ionic medium	低离子介质
LIP 程序	low-ionic Polybrene procedure	低离子聚凝胺程序
LISS	low-ionic-strength saline	低离子强度盐水

续表

缩写	英文名称	中文名称
MCA	middle cerebral artery	大脑中动脉
MCAD	middle cerebral arterial flow by Doppler	大脑中动脉血流多普勒检测
MF	mixed field	混合视野
MIRL	membrane inhibitor of reactive lysis	反应性裂解的膜抑制剂
MMA	monocyte monolayer assay	单核细胞单层试验
NBF	neutral-buffered formalin	中性缓冲福尔马林
NCBI	National Center for Biotechnology Information	国家生物技术信息中心
NeuAc	N-acetylneuraminic acid	N- 乙酰神经氨酸
NIBSC	National Institute for Biological Standards and Control	国家生物标准与控制研究所
NSAID	nonsteroidal anti-inflammatory drug	非甾体抗炎药
OD	optical density	光密度
PBS	phosphate-buffered saline	磷酸盐缓冲盐水
PBV	predicted blood volume	预测血容量
PCH	paroxysmal cold hemoglobinuria	阵发性冷性血红蛋白尿
PCR	polymerase chain reaction	聚合酶链反应
PEG	polyethylene glycol	聚乙二醇
PNA	Arachis hypogaea	花生
PNH	paroxysmal nocturnal hemoglobinuria	阵发性夜间血红蛋白尿
PNP	p-nitrophenol phosphate	对硝基酚磷酸盐
PS-AHG	polyspecific AHG	多特异性 AHG
RBC	red blood cell	红细胞
RFLP	restriction fragment length polymorphism	限制性片段长度多态性
RhAG	Rh-associated glycoprotein	Rh 相关糖蛋白
RhIG	Rh immune globulin	Rh 免疫球蛋白
RPMI	Roswell Park Memorial Institute	洛斯维•帕克纪念研究所
SBB	Specialist in Blood Banking	血库专家
SDS	safety data sheet	安全数据表
SDS	Sodium dodecyl sulfate	十二烷基硫酸钠
SET	Salt-EDTA-Tris	盐 -EDTA-Tris

续表

缩写	英文名称	中文名称
SH	slight hemolysis	轻度溶血
SNS	sterile normal saline	无菌生理盐水
TBE	Tris-borate-EDTA buffer	三硼酸盐缓冲液
TE	Tris-EDTA buffer	TE 缓冲液
Tm	melting temperature	熔解温度
TRIS	Tris（hydroxymethyl）aminomethane	三羟甲基氨基甲烷
UDP	uridine diphosphate	尿苷二磷酸
WAIHA	warm autoimmune hemolytic anemia	温性自身免疫性溶血性贫血

索　引

A

B

C

D

E

F

G

H

J

K

L

M

T

W

Z

读者反馈

鉴于时间仓促，学识和能力有限，本译稿难免有疏漏之处，还请广大读者批评指正。请通过邮箱联系提供反馈信息：charlesgaohj@163.com。

考虑到本书中标准相关内容的稳定性和定期更新特征，可联系获取本出版物的最新资料，包括勘误、内容更新和新版预告。

读者也可关注“输血医学出版物”微信服务号，获取最新更新。